Cummings

Otolaryngology

Head and Neck Surgery (6th Edition)

Cummings

耳鼻咽喉头颈外科学（原书第 6 版）

第一分册 耳鼻咽喉头颈外科学基础

Volume I : General Otolaryngology

原 著　[美] Paul W. Flint　　　　[美] Bruce H. Haughey

　　　　[英] Valerie J. Lund　　　　[美] John K. Niparko

　　　　[美] K. Thomas Robbins　　[美] J. Regan Thomas

　　　　[美] Marci M. Lesperance

主 译　王海波

中国科学技术出版社

·北 京·

图书在版编目（CIP）数据

Cummings 耳鼻咽喉头颈外科学 : 原书第 6 版 . 第一分册 , 耳鼻咽喉头颈外科学基础 / (美) 保罗·W. 弗林特 (Paul W. Flint) 等原著 ; 王海波主译 . — 北京 : 中国科学技术出版社 , 2022.3

书名原文 : Cummings Otolaryngology–Head and Neck Surgery, 6e

ISBN 978-7-5046-8796-8

Ⅰ . ① C… Ⅱ . ①保… ②王… Ⅲ . ①耳鼻咽喉科学—外科学②头部—外科学③颈—外科学 Ⅳ . ① R762 ② R65

中国版本图书馆 CIP 数据核字 (2020) 第 182564 号

著作权合同登记号：01-2018-7560

策划编辑　王久红　焦健姿
责任编辑　孙　超
装帧设计　佳木水轩
责任印制　徐　飞

出　　版　中国科学技术出版社
发　　行　中国科学技术出版社有限公司发行部
地　　址　北京市海淀区中关村南大街 16 号
邮　　编　100081
发行电话　010-62173865
传　　真　010-62179148
网　　址　http：//www.cspbooks.com.cn

开　　本　889mm×1194mm　1/16
字　　数　658 千字
印　　张　23.5
版　　次　2022 年 3 月第 1 版
印　　次　2022 年 3 月第 1 次印刷
印　　刷　天津翔远印刷有限公司
书　　号　ISBN 978-7-5046-8796-8 / R·2615
定　　价　196.00 元

Elsevier (Singapore) Pte Ltd.

3 Killiney Road, #08–01 Winsland House I, Singapore 239519

Tel: (65) 6349–0200; Fax: (65) 6733–1817

Cummings Otolaryngology–Head and Neck Surgery, 6e

Copyright © 2015 by Saunders, an imprint of Elsevier Inc.

Copyright © 2010, 2005, 1998, 1993, 1986 by Mosby, Inc.

ISBN–13: 978–1–4557–4696–5

This Translation of Cummings Otolaryngology–Head and Neck Surgery, 6e by Paul W. Flint, Bruce H. Haughey, Valerie J. Lund, John K. Niparko, K. Thomas Robbins, J. Regan Thomas and Marci M. Lesperance was undertaken by China Science and Technology Press and is published by arrangement with Elsevier (Singapore) Pte Ltd.

Cummings Otolaryngology, 6/E by Paul W. Flint, Bruce H. Haughey, Valerie J. Lund, John K. Niparko, K. Thomas Robbins, J. Regan Thomas and Marci M. Lesperance 由中国科学技术出版社进行翻译，并根据中国科学技术出版社与爱思唯尔（新加坡）私人有限公司的协议约定出版。

Cummings 耳鼻咽喉头颈外科学（原书第 6 版）：第一分册　耳鼻咽喉头颈外科学基础（王海波，译）

ISBN: 978–7–5046–8796–8

Copyright © 2022 by Elsevier (Singapore) Pte Ltd. and China Science and Technology Press

内容提要

耳鼻咽喉头颈外科学涉及人体重要的感觉器官，包括听觉、平衡觉、嗅觉、味觉，以及呼吸和吞咽功能等，所涵盖的疾病已远超传统的"四炎一聋"范畴，临床诊治的疾病不仅包括该区域器官的原发疾病，还涉及全身性疾病在耳鼻咽喉的特殊表现。随着循证医学的发展，如何获得高水平的临床研究证据，越来越受到人们的重视。

本书引进自世界知名的 Elsevier 出版集团，是 *Cummings Otolaryngology-Head and Neck Surgery, 6e* 中文翻译版系列分册之一。本书特别就耳鼻咽喉头颈外科学临床研究的基础内容进行了阐述，包括研究方法、研究过程中存在的偏倚等问题，以及疗效的评价等，用于指导开展相关规范性临床研究。此外，还对免疫功能异常及系统性疾病在耳、鼻、咽喉、头颈和口腔的表现进行了重点介绍，同时提示专科医生应具有整体观，将患者视为一个整体，不可只关注局部，以免引起误诊、漏诊。书中还专门针对临床难以处理的困难气道问题做了说明，介绍了疼痛管理和睡眠障碍等近年来的研究热点。

本书内容系统全面，专业权威，可供耳鼻咽喉头颈外科学领域及相关学科临床医师和研究人员参考阅读。

补充说明

本书收录图片众多，其中部分图片存在第三方版权限制的情况，为保留原文内容完整性计，存在第三方版权限制的图片均以原文形式直接排录，不另做中文翻译，特此说明。

书中参考文献条目众多，为方便读者查阅，已将本书参考文献更新至网络，读者可扫描右侧二维码，关注出版社"焦点医学"官方微信，后台回复"卡明斯第一分册"，即可获取。

Waleed M. Abuzeid, MD
Clinical Instructor
Department of Otolaryngology-Head and Neck Surgery
Stanford Sinus Center
Palo Alto, California

Meredith E. Adams, MD
Assistant Professor
Department of Otolaryngology-Head & Neck Surgery
and Neurosurgery
University of Minnesota
Minneapolis, Minnesota

Peter A. Adamson, MD
Professor and Head
Division of Facial Plastic and Reconstructive Surgery
Department of Otolaryngology-Head and Neck Surgery
University of Toronto Faculty of Medicine
Toronto, Ontario, Canada

Antoine Adenis, MD, PhD
Past Chair
Unicancer Gastrointestinal Cooperative Study Group;
Professor of Medical Oncology
Catholic University;
Head, Gastrointestinal Oncology Department
Northern France Cancer Center
Lille, France

Seth A. Akst, MD, MBA
Assistant Professor
Department of Anesthesiology & Critical Care Medicine
George Washington University Medical Center
Washington, DC

Sheri L. Albers, DO
Fellow
Pain Management and Spinal Interventional
Neuroradiology
University of California-San Diego School of Medicine
UC San Diego Medical Center
San Diego, California

Clint T. Allen, MD
Assistant Professor
Department of Otolaryngology-Head and Neck Surgery
Johns Hopkins School of Medicine
Baltimore, Maryland

Carryn Anderson, MD
Department of Radiation Oncology
University of Iowa Hospitals & Clinics
Iowa City, Iowa

William B. Armstrong, MD
Professor and Chair
Department of Otolaryngology-Head and Neck Surgery
University of California-Irvine
Irvine, California

Michelle G. Arnold, MD
Department of Otolaryngology
Naval Medical Center San Diego
San Diego, California

Moisés A. Arriaga, MD, MBA
Clinical Professor and Director of Otology and
Neurotology
Department of Otolaryngology and Neurosurgery
Louisiana State University Health Sciences Center;
Medical Director

Hearing and Balance Center
Culicchia Neurological Clinic
New Orleans, Louisiana;
Medical Director
Louisiana State University Our Lady of the Lake
Hearing and Balance Center
Our Lady of the Lake Regional Medical Center
Baton Rouge, Louisiana

H. Alexander Arts, MD
Professor
Departments of Otolaryngology and Neurosurgery
University of Michigan Medical School
Ann Arbor, Michigan

Yasmine A. Ashram, MD
Assistant Professor
Department of Physiology
Consultant Intraoperative Neurophysiologist
Faculty of Medicine
Alexandria University
Alexandria, Egypt

Nafi Aygun, MD
Associate Professor of Radiology
Russel H. Morgan Department of Radiology
Johns Hopkins University
Baltimore, Maryland

Douglas D. Backous, MD
Director
Listen For Life Center
Virginia Mason Medical Center
Seattle, Washington;
Department of Otolaryngology-Head and Neck Surgery
Madigna Army Medical Center
Fort Lewis, Washington

Shan R. Baker, MD
Professor
Facial Plastic and Reconstructive Surgery
Department of Otolaryngology-Head and Neck Surgery
University of Michigan
Ann Arbor, Michigan

Thomas J. Balkany, MD
Hotchkiss Endowment Professor and Chairman Emeritus
Department of Otolaryngology
Professor of Neurological Surgery and Pediatrics
University of Miami Miller School of Medicine
Miami, Florida

Leonardo Balsalobre, MD
Rhinology Fellow
Sao Paulo ENT Center
Edmundo Vasconcelos Hospital
Sao Paulo, Brazil

Fuad M. Baroody, MD
Professor of Surgery
Section of Otolaryngology-Head and Neck Surgery
Professor of Pediatrics
University of Chicago Medicine
Chicago, Illinois

Nancy L. Bartlett, MD
Professor of Medicine
Komen Chair in Medical Oncology
Washington University School of Medicine;
Medical Oncologist
Siteman Cancer Center

St. Louis, Missouri

Robert W. Bastian, MD
Founder and Director
Bastian Voice Institute
Downers Grove, Illinois

Gregory J. Basura, MD, PhD
Assistant Professor
Department of Otolaryngology-Head and Neck Surgery
University of Michigan
Ann Arbor, Michigan

Carol A. Bauer, MD
Professor of Otolaryngology-Head and Neck Surgery
Southern Illinois University School of Medicine
Springfield, Illinois

Shethal Bearelly, MD
Resident Physician
Department of Otolaryngology-Head and Neck Surgery
University of California-San Francisco
San Francisco, California

Mark J. Been, MD
Department of Otolaryngology-Head and Neck Surgery
University of Cincinnati School of Medicine
Cincinnati, Ohio

Diana M. Bell, MD
Assistant Professor
Head and Neck Pathology
University of Texas M.D. Anderson Cancer Center
Houston, Texas

Michael S. Benninger, MD
Chairman
Head and Neck Institute
The Cleveland Clinic;
Professor
Cleveland Clinic Lerner College of Medicine of Case
Western Reserve University
Cleveland, Ohio

Arnaud F. Bewley, MD
Assistant Professor
Department of Otolaryngology-Head and Neck Surgery
University of California-Davis
Sacramento, California

Prabhat K. Bhama, MD, MPH
Department of Otolaryngology-Head and Neck Surgery
Alaska Native Medical Center
Anchorage, Alaska

Nasir Islam Bhatti, MD
Director
Airway and Tracheostomy Service
Associate Professor
Department of Otolaryngology-Head and Neck Surgery
Department of Anesthesiology and Critical Care
Medicine
Johns Hopkins University School of Medicine
Baltimore, Maryland

Amit D. Bhrany, MD
Assistant Professor
Department of Otolaryngology-Head and Neck Surgery
University of Washington
Seattle, Washington

Benjamin S. Bleier, MD
Assistant Professor
Department of Otology and Laryngology
Harvard Medical School, Massachusetts Eye and Ear
    Infirmary
Boston, Massachusetts

Andrew Blitzer, MD, DDS
Professor of Clinical Otolaryngology
Columbia University College of Physicians and Surgeons
Director
New York Center for Voice and Swallowing Disorders
New York, New York

Michael M. Bottros, MD
Assistant Professor
Department of Anesthesiology
Washington University School of Medicine
St. Louis, Missouri

Derald E. Brackmann, MD
Clinical Professor of Otolaryngology
Department of Head & Neck and Neurological Surgery
University of Southern California School of Medicine;
Associate and Board Member
House Ear Clinic
Los Angeles, California

Carol R. Bradford, MD
Charles J. Krause MD Collegiate Professor and Chair
Department of Otolaryngology-Head and Neck Surgery
University of Michigan
Ann Arbor, Michigan

Gregory H. Branham, MD
Professor and Chief
Facial Plastic and Reconstructive Surgery
Washington University in St. Louis
St. Louis, Missouri

Barton F. Branstetter IV, MD
Chief of Neuroradiology
Department of Radiology
University of Pittsburgh Medical Center;
Professor
Departments of Radiology, Otolaryngology,
    and Biomedical Informatics
University of Pittsburgh
Pittsburgh, Pennsylvania

Jason A. Brant, MD
Resident Physician
Department of Otorhinolaryngology-Head and Neck
    Surgery
Hospitals of the University of Pennsylvania
Philadelphia, Pennsylvania

Michael J. Brenner, MD
Associate Professor
Kresge Hearing Research Institute
Division of Facial Plastic and Reconstructive Surgery
Department of Otolaryngology-Head and Neck Surgery
University of Michigan School of Medicine
Ann Arbor, Michigan

Scott Brietzke, MD, MPH
Director of Pediatric Otolaryngology and Sleep Surgery
Department of Otolaryngology
Walter Reed National Military Medical Center;
Associate Professor of Surgery
Department of Surgery
Uniformed Services University of the Health Sciences
Bethesda, Maryland

Robert J.S. Briggs, MBBS
Clinical Associate Professor
Department of Otolaryngology
The University of Melbourne
Melbourne, Australia

Jennifer Veraldi Brinkmeier, MD
Clinical Lecturer
Department of Otolaryngology-Head and Neck Surgery
Division of Pediatric Otolaryngology
University of Michigan
Ann Arbor, Michigan

Hilary A. Brodie, MD, PhD
Professor and Chair
Department of Otolaryngology
University of California-Davis School of Medicine
Sacramento, California

Carolyn J. Brown, PhD
Professor
Department of Communication Sciences and Disorders
Department of Otolaryngology-Head and Neck Surgery
University of Iowa
Iowa City, Iowa

David J. Brown, MD
Associate Professor Department of Otolaryngology-
    Head and Neck Surgery
Division of Pediatric Otolaryngology
University of Michigan
Ann Arbor, Michigan

Kevin D. Brown, MD, PhD
Assistant Professor
Department of Otolaryngology-Head and Neck Surgery
Weill Cornell Medical College
New York, New York

Lisa M. Brown, MD, MAS
Cardiothoracic Surgery Fellow
Washington University in St. Louis
St. Louis, Missouri

Cameron L. Budenz, MD
Neurotology Fellow
Department of Otolaryngology-Head and Neck Surgery
University of Michigan
Ann Arbor, Michigan

John P. Carey, MD
Professor and Division Head for Otology, Neurotology,
    and Skull Base Surgery
Department of Otolaryngology-Head and Neck Surgery
Johns Hopkins University School of Medicine
Baltimore, Maryland

Margaretha L. Casselbrandt, MD, PhD
Director
Division of Pediatric Otolaryngology
Children's Hospital of Pittsburgh
University of Pittsburgh School of Medicine
Pittsburgh, Pennsylvania

Paolo Castelnuovo, MD
Professor
University of Insubria
Chairman
Ospedale di Circolo e Fondazione Macchi
Varese, Italy

Kenny H. Chan, MD
Professor of Otolaryngology
University of Colorado School of Medicine
Chief
Pediatric Otolaryngology
Children's Hospital Colorado
Aurora, Colorado

Burke E. Chegar, MD
Clinical Assistant Professor
Department of Dermatology
Indiana University School of Medicine
Indianapolis, Indiana;
President
Chegar Facial Plastic Surgery
Carmel, Indiana

Eunice Y. Chen, MD, PhD
Assistant Professor
Departments of Surgery and Pediatrics
Dartmouth Hitchcock Medical Center
Lebanon, New Hampshire

Alan G. Cheng, MD
Assistant Professor of Otolaryngology-Head and Neck
    Surgery
Assistant Professor of Pediatrics
Akiko Yamazaki and Jerry Yang Faculty Scholar

Children's Health
Stanford University School of Medicine
Stanford, California

Douglas B. Chepeha, MD, MSPH
Professor
Department of Otolaryngology-Head and Neck Surgery
University of Michigan
Ann Arbor, Michigan

Tendy Chiang, MD
Assistant Professor
Department of Pediatric Otolaryngology
Children's Hospital Colorado
Aurora, Colorado

Wade W. Chien, MD
Assistant Professor
Department of Otolaryngology-Head and Neck Surgery
Johns Hopkins School of Medicine
Baltimore, Maryland;
Staff Clinician
National Institute on Deafness and Other
    Communication Disorders
National Institutes of Health
Bethesda, Maryland

Sukgi S. Choi, MD
Director and Eberly Chair
Department of Pediatric Otolaryngology
Children's Hospital of Pittsburgh of UPMC
Professor
Department of Otolaryngology
University of Pittsburgh School of Medicine
Pittsburgh, Pennsylvania

Richard A. Chole, MD, PhD
Lindburg Professor and Chairman
Department of Otolaryngology
Washington University School of Medicine
St. Louis, Missouri

James M. Christian, DDS, MBA
Associate Professor
Department of Oral and Maxillofacial Surgery
University of Tennessee College of Dentistry
Memphis, Tennessee

Eugene A. Chu, MD
Facial Plastic and Reconstructive Surgery, Rhinology,
    and Skull Base Surgery
Kaiser Permanente Head & Neck Surgery;
Clinical Assistant Professor
Facial Plastic and Reconstructive Surgery
UCI Department of Otolaryngology-Head and Neck
    Surgery
Downey, California

Robert Chun, MD
Associate Professor
Associate Residence Program Director
Children's Hospital of Wisconsin
Department of Otolaryngology
Medical College of Wisconsin
Milwaukee, Wisconsin

Martin J. Citardi, MD
Professor and Chair
Department of Otorhinolaryngology-Head and Neck
    Surgery
University of Texas Medical School at Houston;
Chief of Otorhinolaryngology
Memorial Hermann-Texas Medical Center,
Houston, Texas

Andrew Michael Compton, MD
Clinical Fellow of Facial Plastic and Reconstructive
    Surgery
Department of Otolaryngology-Head and Neck Surgery
Washington University School of Medicine
St. Louis, Missouri

Robin T. Cotton, MD
Professor
Department of Otolaryngology-Head and Neck Surgery

University of Cincinnati College of Medicine
Department of Pediatric Otolaryngology-Head and Neck
  Surgery
Cincinnati Children's Hospital
Cincinnati, Ohio

Marion Everett Couch, MD, PhD, MBA
Chair and Professor
Department of Otolaryngology-Head and Neck Surgery
Indiana University School of Medicine
Indianapolis, Indianapolis

Martha Laurin Council, MD
Assistant Professor
Departments of Internal Medicine and Dermatology
Washington University
St. Louis, Missouri

Mark S. Courey, MD
Professor
Department of Otolaryngology-Head and Neck Surgery
Director
Division of Laryngology
University of California-San Francisco
San Francisco, California

Benjamin T. Crane, MD, PhD
Associate Professor
Departments of Otolaryngology, Bioengineering, and
  Neurobiology and Anatomy
University of Rochester
Rochester, New York

Oswaldo Laércio M. Cruz, MD
Affiliate Professor
Otology & Neurotology Division
Federal University of Sao Paulo
Sao Paulo, Brazil

Frank Culicchia, MD
David Kline Professor and Chair
Department of Neurosurgery
Louisiana State University Health Sciences Center at
  New Orleans
New Orleans, Louisiana

Charles W. Cummings, MD
Distinguished Service Professor
Department of Otolaryngology-Head and Neck Surgery
Johns Hopkins Medical Institutions
Baltimore, Maryland

Calhoun D. Cunningham III, MD
Assistant Professor
Division of Otolaryngology-Head and Neck Surgery
Duke University Medical Center
Durham, North Carolina

Brian C. Dahlin, MD
Assistant Clinical Professor
Diagnostic and Interventional Neuroradiology
University of California-Davis
Sacramento, California

Sam J. Daniel, MDCM
Director
Department of Pediatric Otolaryngology
Montreal Children's Hospital;
Associate Chair
Department of Pediatric Surgery
McGill University
Montreal, Quebec, Canada

E. Ashlie Darr, MD
Clinical Instructor
Department of Otology and Laryngology
Harvard Medical School
Boston, Massachusetts

Terry A. Day, MD
Professor and Clinical Vice Chair
Department of Otolaryngology-Head and
  Neck Surgery
Medical University of South Carolina
Charleston, South Carolina

Charles C. Della Santina, MD, PhD
Professor of Otolaryngology-Head and Neck Surgery
  and Biomedical Engineering
Johns Hopkins School of Medicine
Baltimore, Maryland

Joshua C. Demke, MD
Assistant Professor
Facial Plastic and Reconstructive Surgery
Director
West Texas Craniofacial Center of Excellence
Texas Tech Health Sciences Center
Lubbock, Texas

Françoise Denoyelle, MD, PhD
Professor
Department of Pediatric Otolaryngology and Head and
  Neck Surgery
Necker Children's Hospital
APHP
Paris V University
Paris, France

Craig S. Derkay, MD
Professor and Vice-Chairman
Department of Otolaryngology-Head and Neck Surgery
Eastern Virginia Medical School;
Director
Department of Pediatric Otolaryngology
Children's Hospital of the King's Daughters
Norfolk, Virginia

Rodney C. Diaz, MD
Associate Professor of Otology, Neurology,
  and Skull Base Surgery
Department of Otolaryngology-Head and Neck Surgery
University of California-Davis School of Medicine
Sacramento, California

Robert A. Dobie, MD
Clinical Professor
Departments of Otolaryngology-Head and Neck Surgery
University of Texas Health Science Center at San
  Antonio
San Antonio, Texas;
University of California-Davis School of Medicine
Sacramento, California

Alison B. Durham, MD
Assistant Professor
Department of Dermatology
University of Michigan
Ann Arbor, Michigan

Scott D.Z. Eggers, MD
Assistant Professor
Department of Neurology
Mayo Clinic College of Medicine
Rochester, Minnesota

Avraham Eisbruch, MD
Professor
Department of Radiation Oncology
University of Michigan Medical School
Associate Chair of Clinical Research
University of Michigan Health System
Ann Arbor, Michigan

David W. Eisele, MD
Andelot Professor and Director
Department of Otolaryngology-Head and Neck Surgery
Johns Hopkins University School of Medicine
Baltimore, Maryland

Lindsay S. Eisler, MD
Associate Professor
Geisinger Medical Center
Danville, Pennsylvania

Mark El-Deiry, MD
Department of Otolaryngology
Emory University School of Medicine
Atlanta, Georgia

Hussam K. El-Kashlan, MD
Professor

Department of Otolaryngology-Head and Neck Surgery
University of Michigan
Ann Arbor, Michigan

Ravindhra G. Elluru, MD, PhD
Associate Professor
Division of Pediatric Otolaryngology
Cincinnati Children's Hospital;
Associate Professor
Department of Otolaryngology
University of Cincinnati College of Medicine
Cincinnati, Ohio

Susan D. Emmett, MD
Department of Otolaryngology-Head and Neck Surgery
Johns Hopkins University School of Medicine
Department of International Health
Johns Hopkins Bloomberg School of Public Health
Baltimore, Maryland

Samer Fakhri, MD
Professor and Vice Chair
Residency Program Director
Department of Otorhinolaryngology-Head and Neck
  Surgery
University of Texas Medical School at Houston
Houston, Texas

Carole Fakhry, MD
Assistant Professor
Department of Otolaryngology-Head and Neck Surgery
Johns Hopkins School of Medicine
Baltimore, Maryland

Marcela Fandiño Cardenas, MD, MSc
Pediatric Otolaryngologist
Fundación Cardiovascular de Colombia
Bucaramanga, Colombia

Edward H. Farrior, MD
Associate Clinical Professor
Department of Otolaryngology-Head and Neck Surgery
University of South Florida
Tampa, Florida

Richard T. Farrior, MD
Professor Emeritus
Department of Otolaryngology
University of South Florida
Tampa, Florida

Russell A. Faust, MD, PhD
Associate Professor of Pediatrics
Wayne State University School of Medicine
Assistant Professor of Oral Biology
Ohio State University College of Dentistry
Columbus, Ohio

Berrylin J. Ferguson, MD
Director
Division of Sino-nasal Disorders and Allergy
Professor of Otolaryngology
University of Pittsburgh School of Medicine
Pittsburgh, Pennsylvania

Daniel S. Fink, MD
Assistant Professor
Department of Otolaryngology-Head and Neck Surgery
Louisiana State University
Baton Rouge, Louisiana

Paul W. Flint, MD
Professor and Chair
Department of Otolaryngology-Head and Neck Surgery
Oregon Health and Science University
Portland, Oregon

Wytske J. Fokkens, MD
Professor of Otorhinolaryngology
Academic Medical Centre
Amsterdam, The Netherlands

Howard W. Francis, MD, MBA
Professor and Vice-Director
Department of Otolaryngology-Head and Neck Surgery
Johns Hopkins School of Medicine

Baltimore, Maryland

David R. Friedland, MD, PhD
Professor and Vice-Chair
Department of Otolaryngology and Communication
  Sciences
Chief, Division of Otology and Neuro-otologic Skull
  Base Surgery
Chief, Division of Research
Medical Director, Koss Cochlear Implant Program
Medical College of Wisconsin
Milwaukee, Wisconsin

Oren Friedman, MD
Director
Facial Plastic Surgery
Associate Professor
Department of Otorhinolaryngology
University of Pennsylvania
Philadelphia, Pennsylvania

Rick A. Friedman, MD
Keck School of Medicine
University of Southern California
Los Angeles, California

John L. Frodel Jr, MD
Atlanta Medispa and Surgicenter, LLC
Atlanta, Georgia;
Geisinger Center for Aesthetics and Cosmetic Surgery
Danville, Pennsylvania

Michael P. Gailey, DO
Department of Pathology
University of Iowa
Iowa City, Iowa

Suzanne K. Doud Galli, MD, PhD
Cosmetic Facial Surgery
Washington, DC

Ian Ganly, MD, PhD
Associate Attending Surgeon
Head and Neck Service
Memorial Sloan Kettering Cancer Center;
Associate Professor
Department of Otolaryngology
Weill Cornell Medical College
Cornell Presbyterian Hospital
New York, New York

Bruce J. Gantz, MD
Professor
Department of Otolaryngology-Head and Neck Surgery
University of Iowa Carver College of Medicine
Head
Department of Otolaryngology-Head and Neck Surgery
University of Iowa Hospitals and Clinics
Iowa City, Iowa

C. Gaelyn Garrett, MD
Professor and Vice Chair
Department of Otolaryngology
Vanderbilt University;
Medical Director
Vanderbilt Voice Center
Nashville, Tennessee

M. Boyd Gillespie, MD
Professor of Otolaryngology-Head and Neck Surgery
Medical University of South Carolina
Charleston, South Carolina

Douglas A. Girod, MD
Executive Vice Chancellor
University of Kansas Medical Center
Interim Dean
University of Kansas School of Medicine
Kansas City, Kansas

Adam C. Goddard, MD
Chief Resident
Department of Oral and Maxillofacial Surgery
University of Tennessee College of Dentistry
Memphis, Tennessee

John C. Goddard, MD
Associate
House Ear Clinic
Los Angeles, California

George S. Goding Jr, MD
Professor
Department of Otolaryngology
University of Minnesota Medical School;
Faculty
Department of Otolaryngology
Hennepin County Medical Center
Minneapolis, Minnesota

Andrew N. Goldberg, MD, MSCE
Professor and Director
Division of Rhinology and Sinus Surgery
Department of Otolaryngology-Head and Neck Surgery
University of California-San Francisco
San Francisco, California

David Goldenberg, MD
Chief of Otolaryngology-Head and Neck Surgery
Professor of Surgery and Oncology
Division of Otolaryngology-Head and Neck Surgery
Pennsylvania State University
Penn State Hershey Medical Center
Hershey, Pennsylvania

Nira A. Goldstein, MD, MPH
Professor of Clinical Otolaryngology
Division of Pediatric Otolaryngology
State University of New York
Downstate Medical Center
New York, New York

Debra Gonzalez, MD
Assistant Professor
Division of Otolaryngology-Head and Neck Surgery
Southern Illinois University School of Medicine
Springfield, Illinois

Christine G. Gourin, MD, MPH
Associate Professor
Department of Otolaryngology-Head and Neck Surgery
Head and Neck Surgical Oncology
Johns Hopkins University
Baltimore, Maryland

Glenn Green, MD
Associate Professor
Department of Otolaryngology-Head and Neck Surgery
University of Michigan
Ann Arbor, Michigan

Vincent Grégoire, MD, PhD
Professor
Department of Radiation Oncology
Université Catholique de Louvain
St-Luc Université Hôpital
Brussels, Belgium

Heike Gries, MD, PhD
Assistant Professor
Department of Pediatric Anesthesiology
Oregon Health & Science University
Portland, Oregon

Garrett Griffin, MD
Midwest Facial Plastic Surgery
Woodbury, Minnesota

Elizabeth Guardiani, MD
Assistant Professor
Department of Otorhinolaryngology-Head and Neck
  Surgery
University of Maryland School of Medicine
Baltimore, Maryland

Samuel P. Gubbels, MD
Assistant Professor
Department of Surgery
Division of Otolaryngology
Director
University of Wisconsin Cochlear Implant Program
University of Wisconsin

Madison, Wisconsin

Patrick K. Ha, MD
Associate Professor
Department of Otolaryngology-Head and Neck Surgery
Johns Hopkins University
Baltimore, Maryland

Bronwyn E. Hamilton, MD
Associate Professor of Radiology
Department of Radiology
Division of Neuroradiology
Oregon Health & Science University
Portland, Oregon

Grant S. Hamilton III, MD
Assistant Professor
Department of Otolaryngology-Head and Neck Surgery
Mayo Clinic
Rochester, Minnesota

Marc Hamoir, MD
Professor
Department of Head and Neck Surgery
Université Catholique de Louvain
St-Luc Université Hôpital Cancer Center
Brussels, Belgium

Jaynee A. Handelsman, PhD
Director
Pediatric Audiology
Clinical Assistant Professor
Department of Otolaryngology
Mott Children's Hospital
University of Michigan Health System
Ann Arbor, Michigan

Ehab Y. Hanna, MD
Professor and Vice Chairman
Department of Head and Neck Surgery
Director of Skull Base Surgery
Medical Director
Head and Neck Center
University of Texas M.D. Anderson Cancer Center
Houston, Texas

Brian M. Harmych, MD
Department of Otolaryngology-Head and Neck Surgery
University of Cincinnati School of Medicine
Cincinnati, Ohio

Uli Harréus, MD
Professor and Chair
Department of Otolaryngology-Head and Neck Surgery
EVK Duesseldorf Academic Hospital of Heinrich-Heine
  University
Duesseldorf, Germany

Robert V. Harrison, PhD, DSc
Professor and Director of Research
Department of Otolaryngology-Head and Neck Surgery
University of Toronto;
Senior Scientist
Program in Neuroscience and Mental Health
The Hospital for Sick Children
Toronto, Ontario, Canada

Bruce H. Haughey, MBChB
Professor and Director
Head and Neck Surgical Oncology
Department of Otolaryngology-Head and Neck Surgery
Washington University School of Medicine
St. Louis, Missouri

Amer Heider, MD
Assistant Professor
Department of Pathology
University of Michigan Health System
Ann Arbor, Michigan

John Hellstein, DDS
Clinical Professor
Oral and Maxillofacial Pathology
University of Iowa Carver College of Medicine
Iowa City, Iowa

Kurt R. Herzer, MSc
Fellow/MD-PhD Candidate
Medical Scientist Training Program
Johns Hopkins University School of Medicine
Baltimore, Maryland

Frans J.M. Hilgers, MD, PhD
Chairman Emeritus
Department of Head and Neck Oncology and Surgery
The Netherlands Cancer Institute-Antoni van
    Leeuwenhoek;
Professor Emeritus
Amsterdam Center for Language and Communication
University of Amsterdam
Amsterdam, The Netherlands

Justin D. Hill, MD
ENT Specialists
Salt Lake City, Utah

Alexander T. Hillel, MD
Assistant Professor
Department of Otolaryngology-Head and Neck Surgery
The Johns Hopkins University School of Medicine
Baltimore, Maryland

Michael L. Hinni, MD
Professor
Mayo Clinic College of Medicine
Chair
Department of Otolaryngology-Head and Neck Surgery
Mayo Clinic
Phoenix, Arizona

Allen S. Ho, MD
Assistant Professor
Department of Surgery
Cedars-Sinai Medical Center;
Director
Head and Neck Cancer Center
Samuel Oschin Comprehensive Cancer Institute
Los Angeles, California

Maria K. Ho, MD
Keck School of Medicine
University of Southern California
Los Angeles, California

Henry T. Hoffman, MD
Professor of Otolaryngology
University of Iowa
Iowa City, Iowa

Eric H. Holbrook, MD
Assistant Professor
Department of Otology and Laryngology
Harvard Medical School
Massachusetts Eye and Ear Infirmary
Boston, Massachusetts

David B. Hom, MD
Professor and Director
Division of Facial Plastic & Reconstructive Surgery
Departments of Otolaryngology-Head and Neck Surgery
    and Dermatology
University of Cincinnati College of Medicine,
Cincinnati, Ohio

Jeffrey J. Houlton, MD
Assistant Professor
Head & Neck Surgical Oncology
University of Washington
Seattle, Washington

John W. House, MD
Clinic Professor
Department of Otorhinolaryngology-Head and
    NeckSurgery
University of Southern California Keck School of
    Medicine;
Associate Physician
House Clinic
Los Angeles, California

Timothy E. Hullar, MD
Associate Professor
Department of Otolaryngology-Head and Neck Surgery
Washington University in St. Louis
St. Louis, Missouri

Steven Ing, MD
Assistant Professor
Department of Endocrinology, Diabetes, & Metabolism
Ohio State University College of Medicine
Columbus, Ohio

Stacey L. Ishman, MD, MPH
Surgical Director
Upper Airway Center
Associate Professor
Cincinnati Children's Hospital Medical Center
University of Cincinnati
Cincinnati, Ohio

Robert K. Jackler, MD
Sewall Professor and Chair
Department of Otolaryngology-Head and Neck Surgery
Professor
Departments of Neurosurgery and Surgery
Stanford University School of Medicine
Stanford, California

Neal M. Jackson, MD
Resident Physician
Lousiana State University Health Sciences Center
New Orleans, Louisiana

Ryan S. Jackson, MD
Department of Otolaryngology-Head and Neck Surgery
University of South Florida School of Medicine
Tampa, Florida

Brian Jameson, MD
Department of Endocrinology
Geisinger Health System
Geisinger Wyoming Valley Medical Center
Wilkes-Barre, Pennsylvania

Herman A. Jenkins, MD
Professor and Chair
Department of Otolaryngology
University of Colorado School of Medicine
University of Colorado Hospital
Aurora, Colorado

Hong-Ryul Jin, MD, PhD
Professor of Otorhinolaryngology-Head and Neck
    Surgery
Seoul National University
Seoul, Korea

John K. Joe, MD†
Assistant Professor
Department of Surgery
Division of Otolaryngology-Head and Neck Surgery
Yale University School of Medicine
New Haven, Connecticut†Deceased.

Stephanie A. Joe, MD
Associate Professor and Director
The Sinus & Nasal Allergy Center
Co-Director, Skull Base Surgery
Department of Otolaryngology-Head and Neck Surgery
University of Illinois at Chicago
Chicago, Illinois

Christopher M. Johnson, MD
Clinical Instructor
Department of Otolaryngology
Center for Voice, Airway, and Swallowing Disorders
Georgia Regents University
Augusta, Georgia

Tiffany A. Johnson, PhD
Associate Professor
Department of Hearing and Speech
University of Kansas Medical Center
Kansas City, Kansas

Timothy M. Johnson, MD
Lewis and Lillian Becker Professor of Dermatology
University of Michigan
Ann Arbor, Michigan

Nicholas S. Jones, MD
Professor
Department of Otorhinolaryngology-Head and Neck
    Surgery
Nottingham University Hospitals NHS Trust
Nottingham, United Kingdom

Mark Jorissen, MD, PhD
Professor-Doctor
Department of Otolaryngology
University of Leuven
Leuven, Belgium

Morbize Julieron, MD
Northern France Cancer Center
Lille, France

Alyssa A. Kanaan, MD
Fellow
Pediatric Otolaryngology
Department of Pediatric Otolaryngology
Montreal Children's Hospital
McGill University
Montreal, Quebec, Canada

Robert T. Kavitt, MD, MPH
Assistant Professor of Medicine
Medical Director
Center for Esophageal Diseases
Section of Gastroenterology
University of Chicago
Chicago, Illinois

Robert M. Kellman, MD
Professor & Chair
Department of Otolaryngology & Communication
    Sciences
SUNY Upstate Medical University
Syracuse, New York

David W. Kennedy, MD
Professor of Rhinology
Perelman School of Medicine
University of Pennsylvania
Philadelphia, Pennsylvania

Jessica Kepchar, DO
Department of Otolaryngology
Bayne-Jones Army Community Hospital
Fort Polk, Louisiana

Robert C. Kern, MD
Professor and Chairman
Department of Otolaryngology-Head and Neck Surgery
Northwestern University Feinberg School of Medicine
Chicago, Illinois

Merrill S. Kies, MD
Professor of Medicine
Thoracic/Head and Neck Medical Oncology
The University of Texas M.D. Anderson Cancer Center
Houston, Texas

Paul R. Kileny, PhD
Professor
Department of Otolaryngology-Head and Neck Surgery
Academic Program Director
Department of Audiology and Electrophysiology
University of Michigan Health System
Ann Arbor, Michigan

Alyn J. Kim, MD
Southern California Ear, Nose, and Throat
Long Beach, California

---

† 已故。

Jason H. Kim, MD
Assistant Professor
Department of Otolaryngology-Head and Neck Surgery
St. Jude Medical Center
Fullerton, California

Theresa Kim, MD
San Francisco Otolaryngology Medical Group
San Francisco, California

William J. Kimberling, PhD
Professor of Ophthalmology and Visual Sciences and
  Otolaryngology
University of Iowa Carver College of Medicine
Iowa City, Iowa;
Senior Scientist
Boys Town National Research Hospital
Omaha, Nebraska

Ericka F. King, MD
Assistant Professor
Department of Otolaryngology-Head and Neck Surgery
Oregon Health and Science University
Portland, Oregon

Jeffrey Koh, MD, MBA
Professor
Department of Anesthesiology and Perioperative
  Medicine
Chief, Division of Pediatric Anesthesiology and Pain
  Management
Oregon Health and Science University
Portland, Oregon

Raymond J. Konior, MD
Clinical Professor
Department of Otolaryngology-Head and Neck Surgery
Loyola University Medical Center
Maywood, Illinois;
Chicago Hair Institute
Oakbrook Terrace, Illinois

Frederick K. Kozak, MD
Head, Division of Pediatric Otolaryngology
Medical/Surgical Director
Cochlear Implant Program
B.C. Children's Hospital;
Clinical Professor and Residency Program Director
Division of Otolaryngology
Department of Surgery
University of British Columbia
Vancouver, British Columbia, Canada

Shannon M. Kraft, MD
Assistant Professor
Department of Otolaryngology-Head and Neck Surgery
University of Kansas
Kansas City, Missouri

Russell Kridel, MD
Clinical Professor and Chief
Department of Otorhinolaryngology-Head and Neck Surgery
Division of Facial Plastic Surgery
University of Texas Health Science Center
Houston, Texas

Parvesh Kumar, MD
Joe and Jean Brandmeyer Chair and Professor of
  Radiation Oncology
Department of Radiation Oncology
University of Kansas Medical Center
Associate Director of Clinical Research
University of Kansas Cancer Center
Kansas City, Kansas

Melda Kunduk, PhD
Associate Professor
Department of Communication Sciences and Disorders
Louisiana State University
Baton Rouge, Louisiana;
Department of Otolaryngology-Head and Neck Surgery
Louisiana State University Health Sciences Center
New Orleans, Louisiana

Ollivier Laccourreye, MD
Professor

Department of Otorhinolaryngology-Head and Neck
  Surgery
Hôpital Européen Georges Pompidou
Université Paris Descartes
Paris, France

Stephen Y. Lai, MD, PhD
Associate Professor
Head and Neck Surgery
University of Texas M.D. Anderson Cancer Center
Houston, Texas

Devyani Lal, MBBS, DipNBE, MD
Consultant
Department of Otolaryngology
Assistant Professor
Mayo Clinic College of Medicine
Mayo Clinic
Scottsdale, Arizona

Anil K. Lalwani, MD
Professor and Vice Chair for Research
Director, Division of Otology, Neurotology, & Skull
  Base Surgery
Director, Columbia Cochlear Implant Center
Columbia University College of Physicians and Surgeons
New York, New York

Derek J. Lam, MD, MPH
Assistant Professor
Department of Otolaryngology-Head and Neck Surgery
Oregon Health and Science University
Portland, Oregon

Paul R. Lambert, MD
Chairman
Department of Otolaryngology-Head and Neck Surgery
Medical University of South Carolina
Charleston, South Carolina

Christopher G. Larsen, MD
Assistant Professor
Department of Otolaryngology
University of Kansas Medical Center
Kansas City, Kansas

Amy Anne Lassig, MD
Assistant Professor
Department of Otolaryngology-Head and Neck Surgery
University of Minnesota
Minneapolis, Minnesota

Richard E. Latchaw, MD
Professor
Department of Radiology
Division of Diagnostic and Therapeutic Neuroradiology
University of California at Davis
Sacramento California

Kevin P. Leahy, MD, PhD
Assistant Professor of Clinical Otorhinolaryngology
Department of Otorhinolaryngology-Head and Neck
  Surgery
University of Pennsylvania Perlman School of Medicine
Philadelphia, Pennsylvania

Daniel J. Lee, MD
Associate Professor
Department of Otology and Laryngology
Harvard Medical School;
Department of Otolaryngology
Massachusetts Eye and Ear Infirmary
Boston, Massachusetts

Nancy Lee, MD
Attending Member
Department of Radiation Oncology
Memorial Sloan Kettering Cancer Center
New York, New York

Stella Lee, MD
Assistant Professor
Department of Otolaryngology
University of Pittsburgh School of Medicine
Pittsburgh, Pennsylvania

Maureen A. Lefton-Greif, PhD, CCC-SLP
Associate Professor
Departments of Pediatrics, Otolaryngology-Head and
  Neck Surgery, and Physical Medicine & Rehabilitation
Johns Hopkins University School of Medicine
Baltimore, Maryland

Donald A. Leopold, MD
Professor of Otorhinolaryngology
University of Vermont
Burlington, Vermont

Marci M. Lesperance, MD
Professor, Department of Otolaryngology-Head and
  Neck Surgery
Chief, Division of Pediatric Otolaryngology
University of Michigan Health System
Ann Arbor, Michigan

Jessica Levi, MD
Assistant Professor of Otolaryngology-Head and Neck
  Surgery
Boston University and Boston Medical Center
Boston, Massachusetts

James S. Lewis Jr, MD
Associate Professor
Department of Pathology and Immunology
Associate Professor
Department of Otolaryngology-Head and Neck Surgery
Washington University in St. Louis
St. Louis, Missouri

Daqing Li, MD
Professor
Department of Otorhinolaryngology-Head and Neck
  Surgery
University of Pennsylvania School of Medicine;
Director, Gene and Molecular Therapy Laboratory
Director, Temporal Bone Laboratory
Hospital of the University of Pennsylvania
Philadelphia, Pennsylvania

Timothy S. Lian, MD
Professor
Department of Otolaryngology-Head and Neck Surgery
Louisiana State University Health Sciences Center
Shreveport, Louisiana

Whitney Liddy, MD
Resident
Department of Otolaryngology-Head and Neck Surgery
Northwestern University Feinberg School of Medicine
Chicago, Illinois

Charles J. Limb, MD
Associate Professor
Department of Otolaryngology-Head and Neck Surgery
Johns Hopkins University School of Medicine
Baltimore, Maryland

Judy Z. Liu, MD
Resident Physician
Department of Otolaryngology-Head and Neck Surgery
University of Illinois at Chicago
Chicago, Illinois

Jeri A. Logemann, PhD
Ralph and Jean Sundin Professor
Department of Communication Sciences and Disorders
Northwestern University
Evanston, Illinois;
Professor
Departments of Neurology and Otolaryngology-Head
  and Neck Surgery
Northwestern University Feinberg School of Medicine;
Director
Voice, Speech, and Language Service and Swallowing
  Center
Northwestern Memorial Hospital
Chicago, Illinois

Thomas Loh, MBBS, FRCS
Senior Consultant and Head
Department of Otolaryngology-Head and Neck Surgery
National University Hospital;

Associate Professor and Head
Department of Otolaryngology
National University of Singapore
Singapore

Christopher Lominska, MD
Assistant Professor and Associate Residency Program
  Director
University of Kansas Medical Center
Kansas City, Kansas

Brenda L. Lonsbury-Martin, PhD
Senior Research Scientist
VA Loma Linda Healthcare System
Professor
Department of Otolaryngology-Head and Neck
  Surgery
Loma Linda University Health
Loma Linda, California

David G. Lott, MD
Assistant Professor
Mayo Clinic College of Medicine
Consultant
Department of Otolaryngology-Head and Neck Surgery
Mayo Clinic
Phoenix, Arizona

Lawrence R. Lustig, MD
Francis A. Sooy MD Professor in Otolaryngology
Department of Otolaryngology-Head and Neck Surgery
Chief
Division of Otology & Neurology
University of California-San Francisco
San Francisco, California

Anna Lysakowski, PhD
Professor
Anatomy and Cell Biology
University of Illinois at Chicago
Chicago, Illinois

Robert H. Maisel, MD
Chief
Department of Otolaryngology-Head and Neck Surgery
Hennepin County Medical Center;
Professor
Department of Otolaryngology-Head and Neck Surgery
University of Minnesota
Minneapolis, Minnesota

Ellen M. Mandel, MD
Associate Professor
Department of Otolaryngology
University of Pittsburgh
Pittsburgh, Pennsylvania

Susan J. Mandel, MD, MPH
Professor and Associate Chief
Division of Endocrinology, Diabetes, and Metabolism
Perelman School of Medicine
University of Pennsylvania
Philadelphia, Pennsylvania

Devinder S. Mangat, MD
Professor of Facial Plastic Surgery
Department of Otolaryngology-Head and Neck Surgery
University of Cincinnati
Cincinnati, Ohio

Lynette J. Mark, MD
Associate Professor
Department of Anesthesiology & Critical Care Medicine
Department of Otolaryngology-Head and Neck Surgery
Johns Hopkins University
Baltimore, Maryland

Jeffrey C. Markt, DDS
Associate Professor and Director
Department of Otolaryngology-Head and
  Neck Surgery
Division of Oral Facial Prosthetics/Dental Oncology
University of Nebraska School of Medicine
Omaha, Nebraska

Michael Marsh, MD
Arkansas Center for Ear, Nose, Throat, and Allergy
Fort Smith, Arkansas

Glen K. Martin, PhD
Senior Research Career Scientist
VA Loma Linda Healthcare System
Professor
Department of Otolaryngology-Head and Neck Surgery
Loma Linda University Health
Loma Linda, California

Douglas E. Mattox, MD
William Chester Warren Jr MD Professor and Chair
Department of Otolaryngology-Head and Neck Surgery
Emory University School of Medicine
Atlanta, Georgia

Thomas V. McCaffrey, MD, PhD
Professor and Chair
Department of Otolaryngology-Head and Neck Surgery
University of South Florida School of Medicine
Tampa, Florida

JoAnn McGee, PhD
Scientist
Developmental Auditory Physiology Laboratory
Boys Town National Research Hospital
Omaha, Nebraska

Johnathan D. McGinn, MD
Division of Otolaryngology-Head and Neck Surgery
Pennsylvania State University
Penn State Hershey Medical Center
Hershey, Pennsylvania

John F. McGuire, MD
Attending Physician
Department of Otolaryngology
Fallbrook Hospital
Fallbrook, California

Jonathan McJunkin, MD
Assistant Professor
Department of Otolaryngology
Washington University in St. Louis
St. Louis, Missouri

J. Scott McMurray, MD
Associate Professor
Departments of Surgery and Pediatrics
University of Wisconsin School of Medicine
  and Public Health
American Family Children's Hospital
Madison, Wisconsin

Jeremy D. Meier, MD
Assistant Professor
Division of Otolaryngology-Head and Neck Surgery
University of Utah School of Medicine
Department of Pediatric Oncology
Primary Children's Hospital
Salt Lake City, Utah

Albert L. Merati, MD
Professor and Chief, Laryngology
Department of Otolaryngology-Head and Neck Surgery
University of Washington School of Medicine,
Seattle, Washington

Saumil N. Merchant, MD†
Professor
Department of Otology and Laryngology
Harvard Medical School
Department of Otolaryngology
Massachusetts Eye and Ear Infirmary
Boston, Massachusetts

Anna H. Messner, MD
Professor and Vice Chair
Department of Otolaryngology-Head and Neck Surgery
Stanford University
Stanford, California

Anna Meyer, MD
Assistant Professor
Department of Otolaryngology-Head and Neck Surgery
University of California-San Francisco
San Francisco, California

James D. Michelson, MD
Professor
Department of Orthopaedics and Rehabilitation
University of Vermont College of Medicine
Burlington, Vermont

Henry A. Milczuk, MD
Associate Professor and Chief
Division of Pediatric Otolaryngology
Oregon Health and Science University
Portland, Oregon

Jennifer L. Millar, MSPT
Physical Therapist
Department of Physical Medicine and Rehabilitation
Johns Hopkins Hospital
Baltimore, Maryland

Michelle Miller-Thomas, MD
Assistant Professor
Mallinckrodt Institute of Radiology
Washington University School of Medicine
St. Louis, Missouri

Lloyd B. Minor, MD
Carl and Elizabeth Naumann Dean of the School of
  Medicine
Professor of Otolaryngology-Head and Neck Surgery
Professor of Bioengineering and Neurobiology (by
  courtesy)
Stanford University
Stanford, California

Jenna L. Mitchell
Texas A&M Health Science Center
Round Rock, Texas

Steven Ross Mobley, MD
Facial Plastic & Reconstructive Surgery
Murray, Utah

Eric J. Moore, MD
Professor
Department of Otolaryngology
Mayo Clinic
Rochester, Minnesota

Harlan Muntz, MD
Professor of Otolaryngology
Department of Surgery
University of Utah School of Medicine
Primary Children's Medical Center
Salt Lake City, Utah

Craig S. Murakami, MD
Clinical Professor
Facial Plastic and Reconstructive Surgery
University of Washington
Department of Otolaryngology
Virginia Mason Medical Center
Seattle, Washington

Jeffrey N. Myers, MD, PhD
Hubert L. and Olive Stringer Distinguished Professor in
  Cancer Research
Professor and Director of Research
Deputy Chair for Academic Programs
Department of Head & Neck Surgery
University of Texas M.D. Anderson Cancer Center
Houston, Texas

Robert M. Naclerio, MD
Professor and Chief of Otolaryngology-Head and Neck
  Surgery
University of Chicago
Chicago, Illinois

Joseph B. Nadol Jr, MD
Professor

---

† 已故。

Department of Otology and Laryngology
Harvard Medical School
Department of Otolaryngology
Massachusetts Eye and Ear Infirmary
Boston, Massachusetts

Paul Nassif, MD
Assistant Clinical Professor
Department of Otolaryngology
University of Southern California Keck School of
  Medicine
Los Angeles, California;
Partner
Spalding Drive Cosmetic Surgery and Dermatology
Beverly Hills, California

Marc Nelson, MD
Associate Professor
Department of Otolaryngology
Pediatric ENT Center
Akron Children's Hospital
Akron, Ohio

Rick F. Nelson, MD
Assistant Professor
Department of Otolaryngology-Head and Neck Surgery
Indiana University
Indianapolis, Indianapolis

Piero Nicolai, MD
Professor
University of Brescia School of Medicine
Chairman
Spedali Civili
Brescia, Italy

David R. Nielsen, MD
Executive Vice President and Chief Executive Officer
American Academy of Otolaryngology-Head and Neck
  Surgery
Alexandria, Virginia;
President, Council of Medical Specialty Societies
Chairman of the Board, PCPI Foundation
Chicago, Illinois

John K. Niparko, MD
Tiber Alpert Professor and Chair
Department of Otolaryngology-Head and Neck Surgery
The Keck School of Medicine of the University of
  Southern California
Los Angeles, California

Richard J. Noel, MD, PhD
Division Chief
Pediatric Gastroenterology, Hepatology, and Nutrition
Duke University Medical Center
Durham, North Carolina

S.A. Reza Nouraei, Bchir, PhD, MRCS
Researcher
Laryngology Research Group
University College London
Academic Specialist Registrar
Charing Cross Hospital
London, United Kingdom

Ajani Nugent, MD
Department of Otolaryngology
Emory University School of Medicine
Atlanta, Georgia

Daniel W. Nuss, MD
G.D. Lyons Professor and Chair
Department of Otolaryngology-Head and Neck Surgery
Louisiana State University Health Sciences Center School
  of Medicine at New Orleans, New Orleans, Louisiana

Brian Nussenbaum, MD
Christy J. and Richard S. Hawes III Professor
Vice Chair for Clinical Affairs
Division Chief, Head and Neck Surgery
Patient Safety Officer
Department of Otolaryngology-Head and Neck Surgery
Washington University School of Medicine
St. Louis, Missouri

Gretchen M. Oakley, MD
Resident Physician
Division of Otolaryngology-Head and Neck Surgery
University of Utah
Salt Lake City, Utah

Rick M. Odland, MD, PhD
Professor
Department of Otolaryngology
University of Minnesota;
Medical Director
Department of Otolaryngology
Hennepin County Medical Center
Minneapolis, Minnesota

Richard G. Ohye, MD
Head
Section of Pediatric Cardiovascular Surgery
Department of Cardiac Surgery
University of Michigan
Ann Arbor, Michigan

Bert W. O'Malley Jr, MD
Gabriel Tucker Professor and Chairman
Department of Otorhinolaryngology-Head and Neck
  Surgery
Professor of Neurosurgery
Abramson Cancer Center
University of Pennsylvania School of Medicine;
Co-director, Center for Cranial Base Surgery
Co-director, Head and Neck Cancer Center
University of Pennsylvania Health System
Philadelphia, Pennsylvania

Robert C. O'Reilly, MD
Professor of Pediatrics and Otolaryngology-Head and
  Neck Surgery
Thomas Jefferson University
Philadelphia, Pennsylvania;
Division Chief
Pediatric Otolaryngology
A.I. DuPont Hospital for Children
Wilmington, Delaware

Juan Camilo Ospina, MD
Pediatric Otolaryngologist
Head
Division of Otorhinolaryngology and Maxillofacial
  Surgery
Hospital Universitario San Ignacio;
Associate Professor
Pontificia Universidad Javeriana
Bogota, Colombia

Robert H. Ossoff, DMD, MD, CHC
Special Assistant to the Vice-Chancellor for Health
  Affairs
Maness Professor of Laryngology and Voice
Vanderbilt University Medical Center
Nashville, Tennessee

Mark D. Packer, MD
Executive Director
Department of Defense Hearing Center of Excellence
Chief of Otology, Neurology, and Skull Base Surgery
San Antonio Military Health System
Joint Base San Antonio-Lackland, Texas

Nitin A. Pagedar, MD, MPH
Assistant Professor
Department of Otolaryngology-Head and Neck Surgery
University of Iowa
Iowa City, Iowa

John Pallanch, MD
Chair
Division of Rhinology
Department of Otorhinolaryngology
Mayo Clinic
Rochester, Minnesota

Stephen S. Park, MD
Professor and Vice-Chair
Department of Otolaryngology
Director

Division of Facial Plastic Surgery
University of Virginia
Charlottesville, Virginia

Matthew S. Parsons, MD
Assistant Professor of Radiology
Mallinckrodt Institute of Radiology
Washington University School of Medicine
St. Louis, Missouri

Hetal H. Patel, MD
Division of Otolaryngology-Head and Neck Surgery
Pennsylvania State University
Penn State Hershey Medical Center
Hershey, Pennsylvania

G. Alexander Patterson, MD
Evarts A. Graham Professor of Surgery
Chief, Division of Cardiothoracic Surgery
Washington University in St. Louis
St. Louis, Missouri

Phillip K. Pellitteri, DO
Chair
Department of Otolaryngology-Head and Neck Surgery
Guthrie Health System
Sayre, Pennsylvania;
Clinical Professor
Department of Otolaryngology-Head and Neck Surgery
Temple University School of Medicine
Philadelphia, Pennsylvania

Jonathan A. Perkins, DO
Professor
Department of Otolaryngology-Head and Neck Surgery
University of Washington School of Medicine
Director
Vascular Anomalies Program
Seattle Children's Hospital
Seattle, Washington

Stephen W. Perkins, MD
Clinical Associate Professor
Department of Otolaryngology-Head and Neck Surgery
Indiana University School of Medicine;
President
Meridian Plastic Surgeons
Indianapolis, Indianapolis

Shirley S.N. Pignatari, MD, PhD
Professor and Head
Division of Pediatric Otolaryngology
Federal University of Sao Paulo
Sao Paulo, Brazil

Steven D. Pletcher, MD
Associate Professor
Department of Otolaryngology-Head and Neck Surgery
University of California-San Francisco
San Francisco, California

Aron Popovtzer, MD
Head of Head and Neck Unit
Davidoff Comprehensive Cancer Center;
Consultant
Department of Otolaryngology
Rabin Medical Center;
Chair
Israeli Head and Neck Society
Petah-Tikva, Israel

Gregory N. Postma, MD
Professor
Department of Otolaryngology
Director
Center for Voice, Airway, and Swallowing Disorders
Georgia Regents University
Augusta, Georgia

Shannon M. Poti, MD
Chief Resident Surgeon
Department of Otolaryngology-Head and Neck Surgery
University of California-Davis Medical Center
Sacramento, California

William P. Potsic, MD, MMM
Emeritus Professor of Otorhinolaryngology-Head and
  Neck Surgery
Perelman School of Medicine at the University of
  Pennsylvania
Philadelphia, Pennsylvania

Seth E. Pross, MD
Department of Otolaryngology-Head and Neck Surgery
University of California-San Francisco
San Francisco, California

Liana Puscas, MD, MHS
Associate Professor
Division of Otolaryngology-Head and Neck Surgery
Duke University School of Medicine
Durham, North Carolina

Zhen Jason Qian, MD (Cand.)
College of Physicians and Surgeons
Columbia University
New York, New York

Virginia Ramachandran, AuD, PhD
Senior Staff Audiologist & Research Coordinator
Division of Audiology
Department of Otolaryngology-Head and Neck Surgery
Henry Ford Hospital;
Adjunct Assistant Professor & Audiology Clinical
  Educational Coordinator
Wayne State University
Detroit, Michigan

Gregory W. Randolph, MD
Director, General and Thyroid Surgical Divisions
Massachusetts Eye & Ear Infirmary
Member, Endocrine Surgical Service
Massachusetts General Hospital
Harvard Medical School
Boston, Massachusetts

Lesley Rao, MD
Assistant Professor
Department of Anesthesiology
Washington University School of Medicine
St. Louis, Missouri

Christopher H. Rassekh, MD
Associate Professor
Department of Otorhinolaryngology-Head and Neck
  Surgery
University of Pennsylvania
Philadelphia, Pennsylvania

Lou Reinisch, PhD
Dean of Arts and Sciences
Professor of Physics
Farmingdale State College (SUNY)
Farmingdale, New York

Albert L. Rhoton Jr, MD
Professor and Chairman Emeritus
Department of Neurosurgery
University of Florida
Gainesville, Florida

Nadeem Riaz, MD, MSc
Instructor in Radiation Oncology
Department of Radiation Oncology
Memorial Sloan Kettering Cancer Center
New York, New York

Jeremy D. Richmon, MD
Assistant Professor and Director
Head and Neck Robotic Surgery
Department of Otolaryngology-Head and Neck Surgery
Johns Hopkins University
Baltimore, Maryland

James M. Ridgway, MD
Facial Plastic Surgeon
Newvue Plastic Surgery and Skin Care
Bellevue, Washington

Matthew H. Rigby, MD, MPH
Assistant Professor
Department of Otolaryngology-Head and Neck Surgery

Dalhousie University
Halifax, Nova Scotia, Canada

Mark D. Rizzi, MD
Assistant Professor
Department of Clinical Otolaryngology-Head and Neck
  Surgery
Perelman School of Medicine at the University of
  Pennsylvania
Division of Pediatric Otolaryngology
Children's Hospital of Philadelphia
Philadelphia, Pennsylvania

K. Thomas Robbins, MD
Professor and Chair
Department of Surgery
Division of Otolaryngology
Southern Illinois University School of Medicine
Springfield, Illinois

Daniel Roberts, MD, PhD
Resident
Department of Otolaryngology
Massachusetts Eye and Ear Infirmary
Boston, Massachusetts

Frederick C. Roediger, MD
Director
Division of Otolaryngology
Maine Medical Center
Portland, Maine

Ohad Ronen, MD
Director
Head and Neck Surgery Service
Department of Otolaryngology-Head and Neck Surgery
Galilee Medical Center;
Senior Lecturer
Faculty of Medicine in the Galilee
Bar-Ilan University
Nahariya, Israel

Kristina W. Rosbe, MD
Professor and Director of Pediatric Otolaryngology
Department of Otolaryngology-Head and Neck Surgery
University of California-San Francisco
San Francisco, California

Richard M. Rosenfeld, MD, MPH
Professor and Chairman of Otolaryngology
SUNY Downstate Medical Center
New York, New York

Bruce E. Rotter, MD
Professor and Dean
Southern Illinois University School of Dental Medicine
Alton, Illinois

Jay T. Rubinstein, MD, PhD
Professor
Departments of Otolaryngology and Bioengineering
University of Washington;
Director
Virginia Merrill Bloedel Hearing Research Center
Seattle, Washington

Michael J. Ruckenstein, MD
Professor of Otorhinolaryngology-Head and Neck
  Surgery
Hospitals of the University of Pennsylvania,
Philadelphia, Pennsylvania

Christina L. Runge, PhD
Associate Professor
Department of Otolaryngology and Communication
  Sciences
Chief, Division of Communication Sciences
Director, Koss Cochlear Implant Program
Medical College of Wisconsin
Milwaukee, Wisconsin

Leonard P. Rybak, MD, PhD
Professor
Division of Otolaryngology
Southern Illinois University School of Medicine
Springfield, Illinois

Rami E. Saade, MD
Head and Neck Surgical Oncology Fellow
Department of Head and Neck Surgery
University of Texas M.D. Anderson Cancer Center
Houston, Texas

Babak Sadoughi, MD
Attending Physician
Beth Israel Medical Center
Mount Sinai Health System
New York, New York

Thomas J. Salinas, DDS
Associate Professor
Department of Dental Specialties
Mayo Clinic
Rochester, Minnesota

Sandeep Samant, MD
Chief
Division of Head and Neck and Skull Base Surgery
Professor and Vice-Chairman
Department of Otolaryngology-Head and Neck Surgery
University of Tennessee Health Science Center
Memphis, Tennessee

Robin A. Samlan, MBA, PhD
Assistant Professor
Department of Speech, Language, & Hearing Sciences
University of Arizona
Tucson, Arizona

Ravi N. Samy, MD
Associate Professor
Department of Otolaryngology
University of Cincinnati
Program Director, Neurotology Fellowship
Cincinnati Children's Hospital
Cincinnati, Ohio

Guri S. Sandhu, MD
Consultant Otolaryngologist/Airway Surgeon
Charing Cross Hospital
Imperial College
London, United Kingdom

Cara Sauder, MA, CCC-SLP
Speech-Language Pathologist
University of New Mexico Hospital
Albuquerque, New Mexico

Richard L. Scher, MD
Professor of Otolaryngology-Head and Neck Surgery
Vice Chairman of Surgery for Clinical Operations
Associate Chief of Otolaryngology-Head and Neck Surgery
Duke University Health System
Durham, North Carolina

Joshua S. Schindler, MD
Associate Professor
Department of Otolaryngology
Oregon Health and Science University
Portland, Oregon

Cecelia E. Schmalbach, MD
Associate Professor
Department of Surgery
Division of Otolaryngology-Head and Neck Surgery
University of Alabama at Birmingham
Birmingham, Alabama

Scott R. Schoem, MD
Director
Department of Otolaryngology
Connecticut Children's Medical Center
Hartford, Connecticut;
Clinical Professor
Department of Otolaryngology
University of Connecticut School of Health Sciences
Farmington, Connecticut

Michael C. Schubert, PT, PhD
Associate Professor
Department of Otolaryngology-Head and Neck Surgery
Johns Hopkins University
Baltimore, Maryland

Todd J. Schwedt, MD
Associate Professor of Neurology
Mayo Clinic
Phoenix, Arizona

James J. Sciubba, DMD, PhD
Professor (Retired)
Department of Otolaryngology-Head and Neck Surgery
The Johns Hopkins School of Medicine;
Consultant
The Milton J. Dance Head & Neck Center
The Greater Baltimore Medical Center
Baltimore, Maryland

Anthony P. Sclafani, MD
Director, Facial Plastic Surgery
Surgeon Director, Department of Otolaryngology
The New York Eye & Ear Infirmary
New York, New York;
Professor
Department of Otolaryngology
New York Medical College
Valhalla, New York

Meena Seshamani, MD, PhD
Department of Head and Neck Surgery
The Permanente Medical Group
San Francisco, California

A. Eliot Shearer, MD, PhD
Resident Physician
Department of Otolaryngology-Head and Neck Surgery
University of Iowa
Iowa City, Iowa

Clough Shelton, MD
Professor and Chief
Division of Otolaryngology
Hetzel Presidential Endowed Chair in Otolaryngology
University of Utah School of Medicine
Salt Lake City, Utah

Neil T. Shepard, PhD
Chair, Division of Audiology
Director, Dizziness & Balance Disorders Program
Department of Otolaryngology
Mayo Clinic
Rochester, Minnesota

Seiji B. Shibata, MD, PhD
Resident Physician
Department of Otolaryngology-Head and Neck Surgery
University of Iowa
Iowa City, Iowa

Yelizaveta Shnayder, MD
Associate Professor
Department of Otolaryngology-Head and Neck Surgery
University of Kansas School of Medicine
Kansas City, Kansas

Kathleen C.Y. Sie, MD
Professor
Department of Otolaryngology-Head and Neck Surgery
University of Washington School of Medicine
Director
Childhood Communication Center
Seattle Children's Hospital
Seattle, Washington

Daniel B. Simmen, MD
Center for Rhinology, Skull Base Surgery, and Facial
  Plastic Surgery
Hirslanden Clinic
Zurich, Switzerland

Michael C. Singer, MD
Director
Division of Thyroid & Parathyroid Surgery
Department of Otolaryngology-Head and Neck Surgery
Henry Ford Health System
Detroit, Michigan

Parul Sinha, MBBS, MS
Resident
Department of Otolaryngology-Head and Neck Surgery

Washington University School of Medicine
St. Louis, Missouri

William H. Slattery III, MD
Partner
House Ear Clinic;
Clinical Professor
University of Southern California-Los Angeles
Los Angeles, California

Henrik Smeds, MD
Staff Surgeon
Department of Otolaryngology
Karolinska University Hospital
Stockholm, Sweden

Marshall E. Smith, MD
Professor
Division of Otolaryngology-Head and Neck Surgery
University of Utah School of Medicine;
Attending Physician and Medical Director
Voice Disorders Clinic
Primary Children's Medical Center
University Hospital
Salt Lake City, Utah

Richard J.H. Smith, MD
Professor
Department of Otolaryngology
University of Iowa Carver College of Medicine
Iowa City, Iowa

Timothy L. Smith, MD, MPH
Professor and Director
Oregon Sinus Center
Department of Otolaryngology-Head and Neck Surgery
Oregon Health and Science University
Portland, Oregon

Ryan H. Sobel, MD
Clinical Instructor
Department of Otolaryngology-Head and Neck Surgery
Johns Hopkins Hospital
Baltimore, Maryland

Robert A. Sofferman, MD
Emeritus Professor of Surgery
Department of Surgery
Division of Otolaryngology-Head and Neck Surgery
University of Vermont School of Medicine
Burlington, Vermont

Zachary M. Soler, MD, MSc
Assistant Professor
Department of Otolaryngology-Head and Neck Surgery
Medical University of South Carolina
Charleston, South Carolina

Samuel A. Spear, MD
Otology/Neurotology & Skull Base Surgery Fellow
Department of Otolaryngology-Head and Neck Surgery
Louisiana State University
Baton Rouge, Louisiana

Steven M. Sperry, MD
Assistant Professor
Department of Otolaryngology-Head and Neck Surgery
University of Iowa Hospitals and Clinics
Iowa City, Iowa

Niranjan Sritharan, MBBS
Clinical Otolaryngology Fellow
Massachusetts Eye & Ear Infirmary
Boston, Massachusetts

Brad A. Stach, PhD
Director
Division of Audiology
Department of Otolaryngology-Head and Neck Surgery
Henry Ford Hospital
Detroit, Michigan

Robert P. Stachecki, MD
Instructor of Radiology
Mallinckrodt Institute of Radiology
Washington University School of Medicine

St. Louis, Missouri

Hinrich Staecker, MD, PhD
David and Mary Zamierowsky Professor
Department of Otolaryngology-Head and Neck Surgery
University of Kansas School of Medicine
Kansas City, Kansas

Aldo Cassol Stamm, MD, PhD
Chief
Department of Otolaryngology
Sao Paulo ENT Center
Sao Paulo, Brazil

James A. Stankiewicz, MD
Professor and Chairman
Department of Otolaryngology-Head and Neck Surgery
Loyola University Medical Center
Maywood, Illinois

Shawn M. Stevens, MD
Resident Physician
Department of Otolaryngology-Head and Neck Surgery
Medical University of South Carolina
Charleston, South Carolina

David L. Steward, MD
Professor
Department of Otolaryngology-Head and Neck Surgery
University of Cincinnati Academic Health Center
Cincinnati, Ohio

David G. Stoddard Jr, MD
Department of Otolaryngology-Head and Neck Surgery
Mayo Clinic
Rochester, Minnesota

Janalee K. Stokken, MD
Head and Neck Institute
The Cleveland Clinic
Cleveland, Ohio

Angela Sturm-O'Brien, MD
Facial Plastic Surgery Associates
Houston, Texas

John B. Sunwoo, MD
Director of Head and Neck Cancer Research
Department of Otolaryngology-Head and Neck Surgery
Stanford Cancer Institute
Stanford University School of Medicine
Stanford, California

Veronica C. Swanson, MD, MBA
Associate Director
Department of Anesthesiology
Chief
Pediatric Cardiac Anesthesiology
St. Christopher's Hospital for Children;
Associate Professor
Departments of Anesthesiology and Pediatrics
Drexel University College of Medicine and Dentistry
Philadelphia, Pennsylvania

Robert A. Swarm, MD
Professor of Anesthesiology
Washington University School of Medicine
St. Louis, Missouri

Jonathan M. Sykes, MD
Professor and Director
Facial Plastic Surgery
University of California Davis Medical Center
Sacramento, California

Luke Tan, MBBS, MD
Senior Consultant
Luke Tan ENT Head & Neck Cancer and Thyroid
  Surgery Center
MT Elizabeth Hospital;
Clinical Associate Professor
Department of Otolaryngology
National University of Singapore
Singapore

Marietta Tan, MD
Resident
Department of Otolaryngology-Head and Neck Surgery
Johns Hopkins University
Baltimore, Maryland

Pravin A. Taneja, MD, MBA
Program Director
Pediatric Anesthesia Fellowship
Department of Anesthesiology
St. Christopher's Hospital for Children;
Assistant Professor
Department of Anesthesiology
Drexel University College of Medicine and Dentistry
Philadelphia, Pennsylvania

M. Eugene Tardy Jr, MD
Emeritus Professor of Otolaryngology-Head and Neck
   Surgery
Department of Otolaryngology
University of Illinois Medical Center
Chicago, Illinois

Sherard A. Tatum III, MD
Professor
Departments of Otolaryngology and Pediatrics
SUNY Upstate Medical University;
Medical Director
Cleft and Craniofacial Center
Golisano Children's Hospital
Syracuse, New York

S. Mark Taylor, MD
Professor
Department of Otolaryngology-Head and Neck Surgery
Dalhousie University
Halifax, Nova Scotia, Canada

Rod A. Teasley, MD, JD
Department of Otolaryngology
Vanderbilt University Medical Center
Nashville, Tennessee

Helder Tedeschi, MD, PhD
Head, Division of Neurosurgery
Department of Pathology
University of Campinas
Sao Paolo, Brazil

Steven A. Telian, MD
John L. Kemink Professor of Neurotology
Department of Otolaryngology-Head and Neck Surgery
University of Michigan
Ann Arbor, Michigan

David J. Terris, MD
Surgical Director of the GRU Thyroid Center
Professor
Department of Otolaryngology-Head and Neck Surgery
Georgia Regents University
Augusta, Georgia

J. Regan Thomas, MD
Mansueto Professor and Chairman
Department of Otolaryngology-Head and Neck Surgery
University of Illinois
Chicago, Illinois

Chafeek Tomeh, MD
Clinical Instructor
Department of Otolaryngology-Head and Neck Surgery
Stanford University School of Medicine
Stanford, California

Dean M. Toriumi, MD
Professor
Department of Otolaryngology-Head and Neck Surgery
Division of Facial Plastic and Reconstructive Surgery
University of Illinois at Chicago
Chicago, Illinois

Aline Tran, AuD
Audiologist
Department of Otolaryngology-Head and Neck Surgery
Keck Medical Center
University of Southern California

Los Angeles, California

Joseph B. Travers, PhD
Professor
Division of Oral Biology
The Ohio State University College of Dentistry
Ohio State University
Columbus, Ohio

Susan P. Travers, PhD
Professor
Division of Oral Biology
The Ohio State University College of Dentistry
Columbus, Ohio

Mai Thy Truong, MD
Clinical Assistant Professor
Department of Otolaryngology-Head and Neck Surgery
Stanford University
Stanford, California

Terance T. Tsue, MD
Physician in Chief
University of Kansas Cancer Center
Douglas A. Girod MD Endowed Professor of Head &
   Neck Surgical Oncology
Vice-Chairman and Professor
Department of Otolaryngology-Head and Neck Surgery
University of Kansas School of Medicine
Kansas City, Kansas

Michael D. Turner, DDS, MD
Division Director
Oral and Maxillofacial Surgery
Jacobi Medical Center;
Director, The New York Salivary Gland Center
Associate Residency Director, Oral and Maxillofacial
   Surgery
Beth Israel Medical Center
New York, New York

Ravindra Uppaluri, MD, PhD
Associate Professor
Department of Otolaryngology-Head and Neck Surgery
Washington University School of Medicine
St. Louis, Missouri

Michael F. Vaezi, MD, PhD
Professor of Medicine
Clinical Director, Division of Gastroenterology,
   Hepatology, and Nutrition
Director, Center for Swallowing and Esophageal Motility
   Disorders
Director, Clinical Research
Vanderbilt University Medical Center
Nashville, Tennessee

Kathryn M. Van Abel, MD
Resident
Department of Otolaryngology
Mayo Clinic
Rochester, Minnesota

Michiel W.M. van den Brekel, MD, PhD
Head, Department of Head and Neck Oncology and
   Surgery
The Netherlands Cancer Institute-Antoni van
   Leewenhoek;
Professor, Amsterdam Center of Language and
   Communication;
Consultant, Department of Oral and Maxillofacial
   Surgery
Academic Medical Center
University of Amsterdam
Amsterdam, The Netherlands

Lori A. Van Riper, PhD
Department of Pediatric Audiology and Otolaryngology
Mott Children's Hospital
University of Michigan Health System
Ann Arbor, Michigan

Sunil P. Verma, MD
Assistant Professor
Department of Otolaryngology-Head and Neck Surgery

University of California-Irvine
Irvine, California;
Director
University Voice and Swallowing Center
University of California-Irvine Medical Center
Orange, California

Peter M. Vila, MD, MSPH
Resident
Department of Otolaryngology-Head and Neck Surgery
Washington University School of Medicine
St. Louis, Missouri

David E. Vokes, MBChB
Consultant Otolaryngologist-Head & Neck Surgeon
Auckland City Hospital
Auckland, New Zealand

P. Ashley Wackym, MD
Vice President of Research
Legacy Research Institute
Legacy Health;
President
Ear and Skull Base Center
Portland, Oregon

Tamekia L. Wakefield, MD
Adjunct Assistant Clinical Professor
Department of Otolaryngology-Head and Neck Surgery
Mt. Sinai School of Medicine
New York, New York;
Attending Pediatric Otolaryngologist
Department of Otolaryngology and Communicative
   Disorders
Long Island Jewish Medical Center
New Hyde Park, New York

Michael J. Walden, DO, MD
Staff Radiologist
Department of Radiology
Womack Army Medical Center
Fort Bragg, North Carolina

Thomas J. Walker, MD
Facial Plastic and Reconstructive Surgery
Department of Otolaryngology-Head and Neck Surgery
University of Illinois at Chicago
Chicago, Illinois

Edward J. Walsh, PhD
Director
Developmental Auditory Physiology Laboratory
Boys Town National Research Hospital
Omaha, Nebraska

Rohan R. Walvekar, MD
Associate Professor
Louisiana State University Health Sciences Center at
   New Orleans
New Orleans, Louisiana

Tom D. Wang, MD
Professor & Chief
Division of Facial Plastic and Reconstructive Surgery
Oregon Health and Science University
Portland, Oregon

Tzu-Fei Wang, MD
Assistant Professor of Internal Medicine
Division of Hematology
The Ohio State University Comprehensive Cancer
   Center
Arthur G. James Cancer Hospital and Richard J. Solove
   Research Institute
Columbus, Ohio

Frank M. Warren III, MD
Assistant Professor and Chief
Division of Otology/Neurotology
Department of Otolaryngology Head and Neck Surgery
Oregon Health and Science University;
Attending Physician
Department of Otolaryngology-Head and Neck Surgery
Kaiser Permanente
Portland, Oregon

Heather H. Waters, MD
Department of Otolaryngology-Head and Neck Surgery
Indiana University Medical Center;
Meridian Plastic Surgeons
Indianapolis, Indianapolis

Randal S. Weber, MD
Professor and Chair
Head and Neck Surgery
The University of Texas M.D. Anderson Cancer Center
Houston, Texas

Richard O. Wein, MD
Associate Professor
Department of Otolaryngology-Head and Neck Surgery
Tufts Medical Center
Boston, Massachusetts

Gregory S. Weinstein, MD
Professor and Vice Chair
Director
Division of Head and Neck Surgery
Co-director
The Center for Head and Neck Cancer
Department of Otorhinolaryngology-Head and Neck
    Surgery
University of Pennsylvania School of Medicine
Philadelphia, Pennsylvania

Erik K. Weitzel, MD
Chief of Rhinology
Program Director
Department of Otolaryngology
Joint Base San Antonio
San Antonio, Texas

D. Bradley Welling, MD, PhD
Walter Augustus LeCompt Professor and Chair
Harvard Department of Otology and Laryngology
Chief of Otolaryngology
Massachusetts Eye and Ear Infirmary and Massachusetts
    General Hospital
Boston, Massachusetts

Richard D. Wemer, MD
Consultant
Department of Otolaryngology-Head and Neck Surgery
Park Nicollet Clinics
St. Louis Park, Minnesota

Ralph F. Wetmore, MD
E. Mortimer Newlin Professor of Pediatric Otolaryngology
Perelman School of Medicine at the University of
    Pennsylvania Chief
Division of Pediatric Otolaryngology
The Children's Hospital of Philadelphia
Philadelphia, Pennsylvania

Richard H. Wiggins III, MD
Professor and Director of Head and Neck Imaging
Departments of Radiology, Otolaryngology, Head and
    Neck Surgery, and Biomedical Informatics

University of Utah Health Sciences Center
Salt Lake City, Utah

Brent J. Wilkerson, MD
Resident Physician
Department of Otolaryngology-Head and Neck Surgery
University of California-Davis
Sacramento, California

Franz J. Wippold II, MD
Professor of Radiology
Chief of Neuroradiology
Mallinckrodt Institute of Radiology
Washington University School of Medicine
St. Louis, Missouri;
Adjunct Professor of Radiology/Radiological Sciences
F. Edward Hébert School of Medicine
Uniformed Services University of the Health Sciences
Bethesda, Maryland

Gayle Ellen Woodson, MD
Professor and Chair
Division of Otolaryngology
Southern Illinois University School of Medicine
Springfield, Illinois

Peter J. Wormald, MD
Professor
Department of Surgery
Division of Otolaryngology-Head and Neck Surgery
University of Adelaide
Adelaide, Australia

Harry V. Wright, MD
Fellow
Facial Plastic and Reconstructive Surgery
Farrior Facial Plastic Surgery;
Associate Professor
Department of Otolaryngology-Head and Neck Surgery
University of South Florida
Tampa, Florida

Robert F. Yellon, MD
Professor
Department of Otolaryngology
University of Pittsburgh School of Medicine
Director of ENT Clinical Services
Department of Pediatric Otolaryngology
Children's Hospital of Pittsburgh of UPMC
Pittsburgh, Pennsylvania

Charles D. Yingling, PhD, DABNM
Clinical Professor
Department of Otolaryngology-Head and Neck Surgery
Stanford University of School of Medicine
Stanford, California;
Chief Executive Officer
Golden Gate Neuromonitoring
San Francisco, California

Bevan Yueh, MD, MPH
Professor & Chair

Department of Otolaryngology-Head and Neck Surgery
University of Minnesota
Minneapolis, Minnesota

Rex C. Yung, MD
Director of Pulmonary Oncology
Departments of Medicine and Oncology
Johns Hopkins University
Baltimore, Maryland

Renzo A. Zaldívar, MD
Clinical Professor
Department of Ophthalmology
University of North Carolina
Chapel Hill, North Carolina

George H. Zalzal, MD
Chief
Division of Otolaryngology
Children's National Medical Center
Professor of Otolaryngology and Pediatrics
George Washington University School of Medicine and
    Health Sciences
Washington, DC

Adam M. Zanation, MD
Associate Professor
Co-Director, Head and Neck Oncology Fellowship
Co-Director, Rhinology and Skull Base Surgery
    Fellowship
University of North Carolina at Chapel Hill
Chapel Hill, North Carolina

David S. Zee, MD
Professor of Neurology and Otolaryngology-Head and
    Neck Surgery
Department of Neurology
Johns Hopkins Hospital
Baltimore, Maryland

Marc S. Zimbler, MD
Director of Facial Plastic & Reconstructive Surgery
Beth Israel Deaconess Medical Center;
Assistant Professor of Otolaryngology-Head and Neck
    Surgery
Icahn School of Medicine
Mount Sinai Medical Center
New York, New York

S. James Zinreich, MD
Professor of Radiology
Russel H. Morgan Department of Radiology
Department of Otorhinolaryngology-Head and Neck
    Surgery
Johns Hopkins Medical Institutions
Baltimore, Maryland

Teresa A. Zwolan, PhD
Professor and Director
Department of Otolaryngology
University of Michigan Cochlear Implant Program
Ann Arbor, Michigan

译者前言

初版 *Cummings Otolaryngology-Head and Neck Surgery* 于 1985 年出版，由国际权威的耳鼻咽喉学专家 Cummings 教授领衔，来自全球各地的 100 余位专家共同编撰完成，一经出版即奠定了其在耳鼻咽喉头颈外科学术出版领域里程碑般的地位。随着岁月变迁、科技发展，这部著作不断再版、更新、完善，无论在深度还是广度方面，一直被大家公认为耳鼻咽喉头颈外科领域最可靠的专业教材，完全能够满足各年资、各阶段耳鼻咽喉头颈外科医师的不同需求，帮助他们在专业领域不断前行。

本书出版至今，载誉无数。曾荣膺英国医师协会医学图书奖（2015 年）等奖项，在国际上拥有强大的专业影响力。本书为全新第 6 版，书中包含 3200 余张彩色图片，深度覆盖耳鼻咽喉头颈外科全部领域的理论与临床知识，不仅全面更新了各篇章内容，还增补了颅底微创手术、前庭植入、颅后窝和颅底肿瘤的放射治疗，以及术中脑神经和中枢神经功能监测等最新临床及研究进展内容，并在儿童睡眠疾病、儿童感染疾病和新生儿气道评估方面，提供了最新的儿童患者治疗方案。

为进一步满足临床分诊需求，此次中文翻译版对原书的篇章顺序进行了重新编排，将原书的三大卷按照专业方向重新调整为 6 个分册，包括耳鼻咽喉头颈外科学基础，鼻科学与过敏 / 免疫学，喉与气管、食管学，头颈外科学与肿瘤学，耳科学与颅底外科学，儿童耳鼻咽喉学。各分册内容既相对独立，又相互联系，便于广大读者灵活选择。

把这部经典的耳鼻咽喉学专著引进国内，是我一直以来的愿望。1998 年，作为美国 SACKLER 中国年度医师获奖人，我应邀访问了约翰·霍普金斯医院，受到 Cummings 教授的热情接待，他还亲切地陪同我们参观、讲解，给我留下了深刻印象。

非常荣幸主持本书中文版的翻译工作，山东省耳鼻喉医院有近百位专家、学者和青年医师参与此次翻译工作，这也是第一次将这部圣经级的权威专业参考书介绍给国内耳鼻咽喉头颈外科的广大同道。在翻译过程中，我们力求全面、准确地把握本书的内容，使译文准确、明了，但限于中英文在疾病分类、思维方法、表达方式等方面存在一定差异，一些英文词汇和语句较难完美转换成中文，所以书稿中可能存在一定的翻译欠妥或表述失当的情况，恳请广大读者和同道指正。

山东省耳鼻喉医院　王岩义

作为一部权威著作，*Cummings Otolaryngology-Head and Neck Surgery, 6e* 的内容涵盖了该专业的所有组成部分，以及近期在微创手术、影像导航、手术机器人、人工耳蜗植入等方面的最新进展，并加入了与疾病遗传有关的新的内容。此外，新的基于证据的绩效评估的章节，对于理解医疗改革的发展、管理机构的作用、报告评价、基于价值的医疗采购及对医生实践的影响等，同样均有很好的参考价值。

在继续保持文字简洁的前提下，还反映了该领域的最主要和最重要的发展。本书的内容反映了其各个组成部分之间的广泛相互关系。每章的开始都包含有要点，并列出了最相关的推荐阅读清单。

我们的目标是进一步加强对现在从事耳鼻咽喉头颈外科专业人员的教育，并为后来者提供基础知识。与此前各版一样，本书的编者具有世界范围内的代表性，以便读者可以从中了解全世界在该领域的进展。毋庸置疑，经过所有编者的共同努力，*Cummings Otolaryngology-Head and Neck Surgery, 6e* 仍然是该专业最权威的参考书。

缅 怀

Charles Krause, MD

Otolaryngology-Head and Neck Surgery 创始人

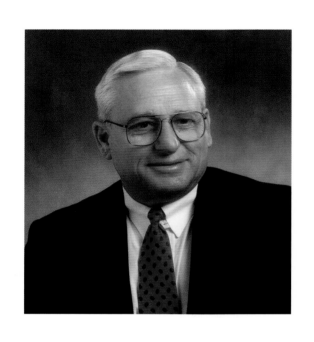

2013 年 2 月 7 日，耳鼻咽喉学界和密歇根大学失去了最伟大的学科领袖之一——Charles J. Krause 博士。Krause 博士是前三版 *Otolaryngology–Head and Neck Surgery* 的资深著者。为感谢他的付出和对这个专业的诸多贡献，我们谨将第 6 版献给 Charles J. Krause 博士，并向他致敬。

Krause 博士于 1962 年在爱荷华州立大学（现称爱荷华大学）获得医学学位。在那里完成耳鼻咽喉科住院医生培训后，加入爱荷华大学。Krause 博士于 1977 年加入密歇根大学，1977—1992 年担任耳鼻咽喉头颈外科主任。2000 年以前，他一直是一线的教员，并在医院、健康中心和医学院担任领导职务。

在密歇根大学期间，Krause 博士通过引入专业部门、招募新教员、改善临床设施、加强基础研究和住院医生培训等方面，对该系教员的医师专业化实践进行了改造。

除了担任系主任外，他还担任过密歇根大学临床事务主任、医学院高级副院长和医院高级副院长。他领导了 M-CARE 的发展，这是 1986 年密歇根大学发起的一项健康计划，并担任了第一任 M-CARE 主席。他指导了密歇根大学第一个卫星医疗保健设施的战略规划。

在全国层面上，Krause 博士曾担任美国耳鼻咽喉头颈外科学会、美国头颈外科学会、美国耳鼻咽喉学会、美国面部整形与重建外科学会等学术组织的主席。

在大家眼中，Krause 博士是一个冷静、深思熟虑且有远见卓识的人，他领导大家建立了共识和互相团结，并指导更多学员走向了成功的职业生涯。

正如 Charles W. Cummings 博士所描述的那样，"Krause 是一个沉稳的人，可以不受制于任何政治煽动。他的举止从不会耸人听闻，而是令人信服的。他性格开朗，他的投入对头颈肿瘤和面部整形外科专业的发展起到了重要作用"。

2012 年 11 月，Cummings 博士和他的妻子 Barbara 出席了 Charles J. Krause 博士冠名的耳鼻咽喉科学院教授的首次任命，授予 Carol Bradford 博士耳鼻咽喉头颈外科主任的荣誉。这一职位将进一步体现 Krause 博士的理想，并促进在临床、教育和研究方面创造卓越和正直的环境。

第 6 版的著者们永远感谢 Charles J. Krause 博士对患者和耳鼻咽喉头颈外科的奉献和承诺。

献 词

我感谢我的父亲 Roy Kenneth Flint，BG ret，一名战士和老师，为我提供了终生学习的榜样；感谢我的妻子 Laurie 和女儿 Carlyn 一直提醒我，没有人是完美的，是他们让我保持理智。

—— Paul W. Flint

能够成为 *Cummings Otolaryngology-Head and Neck Surgery*，6e 出版团队的一员，我感到非常荣幸和高兴。作者们不知疲倦，并且一直致力于编写他们所熟悉的，具有远见和深度的章节。我真诚地感谢他们每个人和他们的家人，他们不可避免地牺牲了大量的休息时间。感谢陪伴我 23 年的忠实助手 Debbie Turner，让我们按时完成任务，并以高效的方式与作者和出版商保持联系。在这本教科书的创作过程中，我的办公室护士则承担了大量的病人照护工作，以弥补我离开临床的影响。同样，圣路易斯华盛顿大学的住院医和研究员也坚守在临床一线。

我个人能够开始学习知识，并接受继续教育，要感谢我的父母，以及 Thomas 和 Marjorie Haughey，我的老师，医学教授，新西兰奥克兰和爱荷华大学的耳鼻咽喉科住院医师导师，以及我所有的同事们。

我的家人坚定不移地支持这项工作，所以衷心地感谢我的妻子 Helen，以及家人 Rachel、Jack、Chris、Cindy、Will、Rachel 和 Gretchen。

最后，当我们满怀喜悦地阅读本书及其在线部分的内容时，我会尽量记住所有知识和真理的来源：用箴言中的话来说，"……主赐给智慧，从他的口中传出知识并且理解。"我真诚地希望各地的读者都能从这本教科书中受益，更好地完成我们专业为病人提供最高质量诊疗服务的共同目标。

—— Bruce H. Haughey

我感谢 Paul Flint 和他的同事们继续参与这个著名的项目，感谢出版商极其高效的管理效率，以及我丈夫 David Howard 的不断支持和鼓励。

—— Valerie J. Lund

我很感谢 Charlie Cummings 和 Paul Flint，让我有幸加入了这个非常出色的编辑团队，并感谢那些尽最大努力撰写这一重要著作的作者。

我将我的努力献给那些曾为我提供指导的人。我的父母，我的妻子和儿子，以及我的患者，他们向我展示了奉献给他人的重要性，并且在努力和行动中表现出真正的同情心。

我早期学习的 12 年，是在 Chuck Krause 的指导下，在他和 Barb 的非凡家庭的陪伴下度过的。从 Chuck 那里，我了解到，重要的经验教训是要通过准备和耐心来学习的。

—— John K. Niparko

当我回顾我的学术生涯时，有很多人在我追求成功的过程中给予了积极的影响。除了以前版本中致谢的我的导师之外，我还要感谢另一些富有才华和积极进取的人，在过去的 35 年里，我有幸认识他们。他们是来自多个学科的研究员，住院医和医学院的学生，和他们之间的互动和友谊持续了很多年。这种合作关系涉及很多来自不同阶层的知识渊博的人，这对于一个人的成熟有很大的贡献。对我个人来说，真正荣幸能够参与这种持续的体验。出于这个原因，我非常高兴来认识我与之互动并使我从中受益的充满智慧的人。

—— K. Thomas Robbins

能够成为这本优秀教科书的编辑是一种荣幸。虽然我们的专业基础知识，甚至所有医学的知识都在不断发展和进步，但这本书为世界各地的耳鼻咽喉科医生及其患者提供了最佳治疗所需的最新专业知识。作为一名学术部门主管，我非常重视我的住院医生在培训中可获得的信息资源。作为一个致力于从事耳鼻咽喉科专业的人，我特别自豪能够帮助提供在面部整形和重建手术领域的有关知识。

在个人方面，我要特别感谢我的行政助理 Denise McManaman 在编写本教科书时给予的大力帮助。她不知疲倦的工作精神，总是令人钦佩和欣赏。最后，感谢我的妻子 Rhonda 和我的孩子 Ryan、Aaron 和 Evan，感谢他们在我的职业生涯中给予的热情和永不动摇的支持。

—— J. Regan Thomas

我很荣幸能够担任耳鼻咽喉科头颈外科重要教科书的小儿耳鼻咽喉科章节的编辑。跟随这本教科书的主编 Charles J. Krause 博士的脚步特别有意义，在他担任密歇根大学耳鼻咽喉科主任期间，帮助并激励我和其他许多人立志从事耳鼻咽喉科头颈外科事业。事实上，作为住院医生，我们关注每一章内容，为我们的夜间教学做准备，这被称为"Krause 俱乐部"。看到这本教科书跟随我们的领域共同成长和发展，这是令人欣慰的。

感谢 Flint 博士和 Cummings 博士，给我机会为这项工作做出贡献。感谢所有作者分享他们的知识和耐心解决我的所有疑问。感谢密歇根大学的同事们愿意提供他们的专业知识，以及我的行政助理 Mary Anne Nugent 的帮助。最后，感谢我的丈夫 Edward Karls 和我的孩子 Matthew、Michelle、Maria 和 Melanie，他们提供了生活中的智慧和对儿科学的见解，这些都是教科书中无法轻易获取的。

—— Marci M. Lesperance

目 录

第1章　结果研究 …………………………………………………………………… 001

一、历史发展 ……………………………………………………………………… 001

二、关键词和概念 ………………………………………………………………… 002

三、研究设计基础 ………………………………………………………………… 003

四、临床结果的评估 ……………………………………………………………… 005

五、总结和展望 …………………………………………………………………… 009

第2章　医学数据诠释 …………………………………………………………… 010

一、高效使用数据的7个习惯 …………………………………………………… 011

二、流行统计检验：耳鼻咽喉科常用统计检验 ………………………………… 025

三、常见的统计欺骗 ……………………………………………………………… 027

四、了解样本大小 ………………………………………………………………… 030

五、原则的重要性 ………………………………………………………………… 031

第3章　基于证据的疗效评估 …………………………………………………… 033

一、医师绩效考核的目的 ………………………………………………………… 033

二、什么是质量，谁定义它 ……………………………………………………… 035

三、建立相干性能测量系统的过程 ……………………………………………… 036

四、医学专业：医患关系 ………………………………………………………… 038

五、其他利益攸关方的观点 ……………………………………………………… 043

六、实施绩效测量的障碍 ………………………………………………………… 050

第4章　病史、体格检查和术前评估 …………………………………………… 052

一、获取病史 ……………………………………………………………………… 053

二、体格检查 ……………………………………………………………………… 054

三、特殊人群 ……………………………………………………………………… 063

四、术前评估 ……………………………………………………………………… 063

五、各种系统并发症 ……………………………………………………………… 064

六、结论 …………………………………………………………………………… 071

第 5 章　麻醉和困难气道处理的一般思考 072

一、非困难气道患者的麻醉管理 073

二、麻醉药理学 074

三、困难气道 / 插管：一个多重问题 078

四、困难气道 / 插管 080

五、全院、多学科困难气道反应小组倡议 082

六、与患者和未来卫生保健提供者有关的困难气道处理技术的文件和困难

　　气道 / 插管信息的宣传 085

七、结论 087

八、基于病例的学习：困难气道 / 插管患者的病例介绍 087

九、事件相关的知识：事件呈现的手术室灾难性事件以及 OLHN 医生的角色 ... 093

十、基于案例的学习总结 097

第 6 章　成人困难气道的外科治疗 098

一、清醒纤支镜经鼻气管插管 100

二、有意识患者的纤支气管镜 101

三、清醒患者局部麻醉的经鼻气管插管 102

四、避免清醒麻醉插管的失败 103

五、手术气道选择 104

六、环甲膜切开术 104

七、经气管针通气 107

八、结论 108

第 7 章　气管切开术 109

一、气管切开的历史 109

二、气管切开术的优势及时机 110

三、开放性气管切开术 112

四、经皮气管切开术 113

五、气管切开套管 115

六、并发症 115

七、气管切开的护理 117

八、拔管 117

第 8 章　头颈部影像诊断概述 119

一、常规成像模式 119

二、CT、MRI 及超声在头颈部的应用 131

三、图像判读原则 ……………………………………………………………………………… 137

四、头颈部的影像解剖、部位特异性病变和假瘤 ……………………………………………… 137

五、鼻窦和颅底 ………………………………………………………………………………… 164

六、颈部和面部术后 …………………………………………………………………………… 172

第 9 章　成人咽炎 …………………………………………………………………………… 175

一、细菌感染组 ………………………………………………………………………………… 176

二、病毒感染 …………………………………………………………………………………… 183

三、真菌感染 …………………………………………………………………………………… 188

第 10 章　颈深部及牙源性感染 ……………………………………………………………… 190

一、病因 ………………………………………………………………………………………… 190

二、微生物学 …………………………………………………………………………………… 190

三、解剖 ………………………………………………………………………………………… 191

四、临床评估 …………………………………………………………………………………… 195

五、辅助检查 …………………………………………………………………………………… 197

六、治疗 ………………………………………………………………………………………… 198

七、颈深部感染血管并发症 …………………………………………………………………… 201

第 11 章　免疫功能不全在头颈部的表现 …………………………………………………… 204

一、免疫缺陷谱 ………………………………………………………………………………… 205

二、人类免疫缺陷病毒 / 获得性免疫缺陷综合征 …………………………………………… 205

三、免疫缺陷与恶性肿瘤 ……………………………………………………………………… 210

四、唾液腺疾病 ………………………………………………………………………………… 218

五、免疫缺陷患者中颈部肿块的诊治 ………………………………………………………… 220

六、鼻窦感染 …………………………………………………………………………………… 221

七、免疫缺陷的耳及神经系统表现 …………………………………………………………… 224

八、口腔 ………………………………………………………………………………………… 229

九、艾滋病相关的面部脂肪萎缩 ……………………………………………………………… 234

十、总结 ………………………………………………………………………………………… 235

第 12 章　系统性疾病的耳部表现 …………………………………………………………… 236

一、肉芽肿性和传染性疾病 …………………………………………………………………… 236

二、肿瘤性疾病 ………………………………………………………………………………… 244

三、骨性疾病 …………………………………………………………………………………… 246

四、存储和代谢性疾病 ………………………………………………………………………… 251

　　五、胶原血管和自然免疫性疾病 ⋯⋯⋯⋯⋯⋯⋯⋯⋯⋯⋯⋯⋯⋯⋯ 253

　　六、免疫缺陷性疾病 ⋯⋯⋯⋯⋯⋯⋯⋯⋯⋯⋯⋯⋯⋯⋯⋯⋯⋯⋯⋯ 254

　　七、遗传性缺陷 ⋯⋯⋯⋯⋯⋯⋯⋯⋯⋯⋯⋯⋯⋯⋯⋯⋯⋯⋯⋯⋯⋯ 255

第13章　系统性疾病的鼻部表现 ⋯⋯⋯⋯⋯⋯⋯⋯⋯⋯⋯⋯⋯ 257

　　一、肉芽肿性疾病 ⋯⋯⋯⋯⋯⋯⋯⋯⋯⋯⋯⋯⋯⋯⋯⋯⋯⋯⋯⋯⋯ 258

　　二、免疫缺陷病 ⋯⋯⋯⋯⋯⋯⋯⋯⋯⋯⋯⋯⋯⋯⋯⋯⋯⋯⋯⋯⋯⋯ 262

　　三、皮肤病 ⋯⋯⋯⋯⋯⋯⋯⋯⋯⋯⋯⋯⋯⋯⋯⋯⋯⋯⋯⋯⋯⋯⋯⋯ 263

　　四、黏膜纤毛疾病 ⋯⋯⋯⋯⋯⋯⋯⋯⋯⋯⋯⋯⋯⋯⋯⋯⋯⋯⋯⋯⋯ 263

　　五、并发症 ⋯⋯⋯⋯⋯⋯⋯⋯⋯⋯⋯⋯⋯⋯⋯⋯⋯⋯⋯⋯⋯⋯⋯⋯ 264

第14章　系统性疾病的喉及气管表现 ⋯⋯⋯⋯⋯⋯⋯⋯⋯⋯⋯ 266

　　一、韦格纳肉芽肿病 ⋯⋯⋯⋯⋯⋯⋯⋯⋯⋯⋯⋯⋯⋯⋯⋯⋯⋯⋯⋯ 266

　　二、复发性多软骨炎 ⋯⋯⋯⋯⋯⋯⋯⋯⋯⋯⋯⋯⋯⋯⋯⋯⋯⋯⋯⋯ 267

　　三、结节病 ⋯⋯⋯⋯⋯⋯⋯⋯⋯⋯⋯⋯⋯⋯⋯⋯⋯⋯⋯⋯⋯⋯⋯⋯ 268

　　四、淀粉样变 ⋯⋯⋯⋯⋯⋯⋯⋯⋯⋯⋯⋯⋯⋯⋯⋯⋯⋯⋯⋯⋯⋯⋯ 268

　　五、类风湿关节炎 ⋯⋯⋯⋯⋯⋯⋯⋯⋯⋯⋯⋯⋯⋯⋯⋯⋯⋯⋯⋯⋯ 269

　　六、天疱疮 ⋯⋯⋯⋯⋯⋯⋯⋯⋯⋯⋯⋯⋯⋯⋯⋯⋯⋯⋯⋯⋯⋯⋯⋯ 269

　　七、百日咳 ⋯⋯⋯⋯⋯⋯⋯⋯⋯⋯⋯⋯⋯⋯⋯⋯⋯⋯⋯⋯⋯⋯⋯⋯ 270

　　八、肺结核 ⋯⋯⋯⋯⋯⋯⋯⋯⋯⋯⋯⋯⋯⋯⋯⋯⋯⋯⋯⋯⋯⋯⋯⋯ 270

　　九、组织胞浆菌病 ⋯⋯⋯⋯⋯⋯⋯⋯⋯⋯⋯⋯⋯⋯⋯⋯⋯⋯⋯⋯⋯ 270

　　十、芽生菌病 ⋯⋯⋯⋯⋯⋯⋯⋯⋯⋯⋯⋯⋯⋯⋯⋯⋯⋯⋯⋯⋯⋯⋯ 271

　　十一、隐球菌病 ⋯⋯⋯⋯⋯⋯⋯⋯⋯⋯⋯⋯⋯⋯⋯⋯⋯⋯⋯⋯⋯⋯ 271

　　十二、球孢子菌病 ⋯⋯⋯⋯⋯⋯⋯⋯⋯⋯⋯⋯⋯⋯⋯⋯⋯⋯⋯⋯⋯ 271

　　十三、放射菌病 ⋯⋯⋯⋯⋯⋯⋯⋯⋯⋯⋯⋯⋯⋯⋯⋯⋯⋯⋯⋯⋯⋯ 271

　　十四、念珠菌病 ⋯⋯⋯⋯⋯⋯⋯⋯⋯⋯⋯⋯⋯⋯⋯⋯⋯⋯⋯⋯⋯⋯ 271

第15章　系统性疾病的口腔表现 ⋯⋯⋯⋯⋯⋯⋯⋯⋯⋯⋯⋯⋯ 273

　　一、心脏相关疾病 ⋯⋯⋯⋯⋯⋯⋯⋯⋯⋯⋯⋯⋯⋯⋯⋯⋯⋯⋯⋯⋯ 276

　　二、恶性肿瘤 ⋯⋯⋯⋯⋯⋯⋯⋯⋯⋯⋯⋯⋯⋯⋯⋯⋯⋯⋯⋯⋯⋯⋯ 278

　　三、脑血管疾病 ⋯⋯⋯⋯⋯⋯⋯⋯⋯⋯⋯⋯⋯⋯⋯⋯⋯⋯⋯⋯⋯⋯ 278

　　四、肺部疾病 ⋯⋯⋯⋯⋯⋯⋯⋯⋯⋯⋯⋯⋯⋯⋯⋯⋯⋯⋯⋯⋯⋯⋯ 279

　　五、内分泌和外分泌疾病 ⋯⋯⋯⋯⋯⋯⋯⋯⋯⋯⋯⋯⋯⋯⋯⋯⋯⋯ 279

　　六、胶原血管和肉芽肿性疾病 ⋯⋯⋯⋯⋯⋯⋯⋯⋯⋯⋯⋯⋯⋯⋯⋯ 280

　　七、传染性疾病 ⋯⋯⋯⋯⋯⋯⋯⋯⋯⋯⋯⋯⋯⋯⋯⋯⋯⋯⋯⋯⋯⋯ 281

　　八、关节炎和骨性疾病 ⋯⋯⋯⋯⋯⋯⋯⋯⋯⋯⋯⋯⋯⋯⋯⋯⋯⋯⋯ 281

九、皮肤黏膜疾病 ……………………………………… 282

十、胃肠疾病 …………………………………………… 283

十一、神经系统疾病 …………………………………… 284

十二、器官和腺体疾病 ………………………………… 285

十三、血液系统疾病 …………………………………… 285

十四、女性口腔健康和疾病 …………………………… 286

十五、遗传和先天性疾病 ……………………………… 287

第 16 章　自身免疫性内耳疾病 ……………………………… 289

一、流行病学 …………………………………………… 290

二、病理学和发病机制 ………………………………… 290

三、诊断 ………………………………………………… 290

四、原发性自身免疫性内耳疾病的治疗 ……………… 291

五、伴有耳聋的全身性自身免疫性疾病 ……………… 292

六、总结 ………………………………………………… 293

第 17 章　老年耳鼻咽喉科学 ………………………………… 294

一、耳部老化 …………………………………………… 294

二、老年性眩晕 ………………………………………… 297

三、鼻部老化 …………………………………………… 298

四、声音及上呼吸道的老化 …………………………… 299

五、老年性吞咽障碍 …………………………………… 302

六、颌面创伤 …………………………………………… 302

七、头颈部肿瘤 ………………………………………… 303

八、结论 ………………………………………………… 303

第 18 章　疼痛管理 …………………………………………… 305

一、疼痛评估 …………………………………………… 305

二、急性疼痛的管理 …………………………………… 306

三、癌痛及慢性非癌性疼痛 …………………………… 310

四、头痛 ………………………………………………… 315

第 19 章　睡眠呼吸暂停和睡眠障碍 ………………………… 320

一、历史回顾 …………………………………………… 321

二、阻塞性睡眠呼吸障碍的分类 ……………………… 321

三、病理生理学 ………………………………………… 323

四、未经治疗的阻塞性睡眠呼吸暂停的后果 ·························· 323

五、诊断 ························· 324

六、治疗 ························· 327

七、术后管理 ························· 337

八、睡眠障碍 ························· 337

九、结论 ························· 343

第 1 章

结果研究
Outcomes Research

Amy Anne Lassig　Bevan Yueh　著

韩月臣　译

要点

1. 结果研究或临床流行病学研究，是指对非随机的真实环境中治疗的疗效或治疗成功率的研究。研究者可以通过观察资料来获得知识。
2. 偏倚和混杂因素可以影响研究者对研究资料的判读。对疾病基线情况的准确判断，给予的治疗和治疗结果对于结果研究都是十分重要的。
3. 评价疗效有许多研究方法可用，包括随机试验、观察和病例对照研究、病例分析以及专家观点等。循证医学通过不同研究中证据的水平来提出诊断和治疗的建议。
4. 临床流行病学研究结果很难定量，因此评价这些结果的工具必须符合经典评价理论的标准：信度、效度、反应度和负担，或者项目反映理论认为的心理可测性。
5. 一些结果评价量表被用来评价与健康相关的生活质量。这些量表有的是通用的，有的具有疾病特异性，包括头颈肿瘤、耳科疾病及鼻科疾病、儿童疾病和声音以及睡眠疾病等。

医生仅仅依赖个人经验选择治疗方式的时代已经过时了。尽管按照年代顺序可认为刚过去不久，但这个时代从概念上讲已经很远了。互联网上丰富的信息和医疗管理机构的持续监督改变了医疗保健环境，患者和保险公司目前开始主动参与治疗的选择。个人观点，所谓的专家建议，被客观证据替代，医生认为的最好治疗方式，被患者对治疗结果的看法所补充和修正。

结果研究或临床流行病学，是指对治疗效果的科学研究。有效性这个词是十分严格的，因为它指的是现实世界中以人群为基础的成功治疗率，与学术要求的、随机临床研究（RCT）中的治疗成功率是不同的 [1, 2]。成功的治疗可以通过生存率，花费和体格检查进行评价，但健康相关生活质量评价是最常采用的方法。

因此，为了获得这类观察结果（非随机资料）

的科学评价，研究者必须熟悉从其他学科借鉴的方法，包括流行病学、生物统计学、经济学、管理科学，以及生物化学等。对临床流行病学方法的完整描述远远超过本章所包含的内容 [3]，这里的目标是提供有效性研究基本概念的入门知识，并提供对结果研究和临床流行病学的广度和深度的感性认识。

一、历史发展

在 1900 年，马萨诸塞总医院的 Ernest Codman 医生最早提出来研究治疗的结果，他把这命名为"最终结果" [4]。他让他的住院医生汇报每次手术的成败，并且制定了分类体系，失败的手术可以获得更进一步的资料。在过去的 20 年，Ernest Codman 医生尝试把系统研究引入手术结果的分析，却未被医院的管理者接受，而且他关于手术结果研究的努力最终未能完成。

在下一个 50 年间，医学会认可了 RCT 作为评价疗效的重要方法 [5]。在 20 世纪 60 年代前，RCT 的权威性几乎没有人提出质疑 [6]。但是在 1973 年，Wennberg 和 Gittelsohn 提出了一个标志性理论，快速推动了对于观察资料的再评价 [7]。这些学者发现存在明显的手术率的地理区域变异：在佛蒙特州 13 个区域，扁桃体切除率为 13/10 000～151/10 000，尽管各区域报道的扁桃体炎的发生率并没有明显差异。即使在地理位置和医疗条件类似的城市（如波士顿和纽黑文），手术率却相差 10 倍。这些发现提出了一个问题，即更高的手术率是否代表更好的诊疗水平或存在不必要的过度手术。

研究人员试图来评价手术的合理性 [8]。关于疗效评价的文献提供的资料相对很少，这些研究者认为不合理的手术比例很高。但是有效率并未经过不合理手术率的矫正，因此并不能解释所有的手术率的变异 [9, 10]。在某种意义上说，医疗实践并非完全意义上的科学 [11]。1988 年，健康管理基金会的专家提出，疗效研究需要做出根本性的改变 [12]。于 1989 年，这些最终促使美国国会成立卫生保健政策和研究机构，该机构被命名为卫生保健和质量机构，并且负责对卫生保健及其结果进行系统性的研究。

在过去的十年，逐步完善了结果研究和卫生保健研究和质量评价，用来理解治疗的有效性和制定卫生政策。虽然随机研究不能用来回答所有的临床问题，但是结果研究方法可以用来从观察资料（包含了大量资料的大的数据库），获得更多的内在信息。随着目前人们对循证医学及治疗质量的关注，结果研究越来越受到重视。

二、关键词和概念

通过思考治疗的一个过程，就可以很好地理解临床流行病学的基础：将一个患者就诊时作为基线，根据当时的情况接受治疗，然后获得对治疗的反应。评估基线状态、治疗和结果评价都容易产生偏倚；因此本章以对偏倚和混杂的简要综述开始。

偏倚和混杂

在对比的资料不是充分相似的情况下，会发生偏倚。对比资料可以包含研究中的任意细节。比如，在比较手术和化疗中，肿瘤专家有意避免治疗伴有肾脏和肝脏功能不良的患者，选择性偏倚将存在。这使得比较不公平，因为通常而言手术组将纳入更重的患者。当我们尝试对比标准的镫骨切除和激光镫骨切除时，一个手术由经验丰富的医生完成，另一个由住院医师来做，则会存在治疗偏倚。

与偏斜类似，混杂对于影响结果同样重要。混杂是指特殊的变量，当一个变量被误认为是导致结果的因素，事实上却不是，而是因为另一个变量的未明确的作用。一个观察者提出，认为尼古丁牙可以引起喉癌，这是一个明显错误的假说。尽管两者存在明确的统计学相关性，但这种关系并非是病因，因为另一个变量，抽烟，这才是真正的原因。抽烟就是混杂因素，因为它和这两种结果都有关系，一个是喉癌，另一个是提供的基础状态（染色牙齿）。

1. 基线的评估

大多数的医生都知道存在年龄、性别、种族等的混杂影响。但是，获取准确的基线要求观察者应该仔细了解所研究的疾病，考虑到疾病的严重程度，以及其他重要变量，比如并发症。

(1) 定义疾病：非常明确，研究的第一步是建立疾病诊断标准，但是这经常是不完善的。纳入标准需要包括所有的相关病史，体格检查，以及实验室和影像资料。比如，慢性鼻窦炎的标准也许因为邻近的疾病发生改变（比如持续性还是复发性急性感染），症状持续时间（3 个月或 6 个月），以及鼻窦炎的诊断标准（临床检查、超声、CT、鼻窦触诊以及培养）。所有这些细节都必须在合适的研究环节被说明。

此外，诊断技术的进步也会导致一种被称为分期迁移的偏倚 [13]。在癌症治疗中，当更加敏感的技术出现后，分期迁移就会出现，比如在过去使用 CT 扫描，现在选用 PET 扫描，也许会从早期患者中发现一些采用普通 CT 不能发现的远处转移患者，由此提高了这些患者的存活率，并且把这些患者分类到晚期病例，同时也能提高这一组的存活率[14,15]。这个作用仅仅是提高了不同分期的生存率结果，但对于总体的生存率没有影响。

(2) 疾病严重程度：疾病的严重程度对于疗效有着明显影响。这个事实对于肿瘤学家是常识，他们通常采用 TNM 分期来选择治疗方案以及解释生存结果。非常明确的是，疾病越严重，重建功能越困难。但是这个概念还没有完全用于常见耳鼻咽喉疾病的研究和治疗，比如鼻窦炎和听力下降。

最近鼻窦炎的治疗取得了一些进展。Kennedy 研究提出了鼻窦炎治疗预后相关因素，推动了分级系统的发展[16]。现在提出的一些分级系统，都是以影像学表现为基础[17-20]。临床表现的严重程度（症状和体征）没有包括在内。尽管 Lund-Mackay 分级体系做了修改[21]，但通常影像分级和临床疾病严重程度的对应性很差[22-26]。因此，Zinreich 方法被用来修正 Lund-Mackay 分级体系，增加了骨性鼻道阻塞[27]。Harvard 分级体系也做了修正[21]，也许可以预示治疗结果[28]。目前已经建立了一些特殊疾病评分系统，比如急性霉菌性鼻窦炎[29]，该临床评分系统以鼻内镜检查为基础[30]。对于其他常见疾病，建立可靠的分期系统，并将其应用于患者的诊疗，对于耳鼻咽喉科是一个巨大的挑战。

(3) 共病：共病是指存在的与原疾病无关的伴随疾病，亦为所需考虑的疾病，因为可能影响患者的诊断、治疗和预后[31-33]。记录共病是非常重要的，如果没有识别共病，比如肝衰竭，会影响所研究疾病预后不良的准确性[34]。在肿瘤学，基线变异通常会被考虑在内，因为建立了很多共病模型来预测生存率[32,35]。成人共病评价 27（ACE-27）是用来评价肿瘤患者共病的有效工具[36,37]。考虑到花费、有效性和生存质量的影响，对于非肿瘤疾病的研究也同样需要考虑共病的影响。

2. 治疗

对照组：通过病例研究来报告手术结果的有效性是历史悠久的传统方式。但对于建立因果关系仍是不充分的。一项最近的对鼻窦内镜手术的评价研究发现，35 个研究中，仅 4 个设立了对照组[38]。没有对照组，观察者不能认为观察到的治疗效果直接和该治疗本身有关[3]。

特别重要的是要认识到研究的科学严格性会随着合适的对照组而改变。因此随机队列研究中的个体随机分配给不同的治疗组，更类似于缺少基线控制的观察队列研究，在该研究中，治疗是由个体，一群个体或治疗体系决定。在观察队列研究中也存在不同的严格水平。最近的一项关于头颈肿瘤关键性病理改变的评价研究，与过去收集的组织对照组相比有阳性发现，与同期收集的对照组相比却没有显著性差异[39]。

3. 结果评价

(1) 有效性：有效性和疗效的差别在前文已做了讨论，来说明随机研究和结果研究的根本区别。有效性指的是在可控的环境下，医疗干预和安慰剂对比是否可以获得更好的效果。这个概念的两个要点需要强调。首先，有效性是和安慰剂相比，如果医疗干预更好，被认为是有效的。其次，可控的环境使得患者和医生可以不受真实情况下临床存在问题的影响，比如由药物公司支持的随机有效性研究，持续建议患者使用它们的药物，并且把依从性不好的患者从未来的研究去除。

(2) 疗效：在通常临床环境下可以维持效果的治疗才是有效的，因此必须克服一些经典试验设计中存在的局限性，比如疾病的严重程度和共病在临床中也许更严重，因为健康的患者也许被选中参与（非肿瘤学）试验。对治疗依从性好的人也许并不是完美的。对于气道持续正压（CPAP）治疗阻塞性睡眠呼吸暂停（OSA），尽管在睡眠实验室中 CPAP 是有效的，但如果患者回家后没有正确佩戴面罩，正压就没有效果了[40]。OSA 手术治疗也面临新的挑战，尽管社区医师学会了一种新的方法，但不能期望这种技术操作像外科专家一样有效，因为后者更为关注这种发展。

三、研究设计基础

一系列的研究方法被用来评价治疗效果。各有优势和不足。交替使用的原则是介于复杂和严格之间的，因为严格的证据需要付出巨大的努力。对于研究设计的深入理解，能够提高证据的质量，这些证据被EBM倡议规范化。EBM指"诚实、明确、慎重"地使用当前最好的证据，来确定个体患者的治疗方案（表1-1）[41, 42]。

（一）随机试验

随机临床试验是最高水平的证据，因为RCT的可控的试验本质，使得观察者可以在治疗和随后的结果之间建立因果关系。患者的随机分组，可以获得无偏倚基线，最小化混杂因素的影响。尽管随机试验通常被用来评价有效性，改进以后也可以用来观察疗效。良好的纳入标准、双盲治疗和结果判断，以及低失访率、高质量随机试验代表着1级证据。低质量的RCT被认为是2级证据。

（二）观察研究

观察研究，有时被称为队列研究，在标准的流行病学队列研究中，患者治疗前（或暴露前）作为基线，然后观察疾病危险因素，这与随机研究类似。但是这些研究中，患者接受常规临床治疗。纳入的标准没有那么严格，由提供临床治疗者来确定治疗方式。队列研究也比较简单，因为不需要保持患者和研究者双盲。

队列研究的挑战在于找到一个合适对照组。严格的前瞻性或回顾性队列研究，如对照组设置合理，也是高质量研究，被认为是2级证据。为获得疗效的对比，这些研究必须使用精确的统计

学和流行病学方法来克服前文讨论的基线问题。尽管采用这些方法，一些未考虑的复杂变量的伴行风险可能影响目标因素的对比结果。没有对照组的低质量队列研究，或没有充分对复杂混淆变量进行校正的研究，是4级证据，因为这些研究本质上等同于病例系列研究。

（三）病例对照研究

病例对照研究通常被流行病学家用来发现疾病发展的危险因素。在这些病例中，疾病是结果。与随机和观察研究相反，这两者在开始治疗或接触致病因素之前确定患者，然后随访患者观察结果，而病例对照研究采用相反的时序方向。当前瞻性研究不合适，或者因为疾病非常少，或者干预时间需要特别长的情况下，这种设计特别有价值。

例如，一个判断可能的致癌因素（比如胃咽反流）和喉癌的相关性的回顾性研究，需要大量的患者和数十年的观察。但是，通过分析患有和没有喉癌的患者，比较致癌因素的暴露率，这个病例对照研究可以相对快的得到结果[43]。需要注意的是，因为暴露因素和结果之间的暂时相关性不能直接观察到，因此不能判断致病因素。这些研究被认为是3级证据。

（四）病例对照研究和专家观点

病例对照研究是最简单的模式。就如前文讨论的，得不出治疗和结果之间的因果关系，因为

表1-1　研究设计总结

设　计	优　点	缺　点	证据水平
随机临床研究（RCT）	仅仅证明病因 混杂因素无偏倚分布	花费较多，复杂 典型的目标有效性	高质量为1级 低质量为2级
观察（队列）研究	比RCT花费少 时间短，治疗和结果的方向明确	设置合适的对照比较困难 混杂	有对照，2级 无对照，4级
病例–对照研究	比对照研究花费少 适用于少见疾病的有效性研究或迟发性效果研究	必须依赖于回顾性资料 暴露和结果之间的直接关系不够明确	3级
病例系列研究	花费少，简单	没有对照组 治疗和结果之间没有因果关系	4级
专家观点	—	—	5级

存在不可控的偏倚和缺乏对照组。该研究被认为是 4 级证据。如果病例研究不能做到，专家观点可以作为 5 级证据。

（五）其他研究设计

许多其他研究的设计在研究结果中被描述，但对于这些设计方法的详细讨论已经超出了本章所讨论的范围，最常见的分析方法包括决策分析 [44, 45]、成本评估和成本效益研究 [46-48]、管理数据库的二次分析 [49-51]、Meta 分析 [52, 53]（为了完整性，这里引用了对这些方法的评论）。

循证医学建议分级：EBM 使用证据分级来描述治疗推荐的等级（表 1-2）[54]。高质量的 RCT 研究得出的治疗建议被认为是 A 级。如果没有 RCT，但有 2 或 3 级证据（对照观察研究，病例对照研究），治疗建议为 B 级。仅仅有病例对照研究则为 C 级。专家观点被列为 D 级。

表 1-2　推荐分级与证据分级的关系

推荐分级	证据分级
A	1
B	2 或 3
C	4
D	5

四、临床结果的评估

临床研究通常使用生存率和死亡率或其他的"硬性"实验室结果或生理数据 [55]，比如血压、白细胞计数或影像资料 [56]。此外，临床医生也依赖于"软性"资料，比如疼痛缓解、症状改善，来判断患者是否对治疗有反应。因为定量这些变化非常困难，在这之前，这些结果很大程度上被忽略了。

（一）心理测试

结果研究的一个非常重要的作用是促进了问卷调查的发展，来定量这些"软性"资料，比如症状、满意度和生存质量。根据经典测试理论，严密的心理测试过程，首先要设计这些问卷，称为评分或工具。这些评分被用于患者来获得许多数据 [57-59]。主要的测试过程将在这里做介绍，三个主要的步骤，包括信度、效度和反应度的建立 [59, 60]。此外，考虑的因素越多，研究的任务越重。

（1）信度：可信评分反映了得到同样结果的精确可重复性。比如假设没有临床改变，那么今天和下周的治疗结果是相同的，这就是试验 - 重复试验可靠性。另外的效度包括内部一致性和观察者一致性。

（2）效度：效度概念很难定义。这些标准用来评价以前没有被评价的内容，并且很难来界定（如什么是生活质量）。因此我们如何来确定评分用来描述什么，一个简要的回答是评分需要按照假定的方法来做。一个合理的例子，癌症特异性 QOL 评分应该与疼痛、肿瘤分期、毁容密切相关，但是与年龄、种族相关性较差。为了更好地讨论，后文列举了一些很好的例子 [57-61]。

（3）反应度：反应度评分能够发现临床重要性的变化 [62]。例如，常规听力评分应该可以区分中度听力损失的患者和重度耳聋的患者，但是这可以区别术后患者听力的轻微改善吗？因此，需要提供更为精细的评分标准，这反映了临床重要的变化 [63, 64]。

（4）负担：负担反映了患者完成问卷必须花费的时间和精力，以及必需的调查材料，观察者对问卷进行评分。对于患者，看护者以及提供者来说，评分都不能成为过分的负担。

最近，项目反应理论（IRT）被用于开发和评价自我报告的工具；但是，对 IRT 的全面讨论不是本章的内容。简而言之，IRT 使用数学模型来描述结论，以患者的特点（潜质）和患者对项目反应的相关性问卷为基础。一个重要的局限性是 IRT 假设仅仅有一个领域用来评分。这种方法不适合多维度 QOL 评分。但是，如果这个假设是有效的，IRT 检查评分也有一些优点。IRT 可以考虑到每一种检查项目的作用，因此使得可以选择一些检查项目最准确地检测一个因素的连续性变化。换句话说，因为每个检查项目是对于要检测因素的不同部分进行评分，可以减少问题的数量 [65-68]。因此 IRT 可以很容易通过计算机来完成，能够明显减少研究时间，降低研究负担 [65]。将来，IRT 可以作为更多新的问卷调查的基础，用来评价包括 QOL 在内的研究结果。

（二）结果的分类

在非正式应用中，健康状态、功能、生存质量这些词语经常相互替代应用。但是，这些名词在医疗文献中是存在重要区别的。健康状态可描述一个个体的身体、情感和社会属性以及局限性，而功能指的是个体能够很好地执行重要规则、工作或者运动的能力[58]。生存质量是不同的，因为它更关注的是个体自身健康状态和功能的价值[58]。

因为一些 QOL 的细节是和患者的健康状态没有关系的，而结果研究通常仅关注健康相关的生存质量（HRQOL）的评价。这些评价可以分为通用的或疾病特异性的。通用评价可用于一个很广泛范围患者的 QOL 评价。通用评价最根本的优势在于使得不同疾病之间的对比变得更为容易（例如，心脏移植的患者生存质量和癌症患者的比较）。相反，疾病特异性评价，被用来评估特殊患者群体。因为这些评分可以聚焦较窄范围的问题，可以更好地反映被研究人群的临床变化。为更好地从不同类型的评价获益，严格的研究通常同时选用通用和疾病特异性评价来处理结果。

除这些评价方法以外，一些其他的结果评价方法变得越来越普遍，包括患者满意度、费用和医疗效率[47, 48]、患者偏好比如支付的愿望等[47, 69, 70]。

（三）结果评价的事例

就如上面所说，结果研究的一个基本贡献在于 HRQOL 评分体系以及对相关的结果的开发。耳鼻咽喉相关的一些有效的评价体系在此进行简要讨论。除非有不同的指征，这些评价由患者完成，参考材料包括验证资料的准确性，还包括问题列表和评分标准。最常用的不同分类的评价方法见表 1-3。

表 1-3 耳鼻咽喉相关效果评价方法

疾病分类		评价方法
通用	健康状况 生存质量 效用	SF-36[71] WHO-QOL[77] QWB[73]
头颈恶性肿瘤	通用 特定范围 临床常用	UWQOL[85], FACT[86], EORTC[82], HNQOL[88] QOL-RTI/H&N[90] PSS[87]
耳科	通用 传导性听力损失 听力提高 头晕 耳鸣 电子耳蜗植入	HHIE[99] HSS[102] APHAB[103], EAR[163] DHI[113] THI[114] Nijgemen[106], CAMP[107]
鼻科	鼻塞 慢性鼻窦炎 鼻炎	NOSE[125] SNOT-20[115], CSS[116] RhinoQOL[123] mRQLQ[120], ROQ[121]
小儿耳鼻咽喉	扁桃体切除 中耳炎 睡眠呼吸暂停	TAHSI[136] OM-6[132] OSD-6[134, 135], OSA-18[133]
其他疾病情况	成人睡眠呼吸暂停 吞咽 发音 整形	FOSQ[151], SAQLI[152, 153] MDADI[159], SWALQOL[160] VHI[140], VOS[141], V-RQOL[147] ROE, BOE[162]

注：更多信息请参见正文

1. 通用量表

世界上最著名和最广泛使用的结果评价工具是简易量表 36（SF-36）[71]，这个 36 条目的量表适用于成人，用于调查患者的一般健康状况。它对 8 种健康状态进行评分，诸如活力、身体疼痛、身体活动限制等，并给出身体综合得分以及心理健康状况评分。可以得到标准人群评分，并且该评分系统被翻译为多种语言。可在 SF-36 网站（www.sf-36.org）上找到说明书、大量可参考的出版物和其他相关信息。

其他各种常用的通用量表也可在这里进行了解。另一个健康状况指标是疾病影响曲线（SIP）[72]，健康质量（QWB）[73, 74] 指数和健康效用指数（HUI）[75, 76] 可衡量患者偏好或"可用性"。世界卫生组织（WHO）制定了一个 QOL 量表，称为 WHO-QOL[77]，以衡量一般生活质量；这是对功能、残疾和健康的国际分类的补充，更确切地说是对病患功能和残疾进行评估的 ICF[78]。ICF 本身不仅作为一种工具，而且可以作为一个独立的参考，用来评估其他的生活质量和功能指标[79, 80]。

2. 疾病特异性量表

(1) 头颈肿瘤：2002 年，美国国立卫生研究院（NIH）主办了一次会议，就头颈癌患者生活质量评估的测量和报告方法达成共识[81]。大家一致认为，已有足够数量的量表来评价头颈部癌症患者的总体生活质量。三个最常用的量表是欧洲癌症研究和治疗组织的生活质量量表（EORTC-HN35）[82]、华盛顿大学生活质量量表（UW-QOL）[83-85] 和头颈部肿瘤患者生存质量测定量表（FACT-HN）[86] 的功能评估。除了头颈部肿瘤患者生存质量测定量表，EORTC 和 FACT 工具还提供了额外的量表来评价癌症患者的一般生活质量，但它们比 12 条目的 UW-QOL 量表内容更多。

临床评分量表，由临床医师进行评分，而不是由患者进行评分。体能状态量表（PSS）是一种广泛使用的工具，与上述许多癌症量表都有很好的关联性[87]。还有许多其他优秀的、经过验证的、由患者完成的量表，包括头颈生活质量量表（HNQOL）[88] 和头颈调查表（H&N）[89] 等，尽管这些量表尚未得到广泛使用。一些针对接受放射治疗患者的生活质量的有效量表也在临床应用[90, 91]。

一些评价指标针对与头颈癌直接相关的症状和症状困扰。这其中包括头颈窘迫量表（HNDS）[92] 和 M.D. 安德森症状评估量表 - 头部和颈部（MDASI-HN）[93]。

在头颈外科领域，已经开发了一些新的疾病特异性评价方法。例如，为了评估皮肤恶性肿瘤对生活质量的影响，皮肤癌指数（SCI）灵敏性和反应性均得到证实[94, 95]。此外，头颈手术患者结果（POS-Head/Neck）量表被用来评估皮肤恶性肿瘤的手术结果[96]，还有另外一种方法用来评估前颅底病变治疗后的生活质量[97]。此外，还设计了一份调查问卷，来评估与全喉切除术后使用语音假体的直接相关结果[98]。

(2) 耳科疾病：目前最广泛使用的、有效的评价听力相关生活质量的量表是老年人听力障碍量表（HHIE），这是一个有 25 项内容的量表，包含两个子量表[99, 100]，用于评价听力损失对情绪和社交的影响。该量表确定了与临床重要差异相对应的最小评分变化[101]；但没有区分传导性和感音神经性听力损失。听力满意度量表（HSS）是专门为评价传导性听力损失治疗后的结果而设计的，它包含了治疗的不良反应或并发症，十分简洁（15 项）[102]。

有许多经过验证的量表可评估助听器的结果。一个普遍使用的量表是助听器获益简表（APHAB）[103]。这个 24 项量表评价了沟通能力的四个方面，并确定了反映临床重要变化的阈值[104]。听力康复量表有效解决了许多助听器量表忽视的与助听器相关的舒适性和美观问题。耳的功能包括两个主要的部分：①内耳解决听力损失导致的内在问题，如功能、身体、情感和社交障碍；②外耳负责舒适、方便和外观等外在因素[105]。

人工耳蜗植入对生活质量的影响最近也开始被评价。Nijmegen 人工耳蜗植入问卷（NCIQ）已在临床应用[106]，而华盛顿大学开发的音乐感知临床评估（CAMP）也已用于评估人工耳蜗植入患者对音乐的感知[107]。对助听器研究感兴趣的研究者也应该知道其他一些已验证的量表；这里只引用了部分量表[108-112]。除了这些量表，还有一些评估耳科疾病的其他方面的已得到验证的优秀量表，包括头晕障碍量表（DHI）[113] 和耳鸣障碍量表（THI）等 [114]。

（3）鼻科疾病：随着疾病特异性量表的发展，评估慢性鼻 - 鼻窦炎疗效的能力已经大幅提高。两个最广泛使用的量表是鼻窦结果测试（SNOT-20）[115] 和慢性鼻窦炎调查（CSS）[116]。SNOT-20 有 20 个条目，已经过广泛验证，是 31 条鼻 - 鼻窦炎结果测量（RSOM-31）[117] 的精简版本。它可以反映临床变化，并建立了反映最小临床显著性差异的得分标准。得分标准 CSS 是具有更少条目的量表，由两个部分组成：基于严重性的组件有 4 个条目；基于持续时间的组件涵盖症状和药物使用的持续时间。除了 SNOT-20 和 CSS 之外，还有许多其他经验证的高质量鼻窦炎量表 [118, 119]。在这些量表中，迷你鼻结膜炎生活质量问卷（mRQLQ）[120]、鼻炎结果问卷（ROQ）[121] 和夜间鼻结膜炎生活质量问卷（NRQLQ）[122] 均重点关注鼻炎，而其他量表则专注于鼻窦炎；Rhinosinusitis 生活质量（RhinoQOL）调查已被证实适用于急性和慢性鼻窦炎评价 [123]。此外，新的鼻科量表正在持续研发。

2003 年，美国耳鼻咽喉科 - 头颈外科基金会委托国家耳鼻咽喉科研究促进中心开发和验证针对鼻塞患者的疾病特异性评价，以用于国家成果研究。鼻阻塞症状评估（NOSE）量表是一个满足信度、效度和反应度要求的五条目测量工具 [125]。

（4）小儿疾病：成人与儿童评价结果之间的一个重要区别在于年龄较小的儿童可能无法自己完成量表。在这些情况下，这些量表需要通过代理人完成，通常由父母或其他看护人完成，但在判断儿科研究结果时，不同的人会有不同的角度。儿童健康问卷（CHQ）是一个很好的通用量表，类似于成人的 SF-36 量表 [126]。这种广泛使用的量表已通过广泛验证，并被翻译成多种语言。这是一项针对 5 岁及以上儿童设计的健康状况量表，可由 10 岁及以上的儿童直接完成。其他针对儿童的通用 QOL 评估包括儿科生活质量量表（PedsQL）和儿童健康与疾病概况 - 儿童版（CHIP-CE）[127, 128]。格拉斯哥儿童福利清单（GCBI）是一种经过验证的衡量标准，用于评估

儿童的疗效；它是针对耳鼻咽喉科疾病而开发的通用量表 [129]。护理人员影响问卷（CIQ）已被用于评估疾病对照护者的影响 [130, 131]。

目前已有许多高质量的、经过验证的专用儿童疾病量表。已经开发了许多量表来评估中耳炎（OM）的影响；其中最广泛使用的 OM-6 是一个简短的六条目量表，可用于评估儿童与 OM 相关的生活质量 [132]。它已被证明具有较好的信度、效度和反应度，因此被广泛采用。与患有阻塞性睡眠障碍（OSD）的儿童相关量表，例如 OSA，OSA-18 [133] 以及 OSD-6 [134, 135] 被认为是有效、可靠并且敏感。最近还开发了一种用于测量儿童扁桃体和腺样体健康的量表，即扁桃体和腺样体健康状况量表（TAHSI）[136]。通过使用儿科语音结果调查（PVOS）和儿科语音相关生活质量（PVRQOL）调查，也可以对儿童语音相关 QOL 进行评估 [137-139]。

（5）嗓音疾病：已经开发了几种指标来评估嗓音结果，包括语音障碍指数（VHI）[140] 和语音结果调查（VOS）[141]。语音障碍指数是最广泛使用的工具之一，并且已经得到深入的研究。它评估了发声障碍的心理社会影响，并且已经通过经典测试理论 [108, 142] 和 IRT 验证 [143]。语音症状量表（VoiSS）[144, 145]，声乐表现问卷（VPQ）[146] 和语音相关生活质量（V-RQOL）[147] 工具等也都得到了很好的研究和使用。这些工具提供独立的可用数据，与临床医生的主观评估相辅相成 [148, 149]。此外，歌唱语音障碍指数（SVHI）可有效、可靠地评估歌手特有的声音问题 [150]。

（6）睡眠疾病：有几个经过验证的量表用于评估成人 OSA 的 HRQOL。最广泛使用的是 30 条目的睡眠功能结果问卷（FOSQ）[151] 和 50 条目的卡尔加里睡眠呼吸暂停生活质量指数（SAQLI）[152, 153]。此外，魁北克睡眠问卷（QSQ）最近被验证可作为另外的 OSA 评价工具 [154]。对更简短的问卷感兴趣的临床医生可考虑夜间梗阻和呼吸事件症状（SNORE-25）问卷 [155]。8 条目的 Epworth 嗜睡量表（ESS）通常用于评估白天嗜睡的程度 [156]。该量表虽然 ESS 可能是最有用的工具之一，但最近的一项研究发现它在临床上

不具有可重复性[157]，并且许多研究表明 ESS 与睡眠呼吸暂停严重程度的客观测量指标之间的相关性不佳。由于睡眠和疲劳很难在 QOL 量表和临床实践中进行区分，因此最近提出了经验性嗜睡和疲劳量表。这些条目利用了 ESS 中的许多条目，并且发现它们具有内部一致性和良好的可重复性，并且它们可能更有助于评估 OSA 患者[158]。

3. 症状量表

有两种特定用于吞咽评价的量表。M.D. 安德森吞咽困难量表（MDADI）[159]是一个简短的 20 条目量表，旨在评价头颈癌患者的吞咽困难。SWAL-QOL 更复杂一些（44 条目），但经过验证也可用于普通的人群[160]。反流和消化不良生活质量量表（QOLRAD），则用于评估咽喉反流患者的 QOL[161]。最后，还开发了几种方法来评估面部整形手术的结果，例如眼睑成形术结果评估（BOE）[162]。

五、总结和展望

结果研究是对治疗有效性的科学分析。在过去的 20 年中，它对确定全国卫生资源分配起到了基础性的作用。结果研究提供了对耳鼻咽喉科治疗价值的深入了解，也提供了量化以前太主观以至于无法测量结果的方法。更好地了解结果研究将提高重要治疗和手术的证据水平。

随着医疗保健系统为患者安全制定标准，结果研究的影响现在开始延伸到关于护理质量的领域，Leapfrog 集团这个最大的公共和私营组织联盟为其员工提供医疗保健福利，利用其集体购买力确保其员工能够获得优质医疗保健的更多信息。除了衡量有效性之外，政策制定者将越来越关注如何衡量质量和安全性的研究。

临床医生必须熟悉这些基本原则。耳鼻咽喉科医生应参与地方和国家的研究工作，尽力提供支持耳鼻咽喉科治疗效果的证据，并在由第三方参与者日益推动的医疗保健环境中提供有价值的医生观点。

推荐阅读

Brook RH, Lohr KN: Efficacy, effectiveness, variations, and quality. Boundary-crossing research. *Med Care* 23: 710–722, 1985.

Charlson ME, Pompei P, Ales KL, et al: A new method of classifying prognostic comorbidity in longitudinal studies: development and validation. *J Chronic Dis* 40: 373–383, 1987.

Deyo RA, Diehr P, Patrick DL: Reproducibility and responsiveness of health status measures: statistics and strategies for evaluation. *Control Clin Trials* 12: 142S–158S, 1991.

Feinstein AR: *Clinical epidemiology: the architecture of clinical research,* Philadelphia, 1985, WB Saunders.

Feinstein AR: Meta-analysis: statistical alchemy for the 21st century. *J Clin Epidemiol* 48: 71–79, 1995.

Feinstein AR, Sosin DM, Wells CK: The Will Rogers phenomenon: stage migration and new diagnostic techniques as a source of misleading statistics for survival in cancer. *N Engl J Med* 312: 1604–1608, 1985.

Gold MR, Siegel JE, Russell LB, et al: *Cost-effectiveness in health and medicine,* New York, 1996, Oxford University Press.

Hill AB: The clinical trial. *Brit Med Bull* 7: 278–282, 1951.

Jaeschke R, Singer J, Guyatt GH: Measurement of health status: ascertaining the minimal clinically important difference. *Control Clin Trials* 10: 407–415, 1989.

Juniper EF, Guyatt GH, Willan A, et al: Determining a minimal important change in a disease-specific quality of life questionnaire. *J Clin Epidemiol* 47: 81–87, 1994.

Leape LL, Park RE, Solomon DH, et al: Does inappropriate use explain small-area variations in the use of health care services? *JAMA* 263: 669–672, 1990.

Patrick DL, Erickson P: *Health status and health policy: quality of life in health care evaluation and resource allocation,* New York, 1993, Oxford University Press.

Piccirillo JF, Tierney RM, Costas I, et al: Prognostic importance of comorbidity in a hospital-based cancer registry. *JAMA* 291: 2441–2447, 2004.

Rosenfeld RM: How to systematically review the medical literature. *Otolaryngol Head Neck Surg* 115: 53–63, 1996.

Stewart MG, Sicard MW, Piccirillo JF, et al: Severity staging in chronic sinusitis: are CT scan findings related to patient symptoms? *Am J Rhinol* 13: 161–167, 1999.

Stewart AL, Ware JE: *Measuring functioning and well-being: the medical outcomes study approach,* Durham, NC, 1992, Duke University Press.

Stewart MG, Witsell DL, Smith TL, et al: Development and validation of the Nasal Obstruction Symptom Evaluation (NOSE) scale. *Otolaryngol Head Neck Surg* 130: 157–163, 2004.

Streiner DL, Norman GR: *Health measurement scales: a practical guide to their development and use,* Oxford, UK, 1995, Oxford University Press.

Yueh B, McDowell JA, Collins M, et al: Development and validation of the effectiveness of [corrected] auditory rehabilitation scale. *Arch Otolaryngol Head Neck Surg* 131: 851–856, 2005.

医学数据诠释
Interpreting Medical Data

Richard M. Rosenfeld 著

李 莉 译

要点

1. 学会如何诠释医学数据能帮助你成为更好的临床医生、研究者和教师。

2. 诠释说明数据，首先要从数据的产生开始评估。不管结果如何吸引人，低质量的、具有高偏倚风险的数据其价值都是有限的。

3. 对照组或试验组有无对数据的诠释有重要的影响。非控制性研究是纯粹描述性的，不能形成有效评估。

4. 统计检测经常对基础数据做出假设，但前提是这些假设是有依据的，否则统计的结果应该是无效的。

5. 由于生物系统固有的变异性和我们可以重复评估数据，不确定性存在于所有数据中。参数的可信区间应设置为95%，从而提供数据的一定估算区间。

6. 所有统计测试测量误差。P值为Ⅰ型错误的大小（假阳性的结论），Ⅰ型错误指拒绝了实际上成立的零假设或"HO"所犯的"弃真"错误。Ⅱ型错误指"接受"了实际上不成立的零假设或"HO"所犯的"取伪"错误，当样本含量确定时，Ⅰ型错误的概率越小，Ⅱ型错误的概率越大。

7. 当数据被正确地分析和解释时，研究具有内在的有效性。但是外部效度（普遍性）要求研究样本能代表更大数量的拟研究对象。

8. 为平衡临床重要性和统计学意义，可信度和常识是必备的。

9. 单个研究很少能给予一个绝对的定论，科学是一个累积的过程，需要大量的可持续性和可重复性证据才能形成结论。

10. 有效的数据诠释有助于归纳概括观察结果，有一定的不确定性。

在本章中，作者借鉴自己和他人的经验，对临床医学和基础科学相关的研究结论进行了归纳总结。实践产生数据，诠释数据是科学累积过程的核心和灵魂。学习如何解读医学数据将使你成为更好的临床医生、研究者和教师。

有效的数据诠释是知识、技能和期望的结合[1]。无论应用者的统计水平高低或是否掌握统计方法，根据本章表2-1中关于数据应用的讲解，耳鼻咽喉科医师可以较为高效地诠释研究数据。应用者还可提高他们的理解力和文献评述能力[2]。文中大量的图表是作为独立的提醒而设计的，并包含有国际流行病学会认可的关键词[3]。

本章还讨论了数据解读的实践，包括具体的假设检验，耳鼻咽喉科文献中样本量的测定和常见的统计不端。你不必拥有一个用数字来理解数据的向导；只需要做到有耐心、坚持以及一些有助于平息统计与人类思维冲突的好习惯。

一、高效使用数据的 7 个习惯

以下 7 个习惯是理解数据的关键[4]。它们体现了以合乎逻辑和顺序的方式发展起来的流行病学和生物统计学的基本原理。表 2-1 概述了 7 个习惯及其相应的原理和关键词。

（一）习惯 1：先质量后数量

偏倚（Bias）是一个 4 个字母的单词，很容易被忽略，但在医学统计中很难避免[5]。专门为研究收集的数据（表 2-2）可能是不偏不倚的，它们反映了被测属性的真实值。相比之下，在常规临床治疗期间收集的数据质量因方法而异。

试验研究，如随机对照试验，通常会产生高质量的数据，因为它们是在精心控制的条件下执行的。然而，在观察性研究中，研究者只是一个在临床治疗期间记录健康事件自然过程的旁观者。与人为因素较多的随机对照试验相比，虽然观察性研究结果更能反映"现实生活"，但其结果较易产生偏倚。表 2-3 通过比较随机对照试验和观察性研究，初步列出了两种研究方法间的主要差异。

对照组的存在与否对数据的诠释有着深远的影响。一项没有对照的研究，无论设计如何完善，都是描述性的[6]。耳鼻咽喉科文献中常见的个案报道系列，无法评估疗效或有效性，但可以传达方法可行性、干预效果、技术细节和结果预测等方面的经验。好的案例系列包括 4 个方面的特征：①连续的受试者样本；②对样本干预和辅助治疗细节的充分描述；③记录所有参与者包括退出试验者的信息；④确保随访时间足以克服疾病随机变化[7]。

没有对照组，治疗效果无法与导致临床改变的其他原因区分开（表 2-4）[8]，图 2-1 将治疗后健康状况的变化归纳为三个主要因素的相互作用[9, 10]。

1. 实际上做了什么。影响治疗具体效果的因素，包括药物、手术、物理操作和替代或整合方法。

2. 想象中要做的事情。安慰剂效应，定义为由于患者（或代理人）认为其受到（治疗过程）具有象征意义的治疗而导致的健康状况变化。当患者收到有意义和个性化的解释时，感受从业者的关怀，并实现对疾病的控制和掌握，或者相信从业者能够控制疾病[11]。

表 2-1　高效使用数据的 7 个习惯

习　惯	基本原则	关键词
1. 先质量后数量	并非所有数据都是平等的；复杂的统计也不能从设计和执行不佳的研究中挽救有偏倚的数据	偏倚，准确性，研究设计，内部效度，混淆，因果关系
2. 分析前先描述	特殊数据需要特殊的测试；小样本或不对称分布的数据分析不当会得出不可靠的结果	测量尺度，频数分布，描述统计
3. 接受所有数据的不确定性	所有的观测值都有一定程度的随机误差；数据的诠释需要估计相关精度或置信度	精度，随机误差，置信区间
4. 用正确的统计检验来测量误差	观察中的不确定性意味着误差的确定性；阳性结果必定也会有错误，而阴性结果可能是由于错过真正的差异而导致的	统计检验，Ⅰ类错误，P 值，Ⅱ类错误，把握度（power）
5. 将临床重要性置于统计学意义之前	统计测试衡量的是误差，而不是重要性；一个合适的临床重要性检测，必须能经得起审核	效应大小，统计学意义，临床重要性
6. 寻找样本来源	一组资料的结果不一定适用于另一组资料；研究结果只能对随机的和有代表性的样本进行概括	人口，样本，选择标准，外部效度
7. 把科学看成一个累积过程	单一的研究很少是明确的；必须根据过去的积累及其对未来的影响来分析数据	研究整合，证据水平，Meta 分析

表 2-2　研究设计对数据诠释的影响

研究设计层面	对数据诠释的影响
数据最初是如何收集的?	
专门用于研究	通过先验协议收集的质量数据来进行诠释
常规临床护理	诠释受到原始记录的一致性、准确性、可用性和完整性的限制
数据库或数据注册表	诠释会受到样本是否有代表性、数据质量和完整性的限制
研究是试验性的还是观察性的?	
调查员直接控制条件下的试验研究	系统误差(偏倚)的可能性低;偏倚可以通过随机化和掩蔽(盲法)进一步减少
除了记录、分类、分析以外的无干预观察研究	在样本选择、治疗分配、暴露检测和结果中的高偏倚
是否有比较组或对照组?	
两组或两组以上比较或对照研究	允许有关效能、有效性和关联性的分析陈述
无对照组	仅因为自然史和安慰剂效应的改善而允许描述性陈述
学习探究的方向是什么?	
在结果或疾病之前确定的受试者;未来事件记录	前瞻性设计测量发病率(新事件)和因果关系(如果包括比较组)
结果或疾病后确定的受试者;过去的历史检查	回顾性设计测量患病率(现有事件)和因果关系(如果包括比较组)
在单一时间点识别的受试者,不管结果或疾病	横向设计测量患病率(现有事件)和关联(如果包括比较组)

表 2-3　随机对照试验与结果研究的比较

特　性	随机对照试验	结果研究
调查员控制水平	试验的	观察性的
治疗分配	随机赋值	常规临床护理
患者选择标准	限制性的	范围宽
典型设置	医院或大学为基础	基于社区
终点定义	客观健康状况	主观生活质量
终点评价	掩蔽(盲法)	未掩蔽的
统计分析	分组比较	多元回归
偏倚潜力	低	非常高
普遍性	可能性低	可能性高

3. 无论如何都会发生的。自然消退包括自然病程、疾病状态的随机波动,以及回归到平均症状的状态。

安慰剂效应不同于安慰剂作为非活性药物的传统定义。安慰剂可以引起安慰剂效应,该效应可以在没有安慰剂的情况下发生。安慰剂效应是由患者对治疗环境中任何非特异性事件的心理或重要象征意义产生的结果。这些事件包括触摸、文字、手势、当地环境和社会交往[12]。许多这些因素都包含在关怀效应一词中,这在历史上一直

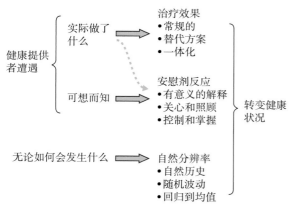

▲ 图 2-1 康复治疗后身体健康状况描述模型

虚线表示安慰剂可能是给予的具有象征意义的特定治疗或出于人际关系方面考虑给予的治疗

是所有文化中医疗实践的中心[13]。关怀和安慰剂效应是如此重要，以至于在临床实践中它们被有意地用来获得积极的结果[14]。

问卷和生活质量调查如果没有进行可靠性、有效性和反应度的评估，非常容易产生偏倚（表 2-4）。除非作者采用"有效"措施，否则结果是可疑的；但是，如果一个经过验证的仪器使用不当，也会产生问题。例如，有些调查是专门为比较某一时间点的个人而开发的（判别性调查），当其用于衡量干预前后个人内部状况的变化（评估性调查）时，可能无效。受人口抽样、

调查问卷和数据管理等因素的影响，调查研究中可能会出现额外的偏倚[15]。

当对照组或比较组的数据可用时，可以用推断统计来测试假设和测量关联。无论是回顾性或前瞻性研究，在具有时间跨度成分时，可以评估因果关系（表 2-2）。前瞻性研究测量发病率（新事件），而回顾性研究测量患病率（现有事件）。与时间跨度研究不同，横断面调查测量关联性，而不是因果关系。示例包括调查、筛选程序和诊断检测的评估。试验计划的干预措施是评估因果关系的理想选择，因为观察研究容易产生由个人判断和其他选择性决定引起的固有偏差[16]。

数据质量的另一个线索是研究类型[17]，但这不能代替表 2-2 中的 4 个问题。注意表 2-5 中列出的研究类型的数据质量变化，特别是观察设计。无论是已知的和未知的，或是在不同群组的，随机化平衡基线预后因素包括疾病严重程度和并发症等因素。因为这些因素也影响临床医生提供治疗的决定，非随机研究容易出现分配（易感性）偏倚（表 2-4）和假阳性结果[18]。例如，当手术治疗的癌症患者的存活率与非手术对照的存活率非随机比较时（例如，接受放疗或化疗的患者），手术组通常具有更好的预后，因为可手术的常规标准——特殊的解剖条件和无主要并发

表 2-4 治疗研究结果以外的"疗效"解释

解 释	定 义	解决方案
偏倚	结果或推论与事实的系统偏差；可以是有意的或无意的	协议驱动的精确数据收集
机会	与其他测量或变量没有明显关系的随机变化（例如，运气）	对照组
自然史	病程从发病到消退；可包括复发、缓解和自然恢复	对照组
回归均值	症状改善与治疗无关，因为患者在寻求护理后恢复到平均水平	对照组
效应	预期疗程会有效果而产生的有益效果（例如，暗示的力量）	对照组或安慰剂对照组
光圈效应	治疗的新颖性或提供者的态度、注意和关心引起的有益效果	对照组或对照组相似治疗
霍桑效应	参与者在研究中被评价和观察的有益效果	对照组或对照组相似治疗
混淆	通过影响预后结果的其他预后因素或变量来测量暴露对结果的影响的失真	随机化或多元分析
分配（敏感性）偏倚	将病情较轻或预后较好的受试者分配给治疗组所产生的有益效果	随机化或并发症分析
确定（检测）偏差	在结果分析中倾向于治疗组（例如，将受治疗者的数字进行四舍五入，并将其作为对照组进行四舍五入）	掩蔽（盲法）结果评估

表 2-5　研究类型与研究方法的关系

研究类型	数据最初是如何收集的？	是否包括对照组或比较组？	研究的方向是什么？
试验研究			
基础科学研究	研究	是或否	前瞻性或代表性
临床试验	研究	是或否	前瞻性或代表性
随机试验	研究	是	预期的
观察研究			
队列研究	临床护理或研究	是或否	预期的
历史队列研究 *	临床护理	是	预期的
结果研究	临床护理或研究	是或否	预期的
病例对照研究	临床护理	是	回顾
案例系列	临床护理	是或否	回顾性或前瞻性
调查研究	临床护理或研究	是或否	代表性
诊断性试验研究	临床护理或研究	是或否	代表性

*. 也称为回顾性队列研究或非同期队列研究

症，使其产生倾向于有利的结果。

使用假设性研究来确定扁桃体切除术是否导致脱发，其数据质量和解读之间的关系见表 2-6 所示。与通常使用相反，案例系列（例 1 和例 2）均不是"回顾性研究"；而案例系列（例 1 和例 2）是否具有前瞻性或回顾性调查方向，取决于如何识别主题。只有对照研究（例 3 至例 7）可以测量相关性，具有时间跨度成分的对照研究（例 4 至例 7）才能评估因果关系。然而，非随机研究可能存在混杂变量，如扁桃体切除和秃顶相关的基线影响因素，在不控制混杂因素的情况下，结果可能受到影响。如上所述，充分随机化确保了预后因素在组间的平衡分配，从而避免混淆的问题。

（二）习惯 2：分析前先描述

统计学检验经常对源数据做出假设。除非满足这些假设，否则测试将无效。分析前的描述避免了试图用圆形钥匙解开方形数据奥秘的情况。

描述数据首先定义最适合观察的测量尺度。

分类（定性）观察分为一个或多个类别，包括二分法、名义变量和顺序量表（表 2-7）。数值（定量）观测是在连续尺度上测量的，观测值与每个值频率的关系图。具有对称（正态）分布的数字数据围绕中心波峰或波谷（钟形曲线）对称放置。具有不对称分布的数字数据被偏斜（移位）到中心的一侧，"指数"形状类似于向前或向后倾斜的 J，或者包含一些异常高或异常低的离群值。

根据测量尺度，可以使用表 2-8 中给出的一个或多个描述性统计数据来总结数据。请注意，汇总数字数据时，描述方法会根据基础分布而变化。具有对称分布的数值数据最好用均值和标准差（SD）来概括，因为 68% 的观测值落在均值 ± 1SD 内，95% 在均值 ±2SD 以内。相反，偏态分布的数字数据最好用中位数来概括，因为即使是一个孤立点也会强烈影响平均值。如果在鼻窦手术后连续跟踪 5 名患者 10、12、15、16、48 个月，平均随访 20 个月，但中位数只有 15 个月。在这种情况下，一个单独的离群点，48 个月，扭曲了平均值。

表 2-6　扁桃体切除术是否导致秃顶的研究：研究设计 vs. 解释

研究设计 *	研　究	执行解释
1. 回顾性病例系列	一组秃顶受试者询问他们是否有扁桃体切除术	测量秃顶受试者中接受扁桃体切除术的比例；不能评估关联或因果关系
2. 前瞻性病例系列	一组有或将要扁桃体切除术的受试者术后检查秃顶	扁桃体切除术后秃顶的发生率；不能评估关联或因果关系
3. 横向研究	一组受试者检查秃顶和扁桃体是否同时存在	测量秃顶和扁桃体切除术的患病率及其关联性；不能评估因果关系
4. 病例对照研究	一组秃顶受试者和一组非秃顶的受试者对扁桃体切除术前进行了询问	测量秃顶的发生率和扁桃体切除术的关联性；评估因果关系的能力有限
5. 历史回顾性队列研究	一组之前做过扁桃体切除术和一组有比较完整扁桃体的受试者随后检查秃顶	测量秃顶的发生率和扁桃体切除术的关联性；在调整混杂变量时可以评估因果关系
6. 队列研究（纵向）	一组进行扁桃体切除术的非秃顶受试者和一组非秃顶并拥有完整扁桃体的对照组随后检查秃顶	测量秃顶的发生率和扁桃体切除术的关联性；在调整混杂变量时可以评估因果关系
7. 随机对照试验	一组非秃顶的扁桃体患者随机分为扁桃体切除术或观察，随后检查秃顶	测量秃顶的发生率和扁桃体切除术的相关性；尽管基线变量混杂，可以评估因果关系

*. 列出研究以增加因果关系的能力

表 2-7　描述和分析数据的测量尺度

量　表	定　义	实　例
二分	两个互斥范畴中的一个分类	母乳喂养（是 / 否），性别（男 / 女）
额定值	无序质范畴的分类	种族、宗教、原产国
顺序量表	分类到有序的定性类别中，但在它们的可能值之间没有自然的（数字）距离	听力损失（无、轻度、中度）、患者满意度（低、中、高）、年龄组
数字的	用连续的尺度或大量离散的、有序的值进行测量	温度，年龄，分贝听力水平
数字（删失）	在研究结束时未被随访或尚未发生特定事件的受试者的测量	生存率，复发率，或任何时间事件结果的前瞻性研究

尽管平均值仅适用于对称分布的数字数据，但在实际使用过程中数据的对称性经常被忽略。确定平均值或中位数是否适合数值数据的一个简单方法是两者都计算；如果它们差别很大，应该使用中位数。另一种方式是考察 SD；当它非常大（如大于与其相关联的平均值），数据通常具有不对称分布，应该用中位数和四分位数来描述。使用过程中如有疑问，中位数应始终优先于平均值[19]。

一种特殊形式的数字数据称为删失（表 2-7）。数据在三种情况下被删失：①研究调查的方向是前瞻性的；②关注的结果与时间相关；③部分受试者死亡，或者在研究结束时还没有发生关注的结果。解读被审查的数据被称为生存分析，因为它用于癌症研究，其中存活是所关注结果。生存分析允许通过将删失后的观察数据（如随访不到 1 年的患者）包含在直到删失发生时的分析中，以充分利用他们的观察结果。癌症研究的结

果经常用 *Kaplan-Meier* 曲线报告，其可以描述总体存活、无疾病存活，疾病特异性存活或无进展存活[20]。曲线最右侧的存活数据应谨慎解读，因为剩下的患者越来越少，这就产生了不太精确的估计。

存活曲线以 100% 的研究样本存活开始，并显示只要信息可用，连续时间存活的百分比。曲线不仅可以应用于生存本身，也可以应用于疾病或并发症，或者某些其他终点的研究。例如，胆脂瘤的 3 年、5 年或 10 年复发率或在一组单独进行腺样体切除术后的儿童中评估扁桃体的未来"存活"率（例如，不需要扁桃体切除术）。有几种统计方法可用于分析存活数据。*Kaplan-Meier*（乘积限法）法按确切日期记录事件，适用于小样本和大样本。相反，生命表（精算法）法按时间间隔记录事件（例如，每个月、每年）并且最常用于流行病学研究中的大样本。

比值比、相对风险和率差（表 2-8）是比较两组二分法数据的有用方法[21]。一项扁桃体切除和秃顶的回顾性（病例对照）研究报告的比值比为 1.6，表明秃头受试者进行扁桃体切除术的可能性是非秃头对照组的 1.6 倍。相反，一项前瞻性研究常使用相对风险报告结果。危险度比为 1.6 意味着扁桃体切除术受试者脱发的风险是非手术对照组的 1.6 倍。最后，在一项前瞻性试验中，30% 的比率差异反映了扁桃体切除术导致的脱发增加，超过了对照组。当比率差等于零或比值比或相对风险等于 1（单位）时，比较组之间不存在统计学关联。

将两组序数或数值数据与相关系数进行比较（表 2-8）。系数（r）0～0.24 表示很少或没有关系；0.25～0.49 表示一般（适度）的关系；0.50～0.74 表示关系适度到良好；大于 0.75 表示良好到极好的关系。完美的线性关系将产生系数 1.00。当一

表 2-8 描述性统计

描述的	措 施	定义应用
中心趋势		
平均值	算术平均数	对称的数字数据
中位数	中间观测值，一半值较小，一半值较大	序数数据；不对称分布的数字数据
模式	最常值	标称数据；双峰分布
离散趋势		
范围	最大值减去最小值	强调极值
标准差	数据平均值的扩展	对称的数字数据
百分位数	等于或低于该数的百分比	序数数据；不对称分布的数字数据
四分位数范围	第二十五百分位数和第七十五百分位数之差	序数数据；不对称分布的数字数据
结果		
存活率	在一段时间间隔之后，存活或出现其他结果的受试者的比例（如 1 年、5 年）	在前瞻性研究中的数字（删失）数据；可以是总体的、特定的或无进展的
优势比	受试者疾病或结局的优势；危险因素除以对照组的优势	回顾性或前瞻性对照研究中的二分数据
相对危险度	受试者疾病或预后的发生率；危险因素除以对照组的发病率	前瞻性对照研究中的二分数据
率差 *	治疗组的事件率减去对照组的事件率	临床试验组成功率与失败率的比较
相关系数	两个变量具有线性关系的程度	数字或顺序数据

*. 也被称为绝对风险减少

个变量直接随另一个变量变化时，系数为正；负系数意味着反向关联。有时相关系数被平方（r^2）以形成决定系数，它估计一个度量中由另一个度量预测的可变性百分比。

（三）习惯3：接受所有数据的不确定性

由于生物系统的固有变异性和我们可重复地评估它们能力的限制，因此不确定性存在于所有数据中[22]。如果我们在 5d 内对 20 名健康志愿者的听力进行测量，我们不可能每次都得到同样的平均结果；这是因为测听有一个可变的行为成分，这取决于受试者对刺激的反应和检查者对该反应的感知。同样，如果在 5 组 20 名健康志愿者中测量听力，我们不可能在每组中获得相同的平均听力水平；再一次说明，这是不可能的，因为个体之间存在差异。重复试验将获得一系列类似的结果，但很少获得完全相同的结果。

在解释数据时必须处理不确定性，除非结果仅适用于最初进行观察的特定的一组患者、动物、细胞培养物和 DNA 链。表 2-8 中展示的描述性测量被称为点估计，指对数据来源的评估和描述。然而，临床医生试图从观察到的局部症状对总体特征进行概括，从点估计延伸到对全人群的估计，这个过程叫作推论。

下面是临床推断的一个简单例子。在用维生素 C 治疗 5 名眩晕患者后，你对同事说，4 名患者的眩晕症状得到了很好的缓解。她问："你对自己的成绩有多自信？"

"很有信心，"你回答，"有 5 名患者，4 名好转，占 80%。"

"也许我清楚，"她插嘴说。"你对未来几周内 80% 的眩晕患者会有良好的反应有多大信心，或者说，在我的实践中，80% 的类似患者会很好地使用维生素 C？换句话说，你能从 5 名患者身上推断出维生素 C 对眩晕的真正效果吗？"

犹豫不决的你反驳说："我对这个数字很有信心，80%，但也许我还得再看几个患者才能确定。"

当然，真正的问题是，只有 5 名患者的样本精度（重复性）较低。如果对 5 名新患者进行研究，有多大可能会发现同样的结果？事实上，有 95% 的把握可以说，在一次试验中，4/5 的成功与未来试验中 28%~99% 的结果是一致的。这个 95% 可信区间可以手动计算或者用统计程序计算；它揭示了人们认为合理的范围值。了解置信区间（CI）的另一个方法是提供数据的兼容性区域[23]。点估计汇总了样本的发现，但对大规模人口的推论会带来误差和不确定性，这使得一系列似真值更适应。

如下方法可以提高精度，或者降低不确定性：①使用更为可再现的测量；②增加观察次数（样本大小）；③降低观测值之间的可变性。最常见的方法是增加样本量，因为研究对象固有的可变性很少能够减少。即使是 5 万名受试者的庞大样本也有一定程度的不确定性，但 95%CI 将非常小。意识到不确定性永远无法完全避免，因而统计常用于估计精度。因此，当使用表 2-8 中列出的汇总度量描述数据时，每一个点估计值应附带相应的 95%CI。

精度不同于准确度。精度与随机误差有关，测量重复性；准确度与系统误差（偏差）有关，衡量接近真实的程度。一个"精确"的耳科医生可能总是会进行出色的乳突切除术，但是一个"准确"的耳科医生会在正确的耳朵上进行。"精确"的外科医生切割线的精确中心，但是一个"准确"的外科医生在线的精确中心切割，以确定它的位置是正确的。

简而言之，精度就是使做的事情正确，准确度就是做正确的事情。精确的数据包括足够仔细测量的观测样本，准确的数据是以不偏不倚的方式来衡量的，反映了被衡量的东西的真实性。当我们解释数据时，我们必须估计精度和准确度。

总结习惯 1、2 和 3："先质量后数量"决定了数据是否值得解读（习惯 1）。假设进行"分析前先描述"，并使用适当的中心趋势度量来总结数据，分散，以及所涉及的特定测量尺度的结果（习惯 2）。接下来，"接受所有数据的不确定性"，如习惯 3 所述，用 95% CI 来限定习惯 2 中的点估计，以测量精度。当精度较低（如 CI 很宽），请小心操作。否则，继续进行习惯 4、5 和 6，用这些习惯处理错误和推论。

（四）习惯4：用正确的统计检验来测量误差

人非圣贤孰能无过，统计亦是如此。当比较两组或多组不确定数据时，推论中的错误是不可避免的。有时我们认为各组之间是不同的，然而实际上它们可能是等效的，而有时我们认为各组间是相同的，结果却遗漏了真正的差别。我们对数据的解释是有限的，得出的任何结论都可能存在错误。作为数据分析师，忽略出错的可能性是无知且愚昧的。正确的做法是通过规范的统计检验来有效评估出现错误的可能性[24]。

我们从一些关于我们正在研究的群体的可检验假设开始，例如，"A 组的胡言乱语水平不同于B 组。"与其保持简单，我们现在把它反过来形成一个无效假设："A 组的胡言乱语水平与 B 组的水平相等。"接下来我们启动我们的个人电脑，输入两组受试者的胡言乱语水平，选择适当的统计方法对假设进行检验（表 2-9）。

P 值给出了拒绝真的无效假设即犯 I 型错误的概率。换句话说，如果 $P=0.10$，那么根据观察到的数据，当我们宣布 A 组与 B 组不同时，有10% 的概率可能出错。或者，胡言乱语水平的差异有 10% 的概率可以用随机误差来解释——我们不能明确不确定性是否为事件的原因。在医学上，$P < 0.05$ 一般被认为足够低，足以安全地拒绝原（无效）假设。相反，$P > 0.05$ 表示 2 组胡言乱语水平相等的原（无效）假设。接受一个错误的无效假设可能会犯第二类错误。比起直接陈述 II 型错误的概率，可以通过专门的把握度来说明（表 2-9）。

从原理到实践，两个假设性研究的展示。第一项是前瞻性研究，以确定扁桃体切除术是否会导致脱发：40 年后，对 20 名接受扁桃体切除术的患者和 20 名对照组进行了检查，并对脱发的发生率进行了比较。第二项研究将使用相同的组，确定扁桃体切除术是否会导致听力损失。这允许从二分类结果（秃顶 vs. 非秃顶）的角度和数字结果（分贝）的角度探索统计误差。

假设 80% 的扁桃体切除术患者出现秃顶（16/20），但对照组只有 50%（10/20）。如果我们根据这些在 40 个特定患者产生的结果中进行推断，扁桃体切除术通常倾向于导致秃顶，出错的概率是多少（I 型错误）？因为 $P=0.10$（Fisher精确检验），存在 I 型错误的概率为 10%，基于这一单一的研究，我们应该不同意将扁桃体切除术与秃顶关联起来；反对原（无效）假设证据的强度实在是太容易被忽视了。

从直觉上看，30% 的差异率似乎是显著的，那么当我们得出结论时，出错的概率是多少（II型错误）？II 型错误的概率（假阴性结果），即我们在接受原（无效）假设时确实是错误的概率

表 2-9　测试假设时遇到的统计术语词汇表

术　语	定　义
中心趋势	一种假设来自于观察或反思，从而导致能够被检验和驳斥的预测
原（无效）假设	在一项研究、试验或测试中观察到的结果与单独发生的情况没有什么不同
统计检验	用于拒绝或接受零假设的过程；统计检验可以是参数化的、非参数化（无分布）的或精确的
I 型（α）错误	错误地拒绝一个原假设（假阳性错误）；声明存在差异，而实际上它不存在
P 值	产生 I 型错误的概率；$P < 0.05$ 表示不太可能是由偶然引起的统计上显著的结果
置信区间	一个与数据兼容的区域，这也表明对于研究样本被选择的群体而言，一个被认为合理的数值范围
II 型（β）错误	不拒绝假零假设（假阴性错误）；声明不存在差异，而实际上它不存在
把握度	如果假设确实是错误的，它将被拒绝的概率；其把握度为 1.00 减 II 型错误率

实际上是 48%，也就是说把握度是 52%，因此在得出任何明确的结论之前需要进行更大范围的研究。

我们重复扁桃体切除术研究，设置每个组的患者数是原来的两倍。假设 80% 的扁桃体切除术患者再次出现秃顶（32/40），但仅有 50% 的患者出现秃顶（20/40）。差异率仍然是 30%，但现在 $P=0.01$（Fisher 精确检验）。结论是扁桃体切除术与秃顶有关，且仅有 1% 的机会发生 I 型错误（假阳性结果）。通过增加受试者的数量，在可以容忍的不确定性水平上将精度提高到可以从观察到概括（普遍化）的水平。类似地，拒绝原（无效）假设的证据的强度变得更高。

回顾性研究 20 例扁桃体切除术患者和 20 例对照组受试人员，听力水平分别为（25±9）dB 和（20±9）dB。如果我们推断扁桃体切除术患者的听力水平比对照低 5dB，那么出错误的机会有多大呢？因为 $P=0.09$（t 检验），I 型错误的概率是 9%。然而，如果我们得出结论，各组之间没有真正的统计学差异，产生 II 型错误的机会是 58%。因此，根据这项研究，很少有人会说扁桃体切除术对听力的影响，因为把握度只有 42%。

一般来说，阴性结果的研究应该用把握度来解释，而不是用 P 值来解释。在研究中什么也没有观察到和证明什么都没有发生，两者之间的差异是显著的。大多数情况下，没有足够的患者接受研究会导致我们无法为组间丢失差异提供合理的理由。即使是在耳鼻咽喉科期刊中随机抽样，中位样本大小只有 50 名患者的研究，亦存在着低的统计把握度和潜在的假阴性结果[25]。

当对数值数据进行推论时，可以通过研究更多的主题或通过研究在其反应中具有较少变异性的受试者来提高精度。例如，再次假设有 20 个扁桃体切除术患者和 20 个对照，但这次听力水平为（25±3）dB 和（20±3）dB。虽然差异保持 5dB，但与前一个例子中的 9 相比，本研究中 SD 仅为 3。无论出于何种原因，第二组受试者的反应更一致（较少变异）。这种减少的变异对推断的能力有什么影响？P 值现在小于 0.001（t 检

验），如果我们认为听力水平确实不同，则说明产生第一类错误的概率小于 1：1000。

所有统计检验都存在测量误差。特定情况下选择正确的检验（表 2-10 和表 2-11）由如下几点确定：①观察结果是否来自独立的或相关的样本；②目的是比较组间差异还是将结果与一个或多个预测变量相关联；③测量尺度。尽管有无数的检验可用，但是每个检验的原理仍然是不变的。

如果一个事件的发生在另一个事件中是不可预测的，则两个事件是独立的，独立样本的一个常见例子是临床试验或观察研究中的两个或两个以上的平行（并列）组。相反，相关样本包括配对器官研究、年龄和性别匹配的受试者，以及对同一受试者的重复测量（例如，治疗前后）。虽然预先对测量尺度进行了讨论，但频率分布的问题值得重新强调。表 2-10 和表 2-11 标记为"参数"的检验假设了数据对称性分布。如果数据是稀疏的，不对称的，或受到异常值的困扰，必须使用"非参数"检验。

使用错误的统计检验来估计错误会使结果无效。例如，假设测量扁桃体切除术前和术后 20 名受试者中智商（IQ），平均智商从 125 增加到 128。对于这三个点增加，$P=0.29$（独立样本 t 检验）表明达到假阳性结论的概率高（29%）。然而，在这个例子中，可以观察到，同一项目的 IQ 在测试之前和之后都相关。真正感兴趣的是每个项目（相关样本）智商的平均变化，而不是手术前所有受试者的平均智商与术后所有受试者的平均智商（独立样本）比较。当使用适当的统计检验（配对样本 t 检验）时，$P=0.05$ 表示真实的关联。相关（匹配）样本在生物医学研究中是常见的，并且不应该被分析为好像它们是独立的。

（五）习惯 5：将临床重要性置于统计学意义之前

在 I 型错误的概率足够低（$P < 0.05$）时，其结果在安全地拒绝原假设时具有统计学意义。如果统计检验比较两组数据，我们可以得出结论，各组不同。如果统计检验比较 3 个或更多

表 2-10 独立样本的统计检验

情 况	参数检验	非参数检验
比较两组数据		
数字分类	t 检验	Mann-Whitney U* 检验，中位数
数字（删失）分类	Mantel-Haenszel 生命表	对数秩, Mantel-Cox
顺序量表	—	Mann-Whitney U*，中位数检验；趋势卡方检验
额定值	—	卡方检验对数似然比
二分项分类	—	卡方检验, Fisher 精确检验，优势比，相对风险
比较三组或更多组数据		
数字分类	单因素 ANOVA	Kruskal-Wallis 方差分析
顺序分类	—	Kruskal-Wallis 方差分析；趋势卡方检验
二分项或名义分类	—	卡方检验, 对数似然比
将结果与预测变量相关联		
数值结果，一个预测变量	Pearson 相关分析	Spearman 秩相关
数值结果，两个或多个预测变量	多元线性回归分析，双向方差分析	—
数字（删失）结果	比例风险（Cox）回归	—
二分项分类结果	判别分析	多元逻辑回归分析
名义或顺序分类结果	判别分析	对数线性模型

ANOVA. 方差分析

*. Mann-Whitney U 检验，等同于 Wilcoxon 秩和检验

表 2-11 相关（配对、成对或重复）样本的统计检验

情 况	参数检验	非参数检验
比较两组数据		
二分项分类	—	McNemar 检验
顺序分类	—	符号检验, Wilcoxon 符号秩检验
数字分类	配对 t 检验	符号检验, Wilcoxon 符号秩检验
比较三组或更多组数据		
二分项分类	—	Cochran Q 检验, Mantel-Haenszel 卡方检验
顺序分类	—	Friedman ANOVA
数字分类	重复测量 ANOVA	Friedman ANOVA

ANOVA. 方差分析

组，我们可以得出结论，它们之间存在明显差异。如果对检验相关的预测因子和结果变量（回归分析）进行统计，我们可以得出结论，预测变量解释的结果比预期的单独变化有更多的变化。这些推论适用于表2-10和表2-11中的所有统计检验。

在"有区别吗？"（统计学意义）之后，下一个逻辑问题是"有多大的区别？"（临床重要性）。不幸的是，大多数数据解读到 P 值即停止，而第二个问题是从来没有问。例如，非重症急性中耳炎的临床试验发现作为初始治疗，阿莫西林优于安慰剂（$P=0.009$）[27]。在我们认同作者对常规阿莫西林治疗的建议之前，让我们更仔细地评估临床疗效的大小。96% 的阿莫西林治疗组与 92% 的对照组相比，初始治疗成功率差异为 4%，有利于选择治疗药物。另外，25 名受试者（100/4）必须用阿莫西林治疗，以提高单纯安慰剂对受试者的成功率，而这可能仅仅是安慰剂的效果。这在临床上重要吗？可能并不重要。

统计学显著的结果必须伴随着反映组间差异效应大小的度量[28]。否则，当研究大量的受试者时，具有最小临床重要性的结果可能变得在统计上显著。在上面的例子中，成功率中这 4% 的差异具有高度的统计学意义，因为超过 1000 次中耳炎的发作促成了这一发现。大量数据提供了很高的精确度（可重复性），从而降低了错误的可能性。然而，最终的结果是一个微小的 P 值，这可能反映了一个微不足道的临床差异。

当组间比较时，影响大小的常用度量包括比值比、相对风险和率差（表2-8）。例如，在先前提到的扁桃体切除术和秃顶的假设研究中，率差为 30%（$P=0.01$），95%CI 为 10%～50%。因此，我们可以确信扁桃体切除术增加秃顶率为 10%～50%，只有 95% 的 I 型错误（假阳性）的可能。或者，结果可以用相对风险来表示。对于扁桃体切除术的研究，相对危险度为 1.6（手术后秃顶的发病率是对照组研究对象发病率的 1.6 倍），95%CI 为 1.1～2.3。效果大小和 95%CI 可以手动计算[29]或使用计算机程序。

在回归分析中，当结果变量与一个或多个预测变量相关时，用相关系数（R）测量效应大小（表2-10）。假设在一项甲状腺手术的研究报告中，鞋的大小与术中失血量有统计学意义（多元线性回归，$P=0.04$，$r=0.10$）。只有 0.10 的相关性意味着很少或没有关系（参见习惯2），而 r^2 为 0.01 意味着只有 1% 的生存差异可以通过鞋的大小来解释。当效应大小与临床无关时，谁在乎结果是否"显著"？更不用说没有意义了。此外，当 $P=0.04$ 时，当原假设被拒绝时，有 4% 的可能性是错误的。一个无意义的结果应该促使我们寻找可能不包含在回归中的混杂因素，如肿瘤结节转移（TNM）阶段、并发症或手术持续时间。

置信区间是比 P 值更为合适的指示临床重要性的指标，因为 CI 既反映了大小又有精确性[30]。当研究报告"显著"结果时，应仔细检查 95% CI 的下限；最小临床重要性的值提示低精度（样品容量不足）。当研究报告"不显著"的结果时，应仔细检查 95% CI 的上限；指示潜在的重要临床效果的值表明低统计把握度（假阴性发现）。CI 对于解释效应大小至关重要，这是循证医学中的一个重要概念[31]。

（六）习惯6：寻找样本来源

当我们解读医疗数据时，我们最终寻求基于较小样本（表2-12）中的结果来推断一些目标人群的情况。很少有条件让我们对感兴趣的每个患者、DNA 链等进行研究，这种方法也不属于推理统计的范畴，推理统计是一个从少数推广到多数的过程，前提是所纳入的少数样本是随机和有代表性的。然而，随机的和有代表性的样本很少通过神的旨意而产生，因此我们必须先寻找样本来源，然后再将数据的解读范围外推。

举一个取样的例子，有某一种新的抗生素，被认为优于治疗急性中耳炎的既定标准。当你回顾这个陈述所依据的数据时，会发现研究终点是细菌学功效，即治疗后中耳的灭菌能力。此外，该研究中包括的患者均是那些最初的经鼓室穿刺术显示出对新抗生素具有体外敏感性的患者；这里排除了细菌没有生长或细菌耐药的患者。你能

表 2-12　与抽样和有效性有关的统计术语词汇表

术　语	定　义
目标人群	所有的项目、主题、患者和观察结果的推断；由选择标准（包含和排除标准）定义的研究
可控制人群	通常是由于地理或时间因素考虑，可用于研究的目标群体子集
研究样本	用于研究的可访问人口子集
抽样方法	从较大的群体中选择样本的过程；该方法可以是随机的或非随机的、代表性的或非代表性的
选择偏倚	由研究样本和目标人群的系统差异引起的误差；例如对志愿者和在诊所或三级医疗机构进行的研究
样本大小确定	在研究开始之前，根据所研究的条件的发生率或患病率、组间预期差异、期望的强度和 I 型错误允许水平，决定应研究多少学科
内部研究效度	从研究得出的结论对研究样本有效的程度；正确的研究设计、无偏测量和良好的统计分析的结果
外部研究效度（概化）	从一项研究得出的结论对目标人群有效（超出研究对象）的程度；来自代表性抽样和适当选择标准的结果

把这些结果应用到临床实践吗？很可能不会，因为你可能不会将你的实践限制在抗生素敏感细菌的患者身上。换言之，在研究中，患者的样本并不代表实践中的目标人群。

只有当研究样本是随机和有代表性的时，统计检验才是有效的。然而，这些统计规范经常被违反或忽视。随机抽样是必要的，因为大多数统计检验都是基于概率理论的。只有当甲板没有堆叠，骰子没有被操纵时，赔率才适用，也就是说，目标种群的所有成员都有相等的机会被取样以供研究。然而，由于地理或时间上的限制，调查人员通常只能访问目标人群的一小部分。当他们选择一个更小的子集来研究这个可选择的种群时，选择方法（采样方法）影响了对原始目标种群进行推断的能力。

在表 2-13 中列出的抽样方法中，理论上仅随机抽样是适合于统计分析的。尽管如此，一个连续的或系统的样本提供了一个相对较好的近似值，并为大多数统计测试提供了足够质量的数据[32]。最糟糕的抽样方法是基于选择方便或通过对样本入选资格的主观判断。将统计测试应用到产生的便利（抓取）样本中，就相当于要求一个专业的卡片计数器来帮助你赢得一个 21 点游戏，当牌堆被堆起来，卡片丢失时，所有的赌注都被取消了，因为概率理论将不适用。对整个种群的蛮力取样也不令人满意，因为丢失、丢失或不完整的单位往往与容易接近的单位有系统地不同。

"寻找样本来源"意味着我们必须确定抽样方法和选择标准（纳入和排除标准）被应用到目标人群以获得研究样本。当该过程出现时，我们可以得出结论，结果是可推广的和外部有效的（表 2-12 和图 2-2）。如果该过程出现缺陷，我们不能解释或推断超出研究样本范围的结果。

有时一项研究在内部是有效的，但它可能不可推广。Paradise 和同事[33]得出结论，对于持续的中耳炎来说，及时和延迟鼓室置管并不会影响儿童的发育。虽然研究是精心设计和分析（内部有效），参与者大多是单侧（63%）或非持续（67%）分泌性中耳炎，双侧持续性渗出是罕见的（18%）。此外，患有综合征、发育迟缓或其他并发症的儿童被排除在外。然而，在研究的健康儿童中没有发现任何益处，但其结果并不能推广到更典型的接受试管婴儿的人群中，他们中的许多人都有慢性的双侧分泌性中耳炎，听力损失和发育性疾病。

在解释诊断试验时，取样对概括性的影响尤其重要[34]。例如，假设听力学家开发出一种新

表 2-13　人口抽样方法

方　法	如何执行	评　论
强力样本	研究人员可访问的所有单元包括：图表、患者、实验动物和期刊文章	耗时和不成熟；偏倚倾向，因为缺少的单位很少是随机分布的
方便（抓取）样本	单位是基于可访问性、便利性或对资格的主观判断来选择的	当没有指定时，采取该方法；由于选择偏倚，研究结果不能被推广
连续样本	每个单元都包含在指定的时间间隔内，或者直到达到指定的数目；间隔应该足够长，以包括与研究问题相关的季节性或其他时间变化	志愿服务和其他选择偏倚可以最小化，但推广到目标人群需要判断
系统样本	单位使用一些简单的、系统的规则来选择，例如姓氏的第一个字母、出生日期或一周的一天	与随机样本相比，偏差较小，但由于选择概率不等，问题仍然可能出现
随机抽样	单位以数字为标示，然后随机选择，直到达到所需的样本量；最常用的是在临床研究中从更大的人群中选择一个代表性的子集	最好的方法；偏倚被最小化，因为所有单位都有已知的（和相等的）选择概率；数据可以根据人群中的亚组进行分层
聚类样本	群体中的自然分组或簇的样本是随机的（例如，医院所在的一个地区，城市街区或邮政编码，不同的办公地点）	帮助创建可管理的样本大小，但对于感兴趣的变量，聚类通常是同质的

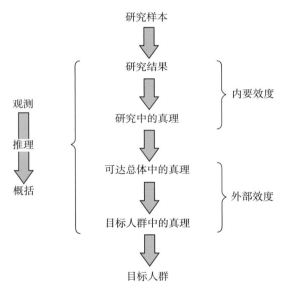

▲ 图 2-2　效度与推理的关系

一个正确设计、执行和分析的研究具有内部效度，意味着研究结果对于研究样本是有效的。然而，仅仅是这些还不足以产生推断。另一个要求是外部有效性，当研究样本代表适当的目标群体时，存在外部有效性。当研究具有内部和外部效度时，可以将观察结果推广

的诊断中耳积液（MEE）的方法。在对 1000 名儿童进行测试后，据报道，90% 的阳性结果的儿童实际上具有 MEE（阳性预测值为 90%）。然而，当未选择的幼儿园儿童筛查 MEE 时，阳性预测值仅为 50%。为什么会发生这种情况？因为在幼儿园的班级中，MEE 的基线患病率较低（有 10% 的人有 MEE），而不是在那些进行转诊测试的听力人群中（50% 的人有 MEE）。虽然测试的敏感性和特异性在两种情况下都不变，但预测值与基线流行率（Bayes 定理）有关，因此测试的最终效用取决于它将被应用的样本。

（七）习惯 7：把科学看成一个累积过程

无论多么优雅或诱人，一项单一的研究很少是决定性的。科学是一个累积的过程，需要大量的一致的和可重复的证据才能得出结论[35]。当解释一组令人兴奋的数据时，科学的累积基础常常被眼前看似无法辩驳的证据掩盖。至少在一个新的研究中，不同的研究者在不同的环境中增加了一个新的转折点[36]。

习惯 7 是整合的过程：将发现与现有已知的类似研究文集相协调。这是习惯 1 至习惯 3 的自然结果，它们进行描述，同时习惯 4 至习惯 6 来处理分析。因此，数据解读可以概括为 3 个词：描述、分析和集成。这是一个循序渐进的过程，每一步都为后续的步骤奠定基础，就像它们背后的 6 个习惯一样。

研究整合始于发问"结果是否有意义？"统

计学上有意义的发现在生物学上是不可信的，或者与其他已知的研究不一致，通常可以通过最初未被怀疑的隐藏偏倚或设计缺陷来解释（习惯 1）。通过偏倚的数据收集、自然历史、安慰剂效应、未知混杂变量或不恰当的统计分析，不可信的结果可以在统计上变得显著。有设计缺陷或不恰当统计分析的研究被认为具有较低的内部有效性（表 2-12），并且应该重新分析或丢弃。

在集成的基础上，将当前数据的研究设计与其他已发表的研究设计进行比较。随着我们从非控制性观察研究（个案报告，病例对照）到对照观察研究（横向、回顾性、前瞻性）及对照试验（随机试验）的进展，证据水平普遍增加[31]。然而，并非所有的随机试验都是为了确保有效性，必须遵循高质量的报告标准[37]。研究证据水平最常用于治疗或预防的研究（表 2-14），但也可被定义为诊断和预后[38]。

一项单一的研究很少是决定性的；因为科学是累积的，它要求大量的一致的和可重复的证据才能形成结论。出于这个原因，达到最高水平证据（表 2-14）通常需要对可用证据进行系统的审查，使用明确的和可重复的标准来汇编、评价和结合具有最小偏倚的文章[39]。Meta 分析是一种系统评价方法，它使用统计技术来定量估计治疗效果的大小及其相关的精度[40]。有效的系统综述和 Meta 分析可以解决重点问题，评估文章的质量和可组合性，提供图形和数字摘要，并可以推广到有意义的目标人群。它们还包含一个流程图，显示了审查过程的不同阶段，包括识别、筛选、资格和包容[41]。利用森林图和漏斗图可以对发表偏倚和纳入研究的一致性进行有效评估[42]。系统的评论与传统的综述研究（表 2-15）有很大的不同，是综合研究证据的首选方法。

临床实践指南通常是证据合成的下一个步骤，可以被定义为"通过对已有研究证据和对替代治疗选项的系统评价来为优化患者治疗提出建议"[43]。因此，指南是通过将价值观、偏好和推荐强度纳入系统评价，理想地基于代表所有利益相关者的明确和透明的过程[44]。最佳指南包含有限数量的可操作的记录。不同的证据支持，如美国扁桃体切除术指导方针，于美国《耳鼻咽喉头

表 2-14　临床建议的研究证据水平

水平*	治疗效益	患病率或发病率	预后	诊断性试验评估
1	对随机对照试验或 n-of-1 试验的系统评价	本地和当前随机抽样调查（或人口普查）	起始队列研究的系统评价	一贯应用参考标准和盲法的横向研究的系统回顾
2	随机对照试验或具有戏剧性效果的观察性研究	允许与当地情况相匹配的调查的系统审查	起始队列研究	一贯应用参考标准和盲法的个体横向研究
3	非随机对照队列或随访研究	局部非随机样本	随机对照试验队列研究	非连续的研究或研究没有一贯应用的参考标准
4	病例系列、病例对照研究或历史对照研究	案例系列	病例系列或病例对照研究或不良预后研究	病例对照研究或具有较差或非独立参考标准的研究
5	专家意见或基于生理学、试验研究或第一原理的机制研究	基于生理学、试验研究或第一原理的专家意见或机制推理	基于生理学、试验研究或第一原理的专家意见或机制推理	基于生理学、试验研究或第一原理的专家意见或机制推理

由 Howick J、Chalmers I、Glasziou P 等修改：牛津循证医学中心 2011 年证据水平。可访问 www.cebm.net/index.aspx?o=5653

*. 等级可以根据研究质量、不精确性、间接性、研究之间的不一致性或由于绝对效应大小非常小而分级，如果效果大小表现为大或非常大，等级还可以分级

起始队列. 指在特定健康状态或病情发展之前，在早期、均匀点进行后续研究的个体群

Cummings 耳鼻咽喉头颈外科学（原书第 6 版）

表 2-15 传统综述与 Meta 分析的比较

特 性	传统综述	Meta 分析
研究设计	自由形式	先验协议
文献检索	作者认为重要文章的便利样本	使用明确和可重复的文章选择标准的系统样本
数据抽取	一个作者的选择性数据检索	两个或多个作者减少错误的系统数据检索
关注点	广泛对大量信息的概括	狭窄；检验特定假设和聚焦临床问题
强调	叙述；定性总结	数字；定量总结
有效性	变异性强；在文章选择和解释方面存在高偏倚的可能性	有效性好，提供的文章具有足够的质量和可组合性
质量评价	通常不进行；所有研究都认为质量相同	明确评估的标准来衡量偏见的风险在研究设计，行为和报告
要旨	广泛的建议，通常基于个人意见；不讨论异质性	基于数据统计的效应大小估计；研究中异质性的明确评估
效用	提供主题区域的快速概述	提供循证医学的评估
读者诉求	通常很高	取决于焦点而变化

颈外科》杂志在 2011 年发表[45]。

二、流行统计检验：耳鼻咽喉科常用统计检验

这里列出了耳鼻咽喉科杂志[46]中最流行的试验的显著特征。请注意，每个检验仅仅是一种改变测量误差的原生方式（习惯 4），而不是一种数据解释方法。使用表 2-10 和表 2-11 中列出的原则选择测试，然后使用现成的软件进行分析，这也可以帮助选择特定数据集的最佳测试。明确的指导方针可以帮助作者、编辑和审阅者确定医学报告中统计结果报告的最佳格式[47]。

（一）t 检验

1. 描述

t 检验是比较两个独立或匹配（相关）的数值数据的经典参数测试方法，也称为 student t 检验。

2. 解读

解释独立样本的显著 P 值意味着两组的平均值相等的概率低。当样本匹配时，一个显著的 P 值意味着配对值的平均差异不可能是零。通过检查所获得的差异的大小和相关的 95%CI 来评估临床重要性。因为有效的结果取决于每个组内的相对相等的方差（SD），所以需要一个统计测试来验证这个假设（F 检验）。

3. 注意事项

当样本量较小（小于 10）或样本不符合正态分布（存在一个或多个极端值）时，t 检验会产生较低的 P 值，此时应该用换用非参数检验（Mann-Whitney U 或 Wilcoxon 秩和检验）。当样本量超过 30 时，数据分布可能偏离正太分布。涉及两个以上的多组比较时，需要用方差分析进行数据分析而不是选用 t 检验。当感兴趣的结果和时间序列相关时（如癌症生存率、住院时间、疾病复发率），生存分析比 t 检验更合适。

（二）方差分析

1. 描述

方差分析用于连个以上样本均数差别的显著性检验。ANOVA 还测试了一个因素对反应变量的影响是否取决于第二因素（交互作用）的水平。

2. 解读

从统计学的角度出发，P 值有统计学意义

味着各组间平均值相等的概率低，即组间方差大于组内方差。值得注意的是，方差分析没有提供组内两两比较的信息，它仅用于测试总体的统计学差异。例如，比较四组数据 A、B、C、D，方差分析的结果显示 $P < 0.05$，这表明 A=B=C=D 的概率小于 5%。然而，这个结果并不代表 AB、CD 或 DA 等两者间的差异比较。当方差分析结果显示多组间的差异具有显著统计学意义时，可以使用其他两两比较分析进行进一步分析（Bonferroni、Tukey、Newman-Keuls、Scheffe、Dunnett）。

3. 注意事项

如果组中包含不对称分布的小样本（每组＜5 个观察值或所有组合中小于的 20 个），则 ANOVA 将产生人为的低 P 值；此时，应该使用非参数检验（Kruskal-Wallis ANOVA）。如果由 F 检验确定的组具有不相等的方差，则非参数检验也是优选的。多重配对 t 检验不能替代 ANOVA，其效果可能大大增加假阳性结果的可能性（Ⅰ型错误）。

（三）列联表

1. 描述

列联表使用卡方统计检验两个分类变量之间的关联。一种称为 *McNemar* 检验的修改可以用于两组配对的数据。

2. 解读

显著的 P 值意味着两个变量之间存在显著关联，其分类值构成列联表的行和列。然而，即使是非常小的 P 值也不提供关于关联强度（效应大小）的信息，因此可以用比值比（2×2 表）或 Pearson 的偶然系数（具有多于两行或列的表）来测量效应大小。卡方统计量将每个单元格（行－列交叉点）的观测值与偶然发生的期望值进行比较。

3. 注意事项

与 t 检验和 ANOVA 一样，小样本可以产生人为的小 P 值。如果任何小格的预期频率小于 5，则必须使用替代测试（例如，Fisher 精确检验或对数似然比）。提防那些过度解读"显著"卡方

结果的作者。与 ANOVA 一样，当 $P < 0.05$ 时，变量之间存在全局关联，但我们不能指定哪些行和列的亚组是不相关的。

（四）生存分析

1. 描述

生存分析通常（但不一定）根据观察的总时间来估计生存率，并测试与其他感兴趣变量的关联。生存分析允许最大限度地使用来自删失观察的数据，这是当受试者失访，或者当研究在兴趣结果出现之前结束的时候。

2. 解读

生存数据以两种方式进行分析：生命表法将时间划分为间隔，并计算每个间隔中的生存率；Kaplan-Meier 方法在每次事件发生时计算生存率。这两种方法产生的曲线图（生存曲线）显示事件的累积概率与总的观察期。作者有时会消除曲线，而只给出特定时间段的事件率（例如，1、3、10 年）。当两个或多个生存曲线被比较，P 值较低时，时间与事件之间的关联可能与分层曲线所用的因素有关。

3. 注意事项

当你看到一个"生存曲线"时，要确保它是用生存分析（生命表或 Kaplan-Meier）计算出来的，而不是简单地把在给定时间内的累积事件除以当时的所有受试者。后一种方法误判删失观测，产生人为低估计，也不需要简单地排除所有不符合观察时间的任意中断的分析，因为结果可能是人为地高估计。而生命表法需要 20 个未经审查的观测的最小样本大小，Kaplan-Meier 分析只需要 5 个未经审查的观测结果。

（五）多因素分析（回归）

1. 描述

多因素分析（回归）检验多个预测变量（通常为三个或更多）对感兴趣结果的同时影响。相反，t 检验、单因素方差分析、卡方检验和生存率分析检验变量对结果的单因素影响。根据结果变量的测量范围，采用不同的多因素分析方法（表 2-10）。一般医学期刊上最常用的回归方法是多元线性回归、Cox 比例风险（用于生存数据）

和多元 logistic 回归（用于二元或二元结果）[49]。

2. 解读

多元分析产生一个统计模型用以预测基于个体变量组合的结果。整个模型的充分性由确定系数（r^2）决定，这表明反应变量中有多少变异性是由预测因子及其相关的 P 值引起的。每个预测变量也有一个相关系数，其大小表示变量对模型中的所有其他变量进行调整后对结果的相对影响。正系数意味着正关联；负系数意味着负关联。当系数 P 值较小时，关联显著。预测变量也应该进行交互测试。

3. 注意事项

如果数据集有异常值，或者模型中的变量彼此高度相关（$r > 0.90$），则可能会出现预防性偏倚结果。虽然一个模型可以精确地拟合研究者的数据，但不能保证它会以相同的精度来预测研究之外的受试者的结果。与任何统计检验一样，规则很简单：无用输入，无用输出。在研究开始时，没有任何多元分析可以对那些没有记录的混杂变量进行调整。

（六）非参数检验

1. 描述

非参数检验在不要求数据具有正态分布的前提下检验假设。t 检验、配对 t 检验和单因素方差分析的非参数等价检验分别是 Mann-Whitney U、Wilcoxon 符号秩和 Kruskal-Wallis 检验（表 2-10 和表 2-11）。

2. 解读

当使用参数检验时（例如，t 检验或方差分析），数据必须是正态分布的，或者它们必须来自一个足够大的样本(大约 30 个或更多的受试者）来放宽这一正常的要求。非参数检验通过对每个组中的数据进行排序，然后对秩和进行排序，从而对上面讨论的参数检验对均值进行推断，非参数检验对中位数进行推断。当怀疑是否需要非参数检验时，P 值应以参数和非参数两种方式计算。如果结果显著不同，则非参数检验是首选的。

3. 注意事项

非常稀疏的数据集不适用于参数或非参数分

析；必须使用更复杂的精确意义的检验。Fisher 精确检验是 2×2 列联表的一种众所周知的精确方法。对其他情况的精确测试需要特殊的计算机软件 [50]。

三、常见的统计欺骗

一个多世纪前，Benjamin Disraeli 指出，"谎言有 3 种：谎言、该死的谎言和统计数字"。尽管这种完美的怀疑主义很少被证明是合理的，但毫无疑问，统计数据可以由于无知或粗心大意而误用，从而得出错误的结论（表 2-16）。自信和常识被认为是平衡统计学意义与临床重要性的一种手段 [51]。

编辑、同行评论员和期刊读者是如何误用统计的？因为 Darrell Huff 观察到的"炫目"现象，他是《如何用统计来撒谎》一书的作者："如果你不能证明你想要证明什么，那么就展示其他的东西，假装它们是同一回事。"在统计与人类思维碰撞的迷雾中，几乎没有人会注意到这种差异 [52]。下面我们将描述各种各样的"炫目现象"，研究者应该特别谨慎。

（一）手术满意度欺骗

外科医生声称一种手段是"非常有效的"，因为 85% 的患者对结果满意，85% 将再次手术，并且 85% 将推荐给家人或朋友。不幸的是，对于一个给定的问题几乎任何调查都能达到 80% 或更高的受访者满意度，只有少数患者实际表达负面的意见 [53]。满意度调查特别容易产生阳性的反应偏倚，因为他们往往更多地与外科医生的人际交往能力和治疗的环境有关，而不是实际的结果。此外，没有对照组，治疗效果不能区别于自然史或安慰剂反应 [9]。

只有研究人员使用先前验证过的仪器或执行他们自己的验证过程，对调查结果才是可信的 [54, 55]。这个过程包括 5 项评估内容：①测试 - 重新测试可信度，以确保响应稳定性和一致的项目（问题）解释；②内部一致性，以确定是否有类似的项目使用相似的内容域；③构造有效性，以验证他们测量的是他们所要测量的东西；

表 2-16 期刊论文中的统计欺骗

欺 骗	问 题	解决方案
使用标准误代替标准差	范围被人为地降低，使得数据看起来比实际好	在总结数据时总是使用标准偏差
小样本研究结果取自表面值	结果是不精确的，如果研究重复，可能会有所不同；不确定性被忽略	通过使用 95% 可信区间确定与数据一致的结果的范围
将事后 P 值用于统计推断	只有在检验数据之前制定假设时，统计检验才是有效的	事后的 P 值必须被视为假设生成，而不是检验假设
一些结果是"显著的"，但是有大量的 P 值	"显著"的结果可能是假阳性，因为每个 P 值都有 5% 的错误率*	通过多变量分析或方差分析来减少 P 值的数目
亚组间进行比较，直到发现统计上显著的结果	如果你充分考证这些数据，他们最终会承认某件事	只有当所有的组作为一个整体存在显著差异时，亚组比较才是有效的
在小样本研究中，各组之间没有显著差异	因为样本量不足，一个显著的差异可能遗漏	作者讨论把握度和样本大小结果之前，要留神研究结果
通过假设检验的不当使用而产生的显著的 P 值	具有不对称分布数据的小型研究需要特殊的分析方法	除非使用非参数或精确统计检验，否则要警惕结果
对配对样本（或器官）进行独立分析时，报告夸大的样本量和偏倚的结果	成对数据需要特殊的分析技术，不能拆分成较大的样本	使用配对数据的适当统计方法（表2-11），并在处理配对器官时仅使用一侧数据

*. 假设选择 α=0.05 作为统计显著性水平

④判别效度表明，不同满意度或疾病水平的被调查者的调查得分存在显著差异；⑤灵敏度，证明干预前后调查得分的变化足以检测个体内具有临床有意义的变化水平。

（二）标准误大变身

当你看到报告的结果是"均数 ±X"时，除非特别说明，不要假设 X 就是标准差（SD）。有时 X 实际上是标准误（SE），一个总是小于 SD 的数字。事实上，SD 和 SE 是非常不同的，所以理解为什么许多作者报告后者是困难的。当描述一组数据时，SD 总是首选的，因为它测量了个体内的变量是如何变化的[56]。如果数据具有对称分布，则均值 ±2SD 描述了大约 95% 的观测值。相反，SE 是推断性的，而不是描述性的统计值；它测量均值从一个样本到另一个样本间的变化。

考虑 25 例接受鼻整形手术的患者，平均失血量为（150±30）ml，30 为 SD。我们现在知道 95% 的受试者的失血量为（150±60）ml（假设数据是正态分布的）。为了得到 SE，用样本大小的平方根来划分 SD。在这个例子中，平方根是 5，给出 SE 小于 SD：6 vs. 30。平均失血量为（150±6）ml，其中 SE 为 6。显然，这看起来比 SD 好，但它究竟意味着什么呢？这意味着"根据我们的结果，如果我们推断出鼻整形患者的总人口，我们用 95% 的置信度估计平均失血量为（150±12）ml。"这个陈述不再描述研究数据，而是对一些假设的人口进行推断。除非作者清楚地表明这就是他们的意图，否则应该使用 SD。

（三）小样本粉饰

医学研究耗时耗力，因此研究大样本是一件奢侈的事。幸运的是，通过估计 95% 可信区间的不确定性（精度），可以从小样本中得到有意义的结论。记住，统计学是处理不确定数据的艺术和科学；样本越小，不确定性就越大。当心那些声称他们的样本太小而不能进行统计分析的作者；这恰恰是他们最需要统计分析的时候。

例如，在阅读《低预算研究》杂志时，一篇关于创新的外科手术文章吸引了你的注意力。作者成功地为四头大象均进行了手术（100% 成功率），并得出结论："这些极好的结果指示，可以在人类身上进行测试。"你同意吗？事实上，四只大象的实验结果（精确的 95% 二项可信区间）与在人类身上进行测试的结果有 47%～100% 一致。知道大象的种群成功率至少可能低至 47%，你现在可能不同意在人类中进行测试。相反，如果研究者成功地在 40 头大象中完成 40 例操作，那么 95% 的可信区间将是 93%～100%——在样本容量增加 10 倍的情况下，置信度要大得多。

这里还有另一种方法来理解小样本的置信限值。想象一下你即将穿过一座非常脆弱而纤细的桥。你可靠的导游说你没有什么可担心的，因为前四个旅行者成功地穿越了它。你的持续不安源于这样一个事实：正如前一段所述，4 次成功中的 4 次与高达 53% 的失败率一致，这不是一个令你安心的统计数据！

（四）事后 P 值

所有统计检验的基本假设是，在以任何方式检查数据之前，研究中的假设已经充分展开。当假设是事后制定的，在简单看了一眼数据之后，概率陈述的基础就失效了。不幸的是，没有办法知道在研究过程中的哪个阶段提出了一个假设。因此，除非研究人员明确指出试验是预先计划好的，否则最好是谨慎推断。

随着利于医生的计算机程序的统计分析继续扩散，更多的医生很可能会分析自己的数据。除非理解假设检验的概率框架（习惯 3 和习惯 4），否则事后 P 值的风险将急剧增加，因为它们变得更容易产生。当主要研究目的是测试先验假设时，P 值将有助于统计推断。然而，当假设在研究之后产生时，P 值不能用于推断。反而它们成为一种识别有希望的关联的方法，这些关联可能在后续调查中形成新的先验假设。

（五）多 P 值现象

当一篇期刊文章或数据表挤满 P 值时，意识到一些"显著"P 值（$P < 0.05$）可能偶然发生[57]。例如，考虑一个研究人员对一组观察进行 20 个单独的假设测试（计算 20 个 P 值）。如果受试者的差异不超过随机变异，那么 P 值都不显著的机会只有 36%。此外，出现 1 个、2 个或 3 个显著 P 值的概率分别为 38%、19% 和 6%。

多 P 值现象是什么原因？出现问题是因为每次测试都是以 $P < 0.05$ 作为显著性的标准；进行多项测试的效果是使得整个研究提高 5% 的误差水平。其中 α 是每个个体测试的显著性水平（一般为 0.05），并且 n 是所执行的测试的数目，获得至少一个伪结果的概率为 $1-(1-\alpha)^n$。

当在多组数据之间进行成对比较时，或者当许多假设检验被应用于单个数据集时，可能出现多个 P 值。当几组比较时，方差分析克服了重复 t 检验所产生的多个 P 值问题。此外，只要组之间存在整体差异，方差分析就可以进行特殊的多重比较测试，可以比较组间差异。当研究单个数据集时，多变量分析将消除重复单变量检验引起的多 P 值问题（例如 t 检验、卡方检验）。

（六）选择分析结果

在每项比较 3 组或更多组受试者（包括动物研究）的研究中，检查结果的选择性分析是很重要的。作者可以挑选出几个组进行两两比较，然后对他们发现的"统计上重要的"发现进行论证。不幸的是，这违反了统计学的基本原则：除非你首先检查同时考虑的组之间的统计上的显著差异，否则你无法比较数据的亚组。对于分类数据，首先计算整个列联表的卡方；如果 $P < 0.05$，则作者可以提取表的子集以进行选择性分析，只要它们调整为多个比较。对于连续数据，应该使用方差分析（而不是多个成对 t 检验），如前面所述。

（七）低把握度的等效

一些学者想要让你相信一个新的治疗或诊断测试等同于一个既定的标准。特别是，使用新抗生素或抗组胺药物的支持通常来自一项随机试验，声称与另一种药物没有显著差异（$P > 0.05$）。当解释这些结果时，不要看 P 值而要看统计把握度；P 值的大小只有当给出统计学上显著的结果时才是相关的。假使真的存在差异，把握度会帮助调查者发现真的差异。等效性（非劣效性）随机试验中涉及的独特问题产生了特定的报告指南以帮助解读[58]。

（八）配对数据激增

当对受试者进行两次评估或配对器官（如耳朵、眼睛）进行了分析时，就存在配对数据。作者可以用两种方法中的一种人为地夸大配对数据。一种常用的方法是将干预前后的受试者测量作为两个独立的组，然后将其与 t 检验进行比较。这可能严重地扭曲了组间差异，因为每个主题的成对观测已经被分离并独立。研究者应该使用配对数据的统计检验（表 2-11），分析受试者配对测量的差异。

另一种人为地夸大数据的方法是将来自成对器官的数据作为独立的测量。例如，一项诊断性试验研究可以将左耳和右耳的测量作为独立的，得到样本量是研究对象数量的两倍。这种膨胀扩大的样本量带来的精度提高是以牺牲有效性为代价的，因为数据点不是真正独立的，这违背了许多统计测试的基本假设。分析配对的器官数据的正确方法是从每个患者中随机选择一个器官（一侧）来进行分析。

四、了解样本大小

在研究开始之前进行样本量计算，可以确保计划的观测数量将为最终获得明确的答案提供合理的机会[59]。这在动物研究中是至关重要的，在动物研究中，样本的大小受到财政限制、对动物福利的关注和有限的实验室空间的限制[60]。例如，当需要 20 个样本以获得足够的效力或精度时，10 只长颈鹿的开创性实验几乎没有价值。同样地，为什么对 200 只南美洲栗鼠进行的实验，仅需要 100 就能进行假设检验？这样的考虑绝不局限于基础科学研究。为什么只需要 150 个观察就可以从 500 个患者的图表中提取数据？

计算样本量是评估或规划研究的必要的第一步[61]。对所有样本大小计算的基本要求包括：

①期望在各组之间检测到的最小差异（最小临床重要差异）；②注意，检测到的任何差异不是简单地由于偶然（通常为 95% 或 99%）；③假设这种差异确实存在，检测到的差异将与先前详述的一样小（通常为 80% 或 90%）的置信水平。此外，数值数据的样本量计算需要观测值之间的可变性（方差）进行一些估计。

确定要检测的最小临床重要差异有待检测完全基于临床判断。比较分类数据时，感兴趣的差异是比例之间的差异（表 2-8）。例如，研究者可能希望知道两种药物的治愈率在中耳炎中是否相差至少 20%，但在治疗癌症时，差异可能是 5%。相反，数字数据的差异表示为平均值的差异；例如，研究人员可能希望知道潜在的耳毒性药物是否会使平均听力降低至少 5dB，或者如果新的手术技术将失血量减少至少 200ml。

在数值尺度上测量的结果需要方差估计来计算样本大小。因为方差被定义为 SD 的平方，所以需要一种方法来估计 SD 以导出方差。如果有可用的试验数据，那么一些关于 SD 的估计可能已经存在了。另外，人们可以通过认识到平均值 ± 2SD（通常包含 95%）的观测值来"猜测"SD。换言之，一组测量值的 SD 可以近似为该组测量范围的 1/4。假设你有兴趣检测两种手术之间的失血差异，根据你的临床经验，预计在 95% 的时间里，你会发现从 100~500ml 不同的范围。用 500 减去 100，除以 4，得到 100 作为 SD 的估计。SD 的平方数为 10 000，估计方差。

样本量计算的其余要素反映了统计误差的基本原理（习惯 4）。认识到错误是不可避免的（表 2-9），研究员可以预先指定耐受水平，然后计算完成这一目标的样本大小。容忍 5% 的 I 型错误概率（假阳性）与 95% 确定的相同，即检测到的任何差异并不单纯是由于偶然。容忍 II 型错误的 20% 概率（假阴性）等同于 80% 确定已经指定的幅度的真实差异（80% 统计效率）没有遗漏。

当兴趣的差异较小、观察值方差较大（仅适用于数值数据，不适用于比例），并且误差容限较低时，给定的研究中需要的样本量会增加。还需要更多的受试者来确定组间是否存在任何差异（双尾统计检验），而不是确定一组是否比另一组更好或更差（单尾统计检验）。双尾检验被认为更为保守，应该始终使用，除非在检查数据之前事先不确定单尾检验是合适的。单尾检验需要大约一半的样本量作为双尾检验来体现显著性，当应用于数据时，它产生的 P 值约为小样本量的一半。

五、原则的重要性

我在本章中的目的是让你们相信，医学数据的有效诠释不仅仅涉及统计学或数字公式。相反，它是一个从观察到概括的系统过程，具有可预测的确定性和不确定性。每一位医生都参与到这个过程中，无论是农村社区的个体医生还是一所全日制大学的院士。从观察到概括是所有科学进步的基础，这个基础存在的条件是系统的数据诠释。

表 2-1 中列出的 7 个习惯提供了一个数据诠释的系统框架，其中统计测试只是一小部分。虽然习惯 4 用正确的统计方法来测量误差产生 P 值，但它介于习惯 3 和习惯 5 之间。P 值是过程的一部分，但既不代表开始也不代表结束。我们首先验证数据的质量和精度是否足够，是否值得进行统计分析（习惯 1 至习惯 3）。最后，我们寻求临床上有意义的发现，可以推广到研究之外，并且与先前的知识和经验一致（习惯 5 至习惯 7）。痴迷于 P 值者被称为"统计的宗教信仰"，他们可能会出版医学出版物，但其中很少能获得有效的数据诠释 [62, 63]。

临床医生不必是统计学家，但所有人都应该理解数据分析和诠释的基本原则。当理解和应用时，表 2-1 中的习惯将允许临床医生和统计学家之间进行智能的、协同的对话。这样的对话在任何严肃的研究努力之前都是理想的，因为即使是最优雅的统计数据也不能对有偏倚的数据或未被测量的混杂因素进行调整 [64]。统计人员擅长以正确的方式分析数据，但临床医生的带领可以确保正确的数据分析。此外，临床重要性（习惯 5）最好由临床医生决定，而不是统计人员。临床医

生也有足够的能力决定如何用所得到的最佳数据来抵消成本、危害和不良事件 [65]。

最后，提出了将原则付诸实践的几点建议。Dawson 和 Trapp 在基础和临床生物统计学中提供了一个令人愉快的研究方法和生物统计学的概览。Abramson [66] 所著的《使数据有意义》是一个有用的自我指导手册，包括相关性、因果关系，优势比，以及其他比率和措施。在外科研究中，Troild[67] 及其同事对研究设计和诠释的要点进行了精彩的讨论。Hulley[9] 和同事对设计临床研究，也对此进行了热烈的讨论。最后，那些寻求循证医学的人将在 Guyatt 和 Rennie 的医学文献用户指南中受益 [31]。

推 荐 阅 读

Abramson JH: *Making sense of data: a self-instructional manual on the interpretation of epidemiological data,* ed 3, New York, 2001, Oxford University Press.

Brody H: *The placebo response: how you can release the body's inner pharmacy for better health,* New York, 2000, Cliff Street Books.

Dawson B, Trapp RG: *Basic and clinical biostatistics,* ed 4, New York, 2004, McGraw-Hill.

Gardner MJ, Altman DG: Confidence intervals rather than P values: estimation rather than hypothesis testing. *Br Med J* 292: 746–750, 1980.

Guyatt G, Rennie D, Meade M, et al: *Users' guides to the medical literature: a manual for evidence-based clinical practice,* ed 2, Chicago, 2008, American Medical Association Press.

Huff D: *How to lie with statistics,* New York, 1954, WW Norton and Company.

Hulley SB, Cummings SR, Browner WS, et al: *Designing clinical research,* ed 3, Philadelphia, 2007, Wolters Kluwer Health.

Lang TA, Secic M: *How to report statistics in medicine: annotated guidelines for authors, editors, and reviewers,* ed 2, Philadelphia, 2006, American College of Physicians.

Laupacis A, Sackett DL, Roberts RS: An assessment of clinically useful measures of the consequences of treatment. *N Engl J Med* 318: 1728–1733, 1988.

Light RJ, Pillemer DB: *Summing up: the science of reviewing research,* Cambridge, MA, 1984, Harvard University Press.

Moses LE: The series of consecutive cases as a device for assessing outcome of intervention. *N Engl J Med* 311: 705–710, 1984.

Neely JG, Karni RJ, Engel SH, et al: Practical guides to understanding sample size and minimal clinically important difference (MCID). *Otolaryngol Head Neck Surg* 136: 14–18, 2007.

Ovchinsky A, Ovchinsky N, Rosenfeld RM: Placebo response and otitis media outcomes. *Otolaryngol Head Neck Surg* 131: 280–287, 2004.

Rosenfeld RM: The 7 habits of highly effective data users. *Otolaryngol Head Neck Surg* 118: 144–158, 1998.

Rosenfeld RM: Experience. *Otolaryngol Head Neck Surg* 136: 337–339, 2007.

Rosenfeld RM: How to review journal articles. *Otolaryngol Head Neck Surg* 142: 472–486, 2010.

Rosenfeld RM: Harm. *Otolaryngol Head Neck Surg* 146: 687–689, 2012.

Rosenfeld RM: Truth. *Otolaryngol Head Neck Surg* 147: 983–985, 2012.

Rosenfeld RM, Shiffman RN: Clinical practice guideline development manual: a quality–driven approach for translating evidence into action. *Otolaryngol Head Neck Surg* 140: S1–S43, 2009.

Sackett DL: Bias in analytic research. *J Chronic Dis* 32: 51–63, 1979.

Salsburg DS: The religion of statistics as practiced in medical journals. *Am Stat* 39: 220–223, 1985.

Sterne JAC, Smith GD: Sifting the evidence—what's wrong with signifi–cance tests? *Br Med J* 322: 226–231, 2001.

Troidl H, McKneally MF, Mulder DS, et al, editors: *Surgical research: basic principles and clinical practice,* ed 3, New York, 1998, Springer–Verlag.

基于证据的疗效评估
Evidence–Based Performance Measurement

David R. Nielsen 著

李 莉 译

第 3 章

要点

1. 所有医生都有道德和道德义务，作为受托代理人专业地致力于改善患者的健康状况。
2. 医师表现考核可用于研究，减少医疗错误，患者安全，认证，资格认证或许可和约束。度量的目的将决定如何创建度量。
3. 正在实施新的立法要求，旨在加速和促进提高质量并减少浪费。
4. 绩效衡量是一个方程式或分数，表示适当和建议干预的频率。它的分母是那些被推荐干预措施的人，接受干预措施者为分子，并定义排除或风险调整。
5. 卫生服务研究表明，质量差距和不断上升的医疗保健成本推动了对临床绩效衡量的需求。
6. 质量可以通过评估临床结果、护理过程、能力和量结构、管理参数、成本和效率以及患者体验来评价。
7. 医师的评价应建立在循证医学指南、相关和可靠的数据和最佳专业知识的基础上。
8. 医生应该了解其他利益相关者的不同观点，以及他们在支持优质护理中的作用。

一、医师绩效考核的目的

在过去 10 年间，衡量医疗质量的专业性、政治性和社会性已经成为医药方面最重要的主题。它整合了临床护理、医生教育、科研和卫生政策。临床环境中最引人注目的变化之一是强调医生在个人日常实践中的质量记录。由于多种情况和条件的影响，对高质量倡议和卫生保健成果计量的需求显著增加。其中最突出的是持续快速增长的医疗保健费用，是平均通货膨胀率的 5 倍，卫生服务研究发现，尽管美国在医疗保健方面人均支出高于其他任何国家，但在公共卫生和健康措施的许多领域是落后的[1-5]。

目前的经济和市场力量激励和购买服务的容量和强度。然而，研究表明，高医疗服务量和强度并不能带来更好的生活质量或公众健康。总体而言，只有大约一半的美国人接受由医疗护理共识标准推荐的健康干预措施。更引人注目的是，与接受推荐治疗的人的总体比例较低相比，在健康状况、种族、性别和社会经济方面存在很大的差异[6-8]。医疗保健系统不满意率在美国比在平行的西方国家中更高。同样，美国公民由于成本的限制，而没有得到保健的比例比其他许多西方国家高。在被推荐适当护理，与由于易于识别和可确定的条件而被实际提供的护理之间，共识存在着巨大的差距[3]。地理变异所致护理方面的巨大变化，由患者人口统计学和特征无法解释的情况，在广义的条件下则容易观察。这些地理变化远比人口种族或健康素养差异造成的医疗保健差异显著[6-11]。不可接受的有关医疗差错导致的高死亡率和发病率的一直是来自联邦机构和独立的医疗卫生服务研究者报告的主题[2, 6, 12]。最后，基于一系列的观察和依据，医疗护理人均成本和医疗护理质量之间似乎没有相关性[10]。

一些立法倡议最近被美国国会通过，这是为了加快和便于质量的改善。2009 年，美国经济复苏与再投资法案获得通过；这包括针对经济和临床健康法案健康信息技术，旨在促进采用和有效使用的电子健康记录（电子病历），以提高质量，降低卫生保健服务的冗余和浪费，也解决分享健康信息的隐私和安全问题。该法案的一个组成部分的第一和第二阶段规定，被医疗保险和医疗补助服务中心称为"有意义的使用"（CMS）和医生社区，目前已在执行。起初，医生都需要使用电子健康档案收集数据和通过指定的实体（例如被认可批准的质量度量报告、CMS 等），并因遵守规定，将获得奖励和奖金。到 2015 年，不遵守规定在 2013 年治疗医疗保险受益人的医生将支付罚款。有一些明确的建议，要求医生报告医疗质量和成本。它的目的是，这些报告要求将于 2017 年对大多数医生实施（参见"患者保护与平价医疗法案"下）。未来有意义的使用成分：将更加紧密联系电子病历、医院、实验室、影像和个体患者的个人健康记录。第三阶段要求包括对患者提供电子健康记录和患者获取其健康记录的途径[13]。

为了进一步解决不可持续的成本上升和医疗质量不足的问题，美国国会通过了 2010 年"患者保护和平价医疗法案"（PPACA）。该立法的两个主要目标是改善医疗保健的可及性，降低总体成本。在本质上具有高度政治性，该法案的制定经过两次考验，既来自于美国最高法院提出的 PPACA 具体条款的质疑，也来自于该倡议的政治领导人巴拉克·奥巴马总统的再次竞选，其名称通常被称为"奥巴马医改"。尽管最高法院在 2012 年夏季维持了 PPACA 的主要条款，但仍修订了这些条款的许多细节。PPACA 要求卫生和人类服务部（HHS）在 2012 年初向国会提交国家质量战略。这项已公布的战略包括三项主要条款。

1. 更好的护理：通过使医疗保健更加以患者为中心，可靠，可获得和安全，以提高整体护理质量。

2. 健康人群和社区：通过支持经过验证的干预措施来解决美国人口的健康问题，以解决健康方面的行为以及社会和环境决定因素，并且提供更高质量的医疗服务。

3. 经济实惠的护理：降低个人、家庭、雇主和政府的高质量医疗保健成本[14]。

尽管详细介绍了本章范围内容，但了解 PPACA 规定的基础知识非常重要。这些规定不仅限于医疗保险的，而且是全系统范围内的；一些影响获得医疗保健的条款更侧重于保险业和联邦计划，包括以下内容。

1. 扩大医疗补助资格。

2. 共同责任，通常称为"个人授权"，要求个人和雇主获得健康保险，并提供补贴和明确的例外情况。

3. 消除先前存在的条件（"担保发行"）和社区评级，以制定更均衡的保费。

4. 解决上限和覆盖率的最低政策标准。

5. 补贴国家保险机构，为被保险人提供更实惠的选择。

6. 对预防保健和其他基本福利包的共同支付，免赔额和共同保险限制。

7. 通过从按服务付费转向捆绑式支付，改善医疗保险支付系统，激励改善人口和个人医疗保健成果。

与提高护理质量相关的具体要素更多地侧重于提供者的行为，并且需要某些要素。

1. 电子处方。

2. 更有效地使用 EHR（参见上文"OMS"），将个人和系统的医疗保健信息联系起来并分享。

3. 关于具体健康结果和数据的公共和系统报告。

4. 关于护理成本和护理质量的报告。

5. 报告患者护理经验，包括患者提供的医疗记录数据。

6. 医疗保健服务和支付改革，奖励改善全球和个人健康的成果，而不是支付服务量和服务强度[15]。

PPACA 的护理机会和护理质量都旨在降低总体成本，同时提高质量并增加获得优质护理的受益人数量。虽然该立法于 2010 年被签署成为法律，但其条文要求在 2011—2020 年及以后实施。无论如何，在此期间，需要对管理法律实施的规则和条例进行进一步更改。已经成立了一些新的机构和倡议来帮助实现这一目标，本章的其他部分将对此进行讨论。

最近的立法和改革提案已经促进了疗效比较研究（CER）。通过既定的研究方法，确定最有可能取得成功的干预措施，这有助于减少已记录在案的不明原因和不必要的护理变化。然而，在 CER 改革之前，需要解决显著的医师执业偏见和倾向[16-18]。

二、什么是质量，谁定义它

随着质量改进和医生表现成为焦点，问题在于谁将定义质量及衡量质量。每个利益相关者都有一个合理的观点来观察质量，包括患者和医生[1, 3]。患者可能将优质护理定义为症状缓解、治愈感知或生活方式改善。然而，医生可能将其定义为特定期望或预期的医学或手术结果的实现。优质护理可被视为支付保费的回报，以减小进一步损伤的可能性；费用可被视为对健康、高效和在工作场所工作的劳动力的回报。健康保险购买者应关注全球健康结果，以及将大量资源分散到具有竞争需求的大量人群中的必要性。因此，继续讨论定义什么是质量，从而准确地确定测量什么，以确定是否正在供给质量服务。

在过度简化的术语中，目前临床质量或性能的大多数指标分为以下几类。

1. 成果措施。

2. 流程措施。

3. 能力和结构措施。

4. 行政措施。

5. 成本和效率措施。

6. 患者体验或满意度测量。

关于选择要衡量的内容的争论继续进行。医疗保健的购买者可以获得大量的索赔和经济数据，使行政、成本效益和能力措施具有吸引力[19, 20]。尽管许多反对行政或效率措施的医生要求将结果测量作为对医生绩效的唯一有效评估，事实上，医生很少能完全控制决定医疗结果的所有因素。因此，当在医疗系统内或在团队环境中操作时，检测单个医生的绩效时会出现许多问题。由于协调的团队护理是 PPACA 许多条款的标志，因此这些问题将变得越来越重要，并且解决方案需要验证和实施[21]。此外，对于有效的结果测量，必须进行有效的风险调整，以反映所服务患者病例组合的差异；这经常被忽视，导致误导性的结果数据。过程测量更容易定义，并且更容易归因于从业者；然而，当没有人对最终结果负责时，主要关注护理过程可能具有欺骗性。不同类型干预措施的证据水平差异很大，特别是在将可能主要涉及药物管理的慢性病的医疗保健与急性外科治疗进行比较时，可能不存在随机、双盲、对照研究，甚至可行性。由于支持服务的可用性和三级医疗、患者依从性、并发症、种族和宗教习惯，以及偏好等因素都可以影响对任何医疗结果的评估，如果要实现公平和以患者为中心的真正质量改进，那么衡量由被测医生所拥有和控制的绩效必须是一个共同的基本主题[19, 22]。

随着 PPACA 的实施，包括确保覆盖所有公民的责任要素，患者报告结果的概念和健康结果的"共同责任"相关问题已经凸显出来。直接从患者收集数据是一种验证医生表现的方法，而不依赖于医生的报告数据或昂贵的外部图表评论。可能包括医疗保健系统或大型团体实践或个体医生级数据汇总的全球或人口数据。为数据完整性和有效性设定标准极具挑战性。它引入了对患者角色的关注，以及他或她对影响预期健康结果的个人健康选择和行为的责任。通过资助项目获得了一些患者问责制的社会经验。虽然被资助的全面健康和健康生活方式的激励措施并不是新鲜事，但在衡量全球影响和报告患者对其健康和整体公共健康的责任方面做得很少。目前的卫生服务研究人员呼吁制定具体的衡量标准，让患者对影响护理质量的决策和健康选择负责。饮食和运动、危险行为、抽烟、饮酒和毒品滥用、遵照医生指导和药物依从性只是患者行为影响医疗保健结果的几个例子。让医生对他们无法控制的患者选择负责是没有意义的；然而，通过患者教育，有效的医患关系，以及适当的沟通和随访，医生确实对患者行为有一定的影响。因此，很难制定关于问责制的公共政策路线。

在解决质量和患者报告和问责制方面出现了许多法律、道德和实践问题。要求或命令患者遵守指导性医疗服务规定是否合法？例如，关于公共场所吸烟、饮酒和驾驶、影响旁观者的公共中毒以及让儿童面临风险的法律问题已经争论了数十年。虽然大多数人都接受了解决二手烟暴露和使用安全带，儿童约束装置以及摩托车和自行车头盔的法律，但这些法律在各种情况下仍然存在挑战。假设患者将以自己的最佳经济利益和个人利益为出发点。随着 PPACA 增加了更多公民参与投保，并且随着更多的补贴被应用，怎样激励那些不支付医疗保险费获得津贴的患者做出更好的选择？资金的关注应该是唯一的衡量标准吗？所有增加成本的患者诊疗行为是否应该被禁止？怀孕和某些类型的体育锻炼会增加成本或受伤风险怎么办？惩罚弱势群体，如儿童、无家可归者、失业者、文盲或未受过教育者不明智的健康选择和行为，是否符合道德规范？我们如何根据他们做出健康选择的能力对患者进行"风险分层"？并非所有患者都有相同的家庭支持或都能接触到鼓励健康行为的系统。高龄老人，身体、精神或行为障碍者，居住在农村地区的人，有语言障碍的人和那些患有慢性健康问题的人并不都具有做出健康选择的相同能力。目前正在提出标准，并且注意解决在伦理法津和实践上对患者的期望，以衡量改善结果的共同责任[23, 24]。

制定措施的目的对措施结构和使用的措施有很大影响。除了其他原因之外，如今衡量绩效的目的如下。

1. 研究，开发和改进干预措施的有效性。

2. 减少医疗差错。

3. 提高患者安全性。

4. 成果鉴定，以符合董事会认证的标准。

5. 凭证或认证，以证明在计划、小组或层级中的特权，付款或包含的培训，能力或熟练程度。

6. 识别，限制和惩罚不良绩效的许可和纪律。

在这些类别中发现重叠和协同作用，并且不同的亚类别进一步将这些类型的措施分开。美国医学协会（AMA）代表大会讨论了任何按业绩付酬制度的可接受要素的准则和标准。随着质量运动的成熟和基于价值的采购采取不同的形式，这些标准对于确保以患者的参与性将变得越来越重要。

三、建立相干性能测量系统的过程

三个基本原则必须强调医生及其组织在解决绩效和质量改进方面的作用。第一，职业医师——不仅仅是方法学家和卫生政策科学家——必须积极地，正式地参与优化、开发、现场测试和实施质量计划和绩效测量。第二，必须汇总对质量的需求及其定义和测量。第三，医生及其组织必须统一应对这一需求。

（一）参与绩效评估的发展

从 21 世纪上半叶实践环境的粗略回顾中可以看出，每个利益相关者群体都在确定质量改进和实施衡量标准方面发挥了强大的推动作用；这主要是因为希望提高资源利用效率，以提高患者安全，减少医疗差错，解决医疗保健的不公平和分布不均，以及控制国家和全球逐步上升医疗保健费用的危机[1, 20, 25]。医生未能参与确保任何质量定义和任何改进计划真正基于科学证据，并且对改善患者健康结果相关和有效，这将使专有测量能够专注于管理、能力和成本。虽然这些都是合理的问题，但医生必须坚持将重点放在改善患者健康上，而不是为医疗保险提高盈利能力[26]。

1. 聚合绩效评估需求

由于许多组织参与了质量计划和措施的制定，医生们最关心的问题之一就是试图"聚集需求"来衡量。换句话说，确保付款人、购买者许可和认证流程，以及需求测量的质量改进组织具有可以通过一致的回应来解决的共同要素，这些措施基于可靠的证据，并且它们专注于类似的质量改进目标。想象一下这样一个环境：每个独立的保险公司，每个为其员工支付医疗保险费的主要雇主、医疗保险或州医疗补助承包商、州许可委员会和专业认证委员会等政府购买者都制定并要求医生收集和报告通过单独的机制和出于不同的目标和目的获得的质量数据。即使对于拥有复杂电子医疗记录系统和资源的大型诊所和团体来说，行政泥潭也是一场几乎无法驾驭的噩梦。理想的情况是标准化数据点，为给定的临床条件或干预创建单一或简化的测量措施，并在利益相关者之间保持一致，以接受统一的质量测量过程。

2. 统一对绩效评估需求的响应

医学界的性质并不相同。具有不同背景、培训经历和经验的专家可以治疗类似的疾病，并为他们提供医疗保健服务带来不同的观点。医疗保健及其结果的不良变化是质量差的标志之一 [3, 7, 12]。对于来自竞争专业或群体的特定临床病症，采用不同的过程和质量测量不符合患者或社会的最佳利益。例如，儿科医生、家庭医生、耳鼻咽喉科医生、急诊医师和传染病专家都可以根据有限的视角和不同的数据点和建议制定和实施治疗中耳炎的竞争指南和绩效指标。这促进了不健康的竞争和地盘争斗，不太可能提高护理质量。通过参与多学科工作组，可以对定义进行标准化，可以对最佳证据进行审查和分析，可以就测量的范围和目的达成一致，进行学习，并且可以制定可接受的指导方针和措施，治疗中耳炎的所有医生无论专业角度如何，都可以用来改善他们的临床护理。制定基于证据的指导方针和绩效指标是劳动密集型且成本高昂的。通过以多学科方式进行协作，可以避免来自竞争和平行开发过程的资源浪费。

在设计经过验证的，相关的和可归因的测量系统时，以下过程是有用的，并且涉及严格和科学的基础与实际实施在医患水平上的最佳组合。

1. 确定护理和质量方面的差距，并优先考虑

可以测量和改进的差距。

2. 制定或确定临床护理的最佳证据或指南。

3. 制定可归因于医生、可实施、有效、实用且负担得起的具体绩效指标（参见医学研究所的优质医疗领域：有效、高效、公平、及时、安全和以患者为中心）[12]。

4. 在系统和人群中使用经过验证的，相关的，以患者为导向的绩效衡量标准，用于资格认证、许可认证和能力记录 [27, 28]。

（二）基于质量或基于价值的采购

目前正在就医生服务的识别、报告和报酬方式进行大规模的变革。传统的支付医疗保健数量和强度的系统正在被基于质量或基于价值的医疗服务采购所取代 [20]。在本次讨论中，没有使用流行的术语"绩效报酬"。绩效可适用于任何所需的活动，无论其是否会带来更好的质量或更好的健康结果。重点应放在提供高质量的患者护理上，而不是放在一些任意的，合同要求的表现上。在上述立法中，基于价值的采购取代了绩效工资一词。很快，作为支付的条件，医生将被要求报告医疗质量和费用。正在讨论的是，这将是在个体医生级别还是在系统或大型团体中，但认识和奖励优秀卓越的基本概念（以质量为基础的采购），可能是长期基础，为未来支付医疗保健的模式。PPACA 的当前实施包括激励负责任的护理组织（ACO）[29]，这些组织根据联邦法规在法规中定义，旨在创建有组织的机构，以协调对不同专业和条件下患者的所有健康问题的护理。基于以患者为中心的医疗之家的概念，ACO 旨在作为以患者为中心的"医疗社区"。这一概念意味着使用初级保健医生及其有组织的系统来全球管理最有效的资源使用以达到以下目标：①可以更好地获得基本护理；②促进及时转诊所需的专业护理；③避免昂贵的不必要的护理；④鼓励预防性护理和健康行为；⑤减少由于护理协调不良和沟通不畅造成的低效率。支付模式已经提出并正在实施，以激励参与 ACO 的人获得更好的结果。

奖励卓越的概念不仅基于对提高质量的渴

望，而且基于劣质护理比高质量护理更昂贵的前提[7, 10, 30, 31]。虽然肯定存在争议，在特定领域有证据支持这一论点。直观地说，健康人群将比患者消耗更少的医疗保健干预措施，这将花费更少。因此，改善公共卫生，鼓励更健康的生活方式以及采用有效的预防性医疗干预都是有道理的。原则上，许多讨论通过将劣质医疗保健分为三类，将质量与成本问题联系起来。

1. 护理太少（缺乏预防服务，未能早期发现，以及缺乏健康和生活方式计划）。

2. 过多的护理（浪费、重复或护理过于昂贵）。

3. 错误的护理（不必要或未建立的护理，医疗错误，不必要的风险或不安全的护理）。

很明显，如果医疗结果质量差是由于不必要的护理结果，减少过度使用服务和提高质量会降低医疗保健成本。从此出现了一种新的"过度使用"措施。基于对某些干预措施，程序或测试的需求提出挑战的卫生服务研究，过度使用措施旨在解决医疗决定的重复、浪费和不必要的医疗护理。患者和医生需要协同工作，以确保医疗保健决策和选择考虑最佳结果和资源的最佳使用。同样不难相信，如果用最有效的护理取代错误的护理，成本也会降低。不太明显的是，纠正护理太少的问题或提供更及时护理的问题也会降低成本。但具有更好的公共卫生、预防性健康和健康行为或生活方式的发达国家的全球统计数据具有启发性，与美国相比较，它们具有明显优越的公共卫生结果，例如降低婴儿死亡率、延长患者寿命和改善慢性疾病，并且他们以低得多的人均成本实现了这一目标[32 33]。

由于这一前提，医疗保健的购买者正在实施奖励，以获得改善医疗结果和提高护理效率的策略。影响这些策略背后的力量包括美国医疗保健成本的急剧增长（年增长率超过年通货膨胀率的5倍，更高强度和数量）、有证据表明，更高的服务强度和数量并不能带来更好的结果，也不能制定和接受组织和实施质量举措的标准[4]。

四、医学专业：医患关系

医生绩效评估的核心是所有医生根据最高标准进行实践的伦理和道德义务。这在全球范围内都是如此，基于证据的实践、质量改进和医生绩效测量的问题和讨论是普遍的。医学专业化是指一系列的价值观、行为和关系，对公众对医生的信任负责[34]。"专业"和"行业"之间的区别通常由专业人员的受托责任来定义，即为公众或服务接受者的最佳利益行事，而不是为提供者的个人利益行事[17, 34, 35]。在医学方面，除法律要求外，几乎每个协会或医师团体都有道德准则或承诺按照患者的最佳利益行事[36]。

在缺乏持续的医生领导解决质量问题的情况下，医生的信任面临着严重的失信风险。在20世纪许多人谴责医疗保健的商业化，认为这是对"做好事"的传统的否定，以换取利润。医患之约的古老传统已经成为医患之间的契约，创造了一种忠诚度，现在在患者和代表患者签约的组织之间是分割的，其动机是成本控制和为股东牟利[26]。美国内科医师学会 - 美国内科学会基金会，美国内科医学委员会和欧洲内科学联合会共同制订了医学专业声明，并得到了美国许多主要医师协会的认可，包括美国耳鼻咽喉科 - 头颈外科学院（AAO-HNS）[37]。

医疗保健的伦理基础受到质疑，因为最近有充分证据的医疗服务研究集中于无可辩驳的数据，医生实践和临床结果的不良变化不是由患者因素上解释，而是由于医生和保健系统没有及时更新，把最好的证据或做法纳入卫生保健服务。这激起了广泛的政治、公共和私人辩论。由于西方世界大部分地区的医疗保健服务仍然是高度个体化的，因此对医生个人判断的依赖仍占主导地位。明确的数据显示所有学科有规律地推荐护理存在无根据和无法解释的差异[3, 4, 7]。医生的判断正在受到挑战，因为人口和系统研究表明患者正在受到伤害，因为没有遵循最佳做法。个人医生问责制越来越受到关注[3, 38]。通过参与团队协作，并将治疗病情的最佳可用证据与医生的判断和患者选择权相结合，可以实现更优化的护理[4, 34, 39, 40]。

专业化以及医生将患者放在第一位的道德和伦理要求应该是医生绩效测量和质量改进的主要推动力。这需要与系统和流程的创建和应用一起进行，以消除错误的机会，在错误影响患者之前识别错误，减轻错误的影响，从而改善患者的安全性和结果[30, 31]。医生需要成为自愿的支持者，与医疗保健服务系统的所有部门协同工作才能实现这一目标。即使在低绩效系统中，与高绩效系统中的低绩效医师相比，高绩效医师也可以提供更大的个人努力并且可以实现更好的结果。只有在使用系统改进和质量促进剂的同时，个体医师的态度和能力扩展时，改进似乎才是最佳的[41]。雇主，政府和其他购买者、承包商、管理者和医疗保健管理人员有相互的责任来帮助创建组织能力和基础设施，以支持医生提供最佳护理并履行其对患者的道德义务。最佳的医疗保健意味着组织和临床的卓越性。为了使医生在我们当前的环境中保持专业性，必须与患者、专业人员以及提供医疗保健的机构或系统共同承诺和协作，但仅限于在某种程度上，系统的所有成分首先支持患者的利益[19, 22, 34, 42-44]。

（一）利益相关者在确定和实施质量改进方面和考核活动方面的作用

要了解医生绩效评估的前景，重要的是首先确定和理解关键利益相关者在公共卫生保健领域的作用，并了解他们的融合和有时竞争的观点。目前考核医师绩效的需求是由患者和公共利益团体以及医生及其协会推动的。除了医生及其患者之外，许多其他群体在考核成果和绩效方面拥有合法而且往往强大的利益。

这些利益相关者包括医师教育者和学术机构、认证委员会和机构、其任务围绕质量的机构、公共和私人医疗保健服务的购买者（如联邦和州政府，雇主和私人保险公司）、医院和医疗保健系统、门诊诊所和独立的程序中心、公共利益团体以及所有这些团体的许多协作机构。表3-1概述了确定和提高医疗保健服务质量的一些主要利益相关者群体和参与者[42, 45]。

1. 医师教育和绩效评估之间的相互作用

从医师教育与绩效评估之间的关系历史上看，执业医师通过参加继续医学教育（CME）来增强他们的技能和教育。目前，人们对如何改进医学教育过程以提高医疗保健质量以及在培训和职业生涯早期培养行为产生了极大的兴趣，这些行为将在职业生涯中为医生及其患者服务[46, 47]。正在进行的终身教育的最有价值和可接受的形式已经由持续医学教育认证委员会（ACCME）制定和监督的标准正式确定。ACCME由七个成员组织组成：美国医学专业委员会（ABMS）、美国医院协会（AHA）、美国医学协会（AMA）、美国医院医学教育协会（AHME）、美国医学院协会（AAMC）、美国医学专业学会理事会（CMSS）和美国国家医疗委员会联合会（FSMB）。ACCME评估和认可的组织类型包括医院、大学、医学协会和专有医学教育提供者。

ACCME协助其认证机构并分享他们的目标，以确保医生教育相关、有效，并且没有偏见或商业影响，以保持专业化和以患者为中心的护理。ACCME是通过建立和推广医师教育标准及通过认证为医生提供教育活动的组织，它通过监督和确保合规性来实现这一目标。与质量和医生绩效测量考核相关的问题比以往任何时候都更紧密地联系到围绕医学教育、患者护理，以及与我们的经济相关的卫生政策和政治活动的行动上。

医师CME的传统方法主要是教学和"基于知识"，最少强调其他多方面活动，互动媒体，动手学习，演示以及测量熟练程度或表现。医生还负责评估自己的表现、学习和应用新材料。然而，到目前为止，还没有建立有效的方法来确保所学内容实际上改变医生的行为，以改善或提高患者的治疗效果。事实上，研究表明，医生不是他们自身知识和能力的良好评估者。卫生政策和临床研究表明，传统的CME对改善健康状况或改变表现几乎没有影响。此类研究还表明，在采用积极干预措施（如提醒、介入干预、后续回访和绩效审计）时，改善医师实践方面存在显著差异，重点是衡量结果[48-50]。

表 3-1　利益攸关方群体 *

利益攸关方群体	例　子
政府采购商和机构	• 医疗保险和医疗补助服务中心质量改进组织 • 保健研究和质量机构 • 退伍军人管理局 • 国防部
医疗保健的私人购买者及其合作	• 健康计划及保险公司雇主 • 私人团体和独立评级的保险计划 • 美国医疗保险计划 • Leapfrog 集团 • 全国卫生商业团体 • 太平洋卫生业务小组
许可证、认证和教育监督机构	• 国家医疗委员会和州许可委员会联合会 • 医学专科的美国委员会和专业认证委员会 • 研究生医学教育认证委员会 • 继续医学教育认证委员会 • 美国医学院协会
私营医疗质量机构	• 国家质量保证委员会 • 联合委员会
医师协会	• 国家、州和县医疗协会 • 全国专业协会
学术单位	• 医学院校 • 居住培训方案 • 联合保健培训方案
众多利益相关者团体的合作组织	• 全国质量论坛 • AQA • AMA-PCPI（财团） • 医院质量联盟

*. 这不是一份全面的清单，但展示了一些最大或最有影响力的利益相关者的例子。更详细的情况请参阅表 3-2

作为这一证据的结果，ACCME 不断扩大其对 CME 提供者认证的要求，以包括所学内容将实际改变行为并导致医生实施和绩效改进的文件。如何衡量和报告这是一项持续的挑战。

2. 认证委员会认证和认证维护

在整个 20 世纪的大部分时间里，专业认证委员会一直致力于成为公共信托的使命，以确保那些有资格作为认证过程的专业医师符合严格的教育、知识和专业标准。美国医疗专业委员会（ABMS）是监督机构，其成员组织是代表大多数对抗疗法的独立专业认证委员会，包括美国耳鼻咽喉科委员会（ABOto，框 3-1）。ABMS 内有 24 个成员委员会，代表主要的实践专业领域，而

专业证书也由 24 个主要委员会中的一个或多个赞助。

> **框 3-1　美国耳鼻咽喉科委员会的使命**
>
> 美国耳鼻咽喉科学会（ABOto）的使命是确保在认证和重新认证时，ABOto 认证的专业医师符合 ABOto 的耳鼻咽喉科 - 头颈外科的专业培训和知识标准。美国耳鼻咽喉科学会（www.aboto.org）成立于 1924 年，是美国医学专业委员会 24 个成员中拥有第二悠久历史。

在 19 世纪和 20 世纪初，庸医、江湖骗子和无文件证明的教育和背景的说法司空见惯之后，认证委员会是向前迈出的重要一步。在大大提高

了标准，并成功地推动了标准化的医学教育以及对培训和专业性的强有力监督之后，最近，董事会已经有几十年没有显著改变他们的认证方法。随着生物技术的迅速扩展和应用，基础科学和临床科学的重大进步，以及新疾病流程和管理技术的识别，越来越明显的是，传统的董事会认证，在实践中没有任何关注，可能在医生认证以后不久，变得无关紧要。随着过去十年不断强调提高医疗质量，公众、医疗保健的购买者、医生，甚至许可委员会自己开始质疑以前传统的董事会认证方法作为能力证据的价值，或在实践中的质量。随着质量运动的发展势头，人们希望认证委员会能够找到一种方法来实现其专业医师的持续能力，并要求证据证明他们保持了认证始终隐含的标准。

在 20 世纪 80 年代，第一批 ABMS 专业委员会开始颁发有时限的证书。这禁止未经重新认证的医生在超过规定期限内使用 ABMS 认证作为证书。今天，所有 ABMS 董事会证书都有时间限制，目前没有一份证书有效期超过 10 年。

专业认证委员会与代表医生的职业专业协会之间存在重要区别。认证委员会独立于医师协会，不受其管理或对其负责。认证委员会的使命是作为公共信托并促进质量标准；它们不代表医生的利益，除了那些支持患者和公共健康的利益。此外，除了整骨疗法认证委员会的框架外，还有许多其他认证机构存在于 ABMS 之外，即美国骨科协会的代理机构——骨科专家协会。18 个整骨疗法专业委员会中的每一个都提供专业领域的认证，包括骨科眼科和耳鼻咽喉科 - 头颈外科（见 www.osteopathic.org）。

ABMS 有 6 项核心能力，与 ACGME 一起定义，所有成员委员会都专注于这些能力，以确保专业医师在首次获得认证时具备高标准的专业性和培训（框 3-2）。通过其成员委员会在 2000 年的投票，为了响应证书持有人的一生实践中对改进质量考核的要求，ABMS 制定了维护认证（MOC）的标准准则，其中包括每个成员委员会应要求其专业医师（框 3-3）。这四项要求是①专业地位（第一部分）；②终身学习和自我评估的证据（第二部分）；③认知专业知识（第三部分）；④实践绩效评估（第四部分）。虽然董事会已经制定了第四部分流程，但大多数人仍在努力确定如何最好地证明实践质量和绩效的证据，并且所有董事会都在寻找改进这一标准的方法。这为医生提供了另一个强有力的动力，使他们能够参与质量改进和绩效评估活动：获得董事会认证资格，这是医生凭证的长期和受尊重的要素。

框 3-2　研究生院和研究院认可委员会确定的六项核心竞争力

所有美国医学专业委员会 (ABMS) 成员认证委员会必须确保其专业医师文凭具备以下能力。

(1) 患者护理：提供富有同情心，适当和有效的护理，以治疗健康问题并促进健康。

(2) 医学知识：展示有关已建立和不断发展的生物医学，临床和同源科学及其在患者护理中的应用的知识。

(3) 人际关系和沟通技巧：展示能够与患者，他们的家人和专业人员进行有效信息交流和团队合作的技能（例如，通过非语言和口头交流，利用有效的聆听技巧培养道德健全的治疗关系，无论是团队成员还是有时作为领导者）。

(4) 专业精神：表现出对履行职业责任，遵守道德原则以及对不同患者群体的敏感性的承诺。

(5) 基于系统的实践：展示对更广泛的医疗保健环境和系统的认识和责任。要求系统资源以提供最佳护理（例如，在护理涉及多个专业，专业或站点时，跨站点协调护理或充当主要案例管理员）。

(6) 基于实践的学习和改进：调查和评估患者护理实践，评估和吸收科学证据，并改进医学实践。

---

3. 国家医疗委员会和许可证的维护

在美国医疗执业的法律许可由州授权许可。每个州都有自己的专业实践法案：①定义医学实践；②成立了一个医疗委员会，负责颁发合格医生的执照；③规定医生的审查方式，以确保公众得到保护和由每个被许可人提供良好服务。州医疗委员会及其要求在大多数方面都是相当标准化和统一的，州政府相互支持，淘汰不称职和不专业的人。

国家医疗委员会联合会（FSMB）是一个会

框 3-3　维护认证要求

鉴于美国医疗专业委员会（ABMS）指导认证维护（MOC）流程，ABMS 的 24 个成员委员会为每个专业设定标准和课程。自 2002 年以来，美国耳鼻咽喉科学会（ABOto）颁发的所有证书都有 10 年的时间限制。为保持 ABOto 执照，获有官方证明的专科医师都必须参加 MOC 认证，其中包括此处列出的要求。

连续学习包括四部分过程。

第一部分：专业地位。

1. 在获有官方证明的专科医师执业的所有州拥有不受限制的执照。

2. 维持医院或门诊手术中心的特权（如果专科医师没有特权，他或她必须证明缺乏特权不是由于不利行为）。

第二部分：终身学习和自我评估。

1. 获得足够的继续医学教育（CME）学分，以满足本州 CME 要求（最低 15 学分）。

2. 参与 ABOto 自我评估计划，其中包括在线临床管理模块。

第三部分：认知专长。

由于许多耳鼻咽喉科医生倾向于关注有限的实践领域，因此检查包括两个模块。

1. 所有耳鼻咽喉科医师的基础模块，涵盖所有耳鼻咽喉科医师应了解的材料，如患者安全，抗生素、麻醉药和疼痛管理。

2. 特种专用模块；专科医师选择一个模块。

(1) 过敏

(2) 一般

(3) 头部和颈部

(4) 喉科学

(5) 耳科 / 听力学

(6) 小儿耳鼻咽喉科

(7) 整形外科

(8) 鼻科学

(9) 睡眠医学和神经病学在这些领域的次级认证

第四部分：实践绩效评估。

第四部分，在撰写本文时仍处于开发阶段，将通过实践改进模块（PIM），结构化教育模块和调查评估实践中的绩效，具体如下。

(1) 患者调查。

(2) 专业调查。

(3) 将针对特定的已识别条件开发的 PIM。

外交人员将收集患者特定数据并将其提供给在线注册表，收到反馈，将他们的数据与现有的基于证据的指南或性能指标进行比较，并将数据与完成 PIM 的其他耳鼻咽喉科医生的数据进行比较。对于其他学习，PIM 将链接到与条件相关的结构化教育模块。如果确定了可以改善的护理要素，专业医师可以利用这些信息来改进他们的实践。

有关更多信息，请访问 www.aboto.org/BOI.htm 和 www.aboto.org/moc.html

员组织，其成员是独立的州许可委员会及其指定的领导。传统上，初始执照要求年轻医生在被允许从业之前进行严格的考试和审查。由于各种原因，大多数州医疗委员会花费很少的时间和精力来预先确保此后持牌医生的持续能力。除了要求医生证明 CME 学分外，许可委员会除了审查投诉或指控渎职行为外，没有办法考察能力或表现。根据 FSMB 草案报告，在获得初步许可后，"几乎在所有州，医生都可以终身执业，而无需向州医疗委员会证明他或她保持了可接受的持续资格水平或能力"。报告继续说："国家医疗委员会认识到这种做法已不再可接受……国家医疗委员会历来在警务能力方面发挥作用，回应投诉，并投入资源从实践中删除'坏苹果'。为了满足日益增加的公众对更大责任的要求，州医疗委员会将需要扩大其责任，包括促进所有被许可人的持续能力"[51]。

2003 年，FSMB 成立了一个特别委员会，研究独立的国家医疗委员会在确保被许可人的持续能力和制定实施建议方面的作用。维持许可证特别委员会（MOL）的回应是制定一份立场声明，阐述国家医疗委员会的责任，并提出实施该计划以实现该目标的策略。

2004 年，FSMB 众议院通过了一项政策建议，指出州医疗委员会对公众负有责任，以确保寻求再审查的医生的持续能力。在随后的一年的报告中，FSMB 表示，与对医生绩效和能力感兴趣的其他利益相关者的合作至关重要，州许可委员会应制定再评审标准，并应依靠其他方面开发工具、资源、计划以及有助于医生达到持续能力标准的流程。在 2008 年发布的下一份报告中，FSMB 讨论了当前的环境趋势，这些趋势将支持有利于州委员会维护执照的气氛，重新进入实践的指导方针，以及 FSMB 如何协助州委员会实施 MOL 标准[51]。

4. 医学研究所

随着管理式医疗在 20 世纪 90 年代呈指数级增长，自主医生判断变得不那么占主导地位，医疗必需性和利用率受到更严格的审查，显然传统的质量问责制正在以新的方式分享。很少有组织像医学研究所（IOM）那样对质量改进气氛和测量医师表现产生如此强大的影响。在其制作的许多白皮书，研究和报告中，关于问责制的声明，"以人为本"和"跨越质量鸿沟"，对激励利益相关者解决质量问题持续产生影响。最基本的标准之一阐述，其中包括 IOM 6 个可接受护理的定义特征，必须衡量所有性能。医学研究所指出，优质的医疗保健必须安全、以患者为中心、及时、高效、有效、公平。

十多年前得出的一个有力结论今天仍然适用，因为绩效测量可强加于医生并由医生共享："医学专业……必须对社会负责，以便在普及有效医疗护理知识方面发挥领导作用，定义高质量的护理，以及倡导和提高护理质量"[45]。关于其他利益相关者观点的更多内容将在后面讨论。

（二）绩效考核的分析

如果医生要在照顾患者方面保留其传统的领导角色，他们及其组织必须在定义和衡量其职业行为的质量和绩效方面发挥领导作用。代表内容和实践专家的专业协会必须坚持认为绩效衡量标准是相关的，以患者为中心，注重医疗和健康结果，经过验证，实用、可负担，并且可归因于那些正在衡量绩效的人。绩效测量应基于最佳可用证据，例如系统地告知和协助医生及其患者做出适当护理决策的质量临床指南[40]。绩效衡量指标的开发人员包括医学专业学会、学者、方法学家和系统专家，必须有一个流程，采用商定的标准来审查和评估临床证据，并制定治疗相关病症的指南。

临床绩效评估可以最简单地看作是一个方程式或分数，它代表了一个适当的和建议干预措施的频率。它包含：①分母，给定干预或推荐适用的患者数量；②分子，实际接受推荐干预的患者人数；③排除，那些因特定原因未给予推荐护理的患者，通过该措施确定并排除（图 3-1）。虽

然概念简单，但实际上，绩效评估的开发和实施可能极其复杂和有争议。将指南转化为绩效的过程包括审查指南中固有或明确建议的行动声明，定义行动所适用和不适用的患者人群，制定逻辑方案收集信息，以衡量指南推荐行动执行的频率，并为医生创建工具，以便有效精确地收集信息，并且几乎不会中断他们的临床活动。未来的技术进步将把 EHR 与教育计划联系起来，其中包括已发布的循证指南和绩效指标，决策支持工具以及所采取的临床行动文件。为了实现质量，标准化，统一和协作，密切相关的专业协会同意在 AMA 的医师绩效改进联盟（PCPI）的框架内共同合作。这使得具有共同兴趣领域的多个社团能够共同工作，协调护理，创建可轻松跨越专业界限的考核，并统一医生对多方面考核需求的响应。

五、其他利益攸关方的观点

事实上，每个利益相关方团体都积极参与质量计划和绩效评估的制定。在本节中，简要介绍了其他主要机构和组织的代表性样本。由于这些利益相关者的观点和背景不同，出现了大量的合作和联盟，以整合资源，调整激励措施和目标，并提高利益相关方群体的质量。这导致了一系列令人眼花缭乱的潜在活动，医生可能需要参与这些活动。表 3-2 总结了一些相关的首字母缩写词和术语，其中一些简要讨论。

美国医疗保健研究与质量局（AHRQ）由联邦政府主管作为卫生服务研究机构，正如美国国立卫生研究院作为基础和临床研究机构一样。除了促进对质量，绩效评估，技术评估，预防性医疗，交付系统和医疗保健成本的研究外，AHRQ 还是从事卫生服务研究和实施行动的学术和社区组织的主要资金来源。AHRQ 支持基于证据的临床实践，开发和测试考核，并通过传播指南和考核，促进考核的使用。AHRQ 还为 CMS 承担的许多质量改进计划提供支持。

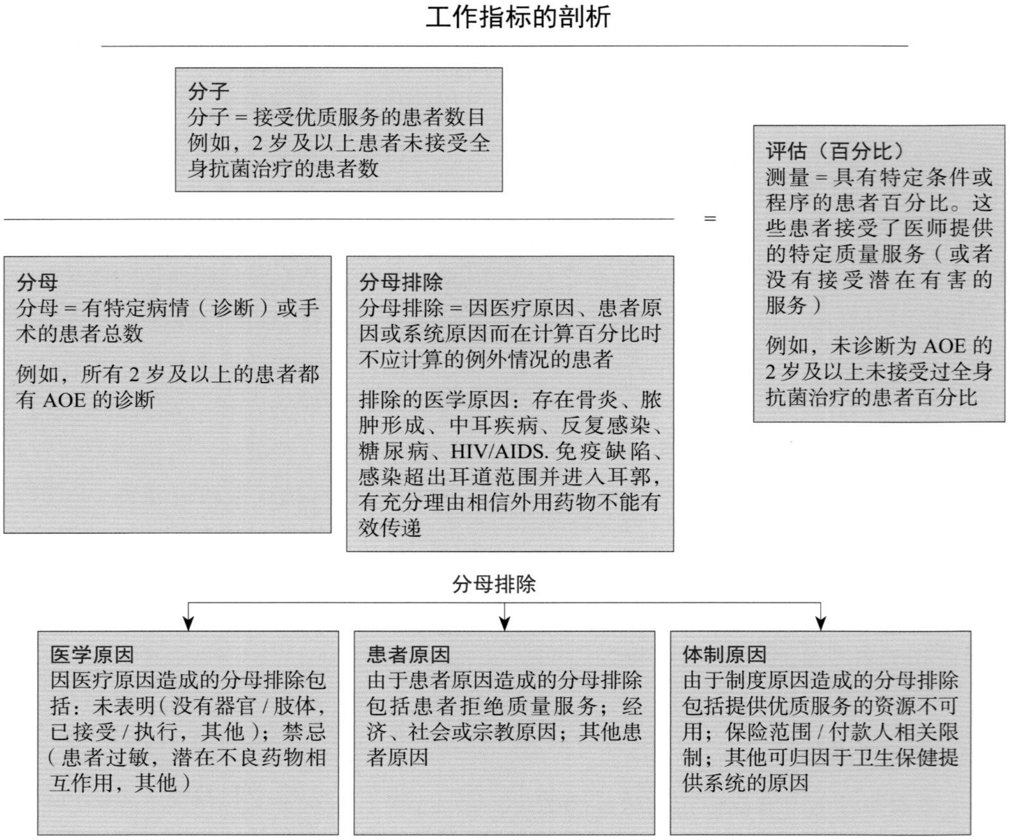

工作指标的剖析

分子
分子＝接受优质服务的患者数目
例如，2 岁及以上患者未接受全身抗菌治疗的患者数

评估（百分比）
测量＝具有特定条件或程序的患者百分比。这些患者接受了医师提供的特定质量服务（或者没有接受潜在有害的服务）

例如，未诊断为 AOE 的 2 岁及以上未接受过全身抗菌治疗的患者百分比

分母
分母＝有特定病情（诊断）或手术的患者总数

例如，所有 2 岁及以上的患者都有 AOE 的诊断

分母排除
分母排除＝因医疗原因、患者原因或系统原因而在计算百分比时不应计算的例外情况的患者

排除的医学原因：存在骨炎、脓肿形成、中耳疾病、反复感染、糖尿病、HIV/AIDS. 免疫缺陷、感染超出耳道范围并进入耳郭，有充分理由相信外用药物不能有效传递

分母排除

医学原因
因医疗原因造成的分母排除包括：未表明（没有器官／肢体，已接受／执行，其他）；禁忌（患者过敏，潜在不良药物相互作用，其他）

患者原因
由于患者原因造成的分母排除包括患者拒绝质量服务；经济、社会或宗教原因；其他患者原因

体制原因
由于制度原因造成的分母排除包括提供优质服务的资源不可用；保险范围／付款人相关限制；其他可归因于卫生保健提供系统的原因

▲ 图 3-1 工作指标的剖析

应用示意图和现有的治疗急性外耳炎（AOE）的质量考核的当前实例用于说明。改善治疗 AOE 质量的措施之一是避免不必要的全身性抗生素给药。人类免疫缺陷病毒（HIV）/获得性免疫缺陷综合征（AIDS），被证明符合这种质量标准（由美国耳鼻咽喉科学会 - 头颈外科基金会提供）

表 3-2 从事定义，测量或报告医疗质量的团体的术语和缩略语

缩 写	缩写或缩写组和描述的标题
美国医学院协会（AAMC）	是一个成立于 1876 年的非营利组织。AAMC 是医学院入学考试（MCAT）的主要管理者，并参与授予医学学位和美国及加拿大教学医院的医学院的认证
美国医学专业委员会（ABMS）	美国医学专业委员会成立于 1933 年，是一家非营利性医生领导的组织，由 24 名医学专业委员会负责监督医学专家的认证和持续专业发展。ABMS 与其成员委员会密切合作，为医师专家的评估和认证制定教育和专业标准
美国耳鼻咽喉科学委员会（ABOto）	美国耳鼻咽喉科学委员会成立于 1924 年，是 24 个 ABMS 成员中成立时间第二位长的成员（框 3-1 和框 3-3）
美国继续医学教育认证委员会（ACCME）	继续医学教育认证委员会是美国继续医学教育（CME）的监督机构。ACCME 为所有 CME 活动提供者的认证制定了标准。ACCME 的七个成员组织是美国医学专业委员会（ABMS），美国医院协会（AHA），美国医学协会（AMA），美国医学院协会（AAMC），医院医学教育协会（AHME），医学专业学会理事会（CMSS）和国家医学委员会联合会（FSMB）
美国研究生医学教育认证委员会（ACGME）	研究生医学教育认证委员会是负责认证美国医生的研究生医学培训计划（即实习、住院实习和奖学金，现在都称为"住院医师"）的机构。它是一个非营利性的私人理事会，负责评估和认证医学住院医师计划。ACGME 负责监督美国所有对抗疗法和大多数骨科医生的研究生教育和培训

（续表）

缩　写	缩写或缩写组和描述的标题
责任医疗机构（ACO）	责任医疗机构是管理实施 2010 年"患者保护和平价医疗法案"（PPACA）的法规中定义的实体。它是一组医疗保健提供者，提供协调护理或慢性病管理，从而提高患者护理质量。该组织的付款与实现健康质量目标和结果相关联，从而节省成本
美国外科医师学会（ACS）	美国外科医师学会是一个外科医生教育协会，成立于 1913 年，旨在通过为外科教育和实践制定高标准来提高外科患者的护理质量。ACS 的成员被称为"研究员"。FACS（美国外科医师学会）在外科医生的名字之后意味着外科医生的教育和培训，专业资格，外科能力和道德行为已通过严格的评估并且符合学院制定和要求的高标准
美国健康保险计划（AHIP）	美国健康保险计划是一个全国政党倡导和贸易协会，拥有约 1300 家会员公司，其为超过 2 亿美国人提供健康保险。AHIP 是由美国健康保险协会（HIAA）和美国健康计划协会（AAHP）合并而成
美国医疗保健研究与质量局（AHRQ）	医疗保健研究与质量局（前身是医疗政策与研究机构）是美国卫生和人类服务部（HHS）的一部分，该部门支持旨在改善医疗保健结果和质量，降低成本，解决患者安全和医疗错误，以及扩大有效服务途径的研究
美国医学协会（AMA）	AMA 于 1847 年成立，1897 年成为法人，是美国最大的医生和医学生协会。美国医学协会的使命是促进医学的艺术和科学以改善公共健康，促进医生及其患者的利益的提高，以及促进公共健康
美国医学协会召集的医师绩效改善联盟（AMA-PCPI）	美国医学协会召集的医师绩效改善联盟是一个由医生主导的倡议，其中包括方法学专家、代表 100 多个国家医学专业协会的临床专家、国家医学学会、医学专业委员会、医疗保健研究与质量局（AHRQ）、国家质量保证委员会（NCQA），联合委员会，医疗保险和医疗补助服务中心（CMS）以及其他利益相关者。与利益相关者代表一起，联盟研发了对执业医师有效的绩效测量集和临床质量改进工具。通过成为基于证据的临床绩效测量和医生结果报告工具的主要来源组织，该联盟的愿景是，履行医生对患者护理，公共健康和安全的责任
美国门诊护理质量联盟（AQA）	之前称为门诊护理质量联盟，AQA 在 2004 年由医疗保健研究与质量局（AHRQ），美国健康保险计划（AHIP），美国内科医师学会（ACP）和美国家庭医师学会（AAFP）组成。与国家质量论坛（NQF）一起，门诊护理质量联盟可以批准国家层面上的医疗保险和医疗补助计划以及其他健康计划的措施。门诊护理质量联盟主要由健康计划（包括医疗保险和医疗补助服务中心付款人），雇主（购买者），临床医生（医师和非医师），消费者团体和支持行业组成
鼓励优秀组织（B2E 或 BTE）	鼓励优秀组织是一个非营利性的联盟组织（主要由购买者驱动），旨在鼓励自愿参与优质医疗保健计划，承认并奖励那些证明自己是提供安全、及时、有效、高效、公平医疗服务和以患者为中心的医疗保健提供者
医疗保健提供商和系统的消费者评价（CAHPS）	医疗保健提供商和系统的消费者评价是一项公私合作计划，旨在进行患者的门诊和设施级护理体验的标准化调查，该调查于 1995 年由医疗保健研究与质量局（AHRQ）启动和资助。医疗保健组织、公共和私人购买者、消费者、研究人员使用 CAHPS 的标准化调查结果来评估以患者为中心的护理，比较和报告性能，以提高护理质量。一种外科 CAHPS 仪器在美国外科医师学会（ACS）的支持下开发了，其他外科学会也参与了其中，包括耳鼻咽喉科
疗效比较研究（CER）	疗效比较研究被医疗保健研究与质量局（AHRQ）定义为医疗干预措施的不同选择的有效性、益处和危害的最佳证据。证据来自于研究，这些研究比较了医疗选择、手术、药物、设备、测试、图像或提供护理的方法。证据来自于对现有研究结果的审查，也可能来自于专门针对比较有效性的新设计研究（参见 http://effectivehealthcare.ahrq.gov/index.cfm/what-is-comparative-effectiveness-research1/）
医疗保险和医疗补助服务中心（CMS）	医疗保险和医疗补助服务中心［前身为医疗保健融资管理局（HCFA）］是美国卫生和人类服务部（HHS）内的一个联邦机构，负责管理医疗保险计划并与州政府合作管理医疗补助、国家儿童健康保险计划（SCHIP）和健康保险可携带性标准

（续表）

缩　写	缩写或缩写组和描述的标题
电子健康记录（EHR）[电子医疗记录（EMR）、健康信息技术（HIT）]	电子健康记录（电子医疗记录或健康信息技术）
州医疗委员会联合会（FSMB）	州医疗委员会联合会是一个非营利组织，由美国及其领土的 70 个医疗许可和纪律委员会组成，是研究、政策制定，教育和信息的权威来源。FSMB 的主要任务是通过提高医生执照和实践的高标准以及协助州医疗委员会保护公众来提高医疗保健的质量、安全性和完整性。FSMB 监督州和联邦的立法举措，与州和联邦监管机构合作，并为其成员医疗委员会及其代表提供立法援助
美国医院质量联盟（HQA）	医院质量联盟致力于通过信息提高护理；这是一项公共和私人合作，通过测量和公开报告护理来提高国家医院提供的护理质量。从超过 4000 家参与医院收集的质量绩效信息公布在"医院比较"网，一个由医疗保险和医疗补助服务中心（CMS）运营的网站
美国医疗保健改善研究所（IHI）	医疗保健改善研究所是一个非营利组织，旨在引领全世界医疗保健的改善。其目标是通过关注安全性、有效性、患者中心性、及时性、高效性和公平性的举措来改善患者的生活、社区的健康以及医疗保健人员的工作积极性
美国医学研究所（IOM）	医学研究所是美国四所国家学院之一，是一个非营利性、非政府组织，于 1970 年成为美国国家科学院的一部分。医学研究所的报告，如"人非圣贤，孰能无过"经常在质量改进举措中提到。IOM 所在领域关注有效性、高效性、公平性、患者中心性，安全性和及时性
联合委员会	直到 2007 年还被称为医疗机构认证联合委员会（JCAHO）的联合委员会是一家美国的非营利组织。成立于 1951 年，其使命是通过对医疗保健组织的评估和认证来维持和提高医疗服务的标准。飞跃集团是由许多美国主要公司组建的雇主集团。它强烈鼓励在医院采用一些更安全的做法，包括电子健康记录，适当人员护理单位，高容量高技术外科手术的集中，以及国家质量论坛（NQF）安全实践的实施
Leapfrog 集团	Leapfrog 集团是由美国许多的大公司组成的雇主组织，其提倡大医院采用一些更安全的做法，包括电子健康记录、重症监护病房的适当人员配置、将大量高难度手术集中在高水平的医疗中心，以及实施国际质量峰会安全规范
测量应用合作（MAP）	测量应用合作由国家质量论坛（NQF）召开，检阅绩效评估在联邦质量改善和公众报告方面潜在用途。它致力于协调联邦绩效评估流程与私人质量计划，并通过患者保护和平价医疗法案的规定在法定授权下运作（参见 https://www.qualityforum.org/map/）
美国全国企业员工健康团体（NBGH）	全国企业员工健康团体成员主要是财富 500 强公司和大型公共部门雇主，包括全美最具创新性的医疗保健购买者，为超过 5000 万美国工人、退休员工及其家人提供健康保险。NBGH 根据有效的科学证据促进安全，高质量的医疗保健服务系统和治疗的发展
美国国家质量保证委员会（NCQA）	国家质量保证委员会是一个私营非营利委员会，负责制定质量标准和考核。它成立于 1990 年，得到了罗伯特伍德约翰逊基金会的支持。NCQA 对各种医疗保健组织进行认证和鉴定，包括健康计划和医师组织。寻求 NCQA 考核绩效认证的健康计划，通常利用医疗保健有效性数据和信息集（HEDIS）和 CAHPS 调查等工具的数据。NCQA 还有一个自愿计划，以识别个体医生，这些医生遵循循证指南，并使用基于证据的考核和最新的信息及系统来加强患者护理
美国国家指导方针信息中心（NGC）	guideline.gov 上的国家指导方针信息中心是一个公开的、在线的、基于证据的临床实践指南的综合数据库。NGC 是 AHRQ 和 HHS 的一项倡议，其使命是为医生、护士和其他卫生专业人员、医疗保健提供者、健康计划、综合分娩系统、购买者和其他人提供可获得的、客观、详细的临床实践指南的信息，并促进宣传、实施和使用。NGC 最初由 AHRQ 与 AMA 和美国健康计划协会（现为 AHIP）合作创建
美国国家优先事项合作伙伴关系（NPP）	由 NQF 召集的国家优先事项合作伙伴关系是一个由 52 个实体组成的多学科小组，致力于在美国医疗保健系统中实现更好的健康，安全，公平和价值。成员包括商业、消费者、学术、医疗、护理、制药、保险、质量改进和其他组织。NPP 致力于确定实施国家质量战略的具体方法，并为 HHS 的进展提供意见（参见 qualityforum.org/npp/）

（续表）

缩　写	缩写或缩写组和描述的标题
美国国家质量论坛（NQF）	国家质量论坛是一个自愿的，共识标准制定组织，由1995年国家技术转让和促进法案定义。国家质量论坛是两个共识组织中的另一个，与AQA一起，可以在国家层面上支持CMS质量计划和其他健康计划的措施。NQF是一个成员组织，旨在制定国家卫生保健质量考核和报告战略。它有消费者，购买者，健康计划，医院（提供者），卫生专业人员（包括医生和非医生），认证机构，工会和支持行业的参与
美国国家质量考核信息交换机构（NQMC）	国家质量考核信息交换机构（www.qualitymeasures.ahrq.gov）由AHRQ和HHS赞助，是基于证据的质量考核和测量集的公共存储库。NQMC还为那些想要了解更多质量考核的人提供了优质的教育资源
美国国家外科质量改进计划（NSQIP）	ACS国家外科质量改进计划是首个经过国家验证，风险调整，基于结果的计划，用于衡量和改善医院外科护理的质量。该计划使用一个前瞻性，同行控制，经过验证的数据库来量化30天的风险调整手术结果，从而可以对该计划中所有医院的结果进行有效比较。ACS NSQIP适用于所有符合最低参与要求、完成医院协议并支付年费的私营医院。目标是降低手术死亡率和发病率。退伍军人管理局（VA）有一个并行系统（VA NSQIP），用于将其结果与ACS NSQIP私营部门数据进行比较
美国国家卫生信息技术协调员办公室（ONC）	国家卫生信息技术协调员办公室（HIT）为HHS秘书和部门领导提供咨询，以便在可互操作的HIT基础设施的开发和全国范围内实施。使用这种基础设施将提高医疗保健的质量，安全性和效率，以及消费者管理其健康信息和医疗保健的能力
太平洋健康商业集团（PBGH）	太平洋健康商业集团是一家由50名购买者组成的商业联盟，致力于在降低成本的同时提高医疗保健的质量和可用性。自1989年以来，PBGH通过公开报告在全国和加利福尼亚州的医疗质量考核和系统问责制方面发挥了主导作用
提高绩效的医疗联盟（PCPI）	医师联盟的绩效改进（参见AMA PCPI）
患者保护和平价医疗法（PPACA）	于2010年成为法律，旨在改善获得更高质量医疗服务的机会并降低医疗成本。本章的内容对此进行了更详细的描述
医师质量报告系统（PQRS）	PPACA立法中提供了医师质量报告系统，并要求医疗保险和医疗补助受益人的医生报告CMS认可和识别的特定质量指标。最初，它将奖励报告医生，并获得医疗保险支付奖金。从2015年开始，如果医生没有根据2013年的报告内容报告所需的措施，他们将受到减少支付的罚款
质量联盟指导委员会（QASC）	政府机构、医生、护士、药剂师、医院、保险公司、雇主、消费者、认证机构和其他机构组成了质量联盟指导委员会（QASC），以更好地协调促进质量考核，护理的透明度和改善。通过QASC的努力，美国人将通过互联网获得有关医疗保健的有用信息
质量改进组织（QIOs）	质量改进组织监督向医疗保险受益人提供的适当性、有效性和护理质量。他们是联邦政府的私人承包商，在CMS的支持下工作
外科质量联盟（SQA）	由ACS召集的外科质量联盟旨在将20多种外科专业和麻醉学结合在一起，以协调外科质量的定义和考核，并响应联邦和私人质量相关的举措。SQA提供了一个论坛，用于协调专业领域的工作，以有效监控和参与患者数据登记，数据汇总以及医生绩效考核的开发，验证和实施

　　美国国家质量保证委员会（NCQA）是一个私营非营利性组织，自1990年以来一直在认证健康计划和制定绩效指标。他们的方法很简单，即测量、分析、改进、重复。有资格获得NCQA认证的组织必须首先通过严格的审查，然后每年报告一系列措施，并提供高质量的护理和服务。NCQA认证过程中使用绩效测量集，其最常报告给购买者和公众，是基于健康计划雇主数据和

信息集（HEDIS）测量以及医疗保健提供商和系统的消费者评价（CAHPS）对患者体验的调查。CAHPS 由 AHRQ 开发，并且具有调查工具，不仅适用于有健康计划的患者经历，还适用于有个体医生和临床医师团体实践的患者经历。

联合委员会（前身为医疗保健组织认证联合委员会，或 JCAHO）为医院、独立式门诊护理中心、办公室外科手术、长期护理设施等制定标准和考核绩效。其使命是通过提供医疗保健认证和支持医疗保健组织绩效改善的相关服务，不断提高向公众提供的医疗服务的安全性和高质量。其标准涵盖了结构特征和护理过程，并包括衡量设施符合的指导程度的标准。其测量使用设施符合指南的程度，以促进患者安全为目标。

AMA 召集的绩效改善医师联盟（PCPI），也称为联盟，由 170 多个国家和州医学会，其他专业团体、联邦机构、个人成员和测量开发方法学专家的代表组成。他们选择可行的绩效评估发展主题，为其提供既定的临床建议，并为其提供可行的数据来源。然后，他们从与测量集相关的所有专业中招聘跨专业的工作组。将指南转化为绩效指标的过程包括审查指南中固有的行动声明，定义行动所适用和不适用的患者人群，制定收集信息的逻辑方案，以衡量指南中建议的行动的频率，并为医生创建工具，以收集这些信息，作为其正在进行的临床活动的一部分。一些医学专业学会自己将指南转化为绩效测量，但许多人选择通过该联盟工作（图 3-2）。

新举措包括建立国家数据登记网络，并更加注重质量改进，而不仅仅是考核和报告。

国家质量论坛（NQF）是一个自愿共识标准组织，拥有广泛的提供者，付款人和健康计划成员，致力于创建可用于评估整个护理范围的标准化国家措施。NQF 认可其他团体制定的国家考核标准，并促进公共报告医疗保健绩效数据，其提供有关护理质量的有意义信息。由于其广泛的利益相关者构成，NQF 认可有助于快速接受和实施质量活动；它已经批准了 AMA-PCPI 制定的质量考核，这些措施随后被 CMS 和私营部门的医疗保健采购者采用。

美国国家质量论坛（NQF）及其召集的国家优先事项伙伴关系和考核应用合作伙伴关系从 PPACA 的条款中获得了当前的权力。希望在联邦计划中使用其措施的绩效衡量指标的开发人员将提交给 NQF 的技术审查和共识流程，因为他们知道如果这些措施得到 NQF 的认可，它们很可能会在市场上得到广泛采用。

医疗保险和医疗补助服务中心〔CMS，不要与医学专业协会理事会（CMSS）混淆〕是联邦政府的一个机构，负责管理所有符合条件的联邦医疗保健受益人的医疗保健服务。退伍军人事务部（VA）对退役或前军人的资格也负有类似的责任，国防部对现役军人负有类似的责任。这些机构对于纳入这一讨论至关重要，因为它们涵盖了大量人群的医疗保健，他们受到总统令的指示，以衡量和改善优质医疗服务的提供，并且每个机构都参与具体的独立和协作质量举措[52]。

除了以上提到的联盟和财团之外，独立的私人购买者团体和医疗保健管理人员多年来一直被组织起来，试图控制他们认为私营部门医疗保健成本不可持续增加的情况，就像 CMS 一样，退伍军人事务部和国防部正在努力为政府医疗保健受益人做同样的事情。关于质量方面，地方、州和联邦层面的私人合作很多。在 AAMC 的报告中可以看到其中几个活动的例子。然而，具有代表性的知名和有影响力的公司和雇主群体将包括 Leapfrog 集团、美国全国健康商业集团（NBGH）和太平洋健康商业集团（PBGH）。由于这些群体的成员雇主成员共同支付了数十亿美元的医疗保险费，因此他们的担忧在质量和成本的争论中占有很大的比重。

标准化和措施的实施

多年来，专业医疗服务提供者对昂贵的慢性病的管理促进了衡量绩效的推动。一些外科学会的经验较少，并且在寻找高水平的外科手术证据方面经常面临更大的挑战。然而，许多外科学会和耳鼻咽喉科 / 头颈外科专业正在开展一些活动，旨在使所有各利益相关方共同商定所有外科医生共同的标准数据要素和质量考核，用于评估围术

基于证据的绩效

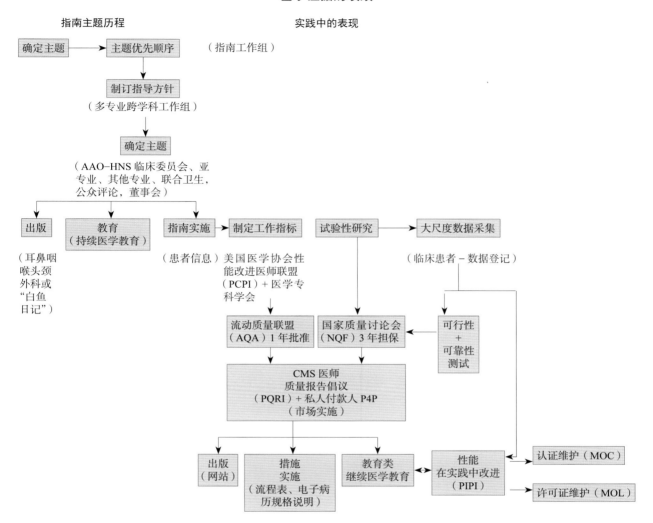

▲ 图 3-2 基于证据的表现，概述了从主题识别到质量考核实施的当前途径
AAO-HNS. 美国耳鼻咽喉科 - 头颈外科学院（由美国耳鼻咽喉科学会 - 头颈外科基金会提供）

期护理以及该系统内医疗保健系统和个体医生的表现。耳鼻咽喉科医生应该意识到他们的协会在手术质量方面发挥的领导作用。

急性外科护理的独特特征以及与外科护理的测量，数据收集和报告相关的独特问题有时未通过为慢性病护理设计的过程，而得到充分解决。作为回应，美国外科医师学会（ACS）召集外科专业协会，努力教育外科医生解决问题，制定如何最好地传达外科护理独特方面信息的策略，并且如何用一个统一的声音在那些有共识的手术质量考核问题上说话。这项活动促成了外科质量联

盟（SQA）的形成，其中 AAO-HNS 是其成员。SQA 由 ACS 组成，并通过其成员外科专业协会的工作人员和志愿医生时间提供支持。

存在数百种与耳鼻咽喉科相关的"指南"，它们有许多来源，质量、严谨性和实用性各不相同。大多数是共识声明，证据水平低，建议薄弱，或仅仅建议临床路径或指标。虽然目前正在使用更严格的程序来提高头颈部医疗和外科护理的证据水平，但有必要检查过去建议的强度，确定最佳证据，并在可能的情况下加强现有证据。自 2006 年以来，AAO-HNS 已经开发并参与了

一个动态过程，用于识别、确定优先顺序，开发，验证和实施多学科循证指南，并将其提交给绩效衡量指标。为了确保在此过程中的严谨性，现已发布第三版的指南制定手册，其中包含来自多个学科的输入，每个主题都由特定任务组使用[53]。寻求每个指南的所有相关专业的代表，以确保指南被广泛接受并防止特殊偏见。九个耳鼻咽喉科学会，联合健康和 ABO 组成指导工作组，全年每季度召开一次会议，为质量改进活动制定一系列证据。指南工作组和优先考虑内容的工作组正在为通过 PCPI 制定的高质量绩效指标制定严格的指导方针。很快，除了一般手术和围术期措施之外，还将存在针对耳鼻咽喉科每个亚专业领域的一系列措施，以便每个耳鼻咽喉科医生，无论其实践类型如何，都能够满足对相关的，经过验证的，有效的，在他或她的实践中以患者为中心的绩效考核[20, 26]。耳鼻咽喉科医生将越来越多地通过 ACO 和基于价值的支付系统，以新的方式合作改进和报告高质量的医疗保健，旨在激励改善结果和更好地利用资源[54]。

六、实施绩效测量的障碍

绩效衡量标准的制定应建立在最好的科学基础之上。将卫生服务研究与第 2 类知识转移相结合，即将临床进展从床边扩展到人群和系统，应该始终是让患者更好。即使它在印刷品中看起来很好，但并非所有提议的质量计划在广泛应用时都是可实施的或有效的。在研究质量举措的有效性方面，开放、好奇和批判性思维与基础科学和临床研究同样重要。必须克服重大挑战，以实施并从实践中衡量绩效中获益。首先，如上所述，确定和加强所提供护理的证据水平的过程是艰巨的。基于卓越的医学，即基于传统或批判性（或非批判性）意见的患者护理，必须由实践中最好的证据取代。居住培训计划必须在这些过程中从事和教育他们的居民和研究员，并且必须将重点放在证据和数据上，并结合最佳临床专业知识和患者偏好[39, 46, 47]。必须实施教育（CME）流程，以确保医生了解现有指南和最佳实践，而不是依赖于

未经证实的过去经验的特质和无根据的变化。新的"有意义使用"法规将要求维护 EHR，办公室和医院系统、影像中心、实验室和其他临床站点的人员开发、实施和集成数据收集系统，以保护医生和患者隐私，同时无缝导入和导出相关有关实践的数据，用于改善质量和患者安全并降低成本。在小型办公室中，这种系统的集成成本可能高达数万美元，大型实践可能需要数十万美元，诊所和团体可能需要数百万美元，国家整合和标准化实施的成本接近 1000 亿美元。在全国范围内，我们落后于卫生信息技术国家协调员办公室提出的路线图，以便在 2014 年之前创建协同或综合平台。财政和技术障碍极难克服，需要开展大量工作数据登记系统或仓库，协调数据输入的专业要求，整合现有平台，整合资源。最重要和最困难的障碍之一是组织，部门和根深蒂固的从业者对各级变革的抵制。即使在安全药物审查和护理协调等无害的过程中，也很难改变职业的一生行为。在成本意识和预算中立的环境中，个别医生感受到必须亲自为外部影响所施加的行为改变提供资金的压力[55]。

外科医生在绩效考核中的作用

也许在未来十年内，没有其他问题会影响医生的临床实践，护理质量，专业满意度和经济学，而不是绩效考核。耳鼻咽喉科医生，他们在相关专业的同事以及他们各自的医学协会已经开始了一个大胆的课程，以确保实践临床医生制定一个基于证据的指南清单，尽可能快速有效地应用于每个从业者。未来的愿景将包括医生教育计划与实时医疗点访问内容，决策支持系统，现有基于证据的指南的链接和特定诊断的护理绩效指标的日益整合，以及护理的 EHR 和数据注册的记录，以及向认证委员会、州许可委员会、医疗保健购买者以及需要此类文件的任何其他实体的无缝报告。每个耳鼻咽喉科医生最终都将被要求参与提供护理质量激励的计划，并且必须具有与其实践相关的基于证据的绩效考核，这些考核易于收集和报告，并且对患者预后显示出积极的可衡量影响。

声明

感谢美国耳鼻咽喉科执行董事 Robert H. Miller 博士和美国耳鼻咽喉头颈外科学会研究、质量和健康政策高级主管、工商管理硕士 Jean Brereton 对稿件的审查和编辑，对文章表格和图表的协助制作。

推荐阅读

American College of Physicians–American Society of Internal Medicine Foundation, American Board of Internal Medicine, European Federation of Internal Medicine: Medical professionalism in the new millennium. *Ann Intern Med* 136(3): 246, 2002.

Asch SM, Kerr EA, Keesey J, et al: Who is at greatest risk for receiving poor-quality care? *N Engl J Med* 354(11):1147–1156, 2006.

Cassel CK, Sachin HJ: Assessing individual physician performance: does measurement suppress motivation? *JAMA* 307(24):2595–2596, 2012.

Edwards N: Doctors and managers: building a new relationship. *Clin Med* 5(6):577–579, 2007.

Eisenberg JM: The best offense is a good defense against medical errors: putting the full-court press on medical errors. Rockville, MD, 2007, Duke University Research Institute.

Executive summary: health, United States, 2007, Atlanta, 2007, Health and Human Services Centers for Disease Prevention and Control, pp 3–12. Available at http://cdc.gov/nchs/hus.htm.

Halvorson GC: *Health care reform now! A prescription for change*, San Francisco, 2007, Jossey-Bass, pp 1–33.

Hoy E: Who's who in performance measurement today? *AAO-HNS Bull* 25(6):44–46, 2006.

Institute of Medicine, Committee on Quality of Health Care in America 2000: To err is human: building a better health system, Washington, DC, 1999, National Academy Press.

Institute of Medicine, Committee on Quality of Health Care in America 2001: Crossing the quality chasm: a new health system for the 21st century, Washington, DC, 2001, National Academy Press.

Institute of Medicine, Committee on Understanding and Eliminating Racial and Ethnic Disparities in Health Care: Unequal treatment: confronting racial and ethnic disparities in health care, Washington, DC, 2003, National Academy Press.

Jones S, Hoy E: The catalyst for quality. AAO-HNS Bull 25(9):34–39, 2006.

Knebel E, Greiner AC, editors: Health professions education: a bridge to quality, Washington, DC, 2003, National Academy Press.

McGlynn EA, Asch SM, Adams J, et al: The quality of health care delivered to adults in the United States. N Engl J Med 348(26):2635–2645, 2003.

National Quality Strategy Report of 2012. Available at www.cms.gov/ CCIIO/Resources/Fact-Sheets-and-FAQs/ratereview.html.

Porter ME, Teisberg EO: Redefining health care: creating value based competition on results, Boston, 2006, Harvard Business School Press, pp 1–7.

Rosenfeld RM, Andes D, Bhattacharyya N, et al: Clinical practice guideline: adult sinusitis. Otolaryngol Head Neck Surg 137(3 Suppl):S1–S31, 2007.

Rosenfeld RM, Brown L, Cannon CR, et al: Clinical practice guideline: acute otitis externa. Otolaryngol Head Neck Surg 134(4 Suppl):S4–S23, 2006.

Rosenfeld RM, Shiffman RN, Robertson P: Clinical practice guideline development manual, third edition: a quality-driven approach for translating evidence into action. Otolaryngol Head Neck Surg 148(1):S1, 2013.

Sackett DL, Rosenberg WM, Gray JA, et al: Evidence-based medicine: what it is and what it isn't. Br Med J 312(7023):71–72, 1996.

Timbie JW, Fox DS, Van Busum K, et al: Five reasons that many comparative effectiveness research studies fail to change patient care and clinical practice. Health Aff 31(10):2168–2175, 2012.

病史、体格检查和术前评估
History, Physical Examination, and the Preoperative Evaluation

Ericka F. King　　Marion Everett Couch　　著

刘旭良　译

要点

1. 细致的病史和详细的体格检查是为患者提供最佳诊疗方案的前提。
2. 在头部创伤患者中，耳后瘀斑（或乳 Battle 征）表明可能发生颞骨骨折。
3. 在检查时应注意鼓膜松弛部的凹陷性囊袋，该囊袋可能发展为胆脂瘤。
4. 颊黏膜中的小黄斑是皮脂腺，通常称为 Fordyce 斑点，并不是异常体征。
5. 硬腭可有骨性凸起，称为腭环。
6. 围术期心血管并发症的危险因素包括颈静脉扩张、第三心音、近期心肌梗死（6 个月内），非心律失常心律、室性早搏（> 5/min）、年龄大于 70 岁、主动脉瓣狭窄、既往有大血管或胸腔手术，以及整体身体状况不佳。
7. Chvostek 征，即通过敲击面神经主干穿过腮腺的部位可引起面神经过度兴奋和面肌抽搐；Trousseau 征，即在血压袖带膨胀数分钟后手指和手腕部痉挛，是潜在低钙血症的重要临床表现。
8. 约 1% 的患者存在先天性的凝血功能障碍。
9. 术前血小板计数应大于 50 000/μl；在小于 20 000/μl 的水平时，可能会发生自发性出血。
10. 约 50% 的老年患者术后死于继发心血管事件，因此在择期手术之前应对心脏疾病进行积极治疗，而在急诊手术前应充分权衡患者的获益与手术风险。

　　获得患者全面的病史并进行细致的体格检查是十分重要的，这不仅可以明确诊断，也可指导进一步评估，避免不必要的检查。耳鼻喉头颈外科医师通过细致的查体可以获得大量有用的信息，先进的仪器设备，包括高清内镜等可以充分了解病变的性质和范围[1]。

　　同样，术前评估是外科手术决策的重要组成部分。必须考虑患者的并发症和其他相关因素，以准确评估手术过程中涉及的风险，必须权衡手术获益是否超过可能出现的风险。通过术前合理地评估这些并发症，可以最大限度地降低风险，并且可以减少手术并发症。总的来说，这是对希波克拉底誓言中提出的理想价值观的践行，那就是"不伤害高于一切"。在患者进入手术室前对其进行合理的术前评估是外科医生的责任。

一、获取病史

收集患者病史的第一步开始于患者就诊前对患者既往资料的全面回顾。首先，来自转诊医师书写的病历能够讲明患者转诊的原因。查看患者转诊前的影像学的复印件也是非常有用的。尽管放射科医师的报告很有价值，但无法替代医生对影像的判断。这些影像学图像通过电子方式直接传输到数字观看系统或复制到带有嵌入式观看软件的光盘上供电脑上观看。如果患者有过手术史，查看患者既往手术记录也很重要。查阅患者的病理诊断报告，对于恶性和临床少见的病变的病理诊断，需要对原始病理切片进行复查。实验室检查能够提供更多有用信息，需仔细查阅。

电子健康记录（EHR）越来越多地被使用，具有比纸质记录更清晰和更少碎片化的优点，并且它们能迅速进行电子传输。然而，EHR 中包含大量材料，其中很大一部分与耳鼻咽喉科医生没有直接关系，需要时间进行筛选。

医生应首先确定患者的主要症状，这可能与转诊医师的主诉不同。与患者面对面交谈，了解其诉求对于建立融洽关系，增加访视的效率和满足感，以及让患者参与自己的治疗非常重要。这也是以患者为中心的治疗核心原则之一，旨在提高患者满意度和健康结果[1, 2]。

现病史就是对主诉的具体阐述。医生除了需要询问疾病发作时间、加重和缓解因素、既往治疗、相关症状外，必须全面地了解疾病的本质，头颈部病变往往涉及多个系统和器官，询问疾病对相关系统的影响至关重要。例如，患有呼吸道疾病的患者可存在吞咽困难。当医生认真听取患者讲述病情时，脑中就会浮现疾病的多种鉴别诊断，然后逐一排除，明确诊断。

每次问诊时都需询问患者是否存在疼痛。为了防止漏诊，通常应用一些顺序字母来帮助医生记住问诊的内容，如"OPQRST"。这一系列的字母提醒医生要询问疼痛的始发；任何缓解或引起疼痛的诱因；疼痛的性质（钝痛、刺痛或隐痛）；

有无牵涉痛；疼痛程度；疼痛时间，包括疼痛是持续的还是间断的，以及疼痛是否有变化。

对患者的病史进行讨论会使耳鼻咽喉科医师更好地了解患者，并且经常发现对进一步检查和治疗有用的信息。医生应询问患者之前急诊就诊、住院及内科就诊情况。通过记录与更新积极健康问题列表，可以反映患者在耳鼻咽喉科医师护理期间发生的任何变化。如果需要进一步手术治疗，通过了解完整的手术史能够了解并发症对耳鼻咽喉科护理的影响，预测手术可能出现的问题及评估麻醉风险。既往有气管插管困难的患者，再次进行气管插管时更具挑战。

任何已知的药物过敏和不良反应病史都需在病历中标记清楚。真正的过敏应该与药物的不良反应区分开来。应该详细记录既往服用的全部药物和剂量，以及患者是否按时按量遵嘱进行服用，这对于术前调整药物，做好充分的术前护理和评估十分重要。对于患者既往有不按医嘱进行治疗的情况要充分考虑，如进行需要进行保守治疗或密切随访观察时，对此类患者要额外关注。

详细了解患者的个人史也很重要。某些信息可能是疾病的高危风险因素，有助于鉴别诊断。患者吸烟史或吸二手烟的信息均需记录，包括烟草的类型，吸烟及戒烟的时间，是否咀嚼烟丝等。医生询问患者饮酒的量、频率、酒类及持续时间，以量化饮酒的情况。吸毒史的情况也应记录下来。由于人类乳头状瘤病毒在某些头颈部肿瘤中作用日益突出，以及为了评估人类免疫缺陷病毒、丙型肝炎和其他性传播疾病，了解患者的性行为史变得越来越重要。如果患者的主诉表明，职业因素或职业暴露于潜在的致癌物质和噪声。要了解患者既往放疗史，接受放疗的剂量和方式（外照射、粒子植入、经口放疗），包括偶然的放射物接触史也需记录。了解患者的生活环境和可获得的社会支持对评估术后康复和诊疗计划意义重大。评估患者进行日常生活关键活动的能力同样重要。卡氏功能状态评分标准是一种常用的评估工具，尤其是针对头颈肿瘤患者（表 4-1 ）[3]。

第4章 病史、体格检查和术前评估

家族病史通常很有启发性，了解患者有关其家族性听力损失、先天性缺陷、特应性或癌症病史的问题，可能会发现可能改变评估方向的相关信息。最后，系统回顾是每个患者综合病史的一部分。该评价包括患者的呼吸、心脏、神经、内分泌、胃肠、泌尿生殖系统、肌肉骨骼、皮肤和精神系统的变化。框4-1列出了完整病史的主要要素内容。

二、体格检查

耳鼻咽喉科医生的专科检查既需要对患者进行全面的评估，也需要让患者感到舒适。因为头颈部检查往往需要借助一些仪器设备，如纤维镜鼻咽喉镜等，如果操作不当可能会使患者产生抵触。因此，在进行检查之前与患者建立良好关系至关重要。

每次检查前后应洗手。头部和颈部检查的部分需戴手套，在某些情况下，应该使用防护眼罩。在今天的医疗工作中，采用预防措施是强制性的，同时向患者介绍防护操作可预防疾病传播的好处，也可增加医患间的信任。

（一）总体外观

通过评估患者的一般行为和外观可以收集到大量信息。应对生命体征进行评估。应注意患者的精神状态，如警觉性和定向能力等，包括患者是否存在压力、紧张或急性中毒的征象，如呼吸费力、出汗和焦躁。患者的表现可能表明其精神问题，如抑郁、焦虑或明显的精神病。急性中毒，可能会使患者丧失同意接受检查或治疗的能力。个人卫生差可能是困难家庭环境的线索。甚至是无家可归者，患者在讨论社交史时可能不愿直接透露。粗糙的指甲，牙齿或胡子可提示患者是否有吸烟史。步态紊乱和定向能力差可能指向潜在的前庭或神经损伤。

1. 头和面

应检查头部的整体形状，对称性和创伤迹象。如果与疾病相关的毛发脱失，应注意识别并排除头皮病变，应注意脱发区域，并应识别头皮病变。检查面部皮肤是否有阳光照射损伤，病变和皱纹的迹象。将头部正放置在检查者前面评估是否存在畸形特征。同时在运动状态下评估面

表 4-1 **Karnofsky Performance Status Scale**

Definition	%	Criteria
Able to carry on normal activity and to work; no special care is needed	100	Normal; no complaints; no evidence of disease
	90	Able to carry on normal activity; minor signs or symptoms of disease
	80	Normal activity with effort; some signs or symptoms of disease
Unable to work; able to live at home, care for most personal needs; a varying amount of assistance is needed	70	Cares for self; unable to carry on normal activity or to do active work
	60	Requires occasional assistance; able to care for most personal needs
	50	Requires considerable assistance and frequent medical care
Unable to perform self-care; requires equivalent of institutional or hospital care; disease may be progressing rapidly	40	Disabled; requires special care and assistance
	30	Severely disabled; hospitalization is indicated, death not imminent
	20	Very sick; hospitalization necessary; active supportive treatment necessary
	10	Moribund; fatal processes progressing rapidly
	0	Dead

From *Oxford textbook of palliative medicine*, ed 4. New York, 2010, Oxford University Press.

框 4-1　病史

自我介绍
记录
- 医疗记录
- 放射线照射图像
- 实验室检查结果
- 病理学结果

询问主要不适
- 部位
- 持续时间
- 时间特征
- 加重和缓解因素
- 烟和酒精使用药物使用
- 性行为

回顾患者病史
- 用药史
- 外科手术史
- 药物过敏
- 社会史
- 生活状况
- 家族史
- 风险因素
- 烟酒使用
- 药物使用

系统回顾
- 呼吸
- 心脏
- 神经
- 内分泌
- 胃肠道
- 泌尿生殖器
- 肌肉骨骼
- 皮肤
- 精神病

部的对称性。美国耳鼻咽喉科学会头颈外科面部神经分级系统是临床神经功能分级的常用标准（表 4-2）。

面部骨骼包括骨性鼻背、眼眶边缘、颧骨隆突、上颌骨和下颌骨，应该仔细触诊以评估是否有骨性畸形，骨性不规则和分离，这对近期面部创伤患者尤为重要。覆盖鼻旁窦的区域可以按压或轻拍以判定是否有触痛，这可能在鼻窦炎发作期间出现。通过将检查者的手指放在外耳道前面的颞下颌关节区域并要求患者张开和关闭下颌来

评估颞下颌关节。关节的脱位，固定或咔嗒声常提示关节盘病变，这可能导致耳痛和头痛。

应检查腮腺皮肤变化或腺体是否有增大或触及肿块。通过触诊来判定肿物的位置、大小、活动性和可压缩性。戴手套在口腔内双手触诊腮腺前端可获得更多信息。应系统评估每位患者耳前和耳后淋巴结。

2. 眼睛

观察睑裂的形状、眼角或眼间距的增加。检查结膜和巩膜是否有充血、肿胀或炎症表现。应注意到自发性眼球震颤的存在，并且评估眼外运动以提供对动眼神经、滑车和外展神经的评估，并记录凝视诱发的眼球震颤。在某些情况下需要进一步检查眼底病变。

3. 耳

(1) 耳郭：检查耳后区有无愈合的手术切口，有无乳突炎的临床症状，如压痛、红肿及波动感。在有外伤史的患者中，乳突区瘀斑提示可能有颞骨骨折。

要注意耳郭的位置和形状，双侧的异常可能为先天性畸形，如小耳畸形或耳郭突出。应检查周围皮肤是否有红肿、渗液及结痂，这常提示感染。另一种常见的是耳郭或外耳道的皮肤病变，多伴皮肤碎屑脱落、皮肤干燥和水肿。单纯疱疹病毒或带状疱疹病毒感染常可见溃疡和皮疹。太阳损伤或病变的迹象提示皮肤癌，应当予以重视并取活检。在炎症和感染性病变以及血肿的情况下正常的软骨标志可能缺失。耳郭疼痛提示耳郭或外耳道的炎症或感染。

耳轮脚前方可能会有瘘口、窦道或皮肤标志。应注意是否有渗出病变。

(2) 外耳道：外 1/3 是软骨部，皮肤较厚，包含毛囊、皮脂腺和耵聍腺。内 2/3 为骨部，骨面上仅一层薄薄的皮肤。为了便于观察，通常将耳郭向后上提起使外耳道伸直并插入耳镜。要注意耳道是否通畅，如插入适当大小的耳镜困难，则提示可能是先天性或后天性的狭窄。

耵聍常积聚在耳道中，并阻塞耳道；检查前应将耵聍小心去除。如有渗出，要注意渗出物的性状，必要时留取培养。异物多位于峡部的外

表 4-2 美国耳鼻咽喉头颈外科协会面神经功能分级系统

级 别		面部运动
I	正常	正常的面部功能
II	轻度的功能障碍	前额：功能良好 眼：完全闭合 口：轻微不对称
III	中度的功能障碍	前额：轻微到中度活动 眼：努力可闭合 口：口角略弱
IV	略微严重的功能障碍	前额：轻微到中度活动 眼：努力可闭合 口：口角不对称
V	严重功能障碍	前额：无运动 眼：不完全闭合 口：轻微的活动
VI	完全瘫痪	无运动

侧，需要使用显微镜将其取出。纽扣电池需要紧急取出。异物取出后应当评估外耳道皮肤的情况，伴有白色渗出、皮肤有红疹或水肿提示外耳道炎。在老年患者，常会见到外耳皮肤萎缩，多与外耳道湿疹有关。另外，要注意有无皮肤肿块或损伤。皮肤癌，如鳞状细胞癌，可能侵犯外耳道皮肤，应对病情详细记录并取活检。软骨部与骨部交界处的肉芽组织提示恶性外耳道炎的可能，在患有糖尿病或免疫功能低下的患者更应注意。

(3) 鼓膜：如图 4-1 所示，鼓膜呈椭圆锥形，并被白色的纤维环包绕。鼓膜的中央与锤骨柄相连接，并止于伞部。在鼓膜的上部可以看到锤骨的横行走行，在内陷的鼓膜中尤为突出。上方为松弛部，此处鼓膜缺少放射状与环形交叉的弹性纤维。要认真检查松弛部，因为此处是内陷囊袋和脱落上皮形成最常见的位置，还可以提示是否有胆脂瘤形成。正常的鼓膜是珍珠灰色、半透明的，这使检查时可透过鼓膜观察中耳的结构，如鼓岬、圆窗等。有时还可以看到镫骨和咽鼓管开口。临床医生还需要评估鼓膜钙化斑的程度和区域，常表现为白色的斑块，多见于有过创伤的区域。鼓膜炎多表现为鼓膜增厚、充血、有时可见

大疱；但鼓膜变薄内陷与中耳结构紧密相连，提示粘连性中耳炎，放射状增生的血管提示慢性中耳积液。如有穿孔，应注意穿孔部位，距鼓环的距离，以及占鼓膜面积的百分比。应进行气动耳镜的检查。用合适大小的窥器封闭外耳道，如果中耳充气良好，鼓膜受到压力会来回移动。对于内陷的鼓膜，有助于在密封耳道前产生负压。穿孔和中耳积液是鼓膜活动受限的常见原因。

应评估中耳是否存在液体。浆液渗出通常表现为琥珀色，可伴有液平或气泡。黏液渗出多为暗灰色，伴有鼓膜标志消失及鼓膜内陷。鼓膜完

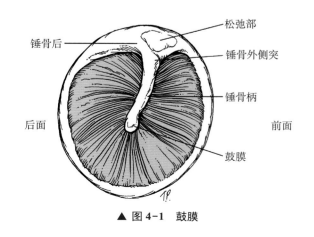

▲ 图 4-1 鼓膜

整的前上象限的白色肿块，考虑胆脂瘤的可能；血管样包块多提示中耳内静脉球体瘤，通过气动耳镜常可见"布朗征"。

(4) 听力评估：耳鼻咽喉科医生通常使用音叉（常用 512Hz）来区分感音神经性和传导性听力损失（表 4-3）。对于耳机不匹配或测试人员的变化产生的不准确结果，音叉可以起到确认的作用。测试时要先清除耳道内盯聍或异物在没有背景噪音的安静的房间内进行。

韦伯试验，将振动的"512Hz"的音叉放在患者前额中央、鼻梁处或患者紧闭的中央门牙处。询问患者哪一侧耳朵听到的声音更大或者声响位于中线处。正常人群中，声波通过颅骨传到双侧耳蜗。单侧感音神经性听力损失时，声音偏向具有更好耳蜗功能的健侧。单侧传导性耳聋声音偏向患侧，因为空气传导检测的背景噪声更少。声响在中线称为"Weber 阴性"。"Weber 左侧""Weber 右侧"是指声音偏向的方向。

Rinne 试验，有助于了解单侧听力损失的性质。将 512Hz 音叉紧贴乳突上，然后指示患者当

他们听不到声音时告知，并将音叉快速移到耳郭前，询问患者是否能再次听到声音。如果仍然可听到声音，则称"Rinne 阳性"，表明气导＞骨导；如果将音叉放置在耳郭前不再能听到声音，则称"Rinne 阴性"，表明骨导＞气导。使用 256 和 1024Hz 音叉重复这些测试（表 4-4）。

Schwabach 试验旨在比较受试者与正常人的骨导听力。方法：先试正常人骨导听力，当其不在听及音叉声时，迅速将其移置受试者鼓窦区测试，然后按同法先测试受试耳，后移至正常人。如受试耳骨导延长，则称"Schwabach 试验阳性"表明患者传导性听力损失。如果患者听到的声音比检查者时间短，则称"Schwabach 试验阴性"，表明患者感音神经性聋。

4. 鼻

外鼻，从正侧面观察外鼻的轮廓、对称性，有无畸形。同时观察鼻尖、鼻翼及鼻翼基座的宽度。检查鼻部软组织的皮肤厚度及有无缺损。

接下来，检查鼻内部，使用额镜和鼻窥器检查评估鼻中隔和下鼻甲。鼻镜横向放置，以避

表 4-3　音叉试验*

Weber 试验	Weber 阴性	Weber 右侧	Weber 左侧
患者反应	两侧相等	声音偏向右侧	声音偏向左侧
意义	两侧骨导相等	骨导偏向右侧	骨导偏向左侧
Rinne 试验	Rinne 阳性	Rinne 阴性	Rinne 一样
患者表现	声音在耳前更大	声音在乳突区更大	"两处声音一样大"
意义	气导＞骨导	骨导＞气导	骨导＝气导

*. 从 512Hz 的音叉开始；包括 256Hz 和 1024Hz 的音叉

表 4-4　音叉试验评估听力丧失程度

听力损失	256Hz	512Hz	1024Hz
＜15dB	+	+	+
15～30dB	−	+	+
30～45dB	−	−	+
45～60dB	−	−	−

+.空气传导＞骨传导；−.骨传导＞空气传导

免金属边缘接触敏感的鼻中隔软骨，注意有无渗出、血凝块或异物。鼻中隔前有许多颈外动脉的许多小分支汇集（Kiesselbach 丛），评估观察有无导致鼻出血的突出的浅表血管。鼻中隔偏曲和棘突出通常很明显，可以用手指戴手套触诊。过敏性鼻炎患者的下鼻甲表现为水肿、苍白；鼻窦炎的患者鼻黏膜红肿。要注意检查双侧鼻腔是否通畅。鼻内镜可以观察到息肉或新生物。也可观察鼻腔的后部，但不配合的患者检查存在黏膜擦伤的风险。先应用局部麻醉药和局部减充血药喷雾后，0° 鼻内镜沿鼻底进入鼻腔，仔细观察鼻中隔、下鼻甲和咽鼓管开口。观察应用减充血药后鼻黏膜的颜色与前鼻镜观察的进行比较。然后退出鼻内镜并重新进入下鼻甲上方以观察中鼻甲，并再次向后通过鼻咽。当患者能够耐受时，将尖端撤回到中鼻甲头部观察鼻侧壁。可以看到上颌窦的开口，钩突位于窦口后方，通常不可见。对于经鼻内镜行鼻窦手术者，可以通过鼻内镜评估各个窦口。柔性光纤维镜在幼儿和其他可能不配合的患者中更安全，但其光学显示清晰度略差，且观察鼻腔侧面和上方具有局限性。

5. 鼻咽

鼻咽是一个具有挑战性的领域，从颅底延伸到软腭。在软腭较高和舌根较小的患者中，耳鼻咽喉医生可以使用间接鼻咽镜来观察鼻咽。通常患者直立坐在椅子上，嘱患者张口并同时将舌头向前拉紧，将间接喉镜放置在软腭后面。当镜子朝上时，可以看到鼻咽的结构。

光纤鼻咽镜能更好地观察鼻咽部，评估是否有肿块、溃疡或出血。在口咽部，90° 硬镜的使用可获得最佳视野。将镜子伸入口腔并将斜切边缘放置在软腭后面，可以完整地看到鼻咽中线及两侧的咽鼓管等咽侧壁结构。

不管采用哪一种检查方式，都要注意检查双侧腺样体、咽鼓管开口、咽鼓管圆枕和咽隐窝。儿童期可看到腺样体组织，但成人不应在该区域留下过多腺样体组织；否则应考虑淋巴瘤或人类免疫缺陷病毒（HIV）感染的可能，腺样体肥大本身也是一种疾病。所有的单侧中耳炎患者都应检查鼻咽部是否存在肿块。鼻咽癌好发于咽隐窝。年轻男性患者中，鼻咽血管纤维瘤具有局部侵袭性，但病理组织学上是良性肿块，常见于后鼻孔或鼻咽部。鼻咽部囊性占位病变多为良性囊肿或颅咽管瘤。

6. 口腔

口腔的边界从嘴唇的皮肤交界处、硬腭、舌头的前 2/3、颊膜、上下牙槽嵴和磨牙后三角延伸到口底。可以通过良好的光源和压舌板观察口腔。要细致检查黏膜表面病变以避免漏诊。

应仔细检查嘴唇和口腔联合处是否有早期癌变的表现。光滑的黏膜下结节可能表示黏液囊肿。注意黏膜皮肤的裂隙样病变可能为角性口腔炎或口唇炎的表现。

要求患者张开嘴，观察是否存在牙关紧闭或张口受限。应注意牙齿和牙龈的一般状况及咬合情况。检查双侧后磨牙三角区；该区域癌变在局部扩展前通常无特异性症状，应关注排查无症状的早期病变。

仔细检查舌头的背侧，腹侧和侧面是否有硬结或溃疡性病变。用纱布轻轻抓住舌体前部，使检查者可将舌体从一侧移到另一侧，并要求患者将舌头抬向硬腭，这样可以检查口底和舌下腺管。检查口底区域应使用双手触诊的方式进行。

检查颊黏膜是否有鹅口疮样的白色斑块，评估斑块是否容易被刮除或不易清除。对于癌前病变更令人担忧的是黏膜红斑；因此，应对所有红色病变和大多数白色病变进行活检。在检查颊黏膜时，医生应注意腮腺导管或 Stenson 导管的位置，因为它位于第二上白齿附近。颊黏膜中的小黄斑是皮脂腺，通常称为 Fordyce 斑，并非异常病变。口疮性溃疡或常见的口腔溃疡是疼痛的白色溃疡，可发生在黏膜的任何部位，但以颊黏膜多见。

硬腭可能有环状骨性新生物，称为腭环。这些中线骨性畸形是良性的，不需要进行活组织检查，但在中线以外的生长应更仔细地评估癌性病变的可能。也可能存在沿着下颌骨舌面的类似骨性病变，称为下颌托。

7. 口咽

口咽包括舌的后 1/3、腭舌弓、腭咽弓、软腭、游离缘和口咽侧壁及会厌谷（图 4-2）。

扁桃体的大小通常用量表分级表示。Brodsky 量表临床应用较为广泛[4]。将扁桃体大小分为 4 级，0 表示扁桃体完全在扁桃体窝内；1+ 表示扁桃体位于窝外，宽度不到口咽部的 25%；2+ 表示扁桃体占口咽宽度的 26%～50%；3+ 表示扁桃体占口咽宽度的 51%～75%；4+ 表示扁桃体占口咽宽度的 75% 以上。有时扁桃体过度肥大可致腺体在中线相接触。检查扁桃体表面的黏膜病变、可有充血、红斑或炎性渗出物。扁桃体肥大是喉部有异物感的常见原因。扁桃体隐窝中的黄色或白色结石，不是由食物或感染引起的，但它们常常导致患者出现口臭，这些可以用棉签拭去。扁桃体不对称通常是良性的，但当异常增大的扁桃体具有非典型外观时，要考虑淋巴瘤的可能性。

然后检查扁桃体前后弓、软腭、悬雍垂以及外侧和后侧咽壁。软腭或咽侧黏膜下的凸起可能为脓肿，肿块或动脉瘤；触诊对鉴别诊断有重要意义，但经口触诊往往会引起患者的呕吐反射。单侧软腭的肿块最常见的是扁桃体周围脓肿。在

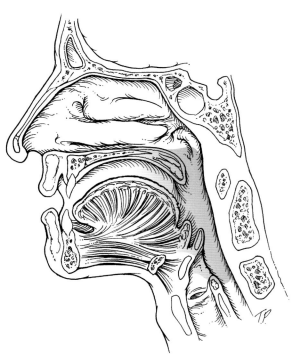

▲ 图 4-2　口咽，包括舌的后 1/3、软腭、扁桃体柱（前和后）、侧壁和后咽壁，以及会厌谷

睡眠呼吸暂停患者可见悬雍垂较长。分叉的悬雍垂解剖变异可以单独发生，或者可以伴有软腭的中线薄弱或硬腭的发育不良，或合并有腭裂。口咽后壁黏膜的鹅卵石样改变为黏膜下淋巴样肥大所致，常见于感染、过敏性鼻炎和反流。

舌根部可以借助牙科镜进行目视检查，并且可以用戴手套的手指触诊。应与患者交流触诊可能会引起呕吐。对于具有强烈呕吐反射、解剖结构异常的患者，或者需要彻底检查有关病变时，可进行纤维内镜检查。纤维电子喉镜经黏膜表面麻醉后的鼻腔进入，可详细观察舌根及吞咽过程中软腭和舌根的协调运动情况。

8. 喉和下咽

喉部通常分为声门上、声门和声门下区。声门上的区域包括会厌、杓会厌皱襞、室带和喉室。声门区包括喉室的下方游离缘，真声带和杓状软骨。声门下通常被认为是在真声带自由缘下方 5～10mm 处开始并延伸至环状软骨的下缘，但声门下区的定义也有争议（图 4-3）。

检查者不仅应检查解剖学异常，并且还应观察喉和下咽的功能，如气道通畅性、发音和吞咽功能。正确的姿势对于间接喉部的检查的完成至关重要。患者的腿应该不交叉并牢固地放在脚凳上。背部应该笔直，臀部紧贴椅子。当从腰部略微向前倾斜时，患者应将下巴稍微向上。患者的舌头由检查者向前拉，检查者用纱布抓住舌头。检查者的中指放置在患者的上唇，加热间接喉镜以防止起雾，并放置在口咽部轻推悬雍垂和软腭以观察喉部（图 4-4）。具有强烈呕吐反射的患者可以局部喷麻醉药物。硬性喉镜可配有不同角度的镜头，可进行多角度观察和拍照记录。而软性的纤维喉镜具有更清晰的视野，并且不需要将舌体向前牵拉，可更好观察发音和吞咽的运动。

下咽部起自舌骨上缘，向下至环状软骨下缘。解剖上分为三个区域：①梨状窝；②下咽后壁；③环后区。下咽部淋巴组织丰富，位置隐蔽，早期肿瘤往往无特意症状，临床就诊多为晚期，因此对该区域的内镜检查十分重要。

会厌应形态正常无病损表现。会厌水肿往往

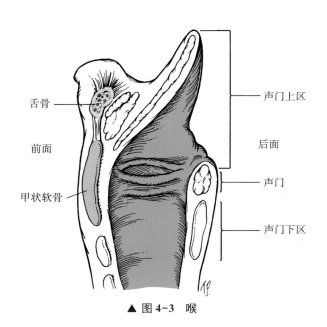

▲ 图4-3　喉

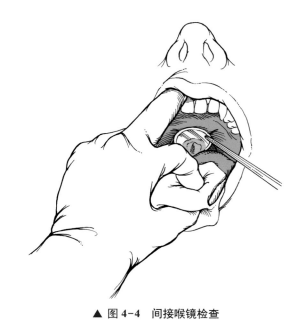

▲ 图4-4　间接喉镜检查

是会厌炎症的表现，多由严重的感染引起，可引起呼吸道的阻塞。会厌的柄部附着在喉部甲状软骨内侧、声带前联合的上方，形成黏膜下隆起，即会厌结节。需要与喉部囊肿或新生物鉴别。若黏膜发生异常改变要考虑早期癌变可能，并做进一步评估。

真声带呈半透明的白色，边缘锐利清晰，在发声时彼此对合。声带全长黏膜的褶皱水肿通常由 Reinke 水肿引起，常见于吸烟者。声带的溃疡性病变或新生物需要进一步检查，往往需要直接喉镜治疗或检查。还需要评估真声带运动。嘱患者做深呼吸、平静呼吸及发高调"E"音可更好评估声带的运动功能，需要仔细鉴别，应注意是否存在声带麻痹，以及仔细观察声带闭合运动时声带间黏膜间的微小间隙和褶皱之间存在的细微间隙的观察。

在声门区后方，杓状软骨的运动决定声带的活动性。杓间区黏膜可以是水肿或红斑，是反流性喉炎的特征性临床表现。由于类风湿关节炎或近期的气管插管创伤，杓状软骨上的黏膜可能是红斑状的，也可能存在声门区后方瘢痕。

在声门开放时，可直视下观察声门下区域。有时在前联合处突出的环状软骨可能被误认为是声门下狭窄。在诊室环境中很难完全检查声门下区域。对于考虑声门下炎性肿胀，肿块或狭窄的情况都应该通过手术探查或进一步的影像学检查来明确。

梨状窝区在自然状态下往往闭合在一起。当内镜检查下咽部时，应要求患者闭嘴并鼓气，以便充分显露该区域的病变。当梨状窝有积液时，常指示咽部感觉异常或由于食管阻塞导致的唾液积聚。后环状软骨区域有一个丰富的静脉丛，常常局部突起，导致黏膜下凸起或黏膜发紫，常与血管瘤相混淆。

9. 颈部

颈部是耳鼻咽喉科检查的重要组成部分，通过触诊可评估其深部结构（图4-5）。中线结构，例如气管和喉部，通常易于定位和触诊。在肥胖且短的颈部，环状软骨是定位的重要标志。在儿童时期，喉和气管软骨非常柔软，并且很难通过触诊准确地确定其位置。舌骨通常是儿童前颈部最突出的结构，它可以覆盖甲状软骨。在成人中，当喉部在横向方向上移动可以感觉到明显的"咔嗒"声。应注意气道是否有偏倚。皮下捻发感可提示喉部骨折，也可见于因气管切开、食管破裂或原发性肺炎所致的皮下积气。在严重的患者中，通过气道的听诊能够帮助定位气流受限的具体部位。颈部运动范围同样需要评估。

颈前三角：大多数医生发现，在描述颈部查体位置时，根据三角形定义颈部是有意义的（图4-6）。胸锁乳突肌将颈部分为颈后三角（其边界为斜方肌、锁骨和胸锁乳突肌），以及由胸骨、二腹肌和胸锁乳突肌组成的颈前三角。这些三角进一步分为较小的三角形：颈后三角形包括锁骨上和枕三角；颈前三角可分为下颌下、颈动脉和肌三角。

10. 淋巴结区域

另一个由美国头颈协会和美国耳鼻咽喉科头颈外科学院认可的颈部肿块分类系统使用解剖投影标志定义六个区来描述淋巴结的位置（图4-7）。Ⅰ区以双侧二腹肌的前腹部和舌骨肌为边界；ⅠA区包括颏下腺，ⅠB区包括颌下腺；ⅠA和ⅠB以二腹肌的同侧前腹为界。

颈部淋巴结链的上1/3被称为Ⅱ区，而中间和下1/3分别代表Ⅲ和Ⅳ区。更具体地说，从颅底到舌骨下缘的颈部淋巴结位于Ⅱ区。此外，ⅡA区淋巴结位于副神经所定义的平面的前内侧，而ⅡB区淋巴结位于神经后上方。

Ⅲ区从舌骨的下边缘延伸到环状软骨的下边缘，Ⅳ区包括从环状软骨的下边缘到锁骨的淋巴结。对于Ⅲ和Ⅳ区，前边界是胸骨舌骨肌的外侧边界，后边界是胸锁乳突肌的外侧边界。

Ⅴ区位于颈后三角，其包括副神经周围淋巴结和锁骨上淋巴结，并且它包括从胸锁乳突肌的外侧边缘到斜方肌的前边界的淋巴结。VA区（副

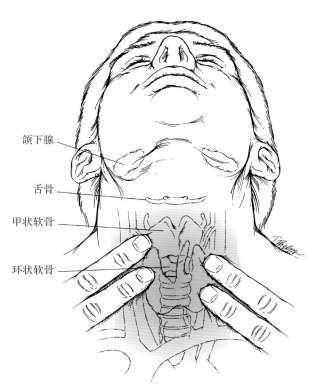

▲ 图4-5　颈前的基本解剖，行颈部检查时直视下解剖结构

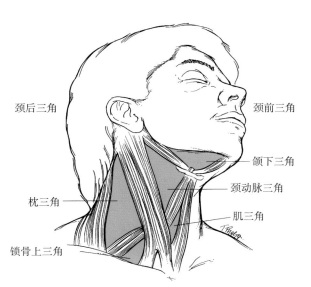

▲ 图4-6　颈部三角，胸锁乳突肌将其分为颈前三角和颈后三角

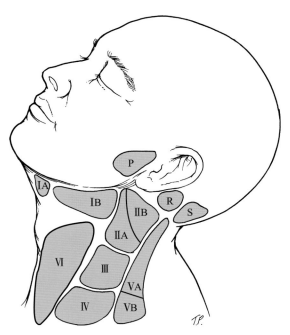

▲ 图4-7　颈部的淋巴结分区

神经周围淋巴结）通过从环状软骨的下缘延伸的平面与 VB 为界。值得注意的是，Virchow 节点不在 VB 区域中，而是位于 Ⅳ 区。

气管前，气管旁，气管食管沟和甲状腺周围淋巴结包含在 Ⅵ 区，从舌骨延伸到胸骨上区域。两侧边界为颈总动脉。

腮腺 / 耳前，耳后和枕下区域通常分别称为 P、R 和 S 区域。

腺体和肿块：系统颈部触诊可以发现异常的颈部肿块和肿大的淋巴结。如果临床诊断或检查涉及感染或恶性情况，则应始终注意可触及的淋巴结，并且可能需要使用细针穿刺或影像进行评估。在成人中，大于 1cm 的淋巴结更可能是病理性的；在儿童中，最大直径大于 1.5cm 的淋巴结需要引起重视。在上颈部 1/3 区，通常有多个边缘不清、肿大、模糊或略微坚固的淋巴结被称为"可疑淋巴结"。在下颌下区，通常很难区分肿块与下颌下腺的正常结构；戴手套行口底的触诊在这个区域是有帮助的。包块的活动度评估很重要。通常被误认为突出淋巴结的颈动脉可以通过其明显的搏动来区分。通过血管听诊杂音，可以区分颈动脉和其他类似血管的肿块。

11. 甲状腺

甲状腺位于环状软骨下方并覆盖于气管前。最好通过站在患者身后并将双手放在环状软骨附近的气管旁区域进行检查。让患者做吞咽动作或喝一口水通常有助于通过使气管上升和下降来更好地触诊甲状腺叶。轻柔地固定一侧气管，有助于更好地触诊对侧甲状腺，评估腺体的软硬度及是否有压痛感受腺体的弥漫性压痛和丰满度。应仔细记录和评估结节的性状，B 超引导下的细针穿刺可明确结节的良恶性。同时应评估 Ⅵ 区的淋巴结及旁腺情况。

（二）皮肤

在详细的头颈部检查过程中，仔细评估覆盖面部和颈部的皮肤。外耳郭经常暴露于阳光下并且有发展皮肤恶性肿瘤的风险，例如基底细胞癌和鳞状细胞癌。还应检查头皮是否有隐藏的皮肤病变，如黑色素瘤、基底细胞癌和鳞状细胞癌。

应检查所有痣的不规则边界、异质颜色、溃疡和卫星病变。对于头颈部血管瘤和血管胎记的患者，应评估身体其他部位的胎记。

（三）神经学查体

表 4-5 概述了适合大多数头颈部患者的神经系统检查的基本内容。因眩晕或不平衡而就医的患者需要进行高度专业化的神经系统检查，以获得有益的临床信息，将不在本章讲述。

表 4-5　神经检查

脑神经	测　试
Ⅰ	• 几种物质的嗅觉 • 不要使用氨（由 CN/Ⅴ 刺激引起的普通化学感觉）
Ⅱ	• 视力 • 视野 • 检查光学
Ⅲ	• 在六个方向检查瞳孔的活动
Ⅳ	• 瞳孔对光反应
Ⅴ	• 触诊颞肌和咬肌 • 患者应该咬紧牙关 • 测试前额、脸颊、下巴是否疼痛，温度觉和轻微触觉 • 角膜反应（对棉花的接触的眨眼反应）
Ⅵ	• 对近光的反应 • 上眼睑下垂
Ⅶ	• 在面部对称性反应 • 抬起眉毛，皱眉，紧紧闭上眼睛，微笑，鼓起脸颊
Ⅷ	• 听力－音叉检测 • 前庭－眼球震颤侧视；Hallpike-Dix 测试；摇头；Caloric 测试；Frenzel 镜检
Ⅸ, Ⅹ	• 声嘶 • 声带活动 • 呕吐反射（CN Ⅸ 或 Ⅹ） • 软腭和咽部的活动
Ⅺ	• 耸肩膀对着考官的手（斜方肌） • 转头看着考官的手（胸锁乳突肌）
Ⅻ	• 伸出舌头 • 舌头偏向病变侧舌，舌萎缩，肌束震颤

CN. 脑神经

三、特殊人群

（一）创伤患者

在急性创伤的情况下，评估气道的稳定性和通畅性是十分重要的，耳鼻咽喉科医师在大气道管理上有更多的经验。在危及生命的紧急时刻，必须通过最合适的非手术或手术技术建立安全气道，同时注意颈椎固定，本章不做讨论。然后进一步关注患者的呼吸和循环情况。在这之后，需详细询问病史。详细了解创伤的原因，以及判断患者是否存在意识丧失。创伤可能导致的并发症及目前药物治疗的详细情况。然后进行全身检查以排除神经、血管和呼吸消化系统的并发症。在患者病情稳定并且急性损伤已行妥善处理后，详细询问病史和体格检查。

（二）儿童

婴儿和幼儿显然无法提供详细的主观病史。必须从监护人处收集信息，这可能缺乏客观性，因为大多数人对他们的孩子过度的关注。医生经常需要更多地依赖自己的客观评价。同时，患者的恐惧和缺乏合作可能会严重影响检查的效果，这对明确诊断提出了挑战。儿童患者的诊治需要考虑先天发育异常和综合征的可能。

（三）老年患者

在目前进行的所有手术中，25%～33%是对年龄超过65岁的人进行的。随着人口老龄化，这一百分比可能会继续增加。随着年龄的增长，发生并发症的可能性就越大。此外，并发症也更复杂。该人群的术前评估应考虑这些因素，并且必须权衡该治疗的益处与增加的风险。对于高危老年患者行手术治疗，术前麻醉会诊非常有必要。

大约50%的老年人术后死亡继发于心血管意外。严重的心脏病应在择期手术前进行治疗，如果需要紧急手术，也应当权衡心脏风险，并采取积极的心脏预防措施。患者经查体证实或既往有周围血管病史者应术前行颈动脉狭窄评估。如果发现严重狭窄，应在需要全身麻醉的择期手术前进行颈动脉内膜切除术。在评估患者更紧急的

手术时，应考虑发生脑血管意外的风险。从呼吸的角度来看，年龄增长会导致肺顺应性丧失，胸壁僵硬和呼吸肌萎缩。在许多耳鼻咽喉科手术中，外科医生应考虑术中、术后误吸和术后肺水肿的风险。本身肺功能较差的患者即使是轻微的呼吸系统并发症也不能耐受。所有器官系统的功能随着年龄的增长而衰退，需要进行彻底的术前评估，以最大限度地保证患者的安全性。

四、术前评估

需要对患者进行全面评估，以确定可能发生的并发症，并在术前进行预防措施和积极治疗，以便能最大限度地提高手术效果。此外，患者的既往麻醉记录提供了宝贵的资料，如气道处理和全身、局部或神经麻醉耐受性等问题。要详细了解患者当前服用药物和过敏药物的完整记录。了解患者社会关系和工作状况可评估术后需求和是否需要长期住院。最好在手术前，与医院相关部门或社会志愿机构进行充分沟通。

在简单的病例中，在记录既往史和常规体格检查后要进行常规化验检查。抽取血液用于全血细胞计数（CBC）、血清电解质、血尿素氮（BUN）、肌酸酐、葡萄糖和凝血，以排除各种可能的隐匿性异常。对于年龄超过40岁的患者或具有既往就医史的患者，需行胸部X线检查和心电图（ECG）。此外，育龄女性应接受妊娠试验。对于接受低风险手术的儿童，如鼓膜置管，不必做过多的检查。

术前根据需要请相关科室会诊。应向会诊医师明确告知拟行手术的方式及目的，并应要求会诊医师具体分析手术的相对安全性。在某些患者合并许多基础性疾病或者有气道问题时，与麻醉团队密切合作，以避免手术出现非计划延误、取消或意外并发症。

（一）知情同意

术前准备的一个重要组成部分是医生对患者详细而坦诚地解释手术过程、风险和可能的结果。此时，如果出现不幸的情况，外科医生和患者更应注重沟通，采取积极措施防止诉讼，而不

是教条地强调说明手术风险和利益的法律条款。必须告知患者决定接受手术的潜在风险和结果，并记录在病历中。

（二）过敏

外科医生必须防止所有患者发生过敏反应。在大多数情况下，患者描述的许多药物反应并不代表真正的过敏现象，而只是药物不良反应。尽管如此，也需要详细记录这些不良反应并避免围术期的过敏原。

过敏反应导致强效炎症因子，血管活性物质和前列腺素的释放，所有这些都会引起休克反应。常见的过敏包括荨麻疹、严重的低血压、心动过速、支气管收缩和气道黏膜受损水肿。即使在气管插管全麻患者中，氧饱和度快速降低通常也是一个突出的特征。有时即便进行了最大程度的抢救，但患者仍可能发生心脏骤停。鉴于过敏反应的潜在发病率和死亡率，耳鼻咽喉科医生必须在术前识别患者的过敏原。

术前预防性应用抗生素通常在皮肤切口前，或者从污染区域或呼吸消化道进入时应用。常用抗生素种类为青霉素族。青霉素严重不良反应的发生率约为 1%。一般认为，对青霉素过敏者也有 10%~15% 的可能性发生头孢菌素过敏。青霉素与皮肤试验的交叉反应概念似乎源于 20 世纪 70 年代获得的数据。除非患者有明显的过敏反应或青霉素引起的荨麻疹、黏膜水肿或过敏反应，否则头孢菌素的使用风险很小。头孢菌素确实会独立引起过敏反应也应引起注意。如果有明显的严重青霉素过敏，如克林霉素可作为替代品。

外科医生手套的乳胶蛋白过敏原的吸收会迅速激发对乳胶高度敏感的患者的过敏性休克。7%~10% 的卫生保健工作者经常接触乳胶，28%~67% 的脊柱裂患儿表现出对乳胶蛋白皮肤测试阳性 [5]。术前，如果患者有乳胶过敏的历史，必须采取预防措施以避免乳胶暴露，并且必须在操作过程中使用替代材料。

同样，对大豆或鸡蛋过敏或不良反应的患者可能会与异丙酚（一种普遍存在的诱导剂）发生反应。鱼精蛋白和静脉注射对比剂可能会对已知贝类或其他鱼类过敏的患者产生过敏反应。虽然罕见，少数患者对酯类局部麻醉药（如可卡因、普鲁卡因和丁卡因）有过敏反应。

如果怀疑存在过敏或不良反应，最好的做法是避免在手术期间使用这些潜在过敏药物。如果由于某种原因必须要用的话，外科医生和麻醉师应该准备好给全身性类固醇、组胺受体拮抗药，甚至支气管扩张药预先给患者治疗。然后医生应充分准备以应对潜在的最坏情况的过敏性休克的发生。

五、各种系统并发症

（一）心血管疾病并发症

心血管并发症是围术期死亡的最常见原因。具体而言，几乎 50% 的死亡率与围术期心肌梗死有关。对于心血管系统的细致仔细检查对于确定患者的手术条件至关重要，特别是在需要全身麻醉的患者中。围术期心血管并发症的危险因素包括颈静脉扩张、第三心音、近期心肌梗死（6 个月内）、非窦性心律、频繁的室性期前收缩（> 5/min）、年龄大于 70 岁、主动脉瓣膜狭窄、先前的血管或胸外科手术，以及整体医疗状况不佳。急症手术会增加心血管并发症的风险。在头颈部肿瘤患者群体中，吸烟和酗酒会导致冠状动脉疾病（CAD），心肌病和外周血管疾病的高发生率。

耳鼻咽喉科医生需详细了解既往病史、心绞痛、一般运动耐量、血管成形术或搭桥手术、充血性心力衰竭（CHF）、劳累时呼吸困难、高血压、阵发性夜间呼吸困难、跛行、卒中或短暂性脑缺血发作、晕厥、心悸等的病史。还包括心律失常，以及已知的解剖或听诊心脏异常。存在或怀疑冠状动脉疾病、心力衰竭、未治疗的高血压或显著的外周血管疾病应在手术前请麻醉科或心内科专家会诊评估。该评估将包括 ECG 的评估以及可能的运动或化学压力测试，超声心动图和心脏导管介入术。会诊应充分评估手术和麻醉风险，并尽量纠正和改善患者术前的心血管状况。此外，术中和术后生理指标（如侵入性监测）和药物预防措施也需要严密观察。

一般而言，患者在手术前需维持其抗高血压、抗心绞痛和抗心律失常的治疗方案。某些药物，如利尿药和地高辛，可由麻醉师或心脏病专科医师调整。术前应检查并根据需要调整血清电解质和抗心律失常。对于有心血管危险因素的患者，常规进行凝血酶原时间（PT）、部分凝血活酶时间（PTT）和血小板定量。以避免出血导致的主要心血管并发症。在高危人群中，胸部 X 线检查是必不可少的。

耳鼻咽喉科医生在术前必须了解某些特定心血管疾病的手术类型。患有人工瓣膜的患者和有心内膜炎、未修复的先天性心脏病、心脏瓣膜病变的心脏移植受者或肥厚性心肌病的患者应在手术时预防性使用抗生素治疗。在口腔和上消化道手术过程中，这种预防尤其重要。在处理头颈部感染的手术引流时抗生素预防也很重要，因为血液细菌感染的风险很高。根据美国心脏协会的建议，术前 30～60min 给予一次剂量的氨苄西林足以预防呼吸道手术。成人剂量为 2g，儿童为 50mg/kg（最大剂量 2g）。在青霉素过敏患者，可以使用头孢唑啉、头孢曲松或克林霉素[6]。心脏起搏器患者或植入的除颤器和二尖瓣脱垂的患者不需要预防心内膜炎。气管、颈动脉和迷走神经操作可引起心动过缓和低血压。利多卡因、去甲肾上腺素和可卡因等经常用于鼻腔鼻窦手术的药物可引发不良的心血管事件。颈部交感神经链的损伤可能在术后出现姿势性低血压。最后，外科医生还必须认识到，使用单极电凝有在手术期间影响心脏起搏器的风险。

（二）呼吸道并发症

术后肺部并发症是围术期死亡的第二大常见原因。肺不张和通气 / 灌注不匹配继发于许多因素，包括使用麻醉药和正压通气，以及仰卧位。麻醉药、巴比妥类药物和阿片类药物往往会减少对高碳酸血症和缺氧的通气反应。气管内插管影响上呼吸道的升温和加湿作用，导致纤毛功能受损，分泌物增多，随后对感染的抵抗力下降。此外，术后疼痛会严重影响患者的咳嗽能力，特别是胸腹部或腹部手术后（例如，胸大肌皮瓣、胃

上提咽胃吻合术、经皮内镜胃造口术、腹直肌皮瓣、游离髂骨瓣移植）。由于其呼吸储备减弱，患有肺部疾病的患者更容易患上术后肺部并发症。例如，与不吸烟者相比，重度吸烟者的术后肺部并发症风险增加了 3 倍；因此，在术前评估中必须充分考虑以上因素。

具体而言，哮喘、慢性阻塞性肺病、肺气肿、烟草滥用、肺炎、肺水肿、肺纤维化或成人呼吸窘迫综合征的阳性病史需要在手术前给予高度重视。既往治疗的方案包括：住院次数和急诊就诊次数；使用类固醇、抗生素和支气管扩张药等药物应详细记录。要充分考虑插管或慢性氧疗的问题。耳鼻咽喉科医生需要了解患者的呼吸困难、运动受限、咳嗽、咯血和痰液产生情况。慢性肺病的渗出性因素也须明确。研究这一高风险组中术前麻醉药的耐受性至关重要。同时合并的心脏和肾脏疾病，如充血性心力衰竭和慢性肾衰竭，也会严重影响肺功能。继发于阻塞性睡眠呼吸暂停、囊性纤维化、肌营养不良、肺气肿或脊柱后凸的肺部高血压和肺心病会使麻醉药管理更加复杂。影响肺部的先天性疾病，如囊性纤维化和 Kartagener 综合征，对围术期清除分泌物提出了挑战。

在体格检查时，临床医生应该注意了解患者的习惯性体位和体表特征。肥胖、脊柱后凸和妊娠都可能导致静脉通畅性不良、肺不张和低氧血症。恶病质患者更容易发生术后肺炎。值得注意的是，杵状指和发绀有提示作用，但不是慢性肺病的可靠指标。确定患者的呼吸频率，并记录是否有用力呼吸、鼻翼扇动、发汗或喘鸣的存在。听诊时发现喘息、干啰音、呼吸音减弱、噼啪声、水泡音和吸气 / 呼气时间比改变应考虑到肺损害的可能。

在患有肺部疾病的患者中，术前胸部正侧位 X 线检查是必需的，因为检查结果可直接影响手术麻醉方式的改变。动脉血气（ABG）分析也很重要。动脉血氧分压小于 60mg 或动脉二氧化碳分压大于 50mg 的患者更容易发生术后肺部并发症。连续动脉血气分析测定也可用于评估术前内科治疗的疗效。与胸部 X 线检查一样，术前血气

分析结果为术后比较提供了基础数据。

术前肺功能检查，如肺活量测定和流量-体积积循环是非常有帮助的。通气功能的定量测量也可用于评估术前和手术干预的效果。肺功能测定可用于区分限制性和阻塞性肺病，以及预测肺部并发症的围术期发病率。通常，1s内的用力呼气量小于75%的用力肺活量比被认为是异常的，而小于50%的比率具有围术期肺部并发症的显著风险。术前流量-容积曲线可以区分固定（如甲状腺肿），可变胸外（如单侧声带麻痹），以及在胸腔内（如气管肿块）的气道阻塞。

具有明显肺部疾病的患者的术前管理至关重要，应遵循肺科医生的建议。建议吸烟者在手术前至少停止吸烟1周。术前肺功能改善旨在增加肺容量和清除分泌物。这包括咳嗽和深呼吸练习，激励肺活量测定和胸腔挤压。不建议对患有肺部疾病急性加重或急性肺部感染的患者进行手术。在择期手术前，应使用抗生素和呼吸功能锻炼清除急性感染。由于担心耐药菌的产生，因此不建议在未感染患者中使用预防性抗生素。选择最佳的药物治疗方案，包括吸入β肾上腺素激动药、色甘酸钠和类固醇（吸入或全身）。如果使用的话，茶碱的血清水平应选择治疗剂量。

（三）肾脏问题

肾脏问题的术前诊断和评估也是必不可少的。在常规筛查健康患者期间发现的任何显著的电解质异常应在术前进行纠正，如果需要进行进一步评估，则应推迟手术。术前肾脏疾病是急性肾小管疾病发生的主要危险因素。肾功能衰竭，无论是急性还是慢性，都会影响围术期药物和麻醉药应用的类型，剂量和间隔。少尿和无尿需要严格管理液体的输入量，尤其是对心肺功能受损的患者。此外，慢性肾衰竭（CRF）通常与贫血、血小板功能障碍和凝血病相关。电解质异常，特别是高钾血症，可导致心律失常，特别是在CRF伴有慢性代谢性酸中毒的情况下。CRF导致的动脉粥样硬化和动脉粥样硬化是术中发生心肌缺血的危险因素。迟钝的交感神经反应可能导致麻醉期间的低血压发作。要注意患者的体位变化可能导致骨损伤。此外，免疫系统受损可能导致伤口愈合不良和术后感染。由于患有CRF的患者经常接受输血，他们携带血液传播的病原体如乙型肝炎和丙型肝炎的风险也会增加。

引起肾病的可能原因，包括高血压、糖尿病、肾结石、肾小球肾炎、多囊性疾病、狼疮、结节性多动脉炎、肾炎或Wegener综合征、创伤或既往手术或麻醉损伤。多尿、烦渴、疲劳、呼吸困难、排尿困难、血尿、少尿或无尿、外周性水肿的症状，包括患者服用的所有药物应详细记录。

在透析患者中，记录透析时间表很重要。肾病专家应协助进行术前评估，并在手术前优化患者的液体状态和电解质水平。肾病医师术后也需要协助进行诊疗，特别是在计划进行头颈部、颅底或颅神经根手术时，多需要大量输液或输血。

对患有严重肾病的患者进行术前检查通常包括心电图、X线片、电解质和CBC、PT/PTT、血小板计数和出血时间检查。除肾脏病评估外，患有严重肾脏疾病的患者还应接受术前麻醉的进一步评估。

既往前列腺肥大或前列腺癌的病史可预测术中是否会有尿管插入困难的可能。不应对急性泌尿生殖道感染患者进行手术，全身麻醉相关的短暂免疫抑制可以增加尿脓毒症的可能性。

（四）肝脏疾病

对怀疑或临床明显肝功能衰竭的患者进行术前评估，详细了解既往肝毒性药物服用史、黄疸、输血、上消化道出血以及既往手术和麻醉的病史。体检包括是否有肝大、脾大、腹水、黄疸、扑翼样震颤和脑病的表现。血液检查包括凝血功能、血小板计数、胆红素、电解质、肌酐、尿素氮、血清蛋白、PT/PTT、血清转氨酶、碱性磷酸酶和乳酸脱氢酶。同时包括病毒性肝炎筛查。值得注意的是，患有中度至重度慢性酒精性肝炎的患者需要接受规范的治疗至肝功能和凝血功能基本正常，以降低围术期肝功能衰竭的风险。

肝硬化和门静脉高压症会影响多系统功能异

常。动脉血管扩张和侧支循环增加导致外周血管阻力降低和心脏负担增加。即使面对酒精性心肌病，这种高动态也会发生。心血管系统对交感神经兴奋和儿茶酚胺的给药反应性降低，可能是血清胰岛血糖素水平升高所致。通过使用普萘洛尔可以减少心输出量，普萘洛尔已经被一些人提倡用于治疗食管静脉曲张。通过降低心输出量，流过门静脉系统和食管静脉曲张侧支的血流减少。另外，可选择性引起内脏血管收缩。β受体拮抗药具有显著的反弹效应，停药后疗效仍会持续。

肾脏功能损伤会随肝脏疾病的严重程度而变化，从轻度钠潴留到肝肾综合征相关的急性衰竭都可能发生。用于减少腹水的利尿药通常可导致血容量不足、氮质血症、低钠血症和脑病。应密切关注围术期的液体管理，并根据急性肾衰竭的需要进行透析。

肝硬化患者的红细胞中 $2,3-$ 二磷酸甘油酸水平通常升高，导致氧合血红蛋白解离曲线向右移动导致氧饱和度降低。贫血可使红细胞携氧能力进一步下降。肝功能损害还会引起严重的血小板减少症和凝血障碍。术前使用血小板或凝血因子等血液制品可短期纠正血凝状态，但这些患者的预后仍然很差。

肝性脑病主要由肝脏消除含氮化合物不足所致。监测尿素氮和血清氨水平有一定临床意义，但它并不能完全反映脑病的损伤程度。治疗包括止血、抗生素、保持水电解质平衡、低蛋白饮食和乳果糖。

（五）内分泌失调

1. 甲状腺疾病

甲状腺功能亢进的症状包括体重减轻、腹泻、乏力、多汗、易燥热和神经质。实验室检查可表现为高钙血症、血小板减少症和轻度贫血。老年患者也可由于心力衰竭、心房颤动或心律失常来就医。甲状腺危象一词是指甲状腺功能亢进症急剧恶化危及生命，导致严重的心动过速和高血压。

甲状腺功能亢进症的治疗调整代谢状态并改善全身症状。丙硫氧嘧啶抑制甲状腺激素合成

和 T_4 向 T_3 的外周转化。达到稳定的药效水平可能需要长达 8 周，在此期间可能需要调整剂量以预防甲状腺功能减退。也可以考虑应用抑制碘化物组织起作用的碘化钾（Lugol 溶液）进行治疗。对于交感神经亢进的患者可应用 β 受体拮抗药。普萘洛尔还有降低 T_4 至 T_3 转化的作用。对于左心室功能不良或支气管痉挛患者不能应用，会导致原有症状加重。轻度甲状腺毒症患者通过药物治疗，应在手术前 $1\sim2$ 周调整至正常水平。如果需要进行紧急手术，可以给予普萘洛尔或艾司洛尔静脉滴注以使心率保持在 90/min 以下。可以使用的其他药物包括利血平和胍乙啶，具有消耗儿茶酚储存和糖皮质激素，可减少甲状腺激素分泌和 T_4 至 T_3 转化。放射性碘也可以有效地缓解甲亢，但育龄期女性禁用。

甲状腺功能减退症的症状是由于 T_4 和 T_3 的循环水平不足引起的，包括嗜睡、认知障碍和冷不耐受。临床表现包括心动过缓、低血压、体温过低、胸闷憋气和低钠血症。没有证据表明患有轻度至中度甲状腺功能减退症的患者麻醉并发症的风险增加，但所有选择性手术患者均应在手术前接受甲状腺激素替代治疗。黏液性水肿甚至昏迷是严重甲状腺功能减退症的一种高危急症，通常死亡率很高。因此，必要时可采用静脉输注 T_3 或 T_4 及糖皮质激素并结合通气支持和体温控制等措施。

2. 甲状旁腺疾病

原发性甲状旁腺功能亢进的患病率随着患者年龄的增长而升高。原发性甲状旁腺功能亢进患者中，$60\%\sim70\%$ 在初期即出现继发于高钙血症的肾结石，90% 出现良性甲状旁腺腺瘤。继发性甲状旁腺功能亢进与甲状腺髓样癌及嗜铬细胞瘤有关；极少伴发于恶性肿瘤。在合并高钙血症的恶性肿瘤患者中，内分泌性肿瘤可分泌甲状旁腺激素样蛋白。继发性甲状旁腺功能亢进通常由慢性肾脏疾病引起。肾衰竭患者的低钙血症和高磷血症可致甲状旁腺激素分泌增加和甲状旁腺增生。在慢性肾功能衰竭快速纠正（如肾移植）时可发生甲状旁腺功能亢进。

除肾结石外，高钙血症患者还可以合并多

尿、多饮、骨骼肌无力、上腹不适、消化性溃疡和便秘等。X线检查显示，10%～15%的患者有明显的骨吸收。抑郁症、意识错乱和精神病也可能与血清钙水平显著升高有关。

常用钠利尿药对症处理高钙血症；并调整生理盐水输入量。一旦血清钙水平升高至15mg/dl以上，则表明情况十分紧急。可选用以下药物降低血清钙水平：依替膦酸盐，可抑制异常骨吸收；细胞毒性药物米特拉霉素，可抑制甲状旁腺激素诱导的破骨细胞的活性，但不良反应显著；降钙素，可通过直接抑制破骨细胞活性短暂地发挥作用。血液透析也可选择应用。

临床最常见的甲状旁腺功能减退是医源性的。在甲状腺和甲状旁腺手术中，可能会误切甲状旁腺组织。头颈部手术的术后放射治疗也可能引起甲状旁腺功能减退。其症状包括手足强直、口周和指端感觉异常、肌肉痉挛和抽搐等。低钙击面征（当通过敲打面神经的主干经过腮腺区域的皮肤，可引发面神经异常兴奋和面肌抽搐）和低钙束臂征（血压袖带充气数分钟后可引起远端手指和手腕痉挛）是诊断可能出现低钙血症的特征性体征。低钙血症的治疗方法是补充钙剂和维生素 D。

3. 肾上腺问题

肾上腺功能亢进可能由垂体腺瘤、促肾上腺皮质激素（ACTH）相关的非内分泌肿瘤或原发性肾上腺肿瘤引起。症状包括躯干肥胖、近端肌肉萎缩、"满月脸"面容，以及从情绪不稳定至平静的精神病学行为变化。可通过地塞米松加压试验进行诊断，治疗以肾上腺切除或垂体切除为主。重要的是，调节血压和血糖水平，并使血容量和电解质平衡。原发性醛固酮增多症（Conn综合征）可使肾小管钠钾交换和氢离子增多，导致低钾血症、骨骼肌无力、疲劳和酸中毒。如患者需要利尿，可使用醛固酮拮抗药螺内酯。

原发性肾上腺功能不全（Adisson 病）可致糖皮质激素和盐皮质激素缺乏。症状包括乏力、体重减轻、厌食、腹痛、恶心、呕吐、腹泻、便秘、低血压和色素沉着。造成色素沉着的原因为促肾上腺皮质激素和 β- 促脂酶的分泌过多，导致黑色素细胞增殖。静脉注射促肾上腺皮质激素后 30min 和 60min 测定血浆皮质醇水平有助于诊断。原发性肾上腺功能不全患者无明显异常。治疗时，糖皮质激素每天两次，必要时可增加用量；盐皮质激素治疗每天一次。值得注意的是，在任何诊疗条件下使用外源性糖皮质激素治疗超过 3 周的患者，应考虑肾上腺 - 垂体轴受到抑制，并应在手术期间使用应激剂量类固醇进行治疗。

嗜铬细胞瘤是肾上腺髓质的一种肿瘤，可分泌肾上腺素和去甲肾上腺素。在这些肿瘤中，5% 以常染色体显性遗传，作为多发性内分泌肿瘤综合征的一部分，症状包括高血压（经常是间歇性的）、头痛、心悸、心房颤动和盗汗。术前至少 10d，应使用苯氧苄胺（长效 α 受体阻滞药）或哌唑嗪进行治疗。为避免 β 受体介导的血管收缩效应，只有在 α 受体阻断建立后才能加用 β 受体阻断药。急性高血压危象可用硝普钠或酚妥拉明进行治疗。

4. 胰腺疾病

糖尿病：糖尿病是一种碳水化合物代谢紊乱的综合征，可导致广泛的全身性症状，为临床常见的内分泌异常，可分为胰岛素依赖性（1 型，少年发作）或非胰岛素依赖性（2 型）。高血糖可能是由多种影响胰岛素产生和功能的病因引起的。在治疗方面，应力求避免低血糖症，并在整个围手术期维持正常范围内相对较高的血糖水平。然而，这些目标往往难以维持，因为感染、压力、外源性类固醇和碳水化合物摄入的变化都会引起血糖水平的波动。需要密切监测血糖的动态波动。为纠正高血糖，必要时可使用胰岛素注射法或连续静脉输注。液体输入控制同时应注重维持水和电解质平衡。

（六）血液系统疾病

患者平素易发生瘀伤或既往手术中出现出血过多，临床应考虑血液病的可能。有些患者会因合并其他疾病而接受抗凝治疗。在仔细询问病史后，应进行实验室检查。术前常规检查包括 PT、PTT 和血小板计数。PT 可用于评估外源性和最终的共同凝血通路。外源性途径包括 K 族维生素依赖因子Ⅱ、Ⅶ、Ⅸ和Ⅹ，它们被华法林抑制。而肝素抑制凝血酶和因子Ⅸa、Ⅹa和Ⅺa是内源性凝血途径的组成部分。PTT可用于评估内源性和最终的共同通路。与正常人群相比，在没有临床相关凝血异常的情况下，一些患者可能表现出某些定量水平的显著变化。血小板减少或血小板功能障碍也会导致凝血紊乱。标准的CBC应包括血小板计数，术前血小板计数应为50 000～70 000/μl，静脉出血时间，血小板功能测试，应该在3～8min。纤维蛋白分裂产物也可用来帮助确定弥散性血管内凝血的诊断。

1. 先天性缺陷

先天性止血的人口比例可高达1%。这些凝血功能异常的大多数在临床上是轻微的。两个较严重的缺陷涉及因子Ⅷ，它是两个亚基的复合物，由因子Ⅷ：C和因子Ⅷ von Willebrand因子组成。性别相关的隐性传递因子Ⅷ的数量和质量缺陷：C缺陷导致血友病A。由于其半衰期短，因子C需要每8小时注射一次。表现比血友病A更温和的是von Willebrand病，其中出血往往发生在黏膜而不是内脏。

该疾病分为三种亚型。Ⅰ型和Ⅲ型分别代表定量和定性缺陷。这些缺陷通过常染色体-显性遗传。Ⅰ型von Willebrand病的特征还在于低水平的因子Ⅷ：C。Ⅲ型von Willebrand病非常罕见并且表现类似于血友病A。由于因子Ⅷ：von Willebrand的半衰期较长，Ⅱ型von Willebrand病的患者可以用冷沉淀物输注，每24～48h重复输注一次。患有Ⅰ型von Willebrand病的患者在手术前需要额外输血以提高因子Ⅷ：C水平并使出血时间正常化。患有血友病，von Willebrand病和其他不太常见的先天性止血异常的患者应由血液围术期进行评估和随诊。及时纠正缺陷，并应密切监测患者是否有出血迹象。

2. 抗凝药的使用

华法林、肝素和阿司匹林已成为临床常用的抗凝药。心房颤动、深静脉血栓形成、肺栓塞和心脏瓣膜置换等病治疗通常首先用肝素治疗，然后在门诊患者的基础上接受华法林治疗。该疗法显著降低了血栓栓塞事件的发生率，并且在严密监测情况下，很少增加出血性并发症的风险。阿司匹林广泛用作镇痛药和预防。服用任何这些药物的患者需要仔细评估，掌握需要抗凝治疗的病情的严重程度。对于患者和开具抗凝血药的医生，应充分评估手术抗凝血功能的利弊。

华法林应在手术前至少3d停止，具体取决于肝功能。已确定患有血栓栓塞风险高的患者应在手术前进行肝素化治疗。然后可以调节输注速率以将PTT维持在可控制范围内。手术前约6h停用肝素，并提供足够的时间来逆转抗凝。在紧急情况下，华法林可以在大约6h内用维生素K逆转，并且通过输注新鲜冰冻血浆（FFP）可以更快。肝素效应可以用鱼精蛋白或FFP逆转。值得注意的是，重新建立抗凝效果的肝素反弹现象可在使用鱼精蛋白后24h内发生。如有必要，可在手术后尽快恢复抗凝治疗。然而，大多数外科医生更喜欢等待几天，除非病情禁忌的。外科医生与血液学家保持沟通，经常在术前与术后讨论抗凝药使用的时机是十分重要的。

阿司匹林是一种不可逆的血小板功能抑制药，可导致出血时间延长。没有强有力的证据表明阿司匹林治疗与术中出血过多有关；然而，阿司匹林和其他非甾体类抗炎药存在的理论风险导致大多数外科医生要求患者在手术前2周停止服用这些药物，以使血小板数量恢复正常。

3. 肝衰竭

肝衰竭患者可因多种血液学异常而就医。继发于门静脉高压症的食管静脉曲张出血可导致贫血。脾功能亢进和酒精性骨髓抑制可导致严重的血小板减少症。升高的PT可能表明外源性凝血途径的维生素K-清除因子，以及也在肝脏中产生的因子Ⅰ、Ⅴ和Ⅺ的缺乏。最后，由于肝衰竭，可能会发生过度的纤维蛋白溶解。所有这些肝衰竭的血液学后遗症都会增加手术发病率和死亡率的风险。术前处理应尝试纠正贫血和血小板减少症，并用FFP补充缺乏的凝血因子。液体调控在治疗中是十分关键的。

PT升高的另一个不太常见的原因是肠道菌群失调综合征，其中肠道菌群是维生素K的主要来源，长时间抗生素应用导致肠道菌群异常，而患者无法从其他来源获得维生素K。维生素K治疗可以迅速逆转上述情况。

4. 血小板减少

多种原因，包括大量输血、肝衰竭、弥散性血管内凝血、再生障碍性贫血、血液系统恶性肿瘤和特发性血小板减少性紫癜，均可能导致血小板计数减少。随着越来越多的化疗药物用于各种恶性肿瘤，医源性血栓血细胞减少症的患病率也在增加。术前血小板计数应大于 50 000/μl；在低于 20 000/μl 的水平，可能发生自发性出血。此外，任何出现血小板功能障碍的迹象都应评估出血时间。继发于肾衰竭的严重氮质血症可导致血小板功能障碍（尿毒症血小板综合征）。应根据需要进行透析治疗。

用血小板输注校正血小板减少症应该首选来自人白细胞抗原匹配的供体，特别是在已经接受过血小板输注并且可能致敏的患者中。一个单位的血小板含有约 5.5×10^{11} 血小板。每 10g 体重一个单位是常用的初始剂量，血小板应在手术前迅速输注。

5. 血红蛋白病

在 300 多种血红蛋白病中，镰状细胞病和珠蛋白生成障碍性贫血是迄今为止最常见的。美国大约 10% 的黑种人携带镰状细胞性贫血的基因，尽管杂合子状态不会带来真正的疾病风险。400名黑种人中有 1 名血红蛋白 S 是纯合的，伴有明显的临床表现。基因突变导致血红蛋白分子的第6 位缬氨酸取代谷氨酸，导致形态发生变化。血红蛋白清洁氧合时的红细胞。发生镰状血红蛋白形态改变的倾向与血红蛋白 S 的量直接相关。临床发现包括贫血和慢性溶血，以及多个器官系统的梗死可以发生在血管闭塞之后。治疗包括预防措施：氧合和水合有助于维持组织灌注，并且在外科手术前输血会降低携带血红蛋白 S 的红细胞浓度，从而降低镰状细胞病的机会。

存在多种类型的珠蛋白生成障碍性贫血，每种地中海贫血由血红蛋白分子的一个亚基中的基因突变引起。症状随突变的严重程度而变化。最严重的突变，主要是 β- 珠蛋白生成障碍性贫血，是输血依赖性的，其经常导致铁毒性。其他类型仅引起轻微的溶血性贫血。如果存在输血依赖性，应仔细筛查患者的肝毒性和心脏后遗症的铁毒性。

（七）神经系统疾病

记录所有神经系统异常至关重要。外科医生应该区分外周神经系统和中枢系统病变，CT 或磁共振成像有助于鉴别。在某些条件下微小或异常的查体发现，均需请神经内科会诊，并评估某些疾病（如头痛和不平衡）是否为耳鼻咽喉疾病所致。在询问病史时，外科医生必须意识到神经损伤或无法保留的可能性，并且必须将这些情况的可能后遗症告诉患者。

如果患者有癫痫病史，外科医生需要了解癫痫的类型、方式和发作频率，以及目前使用的抗惊厥药物及其不良反应。苯妥英钠治疗可导致牙列不齐和贫血，而卡马西平治疗可引起肝功能不全，低钠血症，血小板减少症和白细胞减少症，这些都是外科医生和麻醉师所关注的内容。因此建议进行术前血常规，肝功能检查和血凝检查。应用不同剂量的安氟醚、异丙酚和利多卡因的麻醉药有可能使惊厥活动控制。一般而言，抗癫痫药物必须达到治疗所需的血清浓度水平，并持续至手术当天。

症状性自主神经功能紊乱可导致术中低血压。有时需要通过增加饮食盐摄入量，调节输入量和给予氟氢可的松来增加术前血容量。

在患有上运动神经元疾病的患者中必须考虑其他因素，例如肌萎缩侧索硬化或影响脑干脑神经核的下运动神经元过程。耳鼻咽喉科医师有可能面临延髓症状，如吞咽困难、发声困难和行动能力下降。随着延髓损伤的进展，误吸风险显著增加。当呼吸肌受到影响时，患者可能会出现呼吸困难、不能平躺，并且咳痰费力。这些因素使患者面临相当大的肺部并发症手术风险。因此，如果这些患者需要手术，术前评估应包括肺部检查，包括 X 线片、肺功能检查和动脉血气分析。还可进行吞咽功能的视频研究。神经病学医师应该密切参与决策（即是否进行手术）。

帕金森病患者会出现过度流涎和支气管分泌

物、胃食管反流、顽固性和中枢性睡眠呼吸暂停以及自主神经功能不全，所有这些都易于导致困难气道和血压升高等手术前风险。多巴胺类药物应在手术前使用，以避免发生可能致命的抗精神病药恶性综合征。应避免使用吩噻嗪类药物、甲氧氯普胺和其他抗多巴胺类药物。术前，应充分评估患者的肺功能和自主神经稳定性。

患有多发性硬化症的患者可有呼吸功能和延髓功能的异常，应在术前进行全面的肺部评估。有肌肉挛缩的症状可限制患者在手术台上的定位。患者在手术前不能有感染，因为发热可以加速脱髓鞘神经元中的传导阻滞。

六、结论

本章简要概述了收集完整病史并进行全面体检和术前评估的重要性。一个器官系统中的紊乱通常会对其他系统产生影响，因此通常需要多学科协同诊疗，包括耳鼻咽喉科医生、麻醉师、内科医生和会诊医师。外科医生在术前与患者的讨论为增强患者术后的信心和积极配合治疗提供保障。确保充分的术前评估是外科医生的主要责任，目的在于保证患者的利益最大化。

推 荐 阅 读

Adkins RB Jr: Preoperative assessment of the elderly patient. In Cameron JL, editor: *Current surgical therapy,* St Louis, 1992, Mosby.

Buckley FP: Anesthesia and obesity and gastrointestinal disorders. In Barash PG, Cullen BF, Stoelting RK, editors: *Clinical anesthesia,* Philadelphia, 1989, JB Lippincott.

Davies W: Coronary artery disease. In Goldstone JC, Pollard BJ, editors: *Handbook of clinical anesthesia,* New York, 1996, Churchill Livingstone.

Ellison N: Hemostasis and hemotherapy. In Barash PG, Cullen BF, Stoelting RK, editors: *Clinical anesthesia,* Philadelphia, 1989, JB Lippincott.

Gelman S: Anesthesia and the liver. In Barash PG, Cullen BF, Stoelting RK, editors. *Clinical anesthesia,* Philadelphia, 1989, JB Lippincott.

Goldstone JC: COPD and anesthesia. In Goldstone JC, Pollard BJ, editors: *Handbook of clinical anesthesia,* New York, 1996, Churchill Livingstone.

Graf G, Rosenbaum S: Anesthesia and the endocrine system. In Barash PG, Cullen BF, Stoelting RK, editors: *Clinical anesthesia,* Philadelphia, 1989, JB Lippincott.

Hirsch NP, Smith M: Central nervous system. In Goldstone JC, Pollard BJ, editors: *Handbook of clinical anesthesia,* New York, 1996, Churchill Livingstone.

Hurford WE: Specific considerations with pulmonary disease. In Firestone LL, Lebowitz PW, Cook CE, editors: *Clinical anesthesia procedures of the Massachusetts General Hospital,* ed 3, Boston, 1988, Little, Brown.

Kovatsis PG: Specific considerations with renal disease. In Davidson JK, Eckhardt WF III, Perese DA, editors: *Clinical anesthesia procedures of the Massachusetts General Hospital,* ed 4, Boston, 1993, Little, Brown.

Long TJ: General preanesthetic evaluation. In Davidson JK, Eckhardt WF III, Perese DA, editors: *Clinical anesthesia procedures of the Massachusetts General Hospital,* ed 4, Boston, 1993, Little, Brown.

McGee S: *Evidence-based physical diagnosis,* ed 3, Philadelphia, 2012, Saunders.

Morgan C: Cardiovascular disease, general considerations. In Goldstone JC, Pollard BJ, editors: *Handbook of clinical anesthesia,* New York, 1996, Churchill Livingstone.

Robbins KT, Clayman G, Levine PA, et al: Neck dissection classification update. Revisions proposed by the American Head and Neck Society and the American Academy of Otolaryngology–Head and Neck Surgery. *Arch Otolaryngol Head Neck Surg* 128: 751, 2002.

Rotter S: Specific considerations with cardiac disease. In Davidson JK, Eckhardt WF III, Perese DA, editors: *Clinical anesthesia procedures of the Massachusetts General Hospital,* ed 4, Boston, 1993, Little, Brown.

Schag CC, Heinrich RL, Ganz PA: Karnofsky performance status revisited: reliability, validity, and guidelines. *J Clin Oncol* 2: 187, 1984.

Strang T, Tupper–Carey D: Allergic reaction. In Goldstone JC, Pollard BJ, editors: *Handbook of clinical anesthesia,* New York, 1996, Churchill Livingstone.

Vandam LD, Desai SP: Evaluation of the patient and preoperative preparation. In Barash PG, Cullen BF, Stoelting RK, editors: *Clinical anesthesia,* Philadelphia, 1989, JB Lippincott .

耳鼻咽喉头颈外科学基础

第 5 章

麻醉和困难气道处理的一般思考

General Considerations of Anesthesia and Management of the Difficult Airway

Lynette J. Mark　Alexander T. Hillel　Kurt R. Herzer
Seth A. Akst　James D. Michelson　著
李慧禄　明　颢　译

要点

1. 耳鼻咽喉头颈外科医生的临床工作中，应该掌握基本的麻醉技术以及在手术室中用于气道管理的镇静和全身麻醉的各种药物的优缺点。

2. 麻醉医师对患者的术前评估可以帮助确定有气管插管潜在困难的患者。

3. 对于无误吸风险和非困难气道的患者，麻醉诱导和在麻醉前建立面罩通气是更安全的首选技术。

4. 美国麻醉医师协会将困难的气道定义为"一个经过常规训练的麻醉医生存在上呼吸道面罩通气困难，气管插管困难，或两者兼而有之。"

5. 气道维持和（或）气管插管失败的后果可能对患者、医生和医疗保健系统造成经济的损失。

6. 与气道困难相关最常见的不良反应包括死亡、脑损伤、呼吸心搏骤停、气管切开、气道创伤和牙齿损伤[1]。

7. 通过跨部门多专业困难气道反应小组（DART）和 DART 车成功完成手术室外医院环境中的困难气道处理。

8. 将困难的气道信息传达给患者的下一个医疗保健系统是至关重要的，但是麻醉医师、初级保健医师甚至是外科医生不一定能够及时提供关于患者困难气道的信息。

9. 目前在美国实施的电子健康记录无法全天候访问患者的困难气道信息，无论其何时何地创建；但是，MedicAlert 基金会已经通过其国家困难气道 / 气管插管登记处向国内和国际上提供这项服务。

10. 病例报告侧重于非预期的困难气道、预期的困难气道和耳鼻咽喉科 - 头颈部病例。

气道处理是临床麻醉学的关键。气道处理的目标很简单：最快速地建立损伤最小、最有效的气道处理方式[2]。

对困难气道患者的处理方法有所不同，这取决于患者气道的紧急程度，以及医疗保健环境是手术室（OR）还是医院的其他环境。

本章首先介绍 OR 中基本气道处理的麻醉成分，包括麻醉药物的使用及其优缺点，耳鼻咽喉科 - 头颈部（OLHN）外科医生可以将其纳入实践。关于与麻醉学相关的生理学和药理学的深入讨论超出了本章的范围，但麻醉学的权威教科书在本章的建议读物中列出。

摘要介绍了美国麻醉医师协会（ASA）对困难气道、发生率和困难气道后果的定义，以及鉴别难治困难气道的各种方法以及气道技术和气道工具的研究进展。

对困难气道 / 插管（预期或未预料到）复杂气道患者的气道处理需要多学科共同参与，包括麻醉医师、OLHN 外科医生、重症监护医师、急诊科医师和护理 / 技师等人员。在硬喉镜检查和支气管镜检查，纤维支气管镜检查和气道手术方法具有专业知识资格的 OLHN 外科医生与麻醉医师在困难气道患者的管理 / 插管中担任主要角色。

一家医院对院内（非 OR）困难气道患者的跨部门多专科方法导致 3 年内无困难气道的前哨事件发生。讨论了向未来医疗保健提供者传播患者困难气道信息的重要性，并建议在国家 MedicAlert 基金会困难气道 / 气管插管登记处注册，作为已经建立的方式，允许国家和国际访问此信息。

本章最后提供了几个既往病例，提供了气道处理原则、应用和气道技术及设备使用的实际例子。

一、非困难气道患者的麻醉管理

麻醉科团队的三个主要任务是：①保证患者安全；②保持患者舒适；③在术前、术中和术后即刻提供最佳条件。全身麻醉药物的主要作用是镇静、意识消失、镇痛和肌肉松弛 / 麻痹。大多数头颈部手术均需要全身麻醉；因此气道处理格外重要。

（一）标准感应与快速序列感应

气道管理前对患者进行误吸风险的评估有助于选择采用标准，非快速顺序诱导或快速顺序诱导（RSI）。通过询问术前病史和体格检查来评估患者手术是误吸的风险是致关重要的。一项全国性研究发现，误吸是麻醉过程中死亡和脑损伤的最常见的主要原因[3]。ASA 基于健康患者胃排空所需时间制定了术前禁食指南[4]。作为 OLHN 外科医生，熟悉这些指南可以防止延迟或取消择期手术。指南建议禁食时间为：透明液体 2h，母乳 4h，其他食品或饮料 6h，包括婴儿配方奶粉和牛奶。对于胃排空推迟的患者，例如糖尿病性胃瘫，可能需要进一步延长禁食时间以降低误吸风险。

除遵守禁食指南外，术前给予药物也可降低误吸风险。包括抗酸药（30ml 枸橼酸钠）、抗胆碱能药物（阿托品或格隆溴铵）、甲氧氯普胺（刺激胃排空和增加食管下括约肌张力），以及 H_2 受体拮抗药（西咪替丁或雷尼替丁）以减少胃酸分泌。

在没有增加误吸风险的患者中，可选择快速顺序诱导进行气管插管进行可控且逐步的方法。在监测和持续 3min 的预充氧后进行全身麻醉诱导[1]，待患者意识消失后行面罩正压通气（图 5-1）。面罩通气成功后，给予肌肉松弛药（肌松药）。

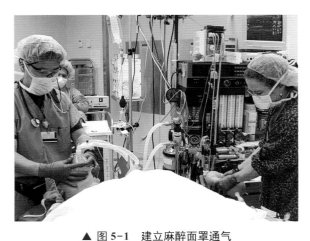

▲ 图 5-1　建立麻醉面罩通气

由约翰·霍普金斯医学研究所提供，Baltimore, MD

第 5 章　麻醉和困难气道处理的一般思考

这种顺序诱导进行气道管理的方法提高了患者的安全性，因为即使插管不能成功完成，患者仍然可以在肌松药作用消失的同时或者在准备好替代插管技术时进行面罩通气和供氧。对患者进行通气的能力比插管的能力更为重要，而气囊 – 面罩通气是每位麻醉医师必须掌握的急救技能。在成功进行面罩通气后，给予肌松药，并在药物起效后进行气管插管。

在误吸风险增加的患者（包括那些不符合 ASA 术前禁食指南的患者、饱胃的急诊患者或有胃食管反流史的患者）中，进行 RSI 和插管[4]。在 RSI 技术期间，不进行面罩通气，因为会有一部分气体进入胃而进一步增加误吸的风险。相反，在诱导药物之后立即给予肌松药。

在此期间持续按压环状软骨，并且在肌松药生效之前不对患者进行通气。适当的预充氧可以使大多数呼吸暂停患者在这短暂的时间内保持血氧饱和度。一旦达到一定的肌松，通常通过直接喉镜对患者进行插管。通过二氧化碳波形或呼气末 CO_2 检测确认适当的气管插管（ETT）位置和听诊双侧呼吸音后，对 ETT 充气，停止按压环状软骨[1]。

RSI 的风险是插管可能不成功，并且之前存在不可预测的患者通气能力困难。RSI 失败的最危险结果可能是肌松后的患者无法通气或插管（见病例 7）。

总而言之，对于没有增加误吸风险和预期非困难气道的患者，麻醉诱导和在肌肉松弛前逐步建立面罩通气是更安全和优选的技术。对于有吸入风险且需要全身麻醉的预期困难气道的患者，逐步诱导是相对于 RSI 的清醒诱导，并且在插管失败的情况下立即备用。

按常规，患者进入手术室并仰卧。监护仪的放置如下一节所述。进行吸氧去氮，增加患者功能残气量。

此时，应麻醉诱导，并适当进行气道处理。在插管或其他气道管理之后，可以放置侵入式监护仪或建立其他的静脉通路，然后开始外科手术。

（二）监测标准

ASA 的基本麻醉监测标准于 1986 年首次发布，最近于 2011 年更新[5]。这些标准包括在麻醉维持时间持续评估患者的氧合、通气、循环和体温。该文件介绍了脉搏血氧饱和度和二氧化碳测定作为监护标准，因此可以更快速和准确地识别氧饱和度降低和未被识别的气管插管误入食管。实际上，基础麻醉监测应包括麻醉回路的持续氧气分析，脉搏血氧饱和度测定，呼气末二氧化碳测定，潮气量测定，心电图、体温及间断动脉血压监测（不低于每 5min 1 次）和心率。此外，常规使用神经肌肉阻滞监测器（也称为"抽搐监测器"）来评估肌松药物逆转后肌肉松弛和肌力恢复的程度，这有助于提高患者的安全性。

二、麻醉药理学

本节简要介绍麻醉医师使用的一系列药物，进行麻醉并管理气道。本章不对这些代表药物进行深入讨论；强调了这些药物特别适用于气道处理的某些特征。

（一）静脉全身麻醉（全麻）药

随着硫喷妥钠从美国市场的消失，其他用于静脉全身麻醉诱导的药物是丙泊酚、氯胺酮和依托咪酯。这些药物都能在中枢神经系统内快速起作用以达到意识消失，并且都是短效药，是因为药物远离大脑而不是代谢的重新分布。它们起效时间快使得这些药物成为在静脉全身麻醉诱导的首选药物。它们不同的血流动力学特征和独特的特性使麻醉医师能够选择最适合个案的药物。

丙泊酚是最常用的静脉麻醉药。它是一种高度脂溶性的药物，悬浮在乳白色脂质载体中。丙泊酚可以使血压下降 25%～40%，心输出量下降 15%～20%，同时全身血管阻力下降。在其他健康的患者中，这种血压下降通常可以较好耐受，并且可以通过随后的喉镜检查和气管插管的加压效应来抵消。然而，患有长期高血压和自动调节曲线变化的患者可能在丙泊酚给药后使得脑灌注受损。诱导剂量的丙泊酚可以引起中枢性呼吸暂停，丙泊酚具有支气管扩张作用，其与哮喘患者一起使用有利。静脉注射期间可能会出现注射痛，丙泊酚偶尔会产生肌阵挛性抽搐。独特的是，丙泊酚具有止吐特性，增强了其受欢迎的程度。

氯胺酮是一种解离性麻醉药，在不消除自主呼吸、吞咽、眼球运动或气道保护性反射的情况下会产生意识丧失。在某些情况下，例如阻塞性睡眠呼吸暂停的患者，持续的自发呼吸和存在气道保护性反射可能是重要的优势；然而，在全身麻醉诱导后，不能完全依赖气道保护反射。氯胺酮的分离麻醉是造成这种药物偶尔产生幻觉或出现谵妄的原因，成人比儿童更常见。尽管在许多国家它是一种常见的麻醉药物，但由于氯胺酮可能引起上述反应，在美国大多情况下不被用作首选。氯胺酮在创伤和急诊手术中仍然很受欢迎，因为与丙泊酚不同，它通常会通过拟交感神经作用和释放内源性儿茶酚胺来增加患者的血压、心率和心输出量。这些拟交感神经作用也导致支气管扩张。氯胺酮的其他独特性质包括能够在没有静脉注射的患者肌肉内给药，有内在的镇痛特性和增加唾液分泌；因此，抗胆碱能药物（如格隆溴铵）通常与氯胺酮共同给药。

依托咪酯是发现最晚的静脉诱导药，仍然可以广泛使用。与异丙酚（降压作用）和氯胺酮（高血压作用）的血流动力学特征相反，依托咪酯对血压和心输出量具有中性作用。依托咪酯对支气管平滑肌没有特别的影响，可能会产生诱导剂量的呼吸暂停；此外，它会引起注射痛，并且比丙泊酚引起更多的肌阵挛性抽搐。与肌阵挛不同，癫痫发作阈值降低；因此可能导致癫痫发作。依托咪酯还会抑制患者的肾上腺。肾上腺皮质功能不全的临床意义在文献中有争议，在一些用依托咪酯插管的脓毒症和创伤患者的研究中可见死亡率过高[6-8]。

（二）其他静脉用药：苯二氮䓬类、阿片类药物、利多卡因和去甲肾上腺素

苯二氮䓬类药物通常在术前给予，有镇静、抗焦虑和遗忘效应。苯二氮䓬类药物会产生顺行性而不是逆行性遗忘症。咪达唑仑是术前最常用的苯二氮䓬类药物，因为它的起效时间在2~4min之内。咪达唑仑通常用于清醒气管插管期间的镇静，并且用作常规全身麻醉诱导的辅助药物。大剂量苯二氮䓬类药物用作麻醉诱导的唯一药剂。尽管与苯二氮䓬诱导相关的血流动力学稳定性，可延长的镇静作用。在镇静剂量下，苯二氮䓬类药物会产生轻微的呼吸抑制。然而，苯二氮䓬类与阿片类药物共同给药可以协同地产生严重呼吸抑制。值得注意的是，对苯二氮䓬类药物的反应可能是特异性的，常规镇静剂量可以在敏感患者中产生意识不清和呼吸暂停，甚至在老年患者中产生悖论性激动或谵妄。苯二氮䓬可以在受体水平上被氟马西尼拮抗，尽管这种逆转确实会增加癫痫发作的风险。

术中使用阿片类药物来提供镇痛和平衡麻醉。当在麻醉诱导期间给予时，阿片类药物可以减弱对喉镜和插管的交感神经反应。阿片类药物也具有镇静作用并产生一种欣快感，减少对有害刺激的反应。最常用的阿片类药物是芬太尼、瑞芬太尼、舒芬太尼、吗啡和氢吗啡酮。这些药物的选择主要取决于它们的起效速度和作用时间。阿片类药物产生剂量依赖性中枢性呼吸抑制，$PaCO_2$增加，呼吸幅度减少。通过要求清醒的患者有意识地深呼吸可以抵消这种呼吸抑制。然而，阿片类药物和苯二氮䓬类药物的组合可导致患有中枢性呼吸暂停的镇静患者对呼吸指令无反应。纳洛酮可以通过μ受体拮抗阿片类药物。

利多卡因有时在麻醉诱导期间起到辅助作用。静脉注射利多卡因，具有中枢麻醉作用。虽然利多卡因不能单独进行全麻诱导，但可以增强其他药物麻醉诱导效果。此外，已被证明，1~1.5mg/kg利多卡因可以减轻喉镜置入和气管插管时导致的高血压和颅内压增高，同时避免了其潜在的毒性。利多卡因还可以预防性地用于与丙泊酚一起静脉推注，以减少丙泊酚诱导时静脉刺激和患者不适。

右美托咪定是一种新型麻醉药物，作为 α_2 受体激动药，可以产生与正常睡眠相似的镇静作用。右美托咪定产生极小甚至无呼吸抑制，因此

它可以用于保留自主呼吸的镇静的麻醉。右美托咪定已广泛用于纤支镜引导下清醒气管插管的镇静[9-11]。与咪达唑仑和阿片类药物相比，右美托咪定必须静脉泵注，但在需要保持自主呼吸的同时产生更大的镇静作用是一种有价值的选择。该药物还用于睡眠监测，以确定悬雍垂腭咽成形术前咽部阻塞的区域。由于其 α 受体激动药作用，高剂量的右美托咪定可能产生初始高血压，但最常见的血流动力学变化是心动过缓。这种药物确实具有轻微的内在镇痛作用，这是它与大多数其他静脉药物的不同之处。

（三）吸入麻醉药

在美国广泛使用的挥发性麻醉药是异氟烷、七氟醚和地氟醚。挥发性是指液体化学品在室温或接近室温下蒸发的能力。它们都是卤代醚，因此它们不可燃且无爆炸性。氧化亚氮也是吸入式麻醉药，室温下为气体且无挥发性麻醉药物发挥其麻醉作用的确切机制尚不清楚，一般认为是它们对细胞膜的作用。Meyer-Overton 相关性表明，更多的脂溶性气体吸入麻醉药具有更高的效能[12]。脂质和血液溶解度的差异，以及每种药剂的一些独特性质，是挥发性麻醉药的临床选择依据。挥发性麻醉药的剂量通常根据最低肺泡浓度（MAC）表示，MAC 是 50% 受试者对手术刺激的无反应的吸入浓度。

吸入性全麻药一般不用于做麻醉诱导，且诱导时间比静脉全麻诱导长数分钟。然而，对于没有预先建立静脉通路的患者，例如大多数儿童就经常采用吸入麻醉诱导。吸入诱导的其他优势是能够保持自主呼吸。

深度麻醉和对刺激的反应迟钝。七氟醚是吸入诱导的首选药物，因为它具有芳香气味。地氟醚可以刺激呼吸道，但溶解性较差，因此在手术结束时更容易从患者体内排除。异氟烷是目前可用的挥发性麻醉药中最有效但起效最慢和作用最长的挥发性麻醉药物。

氧化亚氮在标准大气压下不足以达到 1MAC，即使在低流量氧气混合物中也是如此；因此，氧化亚氮仅用作全身麻醉的辅助剂。氧化亚氮可以维持血流动力学相对稳定，而其他挥发性麻醉药均产生剂量依赖性全身血管阻力降低和血压降低。这种血压下降通常可以被手术刺激所抵消，并且可以根据需要临时谨慎使用升压药来维持血压。与挥发性麻醉药相关的低血压偶尔会成为头部和颈部手术的重要问题，在此期间使用升压药仍然存在争议。作为吸入性麻醉药时，氧化亚氮可以降低其他挥发性麻醉药的使用浓度，从而使低血压发生率降到最低。

氧化亚氮的另一个优点是它的血液和组织溶解度低；因此，在手术结束时代谢快。然而，氧化亚氮可以增加空腔脏器容积，因此禁用于中耳手术。氧化亚氮也与术后恶心和呕吐增加有关，且会损害甲硫氨酸合成酶，可能会导致手术伤口感染率增加。值得注意的是，氧化亚氮易燃，因此将其与吸入的气体混合从而降低吸入的氧浓度并不会降低气道燃烧的风险；应注意，空气中的氮气是不可燃的，因此可以采用混合空气降低吸入氧气浓度从而降低气道燃烧的风险，而不是氧化亚氮。

（四）全身麻醉的维持

挥发性麻醉药通常不用于全身麻醉诱导，而用于全身麻醉的维持。这一点麻醉医师对挥发性麻醉药的偏好与其持续监测患者体内挥发性麻醉药浓度的能力有关。相反，静脉全麻药可以仅按剂量来给药，并且由于药物不同的代谢速率，即使在稳定的给药速度下，它们的持续血清浓度也会在整个手术中发生变化。由于静脉麻醉药的蓄积作用，往往苏醒时间较长。

然而，某些耳鼻咽喉科手术特别适合用静脉麻醉药维持。这种麻醉形式通常被称为全凭静脉麻醉（TIVA）。例如存在共用气道的情况，在此期间，耳鼻咽喉外科医生可能需要有时移除 ETT 以便不受限制地进入喉部或气管。在这种情况下，TIVA 避免了在该类手术中呼吸暂停期间失去麻醉药物维持的问题。

先前研究认为，全凭静脉麻醉用于鼻内镜手术发现其可以使手术区域更清晰并且失血量少[13, 14]。丙泊酚可以使心输出量下降，可能导致鼻窦黏膜血流量减少。最后，TIVA 用于易患恶性高热（MH）的患者，恶性高热是挥发性麻醉药或琥珀胆碱的不良反应，表现为不受控制的骨骼肌代谢导致体温过高、酸中毒、横纹肌溶解或死亡。

对 MH 的全面讨论超出了本章的范围（更多信息见案例 13）。

丙泊酚是最常用的 TIVA 药，氯胺酮联合丙泊酚可以使血流动力学相对稳定。由于其脂溶性，大量输注丙泊酚会在患者体内蓄积，导致药物的半衰期不可预测。尽管如此，丙泊酚仍然被认为是一种相对短效的麻醉药。瑞芬太尼是一种通过连续输注给药的超短效阿片类药物，有时也被用作 TIVA 的一部分。瑞芬太尼通常用于支撑喉镜检查，因为该手术在手术过程中对患者刺激较大，导致术后不适。这种组合可以减少长效阿片类药物的静脉滴注。瑞芬太尼可能引起术后痛觉过敏。

（五）对代谢物进行去除和非溶剂化

患者肌松后可以通过轻抬下颌待停止呼吸后行气管插管。此外，外科手术通常都需要肌松。肌松药包括去极化肌松药和非去极化肌松药。

在美国唯一使用的去极化肌松药是琥珀胆碱，其作用于神经肌肉接头中的乙酰胆碱受体，激活受体后占据它们，从而在肌肉再次收缩前延长不应期。骨骼肌松弛之后肌力的恢复导致特征性肌肉震颤和相关的术后肌痛。琥珀胆碱的主要优点是起效非常快，用药后 45～60s 内即可进行气管内插管。另一个优点是其作用持续时间短，它可以被假性胆碱酯酶代谢而失活，一般可以维持 5～8min。正压通气失败后，琥珀胆碱可以快速逆转其肌松作用，使患者恢复自主呼吸。然而，先前的研究表明，在自主呼吸恢复前可能会发生严重的低氧血症[15]。

此外，少数患者是拟胆碱酯酶缺乏患者将在使用琥珀胆碱后长时间肌肉松弛。预防监测神经肌肉痉挛导致非典型胆碱酯酶活性患者的诊断增加，这是一种遗传病，在美国一般人群中发病率为 1:2800，男女比例为 1:1[16]。可以通过检测患者血液中二丁卡因量进行诊断，其表达量与正常假胆碱酯酶的量相关。尽管在假性胆碱酯酶缺乏症患者中没有禁忌，但应使用 TOF 监测仪监测给药情况，以确认拔管前肌力完全恢复。琥珀胆碱也被认为是诱发 MH 最常见的肌肉松弛药[17]。使用琥珀胆碱的主要禁忌证包括已知或疑似 MH，颅内压增高，眼压升高和血钾升高。钾释放发生在肌肉收缩的情况下，并且可能在近期烧伤，中风或其他乙酰胆碱受体上调的其他去神经条件的患者发生率更高。肌颤会导致钾离子释放和随后的高钾血症。

另一种肌松药是非去极化神经肌肉阻断药。这些药物也在神经肌肉接头中起作用，但它们竞争性地拮抗乙酰胆碱与其受体的结合，从而防止肌肉收缩。由于起效时间，作用持续时间和代谢途径的差异，临床上不同肌松药的起效时间和维持时间有所不同。它们都不如琥珀胆碱起效时间快。在禁忌使用琥珀胆碱的患者中，快速顺序气管插管所选择的非去极化药是罗库溴铵，因为 60～75s 即可起效。然而，插管剂量的罗库溴铵可以维持 30～40min 并且在 20～30min 内不会被拮抗，如果最初尝试插管气管不成功则是一个主要问题。因此，建立面罩通气是必不可少的。肌肉松弛药的临床效果之后是观察肌肉对神经刺激的四个成串反应。足够低浓度的非去极化肌肉松弛药可以通过给予新斯的明或另一种胆碱酯酶抑制药来逆转其临床作用；由此产生的神经肌肉接头处可用乙酰胆碱的增加从而使肌力恢复。然而，胆碱酯酶抑制药还会导致毒蕈碱受体的副交感神经作用增加，而毒蕈碱受体又必须用抗胆碱能药物（如格隆溴铵）来治疗。

（六）局部麻醉药

耳鼻咽喉科医生经常外用或局部给予药物以使得手术区域产生麻醉或血管收缩。可卡因是一种同时兼顾两者的药物。可卡因是酯类局部麻醉药，可迅速麻醉黏膜。其血管收缩特性在局部麻醉药中是独特的，并且在鼻窦手术之前应用时，可卡因会使黏膜收缩并减少手术出血。然而，一些可卡因可能被全身吸收。在中枢神经系统中，可卡因可防止神经递质的再摄取，包括多巴胺和去甲肾上腺素。可卡因可能由于多巴胺再摄取导致其具有成瘾性，因此其在使用时需要监测。可卡因可以使去甲肾上腺素再摄取造成心动过速和高血压，以及潜在的血管痉挛，因此不利于已知或未知冠状动脉疾病的患者。这类患者可以使用其他局部麻醉药，如利多卡因，但是它需要与肾上腺素混合作用才能使手术区域的血管收缩。肾上腺素混合利多卡因溶液，既可用于局部血管收缩，也可限制局部麻醉药的全身吸收。

清醒患者气道内给予局麻药可产生镇痛和局部麻醉作用，或者用于全身麻醉患者的术后镇痛。利多卡因和丁哌卡因通常是局部浸润或神经阻滞最常用的麻醉药。外科医生必须掌握局麻药的最大使用剂量，因为局麻药中毒首先表现为中枢神经系统抑制和癫痫发作，随后是心室颤动等心律失常。如果在局麻药中使用肾上腺素以减缓从皮下组织到血液的摄取，那么利多卡因（5mg/kg）的最大剂量可以增加（7mg/kg；2% 利多卡因溶液含 20mg/ml，70kg 患者最大剂量不超过 17.5ml）。局部或区域使用利多卡因可以与静脉注射时产生叠加作用。因此，麻醉医师和外科手术团队之间的沟通对于避免潜在的过量毒性是至关重要的。丁哌卡因也用作局部麻醉药。丁哌卡因的最大剂量（2～3mg/kg）也可以安全地和肾上腺素合用。需要注意的是，如果将局部麻醉药直接入血，极少剂量的局麻药就会诱发麻醉的毒性反应，因此在区域阻滞期间注射这些药物之前必须回抽验证针头是否误入血管。在口外舌咽神经阻滞期间意外注入颈动脉可以立即产生癫痫发作和意识丧失。与局部麻醉毒性相关的心血管作用和室性心律失常可能降低心肺复苏的成功率，可能需要心肺转流术来抢救此类患者。局麻药中毒时立即静脉给予脂肪乳已被证明是有效的，因为脂溶性的局麻药可以大量溶解到高脂血浆中，从而降低了局麻药的心脏毒性。

（七）抗高血压药

过去十年的气道处理已经通过增加对缺血的病理生理学的研究以及对于缺血事件风险增加的患者在围术期使用抗高血压药物而得到了极大的改善。局部麻醉，特别是利多卡因联合可卡因肾上腺素或利多卡因联合去氧肾上腺素是引起术中高血压和心动过速的直接原因。经喉插管刺激喉和气管受体并导致拟交感神经胺的显著增加。进而引起心动过速和血压升高。在血压正常的患者中，增加 20～25mmHg（1mmHg=0.133kPa）；然而，在高血压患者中作用更为明显。在服用 β 受体拮抗药的高血压患者中，血管收缩引起的血压升高是由于无效的 α 受体刺激引起的。全身麻醉期间常出现高血压和心动过速。在任何患者中，特别是在已知冠状动脉疾病或动静脉畸形的患者中，血压的剧烈波动是有害的或致命的。

用于术中控制与气道处理相关的高血压和心动过速的最常用的抗高血压药包括 β 受体阻断药艾司洛尔和美托洛尔以及 α 受体和 β 受体阻断药拉贝洛尔。大多数血压和心率变化发生在直接喉镜检查开始后的 15s 左右，30～45s 后最大。艾司洛尔在减弱这些反应方面特别有效，因为它几乎立即起效，静脉滴注容易，持续时间短（半衰期为 9min）。拉贝洛尔在减弱血流动力学效应方面具有相似的作用，但在起效时作用较弱，半衰期为 5h。

已有研究将控制性低血压作为减少鼻内镜手术中出血量的方法。但使用血管扩张药硝普钠不会显著减少出血 [18]，这可能是因为血管舒张导致血压下降而不是鼻黏膜的血流量减少。其他药物（如 β 受体拮抗药）引起的控制性低血压可能会更好地减少手术出血 [19]；然而，控制性低血压确实会显著增加脑灌注不足的风险，尤其是脑血管疾病患者，因此其常规使用仍然存在风险。

三、困难气道/插管：一个多重问题

困难气道处理是一个复杂的问题，需要各个专业医生密切配合。无论通气还是气管插管失败，或者两者均失败，都会对患者、医生甚至医院造成极大的影响。本节讨论困难气道的定义、发生率和后果以及困难气道/插管患者的评估。

（一）困难气道的定义和发生率

关于"困难气道"在各专业内、专业之间存在不同的看法，是否是困难气道与各个医生的专业技术有很大关系，并且由于患者病理生理学的变化而变得更加复杂[20]。ASA 将困难的气道定义为"经过正规训练的麻醉医师上呼吸道面罩通气困难，气管插管困难，或两者兼而有的临床情况"[1]。尽管气道处理技术在进步，困难气道的评估有很大改进，但其意外发生率仍为 1%～3%，仍然由传统的硬性喉镜检查（使用 Macintosh 或 Miller 刀片）定义[1, 21-24]。在每年进行大约 25 000 次气管插管全身麻醉手术的医院内，每年可能有 250～750 次意外的困难气道 / 气管插管。估计发病率的另一种方法是假设全职医生（麻醉医师或麻醉护士）每年会遇到一次意外的困难气道 / 气管插管；那么，根据麻醉质量研究所报告的从业人员数量[25]美国每年至少可能有 85 700 例意外的气管插管困难。2005 年的一篇文章回顾了 35 项研究（超过 50 000 名患者），发现插管困难率为 5.8%[26]。在 OR 外发生的急诊插管中，发生率为 6%～10%[27, 28]。分析 1990—2007 年 ASA 封闭索赔数据库（5230 件索赔）发现 67% 的困难气道处理发生在诱导，15% 在手术期间，12% 在拔管时发生[29]。

然而，这些数字可能低于真实发病率，因为麻醉医生可能不会回想起更为常见的未发生严重事件的困难气道，因为他们回想起实际困难气道 / 插管的数量较少，结果不是最客观的。除了那些在初次就诊时出现意外困难气道 / 气管插管的患者外，某些患者群体预计会出现复杂的气道处理。

（二）困难气道的后果

气道建立失败对患者、医生甚至医院都会造成极大的影响，在本国和国际医疗层面，医生都在为如何建立稳定的气道而积极努力。ASA 实践指南指出，与气道困难相关的最常见不良后果是死亡、脑损伤、心搏骤停、气道创伤和牙齿损伤[1]。气道 / 气管插管困难有无不利的结果，可能与事件本身一样令人不安。这可能是因为患者

认为麻醉过程中困难气道会威胁到生命安全性，或者缺乏对困难气道重要性的理解，甚至医生也会认为困难气道会威胁到其专业安全性。

此外，气道处理失败会产生严重的法律和经济后果。复杂的气道处理相关事件对卫生保健系统的直接和间接成本的影响是深远的。就支付医疗事故索赔的医生数量而言，麻醉医疗事故位居第 12 位[25]。

1992 年美国医师保险协会对 43 份医疗事故保险文件进行了一项 Meta 分析研究，该公司代表美国约 2000 名麻醉医师，将气管插管问题列为第三大主要内容，仅次于牙齿损伤和无医疗事故[30]。对 1994 年之前 15 年内在马里兰州法律体系中提交的大约 5000 件案件中麻醉医师被指名为被告的索赔案件进行了分析，他们表示插入 ETT 是导致责任索赔的第六大常见医疗责任事故[30]。1990—2007 年对 ASA 封闭的索赔数据库（5230 件索赔）的分析发现，死亡是麻醉索赔中最常见的原因，并且困难插管占这些索赔相关事件中不良呼吸事件的 27%。此外，连续尝试插管会引起肿胀和出血，每次尝试都会增加插管失败的可能性，并使并发症发生率增加 70%，其中包括永久性脑损伤或死亡[27, 29, 31, 32]。

为了正确看待这些统计数据，必须考虑以下因素：

1. 报告的医疗事故索赔数量仅占所有不良结果的一小部分（1/8），并且每 7.5 例患者因困难气道 / 气管插管事件和不良后果而提出一项医疗事故索赔[33]。

2. 通常可以通过良好的医患沟通来中止索赔。

3. 由于沟通不畅和记录不充分，通常会针对医生提出索赔[34]。

（三）患者身份识别

根据既往困难气管插管的病史，或者体检结果提示困难插管，可能预计一些患者插管困难。1985 年，Mallampati[35] 开发了一个基于位置和位置的三级系统来预测困难气道。某些解剖结构的可见口腔和口咽中的悬雍垂、硬腭和软腭。原

第5章　麻醉和困难气道处理的一般思考

始系统于 1987 年由 Samsoon 和 Young[36] 修订为四个级（修改过的 Mallampati）。Cormack 和 Lehane[37] 发现了一项困难气道评估方式，分四级，根据某些解剖结构的位置和可见性预测一个困难的气道，特别是喉部的声门、环杓关节和会厌。常规直接喉镜检查（Macintosh/Miller 镜片）的预期困难气道的一些其他物理预测因素包括突出的上齿、下颌后缩、舌体肥大、开口度较小（间隔距离或间隙）、颈部短、颈部柔韧性有限或肥胖。预测困难气道的其他方法使用甲颏间距或胸骨距离的测量。已经提出了各种评估方法，例如 Mallampati 张口度分级，Ⅰ～Ⅳ级与 Cormack 和 Lehane 喉镜暴露分级（Ⅰ～Ⅳ级）的相关性，但没有一种能够 100% 预测困难气道（图 5-2 至图 5-5）[27]。一项研究发现改良的 Mallampati 评分不足以作为独立评估方式，但可能是预测困难气道的多变量方法的一部分[38]。另外研究发现 Mallampati 分级和甲颏间距综合评估困难气道是最有意义的评估方式[32]。

四、困难气道 / 插管

气道技术和设备的进展

根据 2013 年 ASA 实践指南，"麻醉医师应根据 ASA 介绍的气管插管指南，综合分析患者的病情、手术类型、麻醉医师的习惯等制定困难气道插管的策略"[1]。本节讨论过去可用的各种气道处理技术和装置，以及可在气道管理实施过程中使用的当前气道处理技术和装置。

在 20 世纪 90 年代早期，美国大多数麻醉医师都具备 3 种气道处理技术：①清醒盲探经鼻插管；②清醒经鼻纤支镜插管；③清醒或睡眠下常规喉镜检查。选择困难气道患者无须麻醉，嘱患者在自主呼吸条件下"深呼吸"以便于 OLHN 外科医生尝试用硬质喉镜或支气管镜检查。其并发症包括喉痉挛、误吸，以及由于无法维持自主呼吸而导致气道损伤，或者难以通过 OLHN 外科医生进行面罩正压通气和无

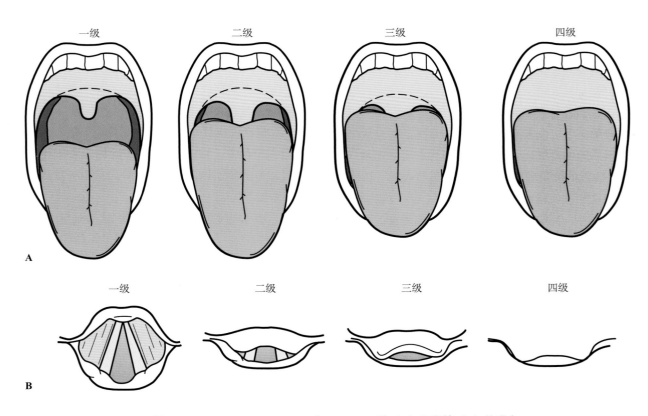

▲ 图 5-2　Mallampati、Cormack 和 Lehane 口腔（A）和喉镜（B）的观点

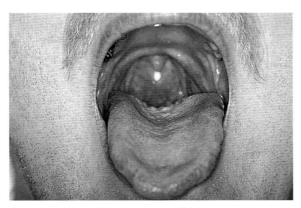

▲ 图 5-3 患者颈粗，身高 68in①，95kg，麻醉医师确认为轻松呼吸道，Mallampati Ⅰ级

选择性手术的气道评估：面罩通气容易；直接喉镜检查时间为 4 号 Macintosh，全级 Ⅰ 喉镜检查（由约翰·霍普金斯医学研究所提供，Baltimore，MD）

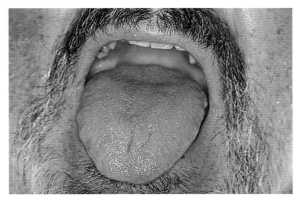

▲ 图 5-5 与图 5-4 同一患者的术后评估

请注意，如果没有压舌板，患者会有 Mallampati Ⅳ级气道，应该被认为是预期的传统喉镜困难插管（由约翰·霍普金斯医学研究所提供，Baltimore，MD）

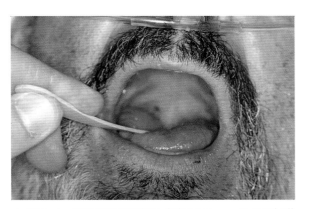

▲ 图 5-4 患者用压舌板评估患有 Mallampati Ⅱ级气道并且预期使用常规喉镜容易插管

选择性手术的气道管理：面罩通气容易；使用 Macintosh No.3/4 进行直接喉镜检查不成功，Miller No. 2/3 尝试 4 次；成功的入睡视频辅助喉镜和 7.0 号气管导管插管，可以看到完整的声门开口（由约翰·霍普金斯医学研究所提供，Baltimore，MD）

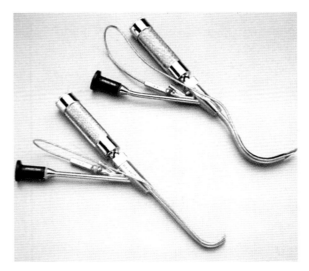

▲ 图 5-6 硬性支气管镜

由约翰·霍普金斯医学研究所提供，Baltimore，MD

法成功插管。同时，OLHN 外科医生使用清醒和睡眠外科气道，清醒纤维支气管镜检查，睡眠硬性喉镜和支气管镜检查的气道处理技术（图 5-6）。在非气管插管全身麻醉中，常使用面罩通气（图 5-7）。

气道处理史上的一项重大发明是喉罩（LMA）[39]。它可以代替面罩通气于 20 世纪 90 年代初在美国引入，然而，LMA 作为最具特色

的价值是在无法插管 / 不能通气的情况下建立通气。在 1993 年 ASA 困难气道处理实践指南中，LMA 是将困难气道引入重要分支点的气道装置。在 2003 年 ASA 实践指南中，LMA 被推荐为气道困难时开放气道紧急救援的首选设备[29]。近 20 年来，LMA "家族"（经典型以及 ProSeal、Flexible、Fastrach）对选择性困难气道处理的影响重大。具体而言，许多工作人员认

① 1in=2.54cm

第5章 麻醉和困难气道处理的一般思考

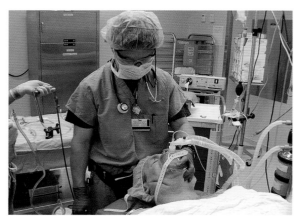

▲ 图 5-7　带头带的面罩通气

由约翰·霍普金斯医学研究所提供，Baltimore，MD

为，如果可以置入 LMA，则可通过纤维支气管镜检查或 ETT 交换器的辅助来实现对 ETT 的准确定位。与往常一样，备用方案是必要的，因为情况可能会像病例 7 那样，这些技术难以实施且不成功。

在 2013 ASA 实践指南中，推荐使用声门上气道（SGA）装置代替 LMA，以解决无法插管 / 无法通气的情况。该指南还建议使用视频辅助喉镜检查，如使用 GlideScope（Verathon 公司）作为插管的首选方法[1]。

表 5-1 简要概述了许多设备，并确定它们在 OLHN 和麻醉科的主要用途。一些气道设备（如 SGA）易于使用，只需要对操作人员进行最低限度的培训，并且价格低廉。另一些设备和技术（如纤维支气管镜、外科气道、专用硬性喉镜和荧光镜辅助插管）主要在三级医疗中心使用，对操作人员技能要求较高，并且可能相对昂贵。

五、全院、多学科困难气道反应小组倡议

任何困难气道的处理都不是容易的，除非医院内其他科室和手术室一样有着同样的处理设备和人员配备。本节描述了一个机构在 3 年的时间里努力建立和维持一个多专业参与的困难气道的管理计划，同时包括了改进和结果。

（一）概念框架

美国麻醉医师协会于 1993 年首次制定并发

布了困难气道的管理指南[1]。当时启动了几个单独部门的气道管理项目。在 2008 年，研究发现医务人员之间有效的团队合作及沟通有助于预防患者不良事件的发生[40]，联合委员会呼吁通过正式的团队合作培训对患者采取多学科的协作方法[41]。约翰·霍普金斯医疗机构麻醉与危重护理医学部（ACCM）以及耳鼻咽喉头颈外科部门通过建立困难气道反应小组（DART）进行了最初的探索。其目标是改善操作协调和患者护理，利用现场患者模拟来识别系统缺陷，并通过创新的教育计划确保实践和知识的可持续性[42]。

（二）困难气道反应小组倡议的前奏

在 DART 的计划实施前的 3 年时间里，在手术室之外发生了几起成人困难气道前哨事件。一项根本原因分析显示，这个过程的几个关键点不一致，包括缺乏协调的方法来同时对有困难气道专业知识的专业提供者进行分类，缺乏在患者床边使用特殊困难气道设备的机会，以及缺乏专门气道技术的培训 / 经验。此外，来自多个专业的提供者角色分配不明确[43, 44]。这些前哨事件涉及四个部门：ACCM、OLHN、急诊和创伤外科。各科室都有主治医师，他们是国际公认的困难气道处理专家，但他们的专业知识并没有作为多专业团队的一部分得到有效利用。分析后发现气道事件发病率和死亡率的主要因素是缺乏沟通和应对不同的气道事件的系统的方法。

（三）困难气道反应小组倡议

DART 计划旨在参与前哨事件的部门招募领导者，以制订出一个综合计划，包括操作性、安全性和教育组成部分。为了促进各部门教员之间的合作，同时支持个人学术生涯，各部门教员被授予成为 DART 初始阶段的活跃成员。每个部门的 2～3 名成员都得到了这种任命。这些人主要负责在有组织的教育计划中教授其他教员、住院医师、护理和辅助人员，包括一个月的高级麻醉学学生选修课。这些成员还为需要困难气道管理的患者提供紧急和电动咨询。他们也被鼓励成为气道管理学会（SAM）的成员并参加其年会。

表 5-1 困难气道/插管：气道设备的改进

设 备	可视化	使 用	清醒/睡眠	禁 忌	耳鼻咽喉头颈外科医生使用	麻醉医生使用	评 论
面罩	无	经口	均可	饱胃	否	是	优化：经口/经鼻、头带
视频辅助喉镜	非直接	经口	均可	张口受限	是	是	包括常规喉镜 C-Mac、GlideScope、McGrath
Supraglottic气道设备	无	经口	均可	饱胃	否	是	包括常规喉罩、直接喉罩、折叠喉罩、ProSeal、Air-Q、Fastrach
经鼻盲插	无	经鼻	均可	鼻病变、气道闭合状态	否	是	—
数字化	无	经口	均可	张口受限	否	是	—
纤光镜	无	经口、经鼻	均可	鼻或咽喉病变、大胖子/面罩	否	是	需要胸骨切口透光
传统喉镜	直接	经口	均可	张口受限	否	是	Macintosh/Miller 镜片
气管导管引导	直接或无	经口、经鼻	均可	—	是	是	辅以常规喉罩及硬喉镜插管和接管技术
硬质喉镜检查	直接	经口	均可	严重张口受限	是	否	喉镜常用于困难的气道插管
硬质气管镜检查	直接	经口	均可	严重张口受限	是	否	—
纤支气管镜检查	直接	通用	均可	血液或口腔分泌物	否	是	—
刚性光纤间接喉镜	非直接	经口	均可	血液或口腔分泌物	否	是	纤维镜和常规喉镜相结合
逆行插管	非直接	颈部	均可	—	是	是	—
经皮环甲软骨切开	非直接	颈部	均可	颈部病变、技术因素	是	是	纤维镜辅助
环状软骨切开术	直接	颈部	均可	颈部病变、技术因素	是	否	纤维镜辅助/直接可视化
气管切开术	直接	颈部	均可	颈部病变、技术因素	是	否	—
喷射通气	无	口腔、颈部	均可	喉镜困难、通气换气受限、下颌开口受限	是	是	—
组合管	非直接	经口	均可	张口受限	否	存疑	—

注：有关设备和技术的更深入的讨论，请参见 Hagberg C, editor: Benumof and Hagberg's Airway Management. Philadelphia: Elsevier; 2013.

第5章 麻醉和困难气道处理的一般思考

灾难援助反应队第一年的重点是重组紧急传呼系统标准化灾难援助反应队推车及其位置，并启动 24/7 主治医师覆盖。一个内部电话号码与一个集中的网页运营商达成一致，以激活代码团队。如果代码团队成员决定有必要启动 DART 团队，则使用相同的电话号码，并提示设备专家将 DART 推车带到患者床边。8 辆 DART 抢救车是在过去存有口服补液盐的基础上配备的。每辆车都有用于常规硬支气管镜检查、使用 Dedo 或 Hollinger 喉镜进行硬支气管镜检查、柔性纤维支气管镜检查、喉镜放置、LMA/Aintree 导管插管、外科气道或气管切开术的设备（图 5-8 和图 5-9）。DART 团队成员还携带了一个包含基本气道设备的标准化编码袋，包括 LMAs、口咽通气道、喉镜、导管和药物。建立了 ACCM 质量保证和使用报告，以跟踪所有在手术室以及在医院其他部门发生的困难气道。由灾难援助反应队监督小组对所有灾难援助反应队事件进行每日回顾。困难气道患者用腕带识别，并被分入 MedicAlert 基金会的国家困难气道登记处。工作的另外一个重点是对于困难气道处理提供者的培训。在不同的医院设置了 5 个模拟中心用来模拟处理复杂的气道处理或模拟真实的 DART 事件。

这些都是在模拟中心进行的。课程主题覆盖了气道评估、气管插管技术、创伤气道处理、小儿气道处理、团队培训，且除了模拟困难气道、气道损伤、小儿气道和面罩通气、直接喉镜检查、气管导管操作技术、声门上气道、纤维插管、Hollinger 喉镜插管、GlideScope 喉镜插管，还包括采用猪气管模型进行环甲膜切开术。超过 100 名住院医师参与了这个多学科的气道课程，并将参与范围扩大到主治医师。在 DART 第 1 年，有 1488 个代码被呼叫，其中 49 个被升级为 DART 呼叫（44 名成年人，5 名儿童）；其中 13 人被送往手术室进行气道处理。这一年，没有发生困难的气道前哨事件。

DART 第 2 年专注于实践学习和系统培训改进。研究领域包括插管技术和外科气道。此外，根据对上一年气道抢救车使用情况的回顾，抢救车的数量增加到 11 辆。同年，对前一年被频繁呼叫的三个临床区域进行原位模拟。在该年 2898 个代码被调用，其中 81 个成为 DART 调用（75 名成年人，6 名儿童）；其中 20 人被送往手术室进行气道处理。虽然与前一年相比，DART 电话数量增加了 65.3%，但仍然没有发生困难的气道前哨事件。

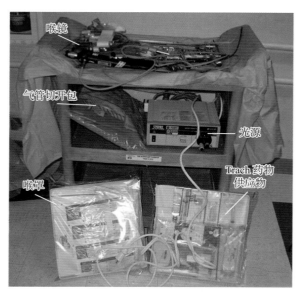

▲ 图 5-8 困难气道反应小组抢救设备，喉罩、喉镜及通气面罩
由约翰·霍普金斯医学研究所提供，Baltimore，MD

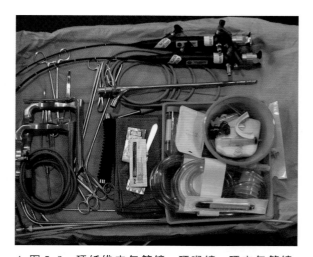

▲ 图 5-9 硬纤维支气管镜、硬喉镜、硬支气管镜、Eschmann 导管、外科手术刀等多种困难气道及反应小组使用器材
由约翰·霍普金斯医学研究所提供，Baltimore，MD

第3年DART重点是气道培训计划，而后该计划扩大到每季度进行一次，包括4个部门的主治医师，资深护理人员及辅助人员也参加了这项DART的安全与教育计划。在护理单元和重症监护室中应急小组利用人体模型进行实时演练，其中一个代码被调用并呼叫DART。在DART的第3年里[45]，有3975个代码被调用，其中82个成为了DART的呼叫，其中10个被传输至手术室内进行气道护理。同样，在第3年没有发生困难的气道前哨事件。

总的来说，在DART最初的3年里，总共调用了2361个代码，其中216个成为DART调用（196名成年人，16名儿童）。在19%的患者事件中，DART团队选择将患者送往手术室进行最终的气道处理[47]。在手术室，患者可以得到熟练的护理支持，改善照明和空间以及额外的设备。与之前3年内发生的几例困难气道前哨气道事件相比在启用DART计划的3年时间内没有困难气道前哨事件发生。

六、与患者和未来卫生保健提供者有关的困难气道处理技术的文件和困难气道/插管信息的宣传

本节讨论困难气道处理技术的文件和向患者和未来卫生保健提供者分发关键的困难气道/插管信息以及向未来卫生保健提供者分发关键的气道信息。这些气道事件的书面文件只是各医疗机构特有的文件，并不是标准化的、统一的、能够精确记录气道事件过程和总结重要问题的文件。然而，2013年ASA困难气道处理实践指南指出"临床医生应使用困难气道的规范描述"。此外，为了从外科方面有效预警，所有外科医生，特别是了解困难气道处理的细微差别的外科医生，应在手术记录中详细描述预料和非预的困难气道及其处理过程。

成功地对以前未预料到的困难气道/插管患者进行气道管理依赖于文献资料和信息的传播，详细介绍不成功和成功的气道处理技术和遇到的主要困难。经历过头部和颈部手术，以及可见或隐藏置入物（如喉支架、甲状腺成形术）的患者，对于未来卫生保健提供者来说，可能不知道对甲状腺成形术患者如何进行特殊的气道处理，因此减低了安全性并增加了不良事件的实际风险。所有这些患者随后都成为预期中的困难插管，而这些信息的可用性提高了护理质量和安全性。

患者的电子病历中关于困难气道的处理应详细地在麻醉记录单中描述，同时在其医疗环境提出警报，以对气管/插管患者应用不同的腕带。所有医疗服务提供者在当前住院期间以及在随后的住院期间都应该能够访问到这些信息。但是，这些关键的气道信息如何在未来传播到其他卫生保健提供者？

（一）向困难气道/插管患者口头或书面传达信息时出现的问题

当复杂气道处理的患者被告知重要的气道事件时，口头或书面向困难气道/插管患者传达的信息可能是无法沟通或沟通错误的。供给者向患者口头传达困难气道信息是不可靠的。患者插管、镇静或两者皆有可能妨碍沟通。一项研究发现，50%的患者不记得或不确定麻醉医师在术后告知其是否存在气道困难[48]。在困难气道事件被完全告知之前，患者即从卫生保健机构出院，或被初级卫生保健提供者以外的人员批准出院。沟通不畅可能是由于患者缺乏医学知识或对疾病的过度焦虑。此外，在试图减轻患者的焦虑或尽量减少承担责任的过程中，卫生保健提供者可能会弱化困难的严重性。

通过麻醉医师给患者的病情介绍，书面传递困难的气道/插管信息是传播重要气道信息更有效的策略。然而，患者可能会丢失麻醉医师的病情介绍，或者没有给初级保健医生一份副本，这样关于困难气道的信息在紧急情况下很可能是无效的。当困难的气道/插管患者再次入院时，他们可能模糊地叙述病史，否认任何困难气道/插管史，或由于身体原因无法沟通。一项调查发现，在收到过麻醉医师关于困难气道病情介绍的患者中，41%的人告诉了他们的初级保健医生，95%的人告诉了他们的外科医生和（或）麻醉

第5章 麻醉和困难气道处理的一般思考

医师，之后他们进行手术；然而，大多数患者并不理解他们的"困难的气道"如何影响他们的护理[48]。跨科室的患者未能传递给未来的卫生保健提供者，一些人呼吁将标准书面通知分发给患者、初级护理者和外科医生[49]，虽然 ASA 实践指南只提到"与患者的外科医生或初级护理者沟通……可以考虑其他选择"[1]。

（二）从以前的医疗记录中获取信息的问题

应尝试检索先前的麻醉记录和困难的气道记录，但可能由于时间限制或无法获得而无效。即使在可用的情况下，书面文件也可能是不完整的，而且对于其他卫生保健提供者来说很难理解。这些情况使医生无法获得以前遇到的困难气道的具体情况和当时所使用的气道处理技术，从而可能延迟对患者的诊治。

即使书面文件已经完成，在最初的困难气道事件中，这些信息也包含在患者的原始病历中。事实证明，后来的医疗人员不可能根据地理位置或时间对记录进行紧急检索及时获取原始病历。

（三）电子健康记录

国家电子健康记录（EHR）将为多个医疗服务提供者提供相对完整和可即时访问的患者记录的所有部分，而不管记录是在哪里创建或存储的。解决了在任何地点、任何时间向任何健康人员提供困难气道处理信息的问题。2009 年美国再投资法为国家实施 EHR 系统提供了资金支持。同样在 2009 年，卫生信息技术促进经济和临床健康法案被通过，以提高医疗机构的绩效。这为美国国家范围内的卫生信息交流创建了一个共同的平台[50]。然而，根据医疗信息和管理系统协会2013 年的报告，只有 1.8% 的医院拥有完整的电子病历[51]。目前，美国的 EHR 系统还不能解决需要立即在国内甚至国际上获取和传播患者困难气道信息的问题。

（四）MedicAlert 基金会

我们支持使用国家和国际困难的气道信息系统，该系统已经充分发挥了 MedicAlert 基金会的作用，是全国乃至国际最重要的应急医疗信息系统。这个非营利组织成立于 1956 年，已经被 50 多个组织认可，包括 1979 年的 ASA、1992 年的世界麻醉医师协会联合会、1993 年的美国耳鼻咽喉科学院头颈外科基金会。MedicAlert 基金会有 9 个国际分支机构，400 万会员（美国 230 万会员，全球其他国家 170 万会员），提供 140 种语言涉及 25 个服务国家，其会员的个人信息和医疗信息安全可靠，仅用于机构授权和评估目的。在过去的 50 年中，没有因违反保密原则或传播不正确的医疗信息而提出索赔的事件发生。医疗警报系统包括用于医疗识别的一个手镯或项链、一个钱包卡、一个紧急医疗信息记录，以及 24/7 制紧急反应服务中心[52]。

多年来，麻醉医师们已经认识到医学警报系统对于 MH 患者的价值。1992 年，美国国家困难气道 / 插管登记处在医学警报基金会成立。这是目前美国唯一一个在国家一级存在困难的气道 / 插管登记。"困难的气道 / 插管"一词被采用为标准命名法，用于在可医疗识别的手镯、项链和钱包卡上。

MedicAlert 困难气管插管注册中心注册并由麻醉医师提供临床信息，包括医院名称、患者的病历号、外科手术、日期、气道困难情况，以及失败或成功的方法和临床结果。患者登记完成后，由患者缴纳此信息的注册费用。在登记注册后，患者会收到一个医疗警示身份证或项链和一张标有"困难气道 / 插管"的钱包卡。医疗警示随访信是自动发送给患者的初级保健医生或注册表上的患者指定的专家。ASA 实践指南指出，对疑似气道困难的患者，应与患者的外科医生或主要护理人员沟通，以及通知手镯或等效的识别设备，另外，注册中心可容纳多个气道事件，从而提供患者气道事件随时间的年表，以反映病理生理学和气道处理的变化。

在 2010 年，MedicAlert 和 SAM 研究报道，超过 11 000 名患者登记加入了国家困难气道 / 插管登记[53]。它强调了困难气道患者需要 24/7 的时间来获得关于哪个气道的信息的重要性管理技术的成功或失败是为了提高结果的机会和减少因并发症增加而导致的插管失败的次数[33, 43]。

七、结论

外科医生必须掌握基础和高级的气道处理知识，包括麻醉药、气道技术和气道设备，如果他们积极地配合镇静或全身麻醉的气道处理。已知的困难气道/插管患者必须在术前制订气道处理计划。应尽一切努力，在术前使用综合评估工具确定未预料到的困难气道患者。未预料的困难气道/插管可能导致灾难性的气道事件，甚至会涉及严重的法律责任和经济赔偿。

根据 2013 年 ASA 实践指南，根据 ASA 对插管手法、手术类型、患者情况、麻醉医师的技能和操作方法的建议，麻醉医师应该对困难气道的插管有一个预先计划的策略[1]。在 2003 年的 ASA 操作指南中，LMA 被推广为无法面罩通气的首选设备[29]。然而，2013 年的指南提出，用 SGA 设备代替 LMA，用于不能插管/不能通气的情况。指南还推荐视频辅助喉镜检查，如视频喉镜（GlideScope），作为插管的初始方法。虽然可视咽喉镜是气道处理的一个重要辅助设备，但仍有一部分患者的呼吸道需要其他的工具来进行最终的管理。

对于手术室外的困难气道，外科医生可以通过成为个由麻醉医师、急诊医师和创伤/急诊医师组成的跨部门心理多专业团队的一员，共同学习和了解先进的气道专业知识。一个机构与跨部门的 DART 团队和多辆 DART 手推车遍布整个医院开发了一个多专业 DART 初始方案标准化寻呼系统，以及为住院医师、研究生和护理支持人员提供的综合教育项目，包括讲座、课程和技能培训。在 3 年的 DART 行动中，总共有 2361 个代码被呼叫，216 个成为 DART 呼叫（196 名成人，16 名儿童）。在 19% 的患者事件中，DART 团队选择将患者送往手术室进行最终的气道处理。在手术室，护理人员可以提供熟练的护理支持，改善照明和物理空间以及额外的设备。虽然在 DART 首次行动前的 3 年里发生了几次困难气道前哨事件，但在 DART 首次行动的 3 年里没有出现困难气道前哨事件。应注意，在没有 DART 计划的机构中，困难的气道设备被运送到患者的床边，仍然可以通过在手术室实施紧急困难气道方案来提供高水平的护理。

有效的口头和书面交流，重视重要的气道信息对患者未来的安全是至关重要的，它可以提供有效和合适的未来气道处理方案。目前，美国的 EHR 系统还不能满足立即获取和排除患者困难的气道信息的需要。因此，我们支持在 MedicAlert 基金会的国家困难气道/插管注册登记中注册，以提供 24/7 的国家和国际机会获取患者的困难气道信息。

八、基于病例的学习：困难气道/插管患者的病例介绍

病例 1～9 的困难气道患者为 20 年间积累的从气道处理技术的进步中获益的典型病例。

（一）病例 1：与气道团队协商进行气道管理

一位 25 岁法律系女学生，会诊时发现在择期手术或紧急情况下可能是困难气道，因此被推荐行专门的气道管理咨询，该患者有舌血管瘤病史，并有多次栓塞经历，因此气道处理越来越困难。5 年前的最后一次，因为麻醉医师无法通过口或鼻建立气管插管，因此取消手术。目前要行子宫肌瘤切除术，并想了解她在气道管理过程中的所有选择。

身高 167.6cm，体重 58kg。体格检查时面部结构正常，张口度三横指，口腔内大量血管瘤，导致上下牙齿向外突出；鼻内镜检查发现鼻咽部明显扩张，颈部活动度正常，甲状腺功能正常，气管活动度良好。患者发音独特且含糊不清。

经过麻醉医生和耳鼻咽喉科专家会诊，会诊意见推荐清醒条件下气管切开后行全身麻醉；在手术要求局部麻醉（若可行）时，需要有具备即刻进行气管切开能力的外科医生在场，以便应对局部麻醉失败或出现紧急气道情况。

1. 讨论

(1) 尽管在气道技术、麻醉药物和监测方面有重大进展，但在某些情况下气管切开术是首选

第5章　麻醉和困难气道处理的一般思考

的气道管理技术。这次会诊讨论了它的风险和益处，减轻了患者对于气管切开术的不适和持久性的恐惧。

（2）患者要求加入医疗基金会。她有积极的生活方式，如果无法传达此次医生关于行清醒条件下气管切开术的建议，她认识不到未来与气道相关的潜在不良后果。

2. 主要的教学观点

尽管在气道管理技术、麻醉药物和监测方面有重大进展，在某些情况下选择性气管切开术是首选的气道管理技术。

（二）病例2：预期困难气道，经鼻清醒插管

一名66岁女性在直接喉镜检查后被认为"困难气道"。警告：在术前评估中心清醒插管。咽喉科医生追踪了她3年的病例，诊断为左侧声带息肉，在过去的6个月里，声带息肉明显增大。她的主诉是呼吸困难。耳鼻喉门诊用电子喉镜检查证实是球形有蒂的息肉，起自声带前联合附近。由于呼气时息肉向口咽部凸起从而阻塞气道。患者病史提示有病态肥胖（身高157cm，体重81kg）、哮喘、肺气肿、糖尿病、阻塞性睡眠呼吸暂停，以及胃食管反流病。

外科医生与麻醉医生沟通，要求应用可视化技术行清醒插管，并指出在气道管理过程中，能否将大息肉移出气管是一个重要的危险因素。此外，患者仰卧困难，因此计划行坐位下清醒经鼻插管。

患者入室后，取坐位，并给予小剂量的镇静药物，包括格隆溴铵、咪达唑仑和芬太尼并行利多卡因局麻，待鼻腔扩张后，纤支镜检查（如监视器所示），并于鼻腔置入内径为6mm的气管导管，病变在呼气时脱出进入气道，纤支镜引导下将气管导管置于隆突上1～2cm处，固定气管导管后行全麻诱导，患者取仰卧位。用Dedo喉镜无法充分暴露声带，因此采用Hollinger镜，使声带完全暴露（图5-10）。在支撑喉镜下行声带息肉切除术，先是大块切除，然后是小块切除，直到声带只剩很小一部分。局部注射

可卡因以便止血。患者的气道管理重新交给麻醉医生，平卧位后，患者清醒并拔管，未意外发生。

1. 讨论

（1）手术室将患者的管理分配给气道小组的成员，他们对纤维支气管镜（FOB）使用熟练且具有专业知识。基本设置包括选配带视器的FOB小车和配带Dedo和Hollinger喉镜的OLHN悬架台。

（2）手术室麻醉小组由主治医生和住院医生组成。主治医生负责镇静剂和监护，而住院医生则与外科医生一起使用纤维支气管镜对呼吸道进行局部麻醉。

（3）了解声门开口不用Dedo喉镜显示，对未来气道处理有重要意义。它支持的前提是可以很好地暴露喉，两种喉镜中，Hollinger喉镜的颈部狭窄且远端突出的灯光，是为了更好地暴露喉。

2. 主要的教学观点

对患者上呼吸道的解剖考虑以及声门开口存在带蒂病变使清醒经鼻插管最安全。

（三）病例3：手术过程中预期的困难，3次颞下颌关节功能障碍的阶段性手术，3种气道管理方式

一位23岁的女性计划进行颞下颌关节（TM）手术。身高163cm，体重59kg。张口度2mm。

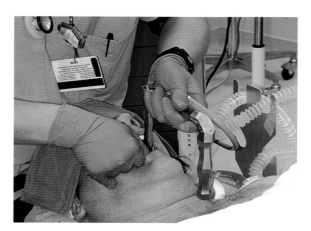

▲ 图5-10　使用牙套放置 Hollinger 喉镜
由约翰·霍普金斯医学研究所提供，Baltimore，MD

鼻腔通畅，颈部解剖正常外科医生要求行经鼻插管。麻醉团队进行评估，并建议行经鼻清醒管，无意外发生。

术后6个月后恢复良好，拟行TMJ手术的第二阶段。体检时，张口度3cm。外科医生拟行鼻内镜检查，故麻醉团队建议采用喉镜下Magill辅助经鼻插管，未发生意外。

两个月后患者进行TMJ的最后一次手术。外科医生未再要求经鼻插管。麻醉医师评估后拟采用常规喉镜经口气管插管，无意外发生。

1. 讨论

（1）这个病例说明，每位患者的气道评估都基于这些情况：是否饱腹；口腔或鼻腔插管（或颈部/外科），以及清醒或诱导后插管。对每个外科手术，气道手术可能会成功。在每个案例中，麻醉团队都根据专业知识选择适合手术需要，且患者可以接受的麻醉技术，且无不良事件发生。

（2）该患者的EHR记录详细地描述了从困难气道到可以行常规喉镜检查的处理方式。重要的是，到目前为止，无论在手术室和非手术场所，不管常规和紧急情况下行去观察管的第一选择还是Macintosh或者Miller喉镜。对于该患者手术后，从一个预期的气道困难的患者成为一个易进行常规喉镜检查的患者。

2. 主要的教学观点

对于每个患者，所使用的气道评估基于以下观念：是否饱腹、口服或鼻贴（或颈部/手术）、清醒或镇静下插管。基于各种情况，麻醉团队都根据专业知识选择适合手术需要且患者可以接受的气道管理方法。

（四）病例4：预期困难的插管和拔管，TRISMUS与融合颞下颌关节的对比

35岁女性，外院转入，拟行牙关紧闭评估和口腔病变活检术。她的病史对于亚洲医疗人员来说意义重大，患者自述有不适、发热、下颌疼痛和牙关紧闭等症状，但没有明确诊断。

身高165cm，体重52kg，由于疼痛患者拒绝张口无法行口内检查、下颌骨轻微肿胀、鼻腔通畅、甲状腺和颈部正常。耳鼻喉科医生认为，在镇静下常规喉镜检查就足够了，还认为牙关紧闭会随着肌肉松弛得到缓解。麻醉医生关心的是患者被诊断为牙关紧闭，以及患者从未接受过气管插管全麻，因此没有常规喉镜插管的记录。患者同意进行清醒纤支镜引导下经鼻插管，并同意在经鼻插管失败后行气管切开。

患者被带入手术室。坐位给予利多卡因局部麻醉和镇静后纤支镜引导下顺利经鼻置入6.5mm气管插管，无意外发生。患者取仰卧位，全身麻醉诱导，注射琥珀酰胆碱，用肌松检测仪检测完全肌松。由于疾病本身原因，患者无法张口。活检完成后，拔除鼻胃管，应用止吐药，患者清醒后取坐位，顺利拔除气管导管，未发生意外。她被成人紧急气道车带入恢复室。给患者佩戴气道报警手链，并记录在患者的HER中。

1. 讨论

（1）牙关紧闭症的诊断对于医生至少有两大挑战：一是区分咬肌痉挛/疼痛和限制开口的TMI；二是虽然多种气道技术可以即时使用，但患者的开口大小以及不能明确的术前诊断，综合考虑患者应使用清醒下气管插管技术。其他可选择的方法包括经鼻盲探插管、经鼻光棒和气管切开术。

（2）琥珀酰胆碱是肌松药中最重要，最具价值的药物，被作为鉴别肌痉挛和颞下颌头节紊乱病的诊断药物。神经肌肉阻滞监测器诊断肌松是必要的。

（3）拔管是气道管理的关键部分。术后残余麻醉药会增加术后恶心、误吸的风险，特别是当张口限制或患者无法有效通气时。Eschmann导管以及使用ETT管更换器在这些困难的气道/插管患者的拔管过程中起着重要作用；但并不意味着无并发症风险。立即获得一辆气道车和一名具有熟练专业外科气道技术管理的医生对这个患者的安全管理至关重要。

2. 主要的教学观点

牙关紧闭症的诊断至少有两个主要的区别：①区别于咀嚼肌痉挛（疼痛）和颞下颌关节受限的开口；②在这种情况下有多种立即可用和合适的气道技术。

第5章 麻醉和困难气道处理的一般思考

（五）病例5：意想不到的插管困难，喉罩通气困难，可唤醒

41岁女性拟行腹腔镜胆囊切除术。术前评估后拟行气管插管全麻，静脉注射硫喷妥钠后无法面罩通气，因此放置了口咽通气道，并尝试双手面罩加压通气。患者的血氧饱和度降至80%，停止给予静脉全麻药。患者始终保持血流动力学稳定。4号喉罩放置有一定困难，但最终建立了通气。患者自主呼吸下氧饱和度可以维持在90%以上。在整个气道处理过程中都有外科医生在场，共同决定唤醒患者，取出LMA，并留夜观察患者。

患者于术后第2天恢复正常，并接受了清醒经鼻气管插管。手术结束时，患者清醒，无意外发生。

麻醉医生在患者的EHR中口述了关于气道处理事件的记录，并在患者的问题、过敏反应和药物（PAM）的总体看法列表中输入"困难的气管内插管"。外科医生在EHR的手术报告中描述，患者全身麻醉诱导后，顺利经口插管。

1. 讨论

(1) 这是一个面罩通气困难的病例，喉罩被证明是一个有效应急措施。对于内科医生来说，自主呼吸的恢复是决定是否继续进行最终的气道管理的决定性因素：可通过纤支镜的LMA、可气管插管的LMA、常规喉镜检查或硬质喉镜检查，以及其他技术，而非终止手术。由于未使用肌松药，张口度差，所以未尝试行直接喉镜检查。因此，传统的喉镜检查究竟是简单还是困难一直没有定论。事实上，很多面罩通气困难的患者，也很容易常规喉镜插管。面罩通气困难的总体发生率尚无定论，但也有报道为被认为是1/10 000。应于术后第2天令外科医生和麻醉医生会诊，重新评估气道管理计划，确认患者没有相关的不良事件发生。

(2) 关于用非传统的技术，在气道通畅的情况下（无论是清醒还是镇静后），用传统的镜片"验证"简易直接喉镜检查的价值，麻醉医生间存在争论。虽然有人认为，用Mocintosh/Miller喉镜暴露声门观察并放置ETT很容易，但其他人不这么认为。他们认为，即使有Mocintosh/Miller喉镜片暴露声门，喉部影像也不能代表没有ETT时的喉部视图。

(3) 清楚且正确的记录很重要。外科医生应在其口述的手术记录中简要记录患者的气道处理情况。与此同时，如何避免麻醉医生记录"困难气道"而外科医生在手术报告中规定"容易插管"的问题只能通过外科医生和麻醉医生之间的沟通来解决。

2. 主要教学观点

这是一个面罩通气困难的病例，LMA被证明是一个非常有效的应急措施。在电子病历中使用麻醉资料成为标准之前，应鼓励外科医生在口述的手术记录中简要记录患者的气道处理情况。

（六）病例6：非预料的困难插管，避免使用长效全麻药物

60岁男性拟行左侧根治性颈部手术。麻醉诱导45min后，紧急启动气道小组和紧急气道车。当麻醉医生到达手术室时，发现患者血流动力学稳定，但气道并不稳定。4号LMA置入，患者通气良好。整形外科主治医生未在现场。

在简短的讨论中，OR麻醉小组向气道小组成员报告发生的事件以及他们评估的方法。OR麻醉团队对患者进行了评估，并确定可行常规喉镜下气管插管。诱导时没有发生意外，简单面罩通气后，给予长效肌松药。当常规喉镜检查不成功时，4号喉镜置入后未发生事故。通过LMA的Aintree导管进行纤维支气管镜检查未看到声门开口，多次尝试后，为避免声门损伤而停止操作。OLHN医生询问是否叫醒患者，待患者肌松药代谢后可唤醒。没有与气道处理相关的不良事件发生。

主治医生来到手术室，得知气道事件，并感谢手术室麻醉团队和气道团队。

1. 讨论

(1) 随着麻醉医生越来越熟练于各种气道技术，从计划A到计划B到计划C的转换更平稳。想要气道管理顺利，外科医师需要提醒他们在诱

导和拔管时的角色，以及发生紧急情况时提醒负责气道处理者（特别是在局部麻醉或镇静麻醉期间）。在我们的机构，OLHN 外科医生在诱导和拔管时在场是标准做法；然而，并非其他外科专科诱导和拔管时都要求如此。当非先天性回肠炎患者出现气道紧急状况时，我们有耳鼻咽喉科医生提供帮助。

(2) 麻醉药物的选择，特别是选用长效肌松药，要求建立稳定的气道处理措施，而非使患者恢复自主呼吸。

(3) 一位经验丰富的从业人员描述，Hollinger 喉镜在管理困难的气道 / 插管中起着重要的作用，正如 2013 年 ASA 困难的气道处理算法中详细描述的那样。

2. 主要的教学观点

在一个经验丰富的医生手中，Hollinger 喉镜在管理困难的气道 / 插管中有重要的作用，正如 ASA 困难的气道处理评估中详细描述的那样。

（七）病例 7：意外的困难插管，快速诱导失败，呼吸衰竭

50 岁，男性，拟行腰椎椎板切开术。身高 188cm，体重 98kg。Malampa 气道分级 Ⅱ 级，张口度良好，但牙齿条件差。颈部活动度好，但存在不受控制的食管反流。既往 1 年前多次接受鼻部手术，全身麻醉，病史明确。患者否认有困难插管史，麻醉医生计划采用 RSI 进行气管内插管全麻醉。

患者被带入手术室，连接心电监护，纯氧预充 5min。按压环状软骨，静脉给予硫喷妥钠和琥珀胆碱。在确认完全肌松后，使用 Macinosh 4 号喉镜片进行直接喉镜检查，仅可以暴露会厌，然后试用 3 号镜片，仍然只看到会厌，声门无法暴露。此时患者血氧饱和度急剧下降至 70%。再次尝试加盐环状软骨进行面罩通气后失败，麻醉医生打电话给统筹部门，要求外科医生进行紧急环甲膜切开。护理人员将编码车和成人气道急救车带进手术室并设置好。外科医生回应说他已经很多年没有做过环甲膜切开术。当时麻醉医生试图用 18 号针头穿刺环甲膜建立射流通气。此时呼

吸心跳骤停，开始心肺复苏。喷气通气导致明显的颈部和面部皮下双侧气肿。麻醉医生要求用手术做了环甲膜切开术，并将一个内径 5mm 气管管插入气管。气道组耳鼻咽喉科医生到达现场并评估情况。患者血流动力学稳定，动脉血气测量显示酸碱状态正常，二氧化碳分压为 40mmHg，氧分压为 395mmHg。然而，患者在环甲膜切开部位出血明显，ETT 套囊无效。此外，患者已出现皮下气肿。耳鼻咽喉科医生计划紧急行喉镜下经口插管，探查伤口，并改环甲膜切开为气管切开术。

用 Dedo 和 Hollinger 喉镜检查咽部。对气管进行检查，放置一根 Eschmann 针，然后用 7.5mm 的 ETT 行插管。损坏的 ETT 被从环甲膜造瘘口取出，颈部准备好并以标准的方式覆盖。探查颈部伤口，止血。首次手术气道的位置被确认为环甲膜切开部位。考虑到患者的年龄和其他因素，耳鼻咽喉科医生认为气管切开术应继续作为最终气道，考虑到手术气道所需的时间短暂。经口 ETT 拔除后，经造瘘口置入 8 号喉管。病情稳定后患者转入重症监护病房。

术后第 2 天未发生移位。患者被推荐在 Medicalert 基金会的困难气道 / 插管登记。与注册患者的做法一样，尝试获得所有以前的麻醉 / 气道病史。患者授权在邻近的一个机构从外科医生那里公开他的病历，这表明当时就是插管困难。当问及他对此事的了解和（或）理解时，他说当时他的麻醉医生已经通知过他，但不想让这里的麻醉师"担心"。他承认，在术前访视中麻醉医生已经详细的询问了他的麻醉 / 手术史。

1. 讨论

(1) 在全身麻醉诱导前，执行紧急手术气道的问题没有得到有效的沟通。尽管麻醉医生认为大多数外科医生都很熟练建立外科气道，但在紧急情况下并非如此。虽然在麻醉医生困难的气道评估中认为采用环甲膜切开术可解决此问题，但许多应用与它的紧急使用有关。这加强了对具有外科气道专业知识的外科医生的前瞻性鉴定的必要性。在紧急情况下，应动员这些医生到患者床边。

第5章　麻醉和困难气道处理的一般思考

（2）射流通气的并发症包括导管扭转和皮下气肿。根据这一经验在所有的喷气通气器上都安装了旋转接头（图5-11），并对医生进行了关于喷气通气的潜在并发症的培训。此外，在一次风险管理会议后，建议将射流通机在紧急气道处理中的作用限制在作为紧急环甲膜切开术的应急措施且仅用于最适病例。

（3）这一气道事件的精确记录，从其他机构检索医疗记录，以及经医学警报基金会困难气道/插管注册登记的患者同意登记，证实了这样一个事实，即患者事先知道他是一个困难的气道/插管患者。这些文件在驳回诉讼中发挥了关键作用。

（4）这是约翰·霍普金斯气道处理计划的一个经典案例，它促进了医院对多学科气道小组的认可和财政支持，后来发展成为困难气道反应小组（DART）计划。

2. 主要的教学观点

虽然麻醉医师认为大多数外科医生建立外科气道都很熟练，但在紧急情况下并非如此。虽然在麻醉师的困难气道评估与处理中包括了环甲膜切开术被认为可以解决这个问题，但许多并发症与它的紧急使用有关。

（八）病例8：面罩通气困难

58岁老年女性有8年前因舌鳞状细胞癌接

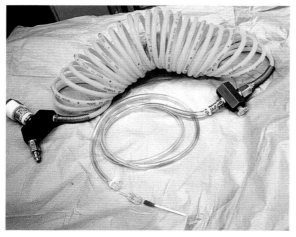

▲ 图5-11　带有旋转接头的喷射式呼吸机，可防止导管扭结

由约翰·霍普金斯医学研究所提供，Baltimore, MD

受化疗和放疗的病史。她在右侧后三角肌区域有大量的口出血，需要输血，并行血管和动脉源栓塞造影。在血管造影前，计划插管的耳鼻咽喉科和麻醉小组均在场。在没有肌松的情况下，静脉注射镇静剂后，麻醉小组用Macintosh和Miller喉镜片进行喉镜检查，以显示喉部图像。耳鼻咽喉科的研究小组也发现了喉镜下的喉部图像。此时，计划唤醒患者；但面罩通气不足，患者仍保持镇静，氧饱和度下降。LMA并不容易置入，而且由于血氧饱和度没有改善，进行了紧急环甲膜切开术。

1. 讨论

本例描述了预期的困难气道的情况，本例中由于放疗的改变出现了非手术性限制性气道供氧。面罩通气困难伴随着患者无法自主通气，这是紧急手术开放气道的指征。

2. 主要教学要点

2013年ASA困难气道处理实践指南[1]方案推荐声门上气道工具应用于面罩通气困难的患者。然而，遵循大多数新的指导意见也并非一直成功。在一些声门上气道工具不是直接有效，或者如果声门上气道工具不能够促进患者通气，操作者可转变为传统口鼻气道，如果可能，团队会考虑有气管切开术。

（九）病例9：固定穿透性喉部创伤患者的气道

一位16岁的男孩由于脖子上多处枪射击伤被送到急诊中心。刚送到时患者有意识和自主呼吸，但是不能够发声。颈部两侧广泛的皮下气肿。患者通过面罩通气，尝试在视频喉镜（GlideScope）可视化喉部的情况下插管；然而，ETT和Eschmann导管遇到阻力，不能够穿过喉部。患者继续面罩通气，能够有足够的氧气交换来完成紧急气管切开术。

1. 讨论

(1) 这个病例阐明了这样的道理，低于推测性位置损伤的气道应当保证安全。患者不能够发声，伴随着颈部两侧广泛的皮下气肿，强烈提示存在穿透性喉部创伤。喉部创伤的患者不能经口气管插管由于有使不稳定的喉部脱位和引起气道梗阻的风险。这个案例中，患者的面罩通气为耳鼻咽喉科和手术团队提供了充足的时间紧急保障气道。随后 CT 成像证实甲状软骨和环状软骨骨折。

(2) 多学科气道小组的快速反应为这两名很有经验的外科医生完成喉损伤以下水平紧急气管切开提供了可能，与此同时麻醉团队提供了面罩通气。

2. 主要教学要点

视频喉镜的优势是它能够允许麻醉医生和 OLHN 医生观察上气道以及确认 ETT 和 Eschmann 导管物理性受阻的位置；由于了解患者气道损伤而没有反复尝试气管插管。重新回到高质量的面罩通气至关重要，可使外科医生成功完成紧急气管切开。

九、事件相关的知识：事件呈现的手术室灾难性事件以及 OLHN 医生的角色

不涉及气道处理的意外性灾难性患者事件可以发生在任何手术室，OLHN 医生以及其他医生应该意识到这种可能性，应和麻醉医生共同进行气道管理。一些灾难性事件包括气道燃烧、梗阻后肺水肿、气胸与过敏反应、恶性高热（MH）及未确诊的嗜铬细胞瘤。这些事件在近 15 年的期间出现在约翰·霍普金斯医学机构 OLHN 手术过程中。

尽管麻醉医生是复苏患者的主力，OLHN 医生可以帮助麻醉医生共同参与患者救治。在每一个病例中，OLHN 医生在患者抢救方面扮演了重要角色。在一些病例中，其他外科专家也被召集来手术室帮助复苏。这些病例在联合改善麻醉和 OLHN 方面的会议上都被讨论过。每一次都被关注的问题是，在不可预料的灾难性事件中 OLHN 医生应当达到和具有什么技能来帮助麻醉医生。为了尝试回答这个问题以及促进 OLHN 医生参与到患者的复苏，一些具体建议已经制定。

（一）病例 10：气道燃烧

65 岁老年女性拟行一个复杂的双侧颈部淋巴结清扫、经皮内镜下造口术及气管切开术。在全身麻醉以及传统的喉镜检查下最初的气道处理没有特殊。在气管切开过程中整形外科医生要求麻醉医生降低吸氧浓度，并退出气管导管。当麻醉医生集中注意力做这些事情时，外科医生使用电刀准备进入气管。一阵火焰随之出现，麻醉医生立即将气管导管从患者口中移除，外科医生立即用盐水覆盖手术区域。当没有持续火苗时，重新面罩通 100% 氧气，患者重新插管。手术过程被终止，患者带管去 ICU。请耳鼻咽喉科会诊。

1. 讨论

在气道燃烧事件中，以下步骤依次执行。

(1) 停止气管导管的氧气流量。

(2) 拔除气管导管。

(3) 如果可能，用生理盐水冲洗视野。

(4) 面罩纯氧通气。

(5) 尽快重新插管。

(6) 考虑呼气末正压，持续正压通气，大剂量激素。

(7) 立即请耳鼻咽喉科会诊来评估气道损伤程度。

2. 主要的教学观点

气道燃烧的最好治疗方法是预防。氧气和火源是燃烧的必要条件。这个事件中，两者都存在。尽管很多人认为气管导管是气道燃烧的唯一源头，结痂性分泌物在非插管患者也可能是火灾的发源地。尽管降低氧浓度及避免使用 N_2O 可能降低火灾的可能性，但是并不能避免。此外，患者可能不能够忍受较低的吸入氧浓度。因此，外科医生需要注意绝对避免电刀进入气管。麻醉医生需要绝对注意的是在进入气管时保持警惕性，有关患者的状态及时和手术医生保持交流。

（二）病例 11：梗阻后肺水肿

42 岁女性拟行双侧筛窦切除和鼻中隔矫正术。她身高 157.5cm，体重 90kg。体格检查，患者颈部伸展受限，小嘴，张口度 2cm，咽部视野受限（Mallampati class Ⅳ）。既往史最重要的是数年前未预料到的困难气道处理，包括紧急非清

第5章　麻醉和困难气道处理的一般思考

醒纤维支气管镜气管插管。接下来的手术需要常规气管内插管，我们通过清醒纤维支气管镜气管插管，没有其他并发症。

6个月之前，拟在局部麻醉及静脉镇静行门诊手术。手术一开始患者呼吸暂停，建立和维持面罩通气非常困难。在重新恢复自主呼吸不久后，她表现为持续低氧饱和高达80s。这种方法被排除。在恢复室，患者抱怨胸部不适，尽管应用了非重复呼吸面罩但血氧饱和度仍持续低于90%。她被收住院，送至ICU观察。进一步的诊断评估包括超声心动图及铊压力测试，没有一项显示存在心脏疾病。胸片显示肺水肿。没有任何诊断是关于最初手术室呼吸暂停和血氧饱和度下降，没有内科医生会诊。

在这个过程之前回顾整个医疗记录，镇静期间麻醉团队做出假定性诊断，阻塞后肺水肿继发于呼吸暂停和气道梗阻之后。麻醉团队计划清醒经口纤支镜气管插管。患者和外科医生一块来到手术室，后者迅速向每个人说明静脉镇静复合局部麻醉是最容易和安全的选择。麻醉医生提出手术医生私下讨论患者相关的先前气道处理问题，镇静相关的类似不良事件及气道梗阻的可能性。手术医生坚持他将会在局部麻醉应用中更加警惕，患者要求清醒，拒绝全身麻醉。麻醉医生很不情愿地同意了但要求手术医生确定手术的不同时期，它们在半选择气道处理中可以中断，实施全身麻醉更加简便。整个过程在局部麻醉和轻度镇静下可以完成，但是对手术医生、麻醉医生和患者非常困难，患者抱怨局部有严重的头痛和恶心；手术医生抱怨患者焦躁不安，需要更多的镇静。没有不良事件发生；然而，麻醉医生和外科医生交流并取得外科医生同意暂时无其他鼻窦手术的需要。

1. 讨论

(1) 梗阻后肺水肿，也称作负压性肺水肿。气道梗阻肺水肿的发生率估计在新生儿和成人各占12%和11%，不同病因引起的急性上呼吸道梗阻需要积极的气道干预[54]。尽管原因不是很明确，但气道梗阻相关的共同特点是低氧血症。胸膜腔内负压是主要的病理因素，负压增高对抗声门关闭伴随着儿茶酚胺活性增高。这促进了血液从全身到肺循环的迁移，进一步增加了肺部小血管的压力。梗阻解除后，不管是手术气道或者口鼻气管导管，肺水肿更加明显，但是可以在梗阻事件之后延迟一段时间。迅速识别和治疗是重要的，包括重新插管或手术气道、供氧、呼气末正压通气、使用利尿药等。

(2) 梗阻后肺水肿在这些人群有较高的风险，存在未预料的困难面罩通气或插管，阻塞性睡眠呼吸暂停，会厌炎，肿瘤，继发于喉炎后急性上气道梗阻，未预料拔管困难伴随着面罩通气困难。

(3) 很多时候排除其他病因性肺水肿和心肌缺血后可以明确诊断，这个病例就是这样。这个诊断不能完全由主治医生和患者决定。恰当的气道处理将是开始过程中最小的镇静和全身气管插管麻醉。

2. 主要的教学观点

不管是外科气道或者口鼻气管插管解除梗阻之后，肺水肿将会很明显，尽管它们的出现有时候在解决梗阻之后延迟一段时间。快速识别和治疗是非常重要的，包括重新插管或手术气道、供氧、呼气末正压通气、使用利尿药等。

（三）病例12：排除张力性气胸与过敏反应

24岁男性拟行颈部、颞窝和咽部腮腺肉瘤切除术，遂请专家会诊。值得注意的是，他是Jehovah的见证者，来到术前评估征求Jehovah见证者的意见。他身高188cm，体重100kg。体格检查，患者颈部活动度良好，下颌活动度良好，Mallampati Ⅰ级。肿瘤似乎没有累及气道。气道处理计划进行快速顺序诱导后气管插管。由于预计术中失血量大，遂行有创动脉监测和中心静脉监测。

患者被带到手术室进行根治性腮腺切除术和颈部剥离，通过颞下耳前入路进入咽旁间隙，伴有下颌骨脱位和颈动脉剥离和活动。

常规监护之后进行预充氧。诱导无特殊，传统喉镜检查完成，呼气末二氧化碳浓度确认气管导管位置。桡动脉穿刺顺利，右颈内静脉穿刺置管困难，期间患者血氧饱和度下降，呼气末 CO_2 浓度高达 80mmHg。血流动力学方面，心动过速（高达 140/min），低血压伴随着平均动脉压少于 30mmHg。巧合的是，和中心静脉导管一起放置的是 Foley 导管。此时尚未给予抗生素。当时诊断是张力性气胸。停止给予右中心静脉穿刺，同时请求外科医生放置右侧胸腔闭式引流。这些完成没有意外，然而，患者的血流动力学和呼吸参数持续急性下降。心肺复苏开始，取下无菌洞巾后发现患者口唇水肿明显，全身荨麻疹。推定诊断是对乳胶严重的过敏反应。

复苏过程是艰巨的，包括几乎完全清除与患者接触的所有含乳胶的物体。一辆乳胶安全应急供应车被带到手术室用于处理这一过程。医生戴着无乳胶手套，经肌静脉放置中心静脉导管。药物复苏包括全身性类固醇、抗组胺药、H_2 受体阻断药、支气管扩张药、肾上腺素和去甲肾上腺素。血液样本用于实验室分析。

手术中止，患者被送到重症监护病房，接受大量的血管加压素治疗。与其家人的术后讨论证实了患者对乳胶手套非常敏感，但由于与手术有关的其他问题和他的耶和华见证人地位，他们并不想让医生担心。患者在 48h 后拔管，并登记到药物警戒基金会。

1. 讨论

(1) 许多患者来到手术室，要求他们在医疗过程中不接受任何血制品输注。尽管有些人提出这一要求是因为宗教信仰，尤其是耶和华见证人，其他人却强烈地向从业者提出了一项事先指令，明确要求在他们的医疗过程中不能将任何血液制品输给他们。在这个时候（1997）的手术，避免输血仅限于选择性地使用重组红细胞和血液抢救（非癌症手术），非血容量扩容，以及精细的手术技术。到 2003 年，对这些患者采取了更全面的措施，包括重组红细胞和铁剂（手术前 2~4 周）、局部止血药、组织黏合药和非血容量扩张。此外，可以提供微创手术和血液保护技术，包括血液稀释和血液抢救，以及精细和微创手术技术。我们目前的做法是将患者转诊到我们先进的输血实践临床中心进行评估和管理。

(2) 排除张力性气胸是鉴别诊断中最明显的首选，因为患者的呼吸状况严重失代偿，伴有饱和度降低，气道压力峰值增大，胸部右侧呼吸音减弱。此外，失代偿的时机与右侧颈内静脉插管困难有关。在这种情况下，不幸的是，外科医生在放置右胸管时戴着乳胶手套，这无疑恶化了患者的血流动力学反应。

(3) 在急性呼吸系统和心血管系统出现过敏反应时，应首先与乳胶过敏鉴别诊断。这个病例是我们机构的标志性病例，我们要请医生 Robert Brown 立即会诊，他是 ASA 的一个同事兼乳胶敏感性专责小组的高级成员。在约翰·霍普金斯医院乳胶专责小组不断努力将医院改造成一个乳胶安全的环境的过程中，这被认为是巅峰案例。

2. 主要的教学观点

在急性呼吸系统和心血管系统出现过敏反应时，应首先与乳胶过敏鉴别诊断。在麻醉过程中乳胶在已报道的过敏性反应刺激因素至少占 10%[55]。

（四）病例13：排除恶性高热

一位 20 岁的患者被带到手术室接受听神经瘤切除术。他在孩童时期曾接受过简单的麻醉，没有家族病史。手术进行 2h 后，被发现有肌红蛋白尿。实验室检查显示，患者酸中毒和电解质正常，血流动力学稳定，体温正常。但引起了麻醉医师的重视，告知外科医生后，并停止了吸入麻醉药的使用。使用全凭静脉麻醉。值得注意的是，麻醉诱导时并未使用琥珀酰胆碱。1h 后，患者呼气末二氧化碳浓度越来越高，过度通气后不能改善。实验室分析显示高钾血症合并呼吸和代谢性酸中毒。血流动力学表现为心动过速和呼吸过速。确诊为 MH 后，手术终止。使用丹曲林进行抢救。

1. 讨论

(1) MH 是 1960 年由 Denborough 和 Lorell[56] 首次描述的一种明显加速代谢状态综合征，其特征是发热、心动过速、呼吸急促、发绀和高碳酸血症。当诱发药物用于易感患者的麻醉管理时，就会出现临床症状。既往做过简单麻醉的患者可由以后的麻醉触发。虽然没有一种麻醉药是完全安全的,但应该避免一些吸入麻醉药和肌肉松弛药。虽然 MH 是一种异质性多基因障碍,大多数病例是家族性的。

(2) 治疗包括立即通知外科医生,停止任何潜在的诱发药物,服用丹曲林,以及患者进行心血管支持。温度升高可能是一个迟来的征兆,仔细测量温度和适当的处理是关键。在这个案例中,第一个症状是肌红蛋白尿,这提醒了麻醉医生可能发生了 MH。他立即开始实施治疗计划对这个患者的成功复苏至关重要。

(3) 美国恶性热协会(MHAUS)有一个 24h 热线电话(1–800–644–9737),负责处理突发事件[57]。此外,关于术前管理或转诊至 MH 活检中心的非紧急请求信息可以通过电话或互联网获得。

2. 主要的教学观点

治疗包括立即通知外科医生,停止任何潜在的诱发剂,服用丹曲林,以及患者进行心血管支持。温度升高可能是一个迟来的征兆,仔细测量温度以及迅速、适当的处理是关键。

(五)病例14:排除嗜铬细胞瘤

一位 63 岁的患者在手术室进行腮腺肿瘤切除术。患者有与压力相关的心悸病史,服用 β 受体阻断药治疗,一直由一位心脏病专家随访。气道检查无特殊。麻醉计划是标准监护,全身麻醉,以及普通喉镜检查。

在诱导和喉镜检查前,患者突然剧烈高血压和广泛复杂的室性心律失常,立即转化为室上性心动过速。立即给予 β 受体拮抗药和抗高血压药物治疗,插管无意外。麻醉医生维持血流动力学相对稳定后,并与外科医生决定中止手术并唤醒患者。这很容易做到,因为选择了短效诱导药和麻醉药。患者被唤醒,拔管,并转移到冠状动脉监护病房进行评估。最终诊断为原发性心脏事件,排除嗜铬细胞瘤。两者的评估均为阴性。怀疑为患者对某种麻醉药极其敏感和(或)存在术前焦虑。

患者在 4 个月后再次回到手术室。麻醉小组选择先给他服用抗焦虑药,使用不同的诱导药物,诱导后放置有创动脉监测。患者诱导后,面罩通气,应用快速起效,血流动力学相对稳定的麻醉药物。他忽然血压升高伴随着室上性心动过速,应用 β 受体拮抗药治疗。气道安全无特殊;然而,患者血流动力学继续恶化。紧急呼救后开始复苏。通过使用各种抗心律失常药和血管升压药,患者最终稳定下来。术中监测包括肺动脉导管、经食管超声心动图和除颤仪。术中与心脏科、电生理学、心脏外科和重症医师进行了会诊。患者被转至 ICU,一周后出院,无不良后果。

最终患者被诊断为肾上腺嗜铬细胞瘤。他手术前接受了 1~2 个月的 α 和 β 受体阻断药治疗,进行了嗜铬细胞瘤切除术。

1. 讨论

(1) 嗜铬细胞瘤是神经内分泌组织的儿茶酚胺分泌肿瘤。尽管它们通常位于肾上腺髓质或交感神经节,但 10% 位于其他部位,很难找到。虽然嗜铬细胞瘤仅占高血压病例的 0.1%,但在全身麻醉下首次意外发现时,释放的儿茶酚胺发生生理作用可能是灾难性的,可危及生命。

(2) 诊断嗜铬细胞瘤可通过尿儿茶酚胺、血浆儿茶酚胺浓度和可乐定抑制去甲肾上腺素的分泌来进行。肿瘤的定位可以通过 CT 进行,有或没有碘 –131 标记的甲苯胍,动脉造影和选择性肾上腺静脉置管和取样以及磁共振成像。在这种情况下,终止麻醉药物后,血液和尿液检测不能用于疾病诊断。由于患者对常规麻醉的生理反应非常强烈,在不同的情况下获得了大量的肾上腺静脉样本,并最终诊断出嗜铬细胞瘤。

嗜铬细胞瘤的最高发生率发年龄为 30—50 岁,无性别差异,无论男女,大约 5% 的病例是肿瘤综合征多发性内分泌腺瘤病(MEA)部分遗传。尽管患者可能不了解自己是否患有 MEA,但对于 MEA 的高危患者,医务人员应提高警惕,特别是在全身麻醉下做出诊断之前诊断为嗜铬细胞瘤[58]。

2. 主要的教学观点

• 虽然嗜铬细胞瘤仅占高血压病例的 0.1%,

但在全身麻醉下首次意外发现时，释放的儿茶酚胺发生生理作用可能是灾难性的，可危及生命。

- 尽管患者可能不了解自己是否患有 MEA，但对于 MEA 的高危患者，医务人员应提高警惕，特别是在全身麻醉前做出嗜铬细胞瘤诊断。

十、基于案例的学习总结

先前的病例选择性加强这个概念，当意想不到的灾难性事件发生时，成功的复苏可能依赖健康护理团队所有成员的积极参与。医学界有许多适当的课程和认证，OLHN 和所有外科医生，可以考虑进行培训；这些将为从业者提供最先进的知识和必要的技能来协助他们紧急复苏。这些课程和认证包括：

1. 基本生命支持和高级心脏生命支持。

2. 高级创伤生命支持认证，视练习情况而定（中心静脉置管、胸管）。

3. 自动体外除颤仪训练。

4. 模拟中心培训气道处理、复苏、危机管理。

5. 在线医疗资源。

声明

我们感谢 Susan M.Turley 对本章的编写。

参考文献的全部清单，请访问 expertconsult.com。

推荐阅读

Anesthesia in the United States 2009. 2009, Anesthesia Quality Institute. Available at http://aqihq.org/Anesthesia.

Hagberg C, editor: *Benumof and Hagberg's airway management,* ed 3, Philadelphia, 2013, Elsevier.

Mark LJ, Foley LJ: Effective dissemination of critical airway information: the MedicAlert Foundation National Difficult Airway/Intubation Registry. In Hagberg C, editor: *Benumof and Hagberg's airway management,* ed 3, Philadelphia, 2013, Elsevier.

Miller RD, Eriksson LI, Fleisher LA, et al, editors: *Anesthesia,* ed 7, New York, 2009, Churchill Livingstone.

Norton ML, editor: *Atlas of the difficult airway,* ed 2, Philadelphia, 1996, Elsevier.

Practice guidelines for management of the difficult airway: an updated report by the American Society of Anesthesiologists Task Force on Management of the Difficult Airway. *Anesthesiology* 118: 251–270, 2013.

Practice guidelines for preoperative fasting and the use of pharmacologic agents to reduce the risk of pulmonary aspiration: application to healthy patients undergoing elective procedures. *Anesthesiology* 114: 495–511, 2011.

Rodriguez–Paz JM, Mark LJ, Herzer KR, et al: A novel process for introducing a new intraoperative program: a multidisciplinary paradigm for mitigating hazards and improving patient safety. *Anesth Analg* 108 (1): 202–210, 2009.

Stoelting RK, Millier SC: *Pharmacology and physiology in anesthetic practice,* ed 4, Philadelphia, 2005, Lippincott Williams & Wilkins.

第 6 章

成人困难气道的外科治疗
Surgical Management of the Difficult Adult Airway

Nasir Islam Bhatti　著

刘旭良　译

要点

1. 困难气道被认为必须至少包括以下其中一项：喉镜检查困难和面罩通气困难和（或）气管插管困难。

2. 重要的是要认识到，在操作前先识别困难的气道，才能得到最佳的医疗服务和安全的结果。

3. 受过严格和专业的内镜技术培训的、熟练掌握硬性内镜和软性内镜、支气管镜检查，以及手术开放气道技术的耳鼻咽喉科医生，是困难气道反应小组的重要成员。

4. 治疗困难气道常用的技术包括清醒的纤维喉镜下插管，通过带或不带纤维喉镜的喉罩通气直达前联合的直接喉镜辅助下插管和手术切开气管插管。

5. 阻塞性睡眠呼吸暂停的肥胖患者、声门上区黏膜水肿或声门上肿瘤导致的声门上喉梗阻的患者，以及有其他方法插管困难病史的患者，均应考虑清醒的纤维插管。

6. 缺乏纤维支气管镜检查的培训和经验是清醒时纤维插管失败的常见原因。

7. 一旦发现"无法插管 / 无法通气"情况，立即考虑给予手术开放气道。

如果不保持气道通畅，可能引起患者发生灾难性后果，包括脑损伤或死亡。1990 年，85%以上的与呼吸事件相关的医疗事故索赔涉及缺氧性脑损伤或死亡[1]。插管困难和紧急气道问题仍然是导致严重术中并发症的主要原因[2]。因麻醉意外死亡的病例中，有 30% 是气道管理困难所致[3]。在一般情况下，缺氧损伤或死亡的风险与维持气道通畅的难度成正比[4]。任何对困难气道的学科或临床描述必须包括明确定义的术语。

本章将困难气道视为涉及 3 种不同但通常与临床相关的情况。第一种是气管插管困难，无论是否存在气管疾病，需反复多次进行气管插管。非常困难的气管插管指的是在肌肉松弛、体位合适、环状软骨压力、喉镜充分暴露的直视情况下多个麻醉师反复尝试多次仍不能成功[4]。气管插管失败率为 0.3%～0.5%[5, 6]。

第二种困难气道情况是喉镜检查困难，描述为在常规喉镜检查多次后，无法看到喉部的任何部分包括声带和声门裂。根据 Cormack–Lehane[7]直接喉镜下喉显露的情况的分级标准，许多研究认为包括三级和四级或单独的四级。为了使研究或喉镜检查结果可靠，并使先前的喉镜分级系统有帮助，所报告的分级必须描述所获得的最佳视图，而最佳视图又取决于喉镜的最佳性能[4]。优化喉镜检查的技术组件包括最佳位置、完全肌肉松弛、在喉镜上用力向前和向上牵引，必要时用外力加压环状软骨的方法。例如，喉外压可将Ⅲ级视野的发生率从9%降低到1.3%[8]。理论上，如果使用先前的喉镜技术组件，并且避免了陷阱，那么所有的喉镜检查者，无论是新手还是专家，都应该具有相同的喉镜视野。在大多数患者中，困难的喉镜暴露是困难插管的同义词。需要多次尝试不同喉镜片，Ⅱ级或Ⅲ级困难喉镜暴露视野比较常见，在10 000名患者中有100至1800名患者出现[9]。较高的Ⅲ级喉镜视野在每10 000患者中为100至400人[10, 11]。

第三种困难气道情况是困难面罩通气（DMV），由于面罩密封不足或气道通畅性不足导致阻力过大，无法提供足够的面罩通气[4]。Langeron及其同事[12]根据对麻醉医师的调查，主要是要求他们对面罩通气的困难程度进行评分，列举了一系列可能导致困难面罩通气的因素，这种困难评价因素主要是基于其是否与临床相关，以及是否如果面罩通气需要维持更长时间，可能会导致潜在的问题。确定了DMV的6个原因：①麻醉师在无辅助情况下无法使用100%氧气和正压面罩通气将血氧饱和度维持在92%以上；②面罩出现明显的气流泄气；③有必要将气流增加到15L/min以上，并使用氧气冲洗阀超过2次；④无可察觉的气体流动；⑤需要双手面罩通气技术；⑥需要更换操作者。

DMV的发病率很难估计，因为研究人员还没有普遍使用标准定义，所以每项研究都需要仔细阅读以确定所用的定义。Langeron及其同事[12]报道DMV的发病率为5%，1502名患者中有1人无法用面罩呼吸。这项研究的一个非常重要的发现是，DMV使插管困难的风险增加了4倍，而不可能插管的风险增加了12倍。

最严重的气道衰竭（不能插管/不能通气）的发生率可以被估计，这是因为它常导致缺氧性脑损伤或死亡，发病率为每百万人口中1~200例[13, 14]。尽管这种严重的呼吸暂停或阻塞状态的原因可能是完全或部分与患者自身的疾病有关的，但通常也有医源性成分。在这种紧急危及生命的状态下，临床医生必须迅速果断地采取行动，以维持或恢复血氧饱和度并保证通气。

考虑到这些情况，重要的是要在操作前认识并识别困难的气道，这是提供最佳治疗和保证患者安全的关键步骤[15]。气道设备或装置、技术和方法的选择都取决于气道评估。文献提供了强有力的证据，证明这些具体策略及困难气道小组内针对这些策略的交流，有助于困难气道的处理。美国麻醉医师协会（ASA）关于困难气道管理就是这种协作努力的一个范例，应该作为医疗机构制定特定行动策略的基础。框6-1指的是1993年和2003年ASA关于困难气道管理的变化。

框6-1　1993年和2003年美国麻醉医师协会对困难气道的处理区别

1. 在评估基本治疗问题的可能性和临床影响时，应将是否存在困难气道放在了首位。此外，在同一类别中，增加了困难气管切开。
2. 增加了在整个困难的气道处理过程中，应积极寻求机会提供补充氧气。
3. 在考虑相对优点和基本方法可行性时，与麻醉诱导后气管插管相比，清醒插管作为首选方法被推荐。
4. 喉部面罩气道的使用被并入到清醒状态下以及在紧急和非紧急情况下的全身麻醉诱导之中（作为呼吸机装置或用于气管插管的导管）。
5. 删除了反复插管尝试。
6. 加入了硬性支气管镜作为紧急无创通气的选择。

引自 Hagberg CA, Benumof JL. The American Society of Anesthesiologists Management of the Difficult Airway algorithm and explanation—analysis of the algorithm. In Hagberg CA, ed. *Benumof's airway management*, ed 2. Philadelphia: Elsevier; 2006:236-251

在考虑困难气道情况处理的选项中，麻醉师和外科医生必须考虑中止计划这一选项，唤醒患者，并在继续之前重新评估气道处理。当这不是一个选项时，团队必须考虑喉镜检查的替代技术，如视频辅助镜（Veraton, Bothell, WA）、放置喉罩通气（LMA）和使用纤维喉镜插管（有或无Aintree导管），或使用直接支撑喉镜（Hollinger喉镜）和通过喉镜插管。

随着设备的发展，通过喉罩通气插管在困难气道情况下的使用增加。该装置的成功导致将LMA（LMA Fastrach; Teleflex, Limerick, PA）引入临床实践[17, 18]。气管插管（ETT）可通过单独通过LMA（盲法）或在纤维支气管镜上插管

（无论是否在气管导管上方放置 Aintree 导管）完成。支气管镜这一种技术提供了插管的可视化，并可与电视内镜相结合。如果需要继续手术，在移除 LMA 后，增加特殊导管有助于插管。

支撑喉镜（Hollinger 喉镜）是耳鼻咽喉科医师在困难气道处理中最有用的工具。当其他技术都失败时应予以考虑。支撑喉镜在处理喉固定及声门下病变的困难插管中尤为重要，它可将一个小的、无套囊的气管内导管直视下越过声门到达气管。支撑喉镜可以容纳 5 号或更小型号的气管内导管，尽管某些时候导管的气囊可能会卡在金属管道内。气管内导管的型号插管前需确定好。也可以先用一个导丝通过直接喉镜，然后在导丝的引导，放置一个尺寸更大的气管内导管（图 6-1）。

清醒的纤维插管应始终被认为是一个可行的选择，特别是在考虑到气管插管困难的情况时。下面的章节将更详细地讨论这种技术。

当面临无法插管或无法通气的情况时，必须考虑使用包括环甲膜切开术、气管切开术和气管喷射通气等手术方法。耳鼻咽喉科医生在这种情况下所起的作用是至关重要的，耳鼻咽喉科医生可以提供内镜技术方面的专业知识，并能够提供开放性手术进入气道。本文详细讨论了成功气管插管技术的适应证、禁忌证、技术和策略。

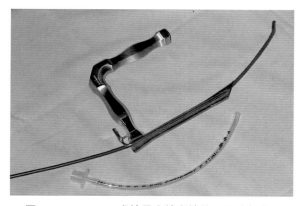

▲ 图 6-1　Hollinger 喉镜是直接喉镜处理困难气道最可靠的视野

尽管尺寸限于 5 号带套囊的气管插管，但是可以将带套管和无袖套管穿过窥镜。如果需要更大的管，可以在导丝上进行插管

一、清醒纤支镜经鼻气管插管

清醒的纤维经鼻气管插管是目前手术室和重症监护室（ICU）困难气道治疗中常用的一种技术。

（一）历史视角

柔性纤维技术为开发和完善这些插管技术提供了可能。早在 1967 年，对一个患有 Stills 病的患者首次使用一个可弯曲的纤维胆道镜进行了鼻气管插管[19]。5 年后，一个严重类风湿关节炎的患者使用纤维支气管镜（FOB）成功地进行了鼻气管插管[20]。Stiles 和同事[21] 随后报道了连续收集的 100 例纤维气管插管病例。这些插管都是经口和鼻进行的，这些作者声称有经验的麻醉师可以在 1min 内完成纤维内镜引导下气管插管。

Davis[22] 描述了使用 FOB 来检查 ETT 与气管隆突的关系。在成人和儿童中，使用 FOB 评估 ETT 位置与 X 线片检查一样好用[23, 24]。还描述了 FOB 技术的许多其他用途，特别是在危重患者中，用于评估上下气道[25-28]。几位学者列举了这项技术的优势，包括无须全麻和不中断持续机械通气的情况下在床边完成诊断和治疗的。其另一个优点是能够通过口、鼻或通过原位 ETT 或气管切开口等各种通道进行操作。许多学者报道的一个主要缺点是气道阻力增加，特别是在儿科患者中，因为 FOB 可能占据管腔的很大一部分。FOB 最初不是为困难气道的管理而发明的[29]。然而，随着技术的进步和可视化程度的提高，麻醉医师很快就认识到 FOB 在管理困难的气道中的价值[30-32]。FOB 广泛应用于以下疾病的气道处理中，如心绞痛[33]、类风湿关节炎[34]、外伤[35]、颈椎不稳定[36]、颈部软组织破坏性损伤[37]、肢端肥大症[38]、Pierre Robin 综合征[39]。有几位学者报道了 FOB 在清醒的误吸风险增加的患者中气道保护的成功应用[40-43]。因此，纤维气道内镜教学现在已成为耳鼻咽喉科培训的一个组成部分，包括头颈外科、麻醉科和急诊医学。

（二）适应证

当气道受损或预计有困难的气道时，应考虑使用或不使用镇静药的清醒纤维插管（FOI）

（框 6-2）。对于患有病态肥胖、声门上肿块或有声门水肿的患者，当有吸入的危险时，有已知的 DMV 病史或以前使用其他技术进行经口插管困难的患者；以及下颌骨偏斜或牙关紧闭张口受限的患者，清醒的 FOI 是一种理想的方式。清醒 FOI 的禁忌证包括所有层面的固定狭窄病变，在没有扩张的情况下不允许 ETT 通过；活动性出血，致使视物模糊；急性阻塞性声门上炎；以及在检查期间不能合作的患者。大部分情况下，许多可能被拒绝全身麻醉或可能需要气管切开术的患者可以使用 FOB 安全地插管。为了安全快速地插管，应采取一定的准备措施。

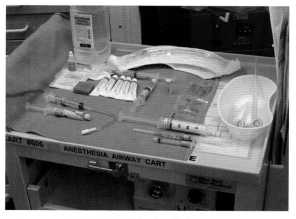

▲ 图 6-2　用于困难气道麻醉的推车展示了用于光纤插管的辅助物品

框 6-2　纤维插管的适应证

> Ⅰ. 插管困难
> 　A. 已知或预期
> 　B. 意外插管失败
> Ⅱ. 困难气道
> 　A. 上呼吸道
> 　B. 下呼吸道（气管受压）
> Ⅲ. 有意识的患者的插管选择
> 　A. 窒息的风险很高
> 　B. 颈部活动受限
> 　C. 已知困难的面罩通气
> 　D. 病态肥胖
> 　E. 自主体位
> Ⅳ. 牙齿损伤的风险很高

引　自 Ovassapian A, Wheeler M. Fiberoptic endoscopy-aided techniques. In Hagberg C, editor. *Benumofand Hagberg's airway management*. St Louis: Mosby; 1996:282-319

（三）支气管镜检查车

正常运行的设备对于取得成功至关重要。在重症监护室、急诊室、重症监护病房（如耳鼻咽喉科患者楼层）和手术室应备有设备齐全的支气管镜检查车。麻醉、复苏和监测的所有设备和用品均完好随时可用，并应在开始紧急 FOI 前进行标准化流程检查（图 6-2）。清醒插管时，检查车放在床头左侧，右手操作人员站在面向患者的右侧，检查光源是否完整，必要的用品放在光纤推车的顶部，吸引气管在手边。检查车内应包含辅助设备，包括鼻咽气道和气管内导管的设备（标准和长的微喉镜管）。

二、有意识患者的纤支气管镜

清醒性纤维插管的优点包括维持自主通气和能够精确地将 ETT 尖端越过在障碍物 / 压迫物。在清醒、近乎直立的患者中，这是最容易的，因为舌头不会在咽部回落，呼吸会保持气道畅通。此外，在深吸气的情况下，当气道解剖结构扭曲时，患者可以帮助操作者定位声门。框 6-3 列出了成功完成清醒气管插管的关键因素。这些包括气道团队的培训和准备、患者的心理和药物准备、患者准备期间和整个手术过程中适当的监测和输送、操作员的专业技能及准备物品充分的支气管镜检查车。

插管前需要对患者进行以下准备。

1. 心理准备

患者放松且配合的状态下更容易插管成功。准备工作始于术前访视患者，对患者进行宣教及安抚，详细解释操作过程并解答患者疑问。如果插管是在没有任何镇静作用的情况下进行的，其原因一定是为了患者的安全。这种情况需要患者及积极配合，包括保持头部位置固定、深呼吸，或者在必要时清理口腔分泌物。

2. 药物准备

患者清醒插管的药剂的分为 3 个组成部分包括：①麻醉前用药；②插管时的有限镇静；③局部用药。麻醉前麻醉的目标包括镇静、加强心理准备和提供抗涎药以减少分泌物。使用咪达唑仑 1～3mg 肌内注射或口服 10～20mg 对多数人可达

框 6-3　成功清醒气管插管的关键

Ⅰ. 专业的内镜医师
Ⅱ. 功能性纤维支气管镜和用品
Ⅲ. 患者的准备
　A. 心理准备：信息，令人舒心的术前访问
　B. 药理制剂的准备
　　1. 术前用药
　　　a. 对于平静的患者，使用轻度镇静或无镇静
　　　b. 对焦虑症患者进行重度镇静
　　　c. 当疼痛存在时的麻醉药品
　　　d. 针对习惯性吸毒者的特定药物
　　　e. 使用减少唾液腺分泌的药物，除非禁忌
　　2. 静脉镇静
　　　a. 气道严重受损患者无镇静作用
　　　b. 对大多数患者有明显的镇静作用
　　　c. 对不合作患者重度镇静
　　3. 局部麻醉
　　　a. 口腔插管：口咽，喉气管
　　　b. 鼻插管：鼻黏膜，喉气管
　　　c. 监测和氧气

引 自 Wheeler M, Ovassapian A. Fiberoptic endoscopy–aided techniques. In Hagberg CA, ed: *Benumof's airway management*, ed 2.St Louis: Elsevier; 2006:399–438

到镇静作用，如果患者气道受损或基础状态差，不宜在监护设备使用前给予镇静药或阿片类药物。抗涎药对于实施表面麻醉是必不可少的[44]，且有利于暴露声门，甘罗溴铵因不易穿透血脑屏障且极少引起心动过塑被认为是首选药物。

3. 监测

标准监测适用于所有接受 FOB 治疗的患者，无论手术在手术室、ICU 或任何其他地方进行。鼻腔插管以 3L/min 的流速为所有接受 FOI 的成人患者提供氧气，除非有禁忌。

4. 清醒镇静

如有可能，应立即进行清醒镇静以准备插管。清醒镇静的目的是让一个冷静和合作的患者能够听从口令，保持足够的氧气和通气。根据 FOI 的适应证，使用阿片类、镇静药或两者的组合。芬太尼（1.5μg/kg）和咪达唑仑（30μg/kg）的组合已成功用于这一过程。静脉应用瑞芬太尼也可用于 FOI 的镇静[45, 46]。这种方法可能不适用于患有阻塞性睡眠呼吸暂停的肥胖患者，因为它可能导致气道危机。开始手术前，应与麻醉师讨论镇静药物的使用。

5. 局部麻醉

对清醒的患者来说，不使用局部麻醉的插管是不舒服和痛苦的。因此，药物应包括适当的局部麻醉药，以消除咽、喉和气管支气管反射。过量分泌物的存在会稀释局部麻醉药溶液，在药物和黏膜之间形成屏障，并将局部麻醉药带离作用部位，因此有必要使用有效的抗渗出药[47, 48]。此外，局部麻醉药的吸收率和吸收量根据用药部位、剂量和患者的一般情况而不同[30, 49, 50]。药物从肺泡吸收比从气管支气管树吸收更快，从咽部吸收率和吸收量更低。由于血浆水平上升的速度比注射到组织中的速度快，因此将异丙醇类药物涂在呼吸道黏膜上时应减半[43]。

三、清醒患者局部麻醉的经鼻气管插管

（一）局部麻醉

为使鼻孔更为通畅，可喷 2ml 羟甲唑啉。如有可能，应尽可能在临床中使用或在直接检查前使用。然后将棉棒头浸泡在 4% 可卡因（4ml）中，轻轻地贴在鼻中隔和下鼻甲上；或者，可使用 4% 利多卡因和 1% 去甲肾上腺素的组合。建议至少等待 5min，以发挥最大血管收缩和局部麻醉。使用棉棒头有助于评估鼻孔的通畅性，并预测鼻底的角度，从前到后向下倾斜。经喉气管麻醉是通过气管内注射 1% 利多卡因或在插管过程中通过 FOB 喷药来实现的。口咽也应该麻醉，因为鼻腔通路刺激了咽反射。在手术前的准备过程中使用利多卡因喷雾是很有用的。

（二）技术

通过鼻道进行纤维插管比经口插管更容易操作，因为进入口咽时，喉镜通常直接指向声带，患者通常能更好地耐受[31]。我们推荐的方法是在设置设备和准备物品的同时，做好鼻腔的准备工作。将 ETT 放入温热的盐水中使其软化。套囊是通过充气来测定的，为了将阻力降到最低，当气囊放气时，气囊会缩回，以便与管子的外壁平齐。鼻通道首先扩张到适当的直径，用利多卡因凝胶和肾上腺素溶液大量润滑（图 6-3）。然后，

当向鼻咽方向推进时，将 ETT 放入鼻孔并向下引导。如果管子没有向口咽方向弯曲，可将其抽回，向右或向左旋转 90°，然后重新插入。

　　FOB 连接到视频内镜装置，然后通过 ETT，用于显示气道（图 6-4）。最好将患者的头部抬高，如果可能的话，坐在近乎直立的位置，以减少气道的塌陷；操作者面对患者和视频监视器（图 6-5）。视频辅助的 FOI 助手提供反馈，并辅助插管。在 80%～85% 的患者中，会厌和声带被视为是可通过的最小截面或无法操作的范围。对于不能自主呼吸或年龄较大的患者，舌头和咽组织可能会向后收缩，从而阻碍喉部的暴露。一些动作有助于观察，包括伸展头部、推挤下颌或轻轻地向前拉舌头。一旦清楚暴露声门，应在插管前在声带水平处应用 3ml 2% 利多卡因，并留出时间使其生效。在这一点上，耐心是很重要的，持续与患者沟通，让他或她知道一切都按计划进行，有助于减少焦虑。同时，多支预装利多卡因的注射器也很有帮助，因为可能需要反复注射，直到患者对刺激不再咳嗽。调整进镜时机与呼吸周期的配合是重要的技巧。当充分暴露后，内镜进入颈段气管，并注入利多卡因，然后将内镜推进到管隆突上方，ETT 通过内镜进入指定位置。如果在该操作过程中遇到阻力，将 ETT 顺时针旋转 90° 有助于改变斜面的方向[51]。

四、避免清醒麻醉插管的失败

（一）失败原因

　　缺乏使用纤维支气管镜的培训和专业知识是导致清醒性 FOI 失败的最常见原因之一。其他原因包括团队因素、患者因素和设备问题。这些在框 6-4 中概述。

（二）确保清醒光纤插管的成功

　　操作人员和团队的培训和专业知识是最关键的（框 6-3，获得成功清醒插管的关键）。在住院医生或其进修期间，规范化培训是很重要的[30, 32]。在整个过程中，充分准备的团队，保持沟通顺畅，有助于确保插管成功。有一辆装备充足、机动灵活、功能齐全的气管插管车同样重要。

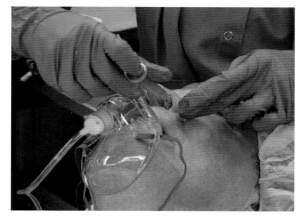

▲ 图 6-3　放置用于扩张的用利多卡因凝胶润滑的鼻导管

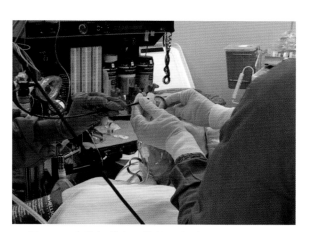

▲ 图 6-4　在将气管内导管放入鼻腔后，纤维支气管镜通过导管，观察气道

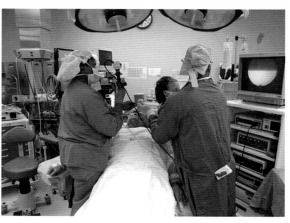

▲ 图 6-5　光纤插管的最佳设置包括抬高头部以使气道塌陷最小化的患者、面向患者的操作员及整个团队在视频监视器上观察该过程

第6章　成人困难气道的外科治疗

> **框 6-4　光纤插管失败的原因**
>
> Ⅰ. 团队因素
>   A. 缺乏专业知识
>   B. 局部麻醉不良
> Ⅱ. 患者因素
>   A. 准备不充分的患者
>   B. 分泌物和血液的存在
>   C. 会厌和咽后壁之间的空间减少
>   D. 扭曲的气道解剖
> Ⅲ. 设备因素
>   A. 物镜和聚焦镜头的雾化
>   B. 纤维支气管镜通过 Murphy 眼的通道阻塞
>   C. 致密纤维支气管镜润滑不足

引 自 Wheeler M, Ovassapian A. Fiberoptic endoscopy–aided techniques. In Hagberg CA, ed: *Benumof's airway management*, ed 2. St Louis: Elsevier; 2006:399–438

对患者进行心理和药物准备可增加成功治疗的可能性。必要时应给予足够剂量的抗凝药、镇静药（如有需要），并进行局部麻醉。在尝试插管之前，正确的吸痰的价值不能过分强调。清醒的患者可以要求吞咽和咳嗽以清除分泌物。在一些患者中，会厌的尖端可能会落在咽后壁上，并且会干扰内镜进入喉部。用下颌推压或轻柔而有力地拉舌头，可以使会厌远离咽后壁。

当 FOB 通过 ETT 的 Murphy 眼而不是通过远端开口时，将 ETT 插入气管是不可能的[52]。在不损坏仪器的情况下，取出 FOB 可能是困难的或不可能的。应作为一个整体拔出，然后分开，并重复程序。支气管镜身涂抹润滑剂有助于镜身进出 ETT[53]。

五、手术气道选择

历史观点

数千年来，建立外科气道作为一种抢救手段颇被重视[54]。可追溯到公元前 3600 年，埃及记载了气管切开术，2 世纪，Galen 描述了一种使用垂直切口的气管切开术作为气道阻塞的紧急抢救措施。16 世纪，Vesalius 首次详细阐述了气管切开术并发表，他提出使用该手术来使肺通气。

美国在 1852 年首次记载了成功的气管切开术，患者后来死于气道狭窄，在接下来的几十年里，这仍是常见的并发症。在 1886 年的一篇论文中报道气管切开术的死亡率为 50%，其中许多死亡归因于气道狭窄的发生率较高。Chevalier Jackson[59] 在 1909 年的一篇里程碑式论文中描述了一种安全的手术技术和原则，至今仍然适用，他阐述了可有效降低死亡率的因素，包括术前确定气管切开的位置、使用局麻代替镇静麻醉、使用专用气管套管、细致的手术操作和术后护理。在此文中，Jackson 谴责了一种高位气管切开方法，即环甲膜切开术。在 1921 年的一篇文章中，Jackson 报道了 200 名环甲膜切开术后的患者，发现上呼吸感染可能是声门下狭窄的主要原因。

在 Jackson 批评之后，环甲膜切开术继续被谴责超过半个世纪。直到 Brantigan 和 Grow[61] 发表了一系列 655 名因慢性气道问题而接受切开术患者的报道，情况才发生了变化。他们描述了一种比气管切开术更快、更简单、更不容易引起出血的手术，狭窄率为 0.01%，无重大并发症报道。许多后续的研究支持他们的结论：环甲膜切开术是一种安全有效的外科手术，事实上比气管切开术更适合紧急气道处理[62]。

六、环甲膜切开术

（一）定义

环甲膜切开术是通过环甲膜（CTM）建立一个通向气道的外科开口，并放置一根通气管[54]。它在进入气道的解剖位置上不同于气管切开术。

（二）解剖学原理

在紧急情况下，环甲膜切开术优于气管切开术，因为它相对简单、速度快、围术期并发症率低。CTM 水平其皮下仅有皮下脂肪、颈前筋膜和两侧带状肌。随着气管的延续，气管逐渐至颈部深面，这使得颈前气管切开更加困难。此外，甲状腺峡部覆盖第二至第四气管环，在进行气管切开术时档在气管表面。

（三）环甲膜

CTM 位于甲状软骨和环状软骨之间，由纤维弹性组织组成。在一个成年男性，平均 1cm 高，2~3cm 宽，位于中间约一指宽低于喉部突出部。声带在 CTM 上方约 1cm 处，因此在环行切开术中容易受伤。韧带不随年龄而钙化，其他表面也没有覆盖的肌肉、大血管或神经；然而，颈前静脉紧邻环甲膜边缘，这些血管行环甲膜切开术时可能大量出血。

左右环甲状动脉是双侧甲状腺上动脉的分支。在大多数患者中，这些血管穿过 CTM 的上部，在中线处吻合[63]。尽管在环甲膜切开术中有出血的风险，但由此处出血通常是自限性的，并且易于用纱布填充止血。

CTM 位于喉部突出部下方一指宽处。它的切开位置也可以定位在胸骨上切迹中线水平约 3~4 横指水平；尽管根据体型不同，其位置非常多变。对肥胖和颈部水肿或有创伤史的患者来说，识别标志物可能会非常困难。

（四）外科环甲膜切开术

1. 适应证

环甲膜切开术的主要指征是在需要立即开放气道和无法对患者进行面罩通气的情况下，经口或经鼻气管插管失败。

ASA 困难气道建议手术气道作为紧急气道不成功的最终方法[64]。尽管为开放气道失败引入了许多补救措施，但在困难的气道处理中最常见的错误是由于在反复尝试插管失败后没有及时气管切开[65]。一旦发现无法插管/无法通气的情况，应立即考虑手术开放气道。如果在无法通气的情况下不采用这种方法，很可能导致气道开放延迟，从而使患者紧着面临缺氧性脑损伤和（或）死亡的风险。通常，主要困难在于对需要外科介入的时机缺乏经验和意识。足够的操作训练、有条理的计划、完善的设备及物品和训练有素的医务人员是环甲膜切开术的关键。必要物品随需随取，套装切开包为在紧急情况下为环甲膜切开节约了时间（框 6-5）。

环甲膜切开术的相对禁忌证包括年龄小于 10 岁、严重的颈部创伤、无法触及标志物，以及颈部血肿扩大。先前存在的声门下喉疾病（如恶性肿瘤）是另一个相对禁忌证。在这种情况下，最好进行有计划的紧急清醒气管切开术。紧急或"斜切"气管切开术是一种并发症风险很高的手术，是择期气管切开术风险的 5 倍[66]。

框 6-5 紧急外科手术切除术的设备
15 号刀片
Crile 镊子或止血钳
小气管插管（5.0）或气管造口管（4号袖口）环状钩（单弯钩）剪刀
气管扩张器

2. 手术方法

胸骨上切迹、甲状软骨，尤其是甲状腺软骨上切迹，环状软骨感觉像是甲状腺软骨下方的凹痕，是环甲膜切开术关键性的第一步（图 6-6）。用手术者的非支配手稳定上呼吸道是获得成功结果的最重要因素[67]。这种方法将喉部固定在中线，通过保持气道的解剖位置来帮助切开。

环状软骨上的中线垂直皮肤切口避开了充盈的颈前静脉，并将环甲动静脉受伤的风险降至最低（图 6-7）。通过切口触摸环甲膜（图 6-8），在环甲间隙的下边缘用水平切口进入环甲膜（图 6-9）。然后用放置在气道中的止血钳或 kelly 钳将切口扩张，并水平打开，同时向上提起以显露切口（图 6-10）。甲状软骨下缘可放置环状钩（图 6-11），以便于提拉和开放气道。然后放置一个小的（5.0）气管插管或气管造口管并固定到位（图 6-12）。患者稳定后，环甲膜切开术应改为正式的气管切开术，如果预期长期插管，最好在手术室进行。如果预计会提前拔管，可使用环甲膜切开术直到拔管。关于环甲膜切开术的基本技术，参见 Hsiao J & Pacheco-Fowler[68]。

3. 快速五步技术

有报道描述了一种快速的四步技术，据报道该技术学习简单，获得手术气道的速度更快[69]。这种技术包括许多优点：①需要的设备更少；②单人操作，无须协助；③操作者站在患者的头上[54]。作者倾向于稍微修改，并使用五步规则：

（1）确定标志并稳定气道。

第6章　成人困难气道的外科治疗

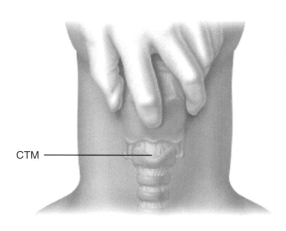

▲ 图 6-6　通过拇指和中指牢牢固定喉头，示指可以自由触诊并定位环甲膜（**CTM**）

引自 Walls RM, Murphy MF, Luten RC, et al. *Manual of emergency airway management*, ed 2. Philadelphia：Lippincott Williams & Wilkins; 2004

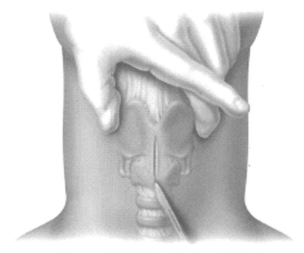

▲ 图 6-7　垂直皮肤切口向下但不通过气道

引自 Walls RM, Murphy MF, Luten RC, et al. *Manual of emergency airway management*, ed 2. Philadelphia：Lippincott Williams & Wilkins; 2004

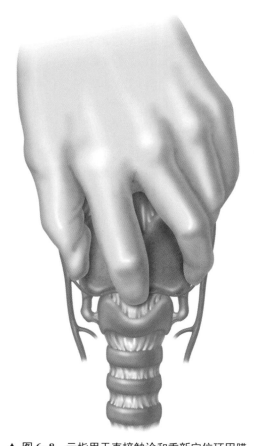

▲ 图 6-8　示指用于直接触诊和重新定位环甲膜

引自 Walls RM, Murphy MF, Luten RC, et al. *Manual of emergency airway management*, ed 2. Philadelphia：Lippincott Williams & Wilkins; 2004

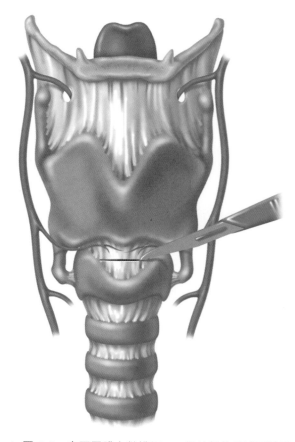

▲ 图 6-9　在环甲膜上做横切口，保持低位以试图避开环甲膜动脉和静脉

引自 Hagberg CA, ed. *Benumof's airway management*, ed 2. Philadelphia: Elsevier; 2006

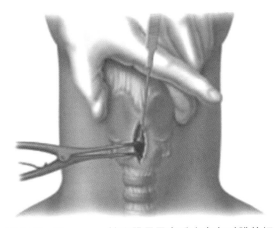

▲ 图 6-10　Trousseau 扩张器用于在垂直方向对膜的切口进行扩张，该方向产生对插入管的最大阻力
引自 Hagberg CA, editor. *Benumof's airway management*, ed 2. Philadelphia: Elsevier; 2006

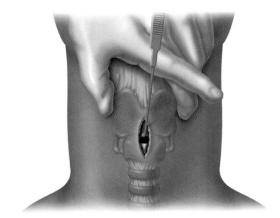

▲ 图 6-11　气管钩在甲状软骨的下方施加轻微牵引力
引自 Hagberg CA, editor. *Benumof's airway management*, ed 2. Philadelphia: Elsevier; 2006

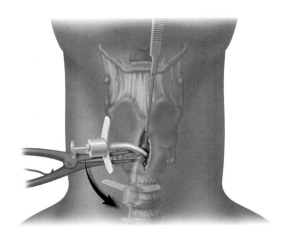

▲ 图 6-12　插入气管造口管，然后将扩张器逆时针旋转 90°
引自 Hagberg C, editor. *Benumof's airway management*, ed 2. Philadelphia: Elsevier; 2006

(2) 做一个垂直的皮肤切口。

(3) 在环甲膜上做一个水平切口。

(4) 插入一个血管钳以扩张和提升气道。

(5) 插入气管造口管或气管插管。

环甲膜切开术后并发症的发生率为 6%～39%，这取决于手术是半选择性的还是紧急的。报道的并发症包括出血、外伤或喉架和（或）声带损伤（图 6-13）、纵隔肺气肿、气胸、置管于纵隔内的假通道、食管撕裂和无法固定气道。

（五）经皮环状软骨切开术

主要基于改良的 Seldinger 技术，许多商用套件和系统可以帮助放置气管套管，在皮肤切口外进行有限的手术解剖。尽管许多非手术人员认为该技术比外科技术简单，但该方法增加了复杂性，需要执行 5 个以上的步骤来确保气道安全。尽管在尸体模型和犬模型中，开放式外科环甲膜切开术和经皮手术时间没有显著差异，但与开放式环甲膜切开术一样，在紧急情况下更容易发生严重的并发症 [70, 71]。经皮环甲膜切开术的一个局限性，在商业化的工具套包中，套管管径相对较小 [72]。

一般来说，经皮气管切开术被认为是一种选择性手术，在紧急气道情况下不应考虑。

七、经气管针通气

在紧急情况下，经气管穿刺通气可用来争取

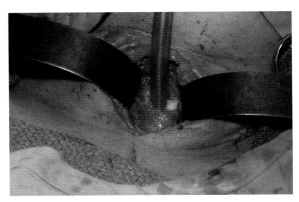

▲ 图 6-13　紧急环甲膜切开术后，环状软骨显示在中线分开
该部位在改为正式气管切开术时进行了修复

抢救时间，需要的物品包括纯氧、粗径针头、套管以及 Luer-Lock 连接头。使用连接含生理盐水的注射器的套管经气管或环甲肌插入，在中线处以 30° 斜行穿入皮肤，注射器内吸入气泡即可确认进入气道，拔出针头同时推进套管，然后连接氧气。由于这种通气方式并不是最佳选择，因此患者只能经此方式供氧 30min 至 2h。

这种方式的并发症与环甲膜切开类似，包括导管放置不当、纵隔肺气肿、气胸、血肿和导管扭结，无法给患者充分氧合或通气。类似于经皮环甲切开术，笔者更喜欢在选择性或不是特别紧急情况下使用这种技术。

八、结论

笔者认为困难气道治疗是耳鼻咽喉头颈外科的一个新兴亚专业，对于此类患者的管理需要经多学科联合制定规范的诊疗措施，包括麻醉科、耳鼻喉科、普外科医师，呼吸治疗师，以及护理人员。

声明

感谢医学博士 Kulsoom Laeeq 在编辑本章手稿方面的帮助。

参考文献的全部清单，请访问 expertconsult.com。

推荐阅读

Benumof JL, Scheller MS: The importance of transtracheal jet ventilation in the management of difficult airway. *Anesthesiology* 71: 769, 1989.

Brofeldt BT, Panacek EA, Richards JR: An easy cricothyrotomy approach: the rapid four-step technique. *Acad Emerg Med* 3 (11): 1060–1063, 1996.

Caplan RA, Posner KL, Ward RJ, et al: Adverse respiratory events in anesthesia: a closed claim analysis. *Anesthesiology* 72: 828, 1990.

Cormack RS, Lehane J: Difficult tracheal intubation in obstetrics. *Anaesthesia* 39 (11): 1105–1111, 1984.

Edens ET, Sia RL: Flexible fiberoptic endoscopy in difficult intubations. *Ann Otol Rhinol Laryngol* 90 (4 Pt 1): 307–309, 1981.

Fasting S, Gisvold SE: Serious intraoperative problems—a five year review of 83, 844 anesthetics. *Can J Anaesth* 49: 545, 2002.

Gibbs MA, Walls RM: Surgical airway. In Hagberg CA, editor: *Benumof's airway management*, ed 2, Philadelphia, 2006, Elsevier, pp 678–696.

Hagberg CA, Benumof JL: The American Society of Anesthesiologist's Management of the Difficult Airway Algorithm and explanation—analysis of the algorithm. In Hagberg CA, editor: *Benumof's airway management,* ed 2, Philadelphia, 2006, Elsevier, pp 236–251.

Holmes JF, Panacek EA, Sakles JC, et al: Comparison of 2 cricothyrotomy techniques: standard method versus rapid 4-step technique. *Ann Emerg Med* 32 (4): 442–446, 1998.

Hsiao J, Pacheco-Fowler V: Videos in clinical medicine. Cricothyroidotomy. *N Engl J Med* 358 (22): e25, 2008.

Jackson C: High tracheostomy and other errors: the chief cause of chronic laryngeal stenosis. *Surg Gynecol Obstet* 32: 392, 1921.

Klock PA, Benumof JL: Definition and incidence of the difficult airway. In Hagberg CA, editor: *Benumof's airway management*, ed 2, Philadelphia, 2006, Elsevier, pp 215–220.

Langeron O, Masso E, Huraux C, et al: Prediction of difficult mask ventilation. *Anesthesiology* 92 (5): 1229–1236, 2000.

Ovassapian A, Yelich SJ, Dykes MH, et al: Fiberoptic nasotracheal intubation—incidence and causes of failure. *Anesth Analg* 62 (7): 692–695, 1983.

Practice guidelines for management of the difficult airway: an updated report by the American Society of Anesthesiologists Task Force on Management of the Difficult Airway. *Anesthesiology* 98 (5): 1269–1277, 2003.

Rehm CG, Wanek SM, Gagnon EB, et al: Cricothyroidotomy for elective airway management in critically ill trauma patients with technically challenging neck anatomy. *Crit Care* 6 (6): 531–535, 2002.

Schwartz HC, Bauer RA, Davis NJ, et al: Ludwig's angina: use of fiberoptic laryngoscopy to avoid tracheostomy. *J Oral Surg* 32 (8): 608–611, 1974.

Wilson ME, Spiegelhalter D, Robertson JA, et al: Predicting difficult intubation. *Br J Anaesth* 61 (2): 211–216, 1988.

气管切开术
Tracheotomy

Shannon M. Kraft　Joshua S. Schindler　著

崔　鹏　译

第7章

要点

1. 尽管在历史上已有众多文献记载，直到19世纪晚期及20世纪早期，气管切开术才成为一个常规的外科操作。

2. 气管切开术的适应证包括解除气道梗阻、头颈部手术的前置操作、肺灌洗及需要长时间机械通气。

3. 气管切开术减少了因喉内插管引起喉损伤的风险，减少了机械通气患者镇静的需要，并可促进早期经口进食及交流。

4. 相对于晚期气管切开（＞10d），早期气管切开（1～4d内）并没有显著影响并发症的发生率、病死率及呼吸机相关肺炎发生的概率，也没有增加在ICU的住院时间。

5. 经皮扩张气管切开术是一项安全、方便、可替代开放性气管切开的技术，可在ICU开展。

6. 应用合适的套管取决于患者本人解剖结构的特点及通气的需要。

7. 气管切开多学科协作及标准流程的建立可减少并发症，有助于早期拔管及改善气管切开患者的生存质量。

一、气管切开的历史

气管切开术的历史久远，最早的类似气管切开操作的记载被发现在公元前3600多年前的埃及碑文中[1]。一卷印度宗教文书梨俱吠陀，以及埃及的莎草纸，都曾经记载切开颈部达到气管的操作[2, 3]。在希腊及罗马时代，医生及诗人也曾记录开放气道的事迹。希波克拉底极力反对这项技术，指出气管切开对颈动脉具有潜在的威胁[4]。拜占庭诗人荷马曾记载亚历山大大帝的事迹，后者用他的剑打开了一位士兵的气管，从而挽救了这个因一块骨头而窒息的勇士的生命[5]。盖伦曾记录到，希腊医生阿斯克勒庇俄斯在公元

前100年左右[3]曾选择性地实施了气管切开术，但是直到公元340年才出现气管切开的原始记录。罗马医生Antyllus曾描述，通过切开第三和第四气管环，拉开软骨后可使患者呼吸得更顺畅[3]。但是外科操作的最终结局始终是个谜。

在之后的1500多年里，气管切开术都被认为是"半杀戮及丑陋的手术"[6]。除非在极端的情况下应用外，这项操作几乎被抛弃，随着黑暗时代的结束及文艺复兴的兴起，解剖学家及医生开始重新审视气管切开术的潜在的优势。在1543年，因"人体构造"而出名的Andreas Vesalius在猪的气管放置了一个簧片，发现气流间歇性的吹向簧片，并因此发现肺通气的特点[7]。Antonio

Musa Brassavola 被认为第一次成功地实施了气管切开术并做了相应文字记录。他于 1546 年为一位因扁桃体周围脓肿导致气道梗阻的患者实施了该手术，据报道该患者最终痊愈[8]。在随后的数年中，套针套管被发明出来，可有助于维持气道的开放。第一种尝试是 Sanctorius 于 1590 年设计的短而直的套管，但是这种套管紧靠气管 - 食管壁，被证实可导致瘘[9]。数年后 Julius Casserius 发明的弯曲的金属套管克服了这个缺点[10]，尽管当时并没有广泛应用。

尽管对呼吸道解剖及生理的认识不断深入，气管切开被当作合法的手术仍经历了漫长的过程。对这个操作的恐惧及躲避造成了可怕的后果。美国历史上一个最令人震惊的案例就是乔治 - 华盛顿的案例。他在 1799 年的某一个早晨醒来，出现严重的喉痛，一天后逐渐出现声嘶，三位医生，James Craik、Gustavus Brown 及 Elisha Dick 被召集到前总统在弗吉尼亚的家中。Dick，这个医疗组中资历较浅的医师，认为华盛顿需要接受气管切开术以缓解气道梗阻[11]，然而资历较老的医师并不同意这个提议，按照"扁桃体炎"在那个时代的治疗方案——放血给予治疗。最终总统的气道发生梗阻，并很快死于急性失血导致的贫血。现在我们相信当时的疾病是会厌炎[12, 13]。

对待气管切开的态度发生改变始于 19 世纪中期，那时欧洲正处于白喉暴发期，无数患者死于气道梗阻。法国外科医师 Pierre Bretonneau 及 Armand Trousseau 提出应当更激进地应用气管切开术处理气道。Trousseau[14] 于 1869 年发表了他的临床经验，指出他已经"成功地开展这类手术超过 200 例"。

随着外科医生对这项技术越来越自信，他们开始意识到气管切开在急性气道梗阻处理范围以外的应用价值。Friedrich Trendelenburg 于 1871 年发表了一篇论文，指出可应用气管切开实施全麻[15]。在随后的几年里，在经口插管出现之前，选择性地应用气管切开可以用来在一些手术中维持气道的通畅。Chevalier Jackson[16] 在费城开展了一些工作，这些工作有助于将气管切开的操作标准化，并有助于制定气管切开患者的标准护理流程。他同时警告了高位气管切开（环甲膜切开）引起喉狭窄的风险。Jackson[17] 同时设计了双腔的金属套管，具有适合解剖学特点的长度及弯度。

在 19 世纪晚期及 20 世纪早期，随着疫苗、抗毒素及抗生素的出现，许多过去需要气管切开的上呼吸道感染的病例得到了有效的控制。在 1921 年，Rowbotham 及 Magill[18] 介绍了他们在第一次世界大战期间应用气管内插管处理面部外伤的经验。插管很快成为外科手术中受欢迎的实施全麻的方法，替代了过去的乙醚及面罩麻醉[19]，气管切开也成为不能实施经鼻或经口插管患者的保留方案。

在 20 世纪前半段的美国，脊髓灰质炎反复暴发，导致了数以万计患者出现麻痹症状。脊髓灰质炎的流行从两个方面进一步促进了气管切开的发展[20]。在那些受疾病严重影响的患者中，气道保护及分泌物的处理受到咽功能减弱的限制，尽管许多这类患者可通过体位引流处理，但是对于需要肺灌洗的患者来说，气管切开是必要的[21]。除咽功能减弱外，许多患者同时合并膈肌麻痹或延髓呼吸中枢受累导致的呼吸衰竭。负压通气机，通俗的叫法为"离子肺"，是流行期早期主要的辅助通气的方法。在 20 世纪 50 年代，正压通气机出现[12]，气管切开及正压通气机的联合应用满足了球脊髓灰质炎的患者长期通气的需要[22]，并将急性期的死亡率由 90% 下降至 25%[23]。

气管切开术仍然是处理急性气道梗阻时有用的方法，同时对于部分头颈肿瘤手术及颌面手术，气管切开也可用于实施全麻，同样适用于肺灌洗（框 7-1）。然而，在 20 世纪后半段，随着重症监护技术的进步，长时间机械通气的需要成为目前气管切开术的主要适应证[8, 24, 25]。几乎 2/3 的气管切开是在 ICU 插管的患者中实施[25, 26]，而且气管切开术也是目前最常见的重症患者需要接受的手术之一[27]。

二、气管切开术的优势及时机

除紧急的气道梗阻外，气管切开的实施是有选择的。因此，需要权衡气管切开和经口气管插管的利弊及考虑合适的手术时机。插管数天后即

框 7-1 气管切开术的适应证

长期机械通气
呼吸道疾病
神经 - 肌肉疾病
抑郁状态（不能保护气道）
肺灌洗
手术入路
头颈肿瘤重建手术
广泛颌面部骨折
气道梗阻
会厌炎 / 声门上喉炎
肿瘤
双侧声带麻痹
血管性水肿
异物
钝性 / 穿透性颈部外伤
阻塞性睡眠呼吸暂停

可出现喉水肿、肉芽形成及溃疡，若未在意，这些情况可进一步发展成为喉狭窄[28]。声门区狭窄的修复不仅仅难度较大，而且会影响吞咽及发音。通过绕开喉部，气管切开减少了喉部后联合的损伤及喉狭窄发生的风险。对于需要长时间通气的患者，气管切开另一个潜在的优势是降低了镇静的需求[29]。有报道指出，患者曾诉气管切开要比经喉插管舒适。另一个优势包括可以早期经口进食及交流，而这些都是插管无法达到的。

至于气管切开的时机，许多学者认为早期气管切开可减少呼吸机相关肺炎的发生率，减少机械通气的时间，缩短在 ICU 的住院时间[30]。在 1989 年，美国胸科医师学会发布了一项共识，若预计机械通气的时间少于 10d，则可行插管。若机械通气的时间超过 21d，则推荐行气管切开[31]。随后有数项研究试图提供证据来支持在不同患者群体中气管切开的时机选择。

（一）外伤患者

在最近的一项 Meta 分析中，Dunham 及同事检索了比较早期气管切开（3~8d）及晚期气管切开（＞7d）的文献。早期气管切开并未带来生存获益。两组 VAP 的发生率相同。两组机械通气的时间及 ICU 的住院时间类似。但是在重度颅脑损伤的患者中，早期气管切开者 ICU 的住院时间及机械通气的时间相对缩短[32]。

（二）中风患者

神经重症监护试验 - 中风相关早期与晚期气管切开的比较（SET-POINT）[33]是一项前瞻性研究，神经外科 ICU 患者中患颅内出血、蛛网膜下腔出血及缺血性中风等疾病，同时需要长时间插管的患者被随机分为两组，一组在插管 3d 后行气管切开，另一组在插管 7~14d 后行气管切开。每组包含 30 例患者，研究者发现在主要终点方面（ICU 住院时间），早期组（17d）同晚期组（18d）之间无显著差异。早期组镇静药及麻醉药的应用（分别为 42% 和 64%）要显著低于晚期组（分别为 62% 和 75%）。

（三）心胸疾病患者

心脏手术后的患者是否可行气管切开术存在争议，这是因为气管分泌物的污染可导致胸骨切口感染及潜在的纵隔炎的风险。通过对 228 例成人患者的回顾性分析发现，患者行冠状动脉搭桥手术或瓣膜手术后，在术后恢复过程中，无论行早期气管切开（＜10d）或晚期气管切开（14~28d）后，患者的死亡率显著降低（21% vs. 40%），ICU 的住院时间也缩短了（平均差异，7.2 天）。有趣的是，早期气管切开组发生胸骨切口感染的概率低（6% vs. 20%）[34]。

有许多尝试解决切口感染问题的研究，但研究数据相互冲突。一项来自英国在 2008 年的研究分析了 7002 例心胸手术的患者的资料，1.4% 的患者最终因呼吸衰竭接受经皮气管切开，气管切开的患者发生胸骨浅层感染及深层感染的风险均显著增高。经皮气管切开被认为是导致胸骨深层感染的独立预测因素[35]。

在 2009 年有一项包含 5095 例患者的回顾性研究，其中有 57 例患者需要在术后行气管切开。没有 1 例发生纵隔炎。10 例患者发生胸骨感染，但是感染灶中分离的细菌同气管分泌物中分离的细菌并不相同。除此之外，气管切开的时机与感染的发生也没有关联。作者指出，胸骨切开后早期气管切开与纵隔炎之间并没有关联[36]。有一项类似的研究包括了超过 2800 例心胸手术的患者，其中有 252 例患者发生术后呼吸衰竭，108 例患者最终接受气管切开。呼吸衰竭的患者发生胸骨深层感染的概率较高（5.1% vs. 1%），但是其中气管切开者和非气管切开者之间感染发生的概率类似（4.6% vs. 5.6%）。在本研究中，气管切开并未被认为是导致胸骨深层感染的因素 [37]。

（四）混合的患者群体

在 2005 年，Griffiths 及同事 [38] 进行了一项系统性的文献综述，特别检索了在混合的重症患者群体中比较早期及晚期切开的研究。有 5 项研究是随机或准随机的。发现两组之间的病死率无显著差异。除此之外，两组发生 VAP 的风险相同。但是作者同时指出，在混合性的患者群体中，接受早期气管切开的患者需要机械通气的时间较短（平均 8.5d），而且在 ICU 住院的时间也明显缩短（平均 15.3d）。

随后的研究支持了一部分上述研究的结论。在一项包含 592 例接受机械通气患者的回顾性分析中，128 例患者在 7 天内接受气管切开，464 例患者在 7 天后行气管切开。早期气管切开的患者行机械通气的时间减少了 45%，ICU 住院的时间减少了 34%。两组 VAP 的发生率及总死亡率并无明显差异 [39]。随后的一项对 7 个随机对照试验的综述指出，在总共 1044 例行机械通气的患者中，接受早期气管切开（2～8d）的患者并未减少其短期的死亡率、远期的死亡率及 VAP 的发生率。气管切开的时机与机械通气的时间、镇静药的使用、在 ICU 的住院时间并无关联 [40]。

为了尝试解决这些问题，英国重症监护协会完成了一项多中心的、前瞻性试验，包含了在 2009 年接受机械通气的患者。尽管重症监护气管切开处理试验（TracMan）的完整试验结果并未公布，初始的数据已在第 29 届重症监护及急诊医学国际研讨会上发布。在这项研究中，有 909 例患者需接受预期超过 7d 的插管。患者被随机分为早期气管切开组（1～4d）及晚期气管切开组（＞10d）。研究指出，在住院时间及肺炎的发生率方面，两组并无显著性的差异。唯一具有显著性差异的是早期气管切开组对镇静药的需求减

少了 2.6d [41]。

三、开放性气管切开术

严格来说，气管切开术就是在气管前壁制造开口。在另一方面，气管造口术的意义是将气管边缘缝合在皮肤上，从而制造永久性的瘘口。这些名词一直以来都当作同义词应用。但是开放性气管切开术是典型的需要在手术室进行的手术，需要进行患者的选择，也可在 ICU 的床旁进行手术。

如果不存在禁忌证，患者需将颈部伸展，这可抬高喉部，并可将 50% 的近端气管拉至颈部。术前需给予抗生素以预防皮肤病原菌的感染。开始操作前，术者需触诊并辨认舌骨、甲状软骨及环状软骨。当施行紧急气管切开，或标志不明显时，可采用垂直切口，因在中线术者一般不会遇到血管。垂直切口自环状软骨下缘起，向下延伸 2～3cm。若患者的解剖标志易辨认，且为择期气管切开时，从美容角度可采用水平切口。环状软骨下方 1cm 大约是第二气管环的水平，可于此处做 2～3cm 的水平切口（图 7-1A）。在标记好的切口处注射混有 1∶100 000 肾上腺素的 1% 的利多卡因，然后使患者准备接受手术，铺无菌单。

首先应用 15 号刀片切开皮肤及皮下组织，分离颈深筋膜浅层，避免损伤颈前静脉及其交通支。在颈中线向两侧分离带状肌（图 7-1B），游离甲状腺峡部显露气管前壁。分离甲状腺峡部后，开放气道前需要处理任何的腺体边缘的出血。应用环状软骨拉钩向上向前牵拉显露气管（图 7-1C），可应用 Kittner 海绵钝性分离气管前筋膜，便于更清晰地确认气管环。

在切开气管前术者需要和麻醉师沟通，这时非常重要的。对于已插管的患者，建议暂时将气管套管的气囊放气，使其进入气管不会穿孔。气管造口需要在第二与第三环气管环或第三与第四气管环进行（图 7-1D），切口可为水平、垂直或 H 形。作者建议在第二与第三气管环间行水平切口，并制作一个 Bjork 瓣 [42]。这种基底在下方的气管瓣由 Bjork 于 1960 年发明，可避免更换套管时产生假性窦道。需要注意的是这样的气管瓣可

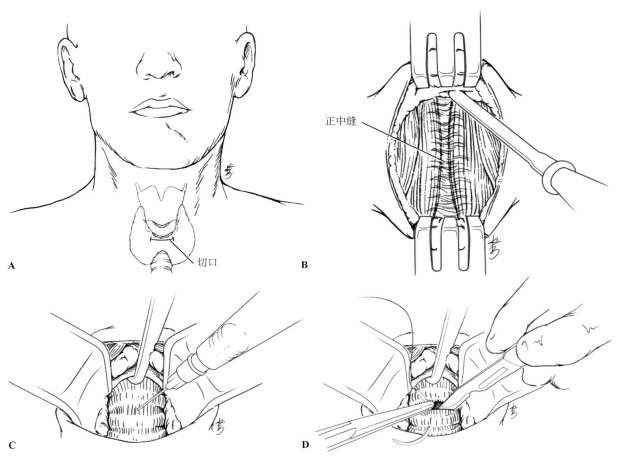

A

B

正中缝

C

D

切口

▲ 图 7-1　开放性气管切开术

A. 在环状软骨下缘下方确定合适的切开位置；B. 沿中线分离带状肌，肌肉翻向两侧；C. 在进入气道前可应用环状软骨拉钩固定气管；D. 在第二与第三气管环或第三与第四气管环间进入气管。下方气管环可缝合固定，这样患者意外脱管时可比较容易地插管（引自 Cohen JI, Clayman GL, editors: Atlas of head and neck surgery , Philadelphia, 2011, Elsevier）

能导致半永久的气管瘘口，拔管后可能需要外科缝合关闭。

　　一旦进入气管内，气管内插管可回拉使其尖端恰好位于造口上方。这样在必要的时候，插管可迅速向前重新建立通气。气管切口套管这时可通过造口进入气管内并可连接通气回路。一旦呼吸机可确认呼气末 CO_2，可移除环状软骨拉钩并在周围缝合固定气管套管。

四、经皮气管切开术

　　手术室时间的消耗及运送危重患者的负担，使得需要开发一种更为快速、安全及可靠的、可代替开放性手术的气管切开术。Toye 及 Weinstein[43] 于 1969 年应用 Seldinger 技术一次描述了经皮气管切开术，但是直到 1985 年，Ciaglia 引入经皮扩张技术后，这项操作才开始在 ICU 普及[44]。

　　毫无疑问经皮扩张气管切开术（PDT）最大的好处主要与物流有关。在 2005 年，Liao 及同事[45] 回顾分析了 368 例气管切开术，其中 190 例为开放性手术，178 例为经皮切开[46]。从就诊到手术所需要的平均时间，PDT 组为 7.4d，而开放手术组为 14d。根据其机构的成本分析，因可避免进入手术室手术，每例 PDT 节省了超过 400 美元。除此之外，也极大减少了危重患者的心理焦虑。在 2007 年有一项研究分析了 339 例危重病例运送的情况。研究显示，近 70% 在运送中都发生了意外事件。尽管绝大多数都是微小事件（线路杂乱或氧合探头丢失），有 8.9% 的运送与严重事件的发生相关，如严重高血压或颅内压升高。经验丰富的术者施行 PDT 的速度可减少患者危险期的时间。据报道，无论在任何场合，PDT 所需的时间要比开放手术缩短 9.8[47]～25.7[48]min。

（一）指南 / 禁忌证

外科医生应该认识到并不是所有的患者都适合接受 PDT。该操作禁用于儿童，因为儿童的气管是移动的，难以定位及稳定，这对安全不利。另外，应用儿科气管插管充分通气的同时去操作支气管镜难度较大。在成人中，很少有针对 PDT 的绝对禁忌证。当然，有些条件则有利于开放手术。颈部中线的肿物可使解剖标志模糊，这时应当采用开放手术。显著凝血功能异常时则首选开放手术，这样有助于出血的控制，虽然在 ICU 可进行凝血功能的改善。需要高强度的呼吸支持时（FiO_2 超过 70% 及呼气末正压大于 10）则需要行开放手术，因为当需要支气管镜检查时，通气的难度较大。最后，颈椎损伤的患者应当行开放性气管切开术，以避免在操作过程中颈部发生意外活动[49]。

肥胖的患者需要引起特别的注意，然而肥胖并不是 PDT 的绝对适应证[50]。在短粗的颈部触诊喉气管的标志比较困难；因此这个时候外科医师需要仔细考虑他们对颈部解剖的熟悉程度。一项综述认为肥胖是导致术后并发症的一个独立风险因素。在体重指数（BMI）超过 $30kg/m^2$ 的患者中，15% 的患者会出现并发症。而在 BMI 低于 $30kg/m^2$ 的患者中，这个比例只有 8%。更为特别的是，有 80% 的意外脱管都是发生在体重指数超过 $30kg/m^2$ [51]的患者中。虽然这种现象并不是 PDT 特有的，这实际上也是开放性气管切开的适应证，制作一个 Bjork 气管瓣或类似的技术可减少这种并发症的发生。

（二）技术

最常应用的 PDT 的技术步骤由 Ciaglia 及同事[52]首次描述。在这项技术中，首先应用一根导丝自第一与第二或第二与第三气管环间穿入。通过导丝应用分度扩张器进行逐层地扩张，以制造一个通道放置气管套管。逐层扩张目前已被锥形扩张器的应用所替代，后者带有一个亲水的涂层，便于更快地扩张[53]。

尽管可以进行经皮气管盲切，但是目前一般需要视频纤支镜的辅助，这主要是为了保护气管膜部[54]。同应用纤支镜相比，不应用纤支镜进行 PDT 的总并发症的发生率要高（16.8%）[55]。若患者没有明显的呼吸方面的需要，在进行支气管镜检查时为了保证视野，可应用喉罩通气。

将患者置颈部伸展位，触诊喉部解剖标志，应用混有 1∶100 000 肾上腺素的 1% 利多卡因进行皮肤及皮下组织的浸润麻醉。自环状软骨下缘至胸骨切迹做一个 2cm 的切口，应用血管钳在正中矢状位钝性分离皮下脂肪。经气管插管置入导入纤支镜，并将插管撤至声带水平。一旦触及气管，将带有导引针的盐水注射器自第一与第二或第二与第三气管环间穿入，通过注射器的负压吸入空气来证实已进入气管。纤支镜应当可观察到探针的进入，而且探针的进入位置应当在气管的 10 点钟至 1 点钟位置之间。进入的位置对于预防侧壁塌陷及潜在的狭窄是非常重要的。这时，可弯曲的 J-wire 可经导丝进入气道。用 14F 引导扩张器可完成最初的扩张，将 12F 导管放置在导引线上，应用锥形扩张器扩大管腔，气管造瘘装置在纤维支气管镜引导下经导丝进入气道内，这时即可移除导丝、导管及扩张器。

（三）经皮气管切开的其他方法

已经有一些 PDT 技术方面的改良，但尚未在美国商业化。其中一项技术是应用 Griggs 导丝扩张钳，通过导丝分离颈前软组织到达气管，套管随后可经导丝放入[56]。

Fantoni 经喉气管切开套装是通过逆行的途径来施行气管造瘘。应用硬质的气管镜代替气管内插管，在支气管镜引导下进入到合适位置。气管镜的光可透射皮肤，引导导丝进入并经口拉出。将套管固定于导丝上，并经喉部直达气管[57]。

PercuTwist 设备应用的是单扩张技术。导管针经导丝进入气道，然后该设备就像一个大螺丝钉一样经导丝进入[58]。它以顺时针扭转的方式进入气管，扩张后将其拉出，并放入 9.0 号套管。

五、气管切开套管

如何选择合适的套管取决于一系列因素，包括肺功能、患者的解剖特点及交流的需要[59]。金属套管由银或钢制成，简单实用，但是缺少连接管及气囊，不适合需要机械通气的患者[60]。塑料套管由硅胶或聚乙烯氯化物制成，可有多种型号，可带或不带气囊，多数可同通气回路相连。

套管的配置是由内径（ID）、外径、长度及设备的曲率决定的（表 7-1）。在双套管系统中，ID 是指内套管的直径。单套管的内径由套管本身的直径决定[61]。需要选择适合患者需要的最小的直径。

需要选择最适合患者解剖特点的套管，并避免堵管或意外脱管等并发症。套管水平部分额外的长度是为了颈部肥胖或有颈部包块的患者所设计，因后者可使气管向后移位。远端部分额外的长度可越过狭窄的区域。

无气囊的套管适合不需要机械通气的患者。这种套管可绕过梗阻的部位，便于进行肺灌洗，并可发音。而带有气囊的套管可便于进行正压通气。大多数气囊是被设计成高容低压，以减少引起气管狭窄的风险。气管黏膜的毛细血管灌注压大概是 25～30mmHg，气囊压力超过这个水平可导致缺血性坏死，并可进一步引起狭窄[60]。低容高压气囊已很少应用，仅用于需要间断正压通气的患者。

六、并发症

尽管气管切开已是常规操作，但并不是没有风险。一篇 2006 年的综述指出，气管切开的总体并发症的发生率是 3.2%，因操作相关并发症的致死率是 0.6%。合并上气道感染、肥胖、瘫痪及充血性心力衰竭的患者发生并发症的概率较高。合并心脏疾病的患者行气管切开的致死率（＞ 25%）要超过外伤或肺部感染的患者[62]。

并发症可分为早期（＜ 7d）及晚期（＞ 7d）并发症（表 7-2）。

表 7-1　常见气管切开套管型号

	ID (mm)	OD (mm)	长度 (mm)
Shiley 一次性内套管			
4 号	5.0	9.4	62（有气囊）/65（无气囊）
6 号	6.4	10.8	74（有气囊）/76（无气囊）
8 号	7.6	12.2	79（有气囊）/81（无气囊）
10 号	8.9	13.8	79（有气囊）/81（无气囊）
Portex Flex 一次性内套管			
6 号	6.0	8.5	64
7 号	7.0	9.9	70
8 号	8.0	11.3	73
9 号	9.0	12.6	79
10 号	10.0	14.0	79
Shiley XLT 近端扩展套管			
5 号	5.0	9.6	20 P, 33 D
6 号	6.0	11.0	23 P, 34 D
7 号	7.0	12.3	27 P, 34 D
8 号	8.0	13.3	30 P, 35 D
Shiley XLT 远端扩展套管			
5 号	5.0	9.6	5.0 P, 48 D
6 号	6.0	11.0	8.0 P, 49 D
7 号	7.0	12.3	12 P, 49 D
8 号	8.0	13.3	15 P, 50 D
经支气管切开套管额外水平长度			
7 号	7.0	9.7	18
8 号	8.0	11.0	22
9 号	9.0	12.4	28
经支气管切开套管额外垂直长度			
7 号	7.0	9.7	41.0
8 号	8.0	11.0	45.0
9 号	9.0	12.4	48.0
10 号	10.0	13.8	52.0

引自 Hess DR: Tracheostomy tubes and related appliances.*Resp Care* 2005;50(4):497–518; Adult Tracheostomy, www.covidien.com;and Portex Tracheostomy Tubes, www.smiths-medical.com/catalog/portex–tracheostomy–tubes.

D. 远端；ID. 内径；OD. 外径；P. 近端

表 7-2　随机试验报道的经皮及开放气管切开术并发症

并发症	发生率（%）	
	PDT	开放
术中		
插管至气管旁	0～4	0～4
气管后壁损伤	0～13	NA
早期（< 7d）		
出血		
少量	10～20	11～80
大量	0～4	0～7
气胸	< 1	0～4
皮下气肿	0～5	0～11
气道燃烧	< 1	< 1
意外脱管	0～5	0～15
瘘口感染	0～10	11～80
气管缺损	0～8	0～4
晚期（> 7d）		
气管狭窄	7～27	11～63
气管塌陷	0～7	0～8
气管食管瘘	< 1	< 1
气管动脉瘘	< 1	< 1
瘘口延迟闭合	0～39	11～54

引自 Delaney A, Bagshaw SM, Nalos M: Percutaneous dilatational tracheostomy vs surgical tracheostomy in critically ill patients: a systematic review and meta-analysis. *Crit Care* 2006; 10: R55

（一）术中并发症

1. 气道燃烧

燃烧的发生及进行需要燃料源、能量来源、氧源三个要素。尽管在气管切开过程中极少发生气道燃烧，但实际上各种要素均存在。在发生气道燃烧时气管切开也是最常应用的操作。手术巾、气管内插管及含酒精的消毒剂都是潜在的燃料源。电凝器及氧气或一氧化氮提供了活跃的能量来源及氧源[63]。须注意控制吸入氧气的浓度，应用电气设备时最好低于 40%。进入气道操作时术者应停止应用电气设备，以消除气道燃烧的风险。

2. 出血

术中多数出血是由于颈前静脉损伤或甲状腺边缘出血所致，较易控制，但需注意电凝器的使用，尤其是存在富含氧的传输管道时。

3. 气胸 / 纵隔气肿

气胸及纵隔气肿是气管切开术后并不常见的并发症[64]。其潜在的机制包括直接损伤胸膜或肺泡破裂。在一项大宗病例的研究中，影像学上气胸的发生率是 4.3%。另有报道在 255 例患者中，仅有 3 例因出现临床症状需要治疗[65]。因此，若无临床症状，气管切开后一般不需肺部影像学检查。

（二）早期并发症

1. 感染

气管切开处的感染的发生率为 6.6%。相对于开放手术，PDT 术后发生感染的概率略低。局部伤口的护理及抗生素的应用即可解决该问题。

2. 堵管

气管切开后，由于失去了鼻腔等通道的加温及湿化作用，会导致气管黏膜干燥及纤毛功能减退[66]。因此，气管套管会因分泌物凝结而堵塞。因此开始时需要多次的吸引及内套管的清洗，逐渐气管会适应这个情况。除此之外，套管的位置可能变化，导致尖端紧贴气管壁，这时需要更换不同型号的套管。

3. 意外脱管

意外脱管同患者的精神状态变化、分泌物增多及护士换班有关[67]。如果在气管切开窦道完全形成之前发生脱管，尝试换管可能导致软组织假性通道形成，若未及时发现，可导致气胸、纵隔气肿及呼吸窘迫。若未能成功经气管造瘘处放入套管，则需行经喉插管。对于行 PDT 的患者要给予特别注意，因为形成的窦道非常紧密。如果气管切开后 7d 之内发生脱管，则建议插管，而不是尝试再次经皮换管。

（三）晚期并发症

1. 气管狭窄

当气囊压力超过毛细血管灌注压时，则会导

致气囊下方软骨环的缺血性坏死及软骨炎。低压高容气囊的使用可减少这样的风险。位置不恰当的气管套管的尖端可损伤气管黏膜，这样的外伤可导致气管和（或）声门下狭窄。PDT及开放性手术两者之间是否有引起狭窄方面的差异尚不明确[68,69]，但是两者引起显著狭窄的发生率都较低。因其螺旋形的特征，PDT导致的狭窄比较独特，可能是因软骨环的骨折错乱有关[70]。通过应用锥形的气管切开装置，合适的定位及应用尽可能小的气管套管可减少狭窄的风险。

2. 气管 - 无名动脉瘘

急性（＜2周）[71]及慢性（＞2周）[72]气管 - 无名动脉瘘的发生率大概是0.7%。在大量出血前可能经常出现先兆出血，但并不是总是这样。迅速地辨认及处理这种情况可避免出现窒息及失血过多。对严重出血的患者应当行气管支气管镜检查。有78%的病例发生在气管切开3～4周后。其高危因素包括气管切开位置低、营养不良、放疗、应用激素及头位过度伸展[73]。迅速应用气管插管建立气道，越过或堵塞瘘口是第一要务[74~76]。根治性的治疗措施是胸骨切开结扎无名动脉。然而这样的急症手术也会出现50%的致死率[77]。目前已有应用血管介入治疗成功的报道[78,79]，但是在这个潜在污染的区域植入支架仍有较多的争议。

3. 气管食管瘘

气管食管瘘的发生率小于1%，当鼻饲管同时放置时会使气管食管瘘发生的风险增加[80]。尽管可应用支架置入绕开瘘口[81]，气管食管瘘最佳的治疗措施是在气管膜部及食管之间填入有活力的组织[82]。

4. 气管皮肤瘘

对于佩戴气管套管超过4个月的患者来说，70%的患者会因上皮化而出现持续的气管皮肤瘘[83]。既往放疗史或Bjork瓣的使用会增加拔管后仍有持续窦道形成的风险[84]。因其引起吸入性肺炎、皮肤刺激及构音困难的风险，故一般需行缝合关闭。

七、气管切开的护理

针对气管切开的多学科协作及标准流程可减少并发症，有助于早期拔管并改善气管切开患者的生活质量[85-88]。尽管气管切开已经是常规操作，关于气管切开护理方面的文献仍较稀少。在2011年，美国耳鼻咽喉头颈外科学会召集专家制定共识[89]。目的在于减少实际操作中的差异，提供标准护理的流程及减少并发症（表7-3）。

在尽可能的情况下，患者及患者的护理者在手术前都应当接受宣教[90]。专家团队认为解剖标志清晰的成人患者在接受气管切开后，可由医师在术后3～5d内进行第一次换管，但是经皮切开的装置需要10d后才能移除或更换，这时因为假性通道的原因[90,91]。患者术后早期应当配备吸引装置，可进行下床活动时，需要被指导进行套管的清洗。除近期曾行游离瓣修复手术外，需要应用气管套管系带来减少意外脱管的风险。所有需要通气的患者以及不需要通气的患者术后早期都应当进行气道的湿化。对于需要机械通气的患者，专家团队建议监测气囊内压力，维持保证通气的最低的压力值。

出院前应对患者及护理者进行气管切口护理及紧急情况处理的能力进行评估。护理者应当有能力识别呼吸窘迫的征象，患者及护理者应当都有能力操作吸引装置及清洗套管、更换套管及使用所有的家用设备。应提供给患者医疗提供者及设备供应商的完整信息，还要提供书面的操作手册。

八、拔管

对于许多患者，气管切开是暂时的。条件允许时，可对患者进行拔管的评估。纤维可视内镜有助于确认声门区及声门下区是否足够宽敞。若患者可自主保护气道，且不需要插管进行其他的治疗措施时，可更换无气囊的套管。患者应当通畅的呼吸而且有能力清除分泌物，而且出现呼吸困难时有能力去除盖帽。

堵管试验的时间长短取决于患者本身，自过夜至数周不等。若患者符合拔管的标准，可耐受长时间堵管后的呼吸，套管即可移除。切开处应用纱布覆盖，在发音及咳嗽时需要压住切开处以减少气流溢出[89]。若窦道未能自发关闭，需要在全麻或局麻下进行缝合关闭。

表 7-3　关于气管切开护理共识的关键声明

序　号	声　明
1	该共识的目的是改善接受气管切开术的儿童及成人的护理
2	在实施择期气管切开术前，患者及护理者应当接受培训
3	在计划实施非急症气管切开前，应当有沟通评估
4	所有更换气管套管的设备都应在床旁或可接触到
5	首次更换气管套管应当由有经验的医师在护士、呼吸治疗师及医学助手或其他医师的帮助下进行
6	若无误吸的情况，患者不再接受机械通气后气管套管套囊应当放气
7	儿童患者在拔管前，应当同其家人讨论护理的必要性及拔管的准备
8	应用明确的气管切开护理指南可改善患者预后及减少并发症
9	患者及护理者应当有紧急用品清单
10	评价所有的患者及护理者在气管切开护理过程中的能力
11	患者及护理者都要被告知紧急情况下需要做的事情
12	在紧急情况下，需要用同等型号或略小型号的套管或气管插管来代替移位的原套管
13	在紧急情况下，气管套管移位的患者，无法再次插入套管导致无法通气时，需行气管插管（若可经口插管时）

引自 Mitchell RB, Hussey HM, Setzen G, et al: Clinical consensus statement: tracheostomy care. *Otolaryngol Head Neck Surg* 2013;148(1):6-20

推 荐 阅 读

Das P, Zhu H, Shah RK, et al: Tracheotomy-related catastrophic events: results of a national survey. *Laryngoscope* 122: 30-37, 2012.

Durbin CG Jr: Tracheostomy: why, when and how? *Respir Care* 55: 1056-1068, 2010.

Jackson C: Tracheotomy. *Laryngoscope* 19: 285-290, 1909.

McClelland RMA: Tracheotomy: its management and alternatives. *Proc R Soc Med* 65: 401-404, 1972.

Mitchell RB, Hussey HM, Setzen G, et al: Clinical consensus statement: tracheostomy care. *Otolaryngol Head Neck Surg* 148 (1): 6-20, 2013.

Pratt LW, Ferlito A, Rinaldo A: Tracheotomy: historical review. *Laryngoscope* 118: 1597-1606, 2008.

Szmuk P, Ezri T, Evron S, et al: A brief history of tracheostomy and tracheal intubation, from the Bronze Age to the Space Age. *Intensive Care Med* 34: 222-228, 2008.

头颈部影像诊断概述

Overview of Diagnostic Imaging of the Head and Neck

Nafi Aygun　S. James Zinreich　著

孙立新　赵　慧　李进叶　张昕越　译

要点

1. 成像方式的选择取决于疾病的性质和部位。
2. CT 扫描快速且应用广泛，可以作为颈部疾病影像诊断的第一个或唯一一个检查方式。
3. CT 擅长展示骨骼细节。
4. 经静脉注入对比剂后 CT 扫描提高了图像信息的质量和数量。
5. CT 检查有大量的辐射，应予以考虑，特别是需要重复检查的年轻患者。
6. MRI 具有良好的软组织对比度，可作为进一步检查的方式
7. 适当使用脂肪抑制技术和对比剂对头颈部大部分 MRI 检查至关重要。
8. PET 与 CT 联合扫描的精准度增加。
9. 颈部大多数恶性病变的初步分期可通过 CT、MRI 和临床检查来完成。
10. PET/CT 在识别远处转移和治疗后复发方面具有优势。
11. 图像解释应始终结合临床信息。
12. 为颈部肿块病变提供实用的鉴别诊断，推荐一种基于颈部筋膜界定颈部间隙的方法。

医学影像诊断改变了以前的医学和外科学诊断。临床的每个学科都受到了深刻的影响。通过咨询，放射科医生能够从多种方面协助耳鼻咽喉科医生：他们可以提供初步诊断，确定临床征象，评估区域解剖和疾病范围，协助确定患者的治疗，并评估治疗的效果。

神经系统放射学家是受过专科训练的放射科医生，专注于头颈部、颅底、颞骨、大脑和颈椎。他们是耳鼻咽喉科医师的主要影像顾问。

本章为耳鼻咽喉科医生介绍和概述头颈部影像，讨论了各种可用的成像形式和成像策略，对各个区域和临床问题进行了回顾。本章描述了放射科医师图像采集和诊断的基本方法，以便相关医生对该领域有一定的了解。这是为了在患者的治疗中使诊断成像价值最大化。

头颈部成像的范围非常宽泛。在这里，我们为临床医生提供的只是一个大纲和简单概要。对于头颈部成像的每个区域都有实用的教科书[1-4]。

一、常规成像模式

（一）常规摄影

自从 X 线被发现以来，传统放射学（CR）已用于头颈部区域的成像。但是，近期头颈部 CR 很大程度被 CT 取代。应用于头颈部成像的

传统的 CR 成像如下所述。

1. 面部骨骼和鼻窦成像

常采用侧位、柯氏位、瓦氏位和顶颏位或颅底位成像。侧位图显示额窦、上颌窦和蝶窦。最佳成像方式是侧位基础上再倾斜 5°，避免上颌窦后壁的叠加。柯氏位显示额窦和后组筛窦。它是在后前位（PA）投射，X 线束向足侧倾斜 15°。瓦氏位显示上颌窦、前组筛窦和眼眶。它是在 PA 投射，颈部后仰约 33°。顶颏位显示蝶窦和额窦的前壁和后壁。它是在前后位（AP）投影，头部后仰 90°。

2. 颈部成像

颈部的 AP 和侧位图显示软组织细节，可用于评估颈部组织的整体轮廓。这些成像方式基本与评估颈椎创伤时成像相同，但是它们不能显示骨骼细节。

3. 颞骨成像

可以用几个成像方式来显示颞骨部分结构，包括许氏位，头足成角 30° 显示的乳突侧面。斯氏位是一个颞骨岩部斜位投影，方法是患者头部轻微弯曲，向被检一侧的对侧倾斜 45°，X 线倾斜为 14°，经眶投射可以显示乳突和岩部的正面投影。但颞骨的传统成像很大程度上已被 CT 扫描取代。

（二）计算机断层扫描

CT 在 20 世纪 70 年代中期由 Hounsfield 发明并用于临床。随着时间的进展，CT 扫描仪已经更新多次，现在最先进的扫描仪以"螺旋"方式扫描，它的扫描使用滑环技术。该技术在进行扫描的同时移动检查床，在层与层之间间隔的情况下获得完整的组织容积成像。球管旋转一周的进床距离与准直器宽度之比称为螺距。多层螺旋 CT 允许在一次旋转期间扫描多次，明显提高了检查速度，使更短时间获得更薄层厚成为可能。目前，CT 扫描仪可以获得 0.5mm 层厚，从颅底到纵隔的颈部检查可以在不到 30s 的时间完成。更重要的是，CT 增强技术允许实时处理这些数据，允许多平面和各种形式的三维（3D）重建，图像质量不会下降。只要有扫描获得的轴位图像，都可以重建出任何想要的平面。

CT 使用准直 X 线束，利用人体各种组织结构的吸收差异形成高分辨率横截面图像。每个体素（最小成像单元）的 X 线衰减度被以指定数值读出。这些衰减单位称为 Hounsfield 单位（HU），一般从 -1000～1000HU。水的指定值为 0HU，而脂肪则为 -80～-100HU。钙和骨都在 100～400HU，大部分液体一般在 0～30HU 范围。

为了使用衰减值创建图像，CT 使用了复杂的数学重建算法，即滤波法。骨疾病和骨创伤使用骨算法，软组织结构的评价使用软组织算法（图 8-1）。

1. 计算机断层扫描图像显示

重建算法图像可以突出显示不同结构衰减的差异。窗宽是指衰减值的范围，单位 HU，构成图像的灰阶。窗位是指窗宽的中心衰减值。窗宽为 80HU，窗位为 40HU 的窄窗常常用于颅脑图像，因为它的中心是脑组织的平均密度，并且它仅显示 40HU 以上和 40HU 以下的窗位。因此在灰阶中任何密度大于 80HU 的将显示为白色，任何密度小于 0HU 将显示为黑色。中间任何密度将沿灰阶均匀分布。对于头颈部软组织的图像，窗位通常选择 40～70HU，约等同于肌肉密度。窗宽通常在 250～400HU，可更好地显示更广泛的密度，包括钙化、静脉内（IV）对比剂、肌肉和脂肪。用于显示骨质结构的图像，如鼻窦和颞骨，窗位范围为 0～400HU，窗宽可以选择 2000～4000HU。骨窗的窗宽范围大的原因是骨头（约 1000HU）到气体（-1000HU）需显示在同一幅图像上。但是，骨和气体之间的密度只占据灰阶很窄的范围，因此很难辨别（看似褪色）。常用的窗是前面描述中提到的软组织窗（窗宽为 250～400HU）和骨窗（2000～4000HU）。这些显示窗在创建图像时是完全独立的数学成像算法，这很重要。换句话说，用软组织算法创建的图像可以用软组织窗和骨窗显示（图 8-1A 和 C）。相反，用骨算法创建的图像可以使用骨窗或软组织窗显示（图 8-1B 和 D）。为了优化软组织病变和邻近骨骼的图像，软组织和骨骼算法可用于生成适当的软组织窗和骨窗。

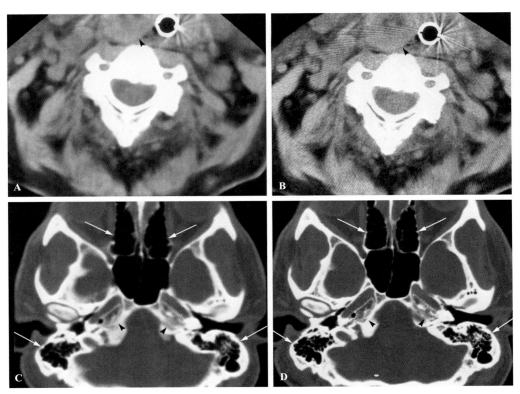

▲ 图8-1　各种计算机断层扫描算法和窗宽的比较

软组织算法（A）和骨算法（B）使用软组织窗（350HU 宽度）显示喉血肿（箭头）。骨算法图像粗糙，呈颗粒状，而标准算法则表现较光滑。软组织算法（C）和骨骼算法（D）使用骨窗（4000HU 宽度）显示颅底。岩尖骨小梁（箭头）和乳突、筛窦气房骨壁的（箭）锐利度提高

显示图像有多个选项可用（在控制台调整成像时的窗位和窗宽）并将其永久记录在 X 线机或其他媒体软件。图片存储和通信系统（PACS）已成为图像显示和存储的标准。

2. 患者配合

患者配合对于获得最佳图像质量是必要的。在每个扫描期间，指导患者不要吞咽或者屏住呼吸或保持平静呼吸以减小邻近气道和咽腔的运动伪影。有时可能需要特殊动作，例如通过一个小的吸管吹气或鼓起脸颊（改良的瓦氏动作）动作来扩大咽喉或发声来评价声带运动（图8-2和图8-3）。

对比剂增强通常用于使血管显影并通过异常增强方式识别出异常区域（图8-4）。因为它与头颈部成像有关，在 CT 扫描颈部和眼眶中对比剂非常有用。通常评价颞骨不需要使用对比剂，但有时可能是需要的。在大多数常规应用中面部骨骼和鼻窦的 CT 扫描不需要使用静脉对比剂。碘

对比剂可能具有肾毒性，可能对肾功能受损的患者有害。碘对比剂的过敏反应是常见的，且通常是轻微的，但在少数情况下可能会出现过敏性休克。

3. 辐射照射

简要回顾，患者接收的辐射照射（剂量）被称为辐射吸收剂量，是组织吸收的总辐射能量的一种衡量标准；其国际系统（SI）单位为 Gray（Gy）。1Gy 为 1 千克组织吸收 1 焦耳的能量（J）所接受的辐射量（1Gy = 1J/kg）。之前，用来表示辐射吸收剂量的单位是 rad（1rad = 在 1 克组织中吸收 100ergs 能量所需的辐射量）。将 rads 转换为 Gy 的公式是 100rads = 1Gy。

辐射剂量当量是一个更有用的术语，因为它考虑涉及辐射的"质量因子"（Q）（辐射剂量当量 = 辐射吸收剂量 Q）。该质量因素考虑了各种类型电离辐射的不同生物活性。对于 X 线，Q = 1。因此当讨论诊断性 X 线时，辐射剂量当量等于

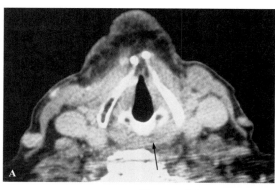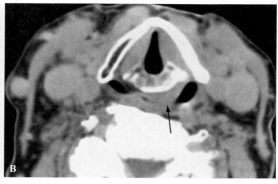

▲ 图 8-2　未做改良后瓦氏动作和做改良后瓦氏动作喉部图像

A. 在平静呼吸期行轴位对比增强计算机断层扫描（CECT），由于对着肿块的咽后壁塌陷，因此不能区分环后区肿瘤（箭）；B. 同一患者的轴位 CECT，数分钟后做改良的瓦氏动作扫描，下咽部的充气扩张，发现肿瘤（箭）

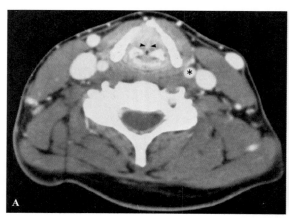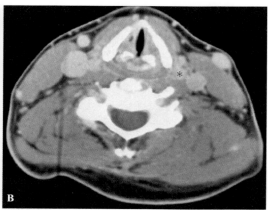

▲ 图 8-3　在屏气和发声时轴位增强计算机断层扫描

A. 在屏气时获得的轴位计算机断层扫描显示真声带内收和向内靠近（箭头）。请注意颈总动脉（星号）和颈静脉中的高密度；B. 发声"eeee"导致声带部分内收至旁正中位。值得注意的是在延迟期对比剂密度在颈总动脉（星号）和颈静脉中明显下降，可以在注射对比剂后获得很好的延迟图像

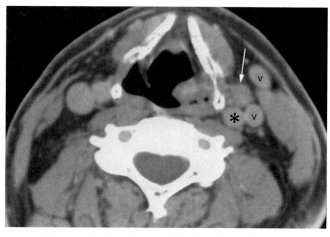

▲ 图 8-4　对比剂充盈欠佳增强计算机断层扫描（CECT）

左侧梨状窝肿瘤患者，该轴位 CECT 在对比剂充盈欠佳时获得，导致无法鉴别转移淋巴结（箭）与邻近等密度的颈总动脉（星号）和颈静脉（v）。对比剂注射不足也可能会降低识别局灶性淋巴结转移

辐射吸收剂量。辐射剂量当量的 SI 单位相当于 Sievert（Sv）。以前单位是伦琴当量（rem）。总之，1Gy=1Sv，1Sv=100rem。

辐射剂量当量取决于选择的管电压和电流设置（kVp 和 mAs），层厚、层间距和扫描架旋转时间。管电压一定时，辐射剂量当量的变化与管电流呈线性相关；不同机器之间实际剂量会略有不同。使用低管电流技术可以显著降低 CT 检查的辐射剂量当量。

有效剂量当量可作为一种表示由于不合理照射身体特定部位引起致死性癌症和染色体异常这种随机风险比例的方式。加权系统往往考虑的是身体主要组织和器官

的个体易感性，虽然这是一个全面讨论，但超出了本章的范围。对于检查，患者的有效剂量小于该部分组织受到的剂量（辐射剂量当量）。常见放射部位及其有效剂量当量清单见表8-1。

表8-1 常见检查对应的有效辐射剂量

检 查	有效辐射剂量
胸部X线片	20mrem
腹部CT	1000mrem
胸部CT	1000mrem
颅脑CT	120mrem
鼻窦CT	70～130mrem

来自"全国X线趋势评估（NEXT）"2000计算机断层扫描调查。食品药品监督管理局，器械和放射卫生中心。CRCPD出版物E-07-2.CT.计算机断层扫描

（三）磁共振成像

磁共振成像（MRI）是一种应用和改变磁场导致生物组织反应来生成图像的成像方式。在介绍头颈部成像的章节中不能完整地描述MRI的原理；但是，简短总结如下。

两种类型的磁体用于进行临床MRI：永久性和超导性。永久性磁体不需要持续输入能量来维持磁场空间。它们由大的磁性金属元素组成，在组件之间产生均匀的磁场。超导性磁体是通常由铌钛线组成的电磁体，需要输入能量启动，一旦达到强度，它们就会通过液氮和液氦壳包裹系统保持在超导状态。

地球的磁场强度为0.5高斯（G）。特斯拉（T）是与之相关的另一个磁场强度单位，1T=10 000G。临床MRI磁场强度通常在0.3～3.0T，然而现在小口径研究扫描仪的强度高达9.0T。

许多MR脉冲序列可用于生成图像。MRI中最常见的脉冲序列是自旋回波和梯度回波技术。

MRI是诊断放射学中发展和研究最活跃的领域之一。MRI从氢质子中获取信号，氢质子最丰富的组织是脂肪和水。在一个高磁场中，旋转的质子在磁场方向上排列。射频（RF）脉冲被传输到受试者中以激发旋转的质子，改变它们

① 1mrem=1×10^{-2}mSv

的磁场方向。随着质子与磁场重新组合时，它们会失去能量并发出一个可由线圈获取的信号，可重建成图像。

MRI的质量取决于用于改善图像对比度和空间分辨率的高信噪比[5]。一般来说，磁场强度越大，信噪比越高。

表面线圈接收RF信号，其由成像对象在初始射频脉冲激励后发射。标准头部线圈足够用来研究高于下颌角水平的头颈部疾病。当头颈部病变向颅内延伸时，头部线圈的一个优势是显示邻近大脑和眼眶的结构。颈部线圈覆盖从颅底到锁骨的较大区域，并且具有各种配置线圈，例如颈部容积线圈和颈前线圈。表面线圈通过更有效地收集信号从而提高信号/噪声比，显著提高了头部和颈部成像的质量，并且能够从较小的身体部位收集信号。

MRI上的成像厚度通常为5mm，3mm层厚用于较小的感兴趣区域。但是，层厚越薄信噪比越小。偶尔，1～2mm层厚用于小结构（例如面神经）成像，可能需要容积采集技术。与CT相反，MRI的层数被特殊序列限制。整个颈部从颅底到上纵隔通常需要两次单独的序列采集。

1.磁共振成像伪影

运动伪影，化学位移伪影，来自金属植入物（如汞合金、正畸植入物）和睫毛膏的磁敏感伪影降低MRI图像质量（图8-5）。随着场强的增加，单个脉冲序列长度的增加以及成像研究的总长度增加，运动伪影变得更加突出。一个常规的成像序列为2～8min。要限制运动伪影，成像时间最好短于4min，同时应该指示患者不要做吞咽动作，浅而安静地呼吸。

化学位移伪影源于水和脂质子的共振频率的差异。导致在脂肪与主要包含水质子的结构的交界面，例如球后结构或肿块，出现夸大的界面（空间重合失调）。化学位移可能会在病变周围产生假包膜，或者它可能遮挡直径小的结构，例如视神经。化学位移伪影表现为结构的一侧为高信号，另一侧为低信号。在T_1加权图像（T_1WI）上通常最明显。

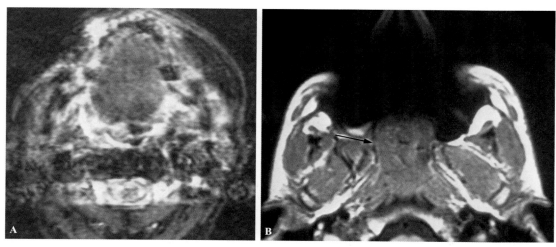

▲ 图 8-5　磁共振成像伪影

A. 轴位短 T_1 反转恢复序列成像时运动导致图像解剖失真和信号强度的错误分布；B. 在这张 T_1WI 图片中，一名男孩患有血管纤维瘤，充满了鼻腔（箭）和鼻咽部，金属正畸器导致面部前份结构扭曲，上颌骨前部和部分鼻结构变形

牙科制品导致的金属伪影严重程度不同，主要取决于口腔中金属的数量和成分以及 MRI 的脉冲序列和场强。大多数牙科用汞合金在牙齿周围都会引起局部磁场轻度扭曲并导致信号轻微下降。大范围牙科制品、金属植入物和牙箍可能会导致更严重的图像扭曲，影响上颌骨、下颌骨和口底的观察。含有金属化合物的睫毛膏也会导致眼眶和眼球前部局部信号缺失。

2. 磁共振成像脉冲序列

临床 MRI 中有许多脉冲序列。MRI 的物理学细节可以在大多数放射学 MRI 教科书中找到。常用的成像序列包括 T_1 加权、自旋（质子）密度、T_2 加权、钆增强 T_1 加权、脂肪抑制和梯度回波成像（图 8-6）。磁共振血管造影（MRA）很少用到。用于识别的序列参数缩写是重复时间（TR）、回波时间（TE）和反转时间（TI）并以 ms 为单位进行测量。以下对脉冲序列的描述为临床医生认识并理解常用的序列并确定它们在头颈部的各自用途提供了帮助。

（1）T_1 加权图像：T_1 加权（短 TR）序列（图 8-7A；另见图 8-6A）使用短 TR（500～700ms）和短 TE（15～40ms）。T_1 加权成像是头颈部的基本序列，因为它提供了极好的软组织对比度，可较好地显示解剖结构，具有高信噪比，并且成像时间适中（4～5min），从而使运动伪影最小化。脂肪在 T_1WI 上是高信号强度（明亮或白色），提供头颈部的天然对比。空气、快速流动血液、骨骼和充满液体的组织，如玻璃体和脑脊液（CSF），在 T_1WI 呈低信号（暗或黑色）。肌肉在 T_1WI 呈低至中等信号。脂肪相对于相邻结构具有的高对比度，可以很好地描绘出与脂肪相邻的肌肉、眼球、血管和肿块。骨皮质是黑色的，由于脂肪的高信号，密闭于骨髓腔内的骨髓为高信号。充气的鼻窦呈黑色的低信号，而潴留的黏液或肿块呈低到中等的信号强度。大多数头颈部肿块在 T_1WI 上会显示一个与肌肉相当的信号强度（快速确定 T_1WI：脂肪是白色的，脑脊液和玻璃体是黑色的，鼻黏膜呈低信号）。

（2）T_2 加权图像：T_2 加权图像（T_2WI；图 8-6C 和图 8-7B）使用长 TR（2000～4000ms）和长 TE（50～90ms）并且有时被称为长 TR / 长 TE 图像。T_2WI 对突出病理性病变很重要，因为 T_2WI 显示玻璃体和 CSF 相对于头颈部脂肪和肌肉的低到中等信号表现为高信号（亮）。随着 T_2 加权值的增加，脂肪失去高信号强度。如今，大多数放射科医师在头颈部成像使用快速自旋（FSE）T_2WI 序列，以获得更快的采集和更高的信噪比。然而，FSE 图像上脂肪信号仍然很亮。T_2WI 上大多数头颈部肿块其在 T_1WI 上的

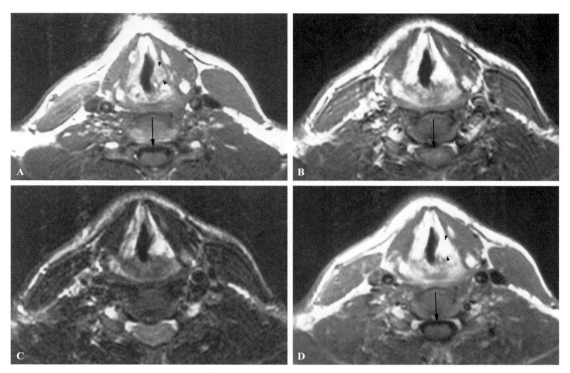

▲ 图 8-6　常见的没有脂肪抑制的磁共振成像脉冲序列

A，左侧声门肿瘤（箭头）的轴位 T_1 加权图像（T_1WI），其信号强度中等、真声带增厚。值得注意的是脊髓（箭）周围的脑脊液（CSF）是黑色的，表明这是一个 T_1WI；B. 自旋密度加权图像显示声带肿瘤为高信号（由增加的水含量引起）。CSF 与脊髓等信号（箭），表明这是自旋密度序列；C. T_2 加权图像显示了与脂肪和肌肉黑色背景划分明显的高信号肿物；D. 强化 T_1WI 显示声带肿瘤的增强（箭头）。CSF 保持黑色（箭）

低到中等信号强度相比为高信号。T_1WI 和 T_2WI 联合常用于描述含有液体的组织，固体成分和出血。骨、快速流动血液、钙化、含铁血黄素和含空气的鼻窦信号是黑色的。鼻窦炎性病变和正常气道黏膜看上去非常亮（快速识别 T_2WI：脑脊液、玻璃体、鼻黏膜是高信号，而肌肉是低到中信号强度）。

（3）钆对比增强：基于钆的对比剂常与 T_1WI 序列联合使用（钆缩短 T_1），使用的钆剂量对 T_2WI 影响不大。对比增强的优点是相对于肌肉、骨骼、血管或眼球的较低信号，提高病灶显著性和提高病变边缘的描绘[6]。但是，钆对比度增强（没有伴随脂肪抑制）在头颈部及眼眶的作用受到限制，因为这些区域存在大量的脂肪（图 8-6D）。注射钆对比剂后，病变信号提高，导致病变与邻近高信号脂肪分界不清[7]。因此对于头颈部图像，钆增强应联合使用脂肪抑制技术，使脂肪信号变灰或黑。钆对比增强提高了正常结构的显示，包括鼻咽黏膜、Waldeyer 淋巴环、眼外肌和缓慢流动的静脉血，这些可能看起来都非常明亮，特别是联合使用抑脂技术［快速识别钆对比增强 T_1WI：鼻黏膜是白色的，脂肪是白色的，脑脊液和玻璃体是黑色的；也要寻找对比剂（钆贝葡胺）直接打印在图像或胶片上的标签］。基于钆的对比剂材料可以诱发肾源性系统性纤维化，相对于多器官衰竭而言，这是第二致命的并发症。单位肾小球滤过率小于 30ml/min 的患者不应接受钆对比剂。

（4）脂肪抑制技术：已经发明了几种抑制脂肪信号强度的序列。T_2WI，短时间反转恢复（STIR），频谱预饱和反转恢复（SPIR）和化学位移选择性预饱和（脂肪饱和度）是一些临床常见的抑制脂肪方法。脂肪抑制的一个优点是通过从图像中去除脂肪信号同时保留水信号来减少或消除化学位移伪影。此外，一些脂肪抑制技术利用钆对比增强，消除周围脂肪的高信号强

第8章　头颈部影像诊断概述

度，同时保留钆增强产生的高信号。大部分病理性病变有含水量增加，钆对比剂在血管和病变的细胞外液中发挥顺磁作用，但钆对比剂不能强化脂肪。脂肪信号可以通过以下序列进行抑制。

STIR（图 8-7D）在全身提供可靠的脂肪抑制[8]。反转时间（例如，140ms）被单独调整，以使每个患者将脂肪放置在信号强度的零点；因此将它完全转为黑色来消除了脂肪信号。STIR

图像显示黏膜，玻璃体和脑脊液为非常高信号强度。大多数头颈部肿块都在 STIR 和 T$_2$WI 上有类似的高信号强度。STIR 的缺点是图像质量下降，继发于信噪比的降低和运动伪影的增加，包括血管搏动。STIR 的其他缺点，例如扫描时间增加和层数较少，可被最近可用的快速序列避免（快速识别 STIR 图像：脂肪几乎是全黑的；脑脊液、玻璃体和黏膜非常亮。T$_1$ 图像上出现 TR 和 TE 时间）。

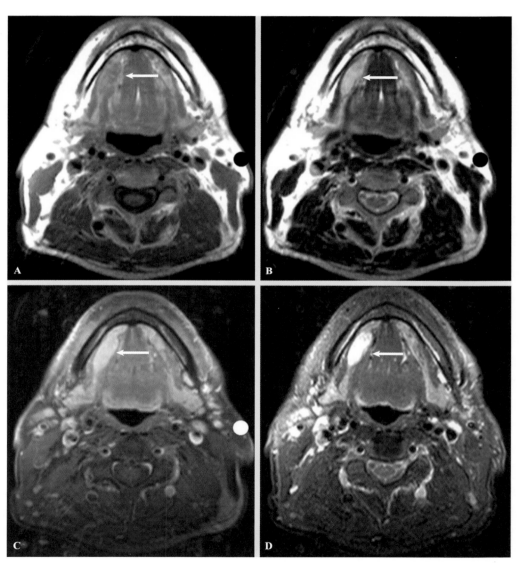

▲ 图 8-7　具有脂肪抑制的磁共振成像脉冲序列

A. 右侧舌下腺腺样囊性癌患者的无强化轴位 T$_1$ 加权像（T$_1$WI）显示位于右侧舌下腺边界清楚的肿块（箭）；B. 没有脂肪抑制的轴位 T$_2$ 加权图像显示肿瘤（箭）和脂肪（黑点）呈高信号；C. 具有脂肪饱和的轴位强化 T$_1$WI 具有充分的皮下脂肪抑制（白点）和肿瘤明显增强（箭）。脑脊液是黑色的，表明这是 T$_1$WI。注意与强化前 T$_1$WI 相比，下颌骨髓信号被抑制；D. 在具有良好脂肪抑制的轴位短 T$_1$ 反转恢复图像中，肿瘤边界显示的更好（箭）

频率选择性预饱和序列（图 8-7C）通常与自旋回波技术一起使用，选择性地抑制脂肪信号［值得注意对于本章的剩余章节，脂肪抑制和脂肪饱和度可互换使用，指频率选择性（化学位移）预饱和技术］。T_1 加权脂肪饱和序列充分利用了钆增强剂的优势。在头颈部钆增强病变保持其高信号强度并且没有变模糊，因为脂肪被抑制成为低至中等信号强度。通过这种技术可以很好地显示头颈部以及眼眶内的肿块[9]。频率选择性脂肪抑制也与 FSE T_2WI 高度互补。脂肪饱和的 T_2WI 可提供出色的脂肪抑制，优化正常结构的高信号和含水量高的病变，与黑色脂肪背景形成鲜明对比。脂肪饱和度序列的缺点是非增强病变可能显示不明显，这些序列更容易受到伪影的影响，并且可能发生不均匀的脂肪抑制。此外，与 T_1WI 相比，获得的层数更少，除非 TR 时间延长，延长成像时间（快速识别钆增强的脂肪饱和 T_1WI，黏膜和小静脉为白色，脂肪为低到中等强度，CSF 和玻璃体为黑色）。

(5) 梯度回波技术：多种梯度回波序列可选择，它们应用广泛。梯度回波扫描 TR（30～70ms）非常短，TE 也非常短（5～15ms），反转角度小于 90°。他们有各种专有缩写词，包括 GRASS、MPGR、SPGR、FLASH 和 FISP。梯度回波序列采用的与流体相关的增强现象。即任何快速血流都会显得非常明亮。这些序列可用于定位正常血管，检查压缩或血栓形成的血管内的血流阻塞，或快速血流区域显示为管状、线性或迂曲高信号的血管病变（图 8-8）。梯度回波序列可以比传统的自旋回波技术成像更快，但是它们提高了对运动伪影的敏感性，降低了扫描时间短的优点。梯度回波技术也可以容积扫描，就是说，采集 3D 与 2D 图像，增加空间分辨率和在计算机工作站任意方位任意层厚重建。梯度回波序列的缺点是增加了来自骨骼或空气的磁敏感伪影，这限制了它们在颅底或鼻窦邻近结构的作用（快速识别梯度回波图像，动脉和静脉是白色的；脂肪、脑脊液、玻璃体和黏膜取决于使用的技术可能有不同的信号强度）。

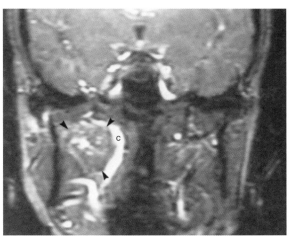

▲ 图 8-8　右侧迷走神经副神经节瘤患者的梯度回波序列

冠状面多平面梯度回波图像显示了肿块（箭头）使颈内动脉（c）内移。内移的颈内动脉和肿块深部的滋养血管内的动脉血流信号非常高

3. 磁共振血管造影

磁共振血管造影（MRA）是由最常见的时间飞跃或相对位移技术产生，这些技术依靠血管内的血液作为信号源。对比剂增强的 MRA 使用基于钆对比剂的血液增强作为信号的主要来源。MRA 可以通过 2D 和 3D 算法获得，并且目前在许多临床情况中提供最相关的信息，尽管它缺乏时间分辨率（随着对比剂通过，血管伴随时间推移成像的能力）并需要注意一些血管畸形。

4. 磁共振成像的缺点

头颈部 MRI 有几个缺点需要注意。MRI 扫描时间经常需要 30～45min，在此期间患者必须保持不动，完成这个过程对患者来说是很困难的。因此，牙科植入物可能不算什么问题，但运动伪像比 CT 更常见。虽然在妊娠期间没有发生已知的有害影响，但不应该在前三个月使用MRI。MRI 的绝对禁忌证包括安装心脏起搏器和铁磁性颅内动脉瘤夹的患者。随着具有电子元件的种植体种类的不断增加，临床医生必须遵循制造商关于 MRI 安全性的建议。眼眶存在金属异物危险的患者，MRI 前应进行平片或 CT 扫描。一般来说，眼球假体和听骨植入物是安全的。但是，MRI 是最昂贵的成像方式之一。

（四）超声

高分辨率诊断超声波利用反射的高频声波的特性产生横截面图像，这些图像几乎可以在任何平面上获得。换能器是一种高频（5MHz或10MHz）探头，可扫描皮肤表面的感兴趣区域。脂肪具有中等程度的内部回声（回声性），骨骼肌比脂肪的回声更少，并且实性肿块具有多种回声性，但通常比脂肪的回声少。囊肿内部几乎没有回声，伴有明显的后壁回声，囊肿后面有明显的透壁回声。钙和骨都具有强的回声，因此声影可以使相邻结构模糊不清。超声波没有已知的有害影响，也没有禁忌证。高分辨率超声波快速准确，多普勒超声提供血管和血流信息，此外，超声检查与CT或MRI相比相对便宜。缺点包括视野有限，缺乏易于识别的解剖学标志和具有操作者的依赖性。

（五）核医学

1. 正电子发射断层扫描

相对于本章已经讨论过的成像模式，该章将详细介绍解剖知识，正电子发射断层扫描（PET）成像提供生理和生化信息。静脉注射正电子发射放射性药物，测量其在体内的分布。正电子发射放射性药物可以从天然存在的物质提取如 ^{15}O 水、^{11}C 一氧化碳、^{13}N 氨，或其他生物物质的放射性类似物，如 ^{18}F 氟 -2- 脱氧 -2- 葡萄糖（FDG）。原子发射后，正电子在组织中移动一小段距离，直到它遇到一个电子并形成正电子素，后者立即湮灭并将其质量转换为能量，形成两个 511keV 的光子。这些湮灭光子以大约 180° 的角度相互远离，由放置在患者周围的探测器接收。同时探测这些光子和与它们的湮灭联系起来，进行空间定位。湮灭事件发生的检测可以通过昂贵的专用 PET 扫描仪完成，从而产生优越的空间分辨率和灵敏度。基于伽马相机的混合系统成本较低，允许在学术中心以外使用 PET 成像。

穿过组织的光子的衰减降低了探测器监测的表面活性。衰减校正方法能够提供精准的解剖细节和更好地定位病变，但它们产生"噪声更大"的图像。衰减校正对视觉图像的质量影响是有争议的，在许多研究中心，图像是在有和无衰减校正的情况下产生。然而，对于半定量和定量评估，衰减校正是有必要的。

根据所选择的放射性药物，PET 成像可以提供关于血液、缺血、脱氧核糖核酸（DNA）新陈代谢、葡萄糖新陈代谢、蛋白质合成、氨基酸新陈代谢和受体状态。放射性药物的开发需要丰富的知识和精密的设备。由于这些物质的半衰期非常短，限制了它的临床应用。FDG 相对较长的半衰期（110min）使其应用广泛。另外，FDG 可以通过商业供应商提供给 PET 成像设施，无须现场使用回旋加速器。

生长中的肿瘤细胞葡萄糖代谢增加，解释了 FDG-PET 研究中摄取增加。分子研究表明，一些导致肿瘤发生的基因的改变对糖酵解有直接影响。它也表明肿瘤 FDG 摄取增加与肿瘤的活性细胞数量密切相关，但与肿瘤的增殖率无明显关联。葡萄糖类似物 2- 脱氧 -D- 葡萄糖被转运到细胞中并在糖酵解循环中代谢。通过己糖激酶磷酸化成 DG-6- 磷酸后，该化合物代谢终止于细胞内。因为这种诱捕机制，FDG 浓度在代谢活跃细胞中稳定增加，导致肿瘤组织和正常组织之间的高对比。请记住，葡萄糖代谢的增加并不是恶性细胞所特有的，也可以发生在良性肿瘤中，炎症或感染性病变甚至正常组织中。此外，由于各种原因，一些恶性细胞葡萄糖代谢可能不增加。

通常经静脉注射约 10mCi 的 ^{18}F-FDG 后 30～60min 开始 PET 扫描。注射前 6～12h 需要禁食，鼓励患者在 FDG 注射前多喝水，尽量减少在泌尿系统的沉积。因为肌肉中正常的 FDG 摄取可以类似肿瘤样改变，所以在一些医学中心使用诸如苯二氮䓬类的肌肉松弛药。扫描需要 30～60min，仰卧位，在多个位置进行扫描以覆盖整个身体。

对于大多数临床目的，FDG-PET 图像的定性评估是足够的，但 FDG 浓度的定量测量是可能的。为此，可以应用几种不同的方法。其中一些要求在扫描期间进行复杂的计算、数据采集和动脉血液采样。最常用的方法，即标准摄取值（SUV），很简单，并且仅限于在单个时间点测量放射性浓度。活性浓度按体重或体表面积进行标准化。SUV 计算可以用摄取量的增加区别恶性和良性组织的差异，可用于衡量治疗的效果。SUV 在治疗检测的缺点是，它只允许在示踪剂注射后在相同时间点所获得的两个测量值进行比较。

PET 的主要缺点是缺乏解剖学信息，导致病变定位不良。许多软件应用程序通过在不同的时间点获得的 CT 或 MRI 扫描图像与 PET 图像"融合"。解剖和功能融合图像明显提高病变的定位准确性，但仍然存在许多技术困难和错误。组合的 PET/CT 装置允许在同一设备中使用单件设备获取 CT 和 PET 图像，而无须移动患者。可以使病灶定位时错误最小化，但是它们特定发生生理或不自主运动的部位是不可避免的。

PET 的另一个主要缺点是空间分辨率差。但是 PET 是一种不断发展的技术，空间分辨率一定会提高。然而，由于该方法固有的基本限制，所以最大可实现的空间分辨率为 1～2mm。因此 PET 无法显示微观疾病。

2. 放射性核素成像

闪烁扫描术在头颈部有多种应用。在唾液腺成像，^{99m}Tc- 高锝酸盐成像可用于在唾液腺的自身免疫性疾病和炎症性疾病中评估唾液腺功能。如果唾液腺被阻塞，可以评估阻塞程度，以及阻塞治疗后的随访。在评估唾液腺的肿瘤时，^{99m}Tc- 高锝酸盐扫描几乎能够诊断 Warthin 肿瘤和嗜酸细胞瘤。最大空间分辨率约 1.5cm，因此准确定位腺体内的肿块是困难的。与平面图像相比，单光子发射计算机断层扫描（SPECT）在某些情况下可能有助于提供更精确的解剖定位。

教科书一般都有甲状腺成像技术和甲状腺治疗的描述 [10, 11]。许多医学中心都使用 ^{123}I 获得甲状腺摄取测定，^{99m}Tc- 高锝酸盐用于获取整个腺体图像。这些图像能够确定甲状腺结节是"热"还是"冷"。^{131}I 用于治疗甲状腺功能亢进症、在随访中发现和治疗残留、复发和转移性甲状腺癌。

甲状腺髓样癌很难发现，但 ^{99m}Tc- 二巯基琥珀酸（DMSA）已经被用于发现甲状腺髓样癌，^{111}In- 喷曲肽也已经取得了一些成功。

使用 ^{99m}Tc- 高得酸钠和 ^{201}Tl 通过减影技术完成甲状旁腺腺瘤的鉴别已有数年。该鉴别的基础是铊被甲状腺组织和甲状旁腺组织摄取，而甲状腺是摄取 ^{99m}Tc- 高锝酸盐的唯一组织。因此自 ^{201}Tl 图像减去 ^{99m}Tc- 高锝酸盐图像后，只留下甲状旁腺组织。这种技术被认为对大于 1g 病变组织具有非常高的灵敏度。对于较小的病变灵敏度降低，减影技术可能会受到患者运动的影响。^{99m}Tc- 甲状旁腺显像现在受到许多机构的青睐。使用双相成像方案提高甲状旁腺腺瘤的诊断（图 8-9）。

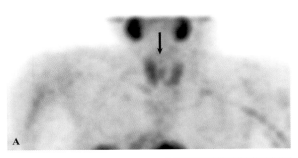

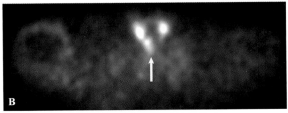

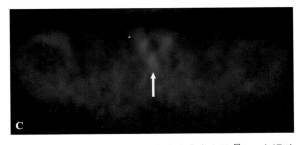

▲ 图 8-9 **A.** 来自疑似甲状旁腺腺瘤患者的 ^{99m}Tc 高锝酸钠闪烁显像的平面早期图像显示甲状腺两叶之间有一小部分摄取（箭）。注意下颌下腺和甲状腺的生理摄取；**B.** 早期单光子发射计算机断层扫描（SPECT）图像显示位于甲状腺后部食管旁区域的异常摄取；**C.** 延迟 SPECT 图像显示甲状腺的放射活性消失，而食管旁病变保留放射活性，与甲状旁腺腺瘤一致

可以使用 ^{111}In- 喷替酸注射蛛网膜下腔（^{111}In–DTPA）检测 CSF 漏。这种技术将在第 44 章中描述和说明。

（六）三维重建技术

无论 CT 或 MRI 图像数据都可以通过三维重建进行后处理。目前大多数机构都有先进的图像存档和通信系统，无须使用单独的工作站来进行这些重建。

CT 数据使用容积扫描被重建为连续的二维切片。重建可以通过选择特定的密度范围来显示，也可以通过手动跟踪所需结构的轮廓来进行。多层 CT 扫描仪的改进和成像工作站计算能力的提高导致了放射学的模式转换，其中容积成像已经取代轴位成像。身体各部分的 CT 数据可以作为一个整体在很短的时间内采集，并且

获得的容积数据可以在各种方位中显示和三维重建。

用于图像分析的 MR 数据最好使用容积采集方法获取，在这种方法中，数据是从一个完整的 3D 物质而不是单个切片获取的。由于容积采集需要更长时间，因此通常需要梯度回波技术来缩短成像时间。一旦获得，数据可以显示在任何方位上，并通过选择一系列信号强度，或通过用光标跟踪特定结构，创建 3D 表面模型。

颅面重建最能体现三维重建的实用性 [12, 13]。直接可视化面部结构的三维关系有助于外科手术规划，教师发现面部和眼眶结构的 3D 模型对于医学生，住院医师和解剖学学生有用。虚拟内镜是一种计算机生成的模拟内镜透视。气管、喉、咽、鼻腔、鼻窦和耳的虚拟内镜图像显示了临床效用（图 8-10）。

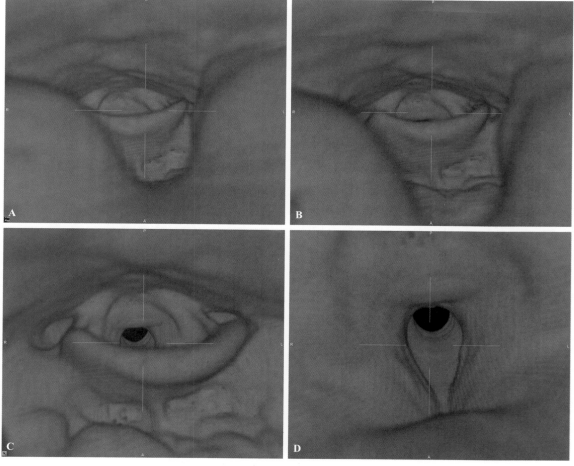

▲ 图 8-10　正常的虚拟喉镜检查，使用工作站和特殊软件可以轻松实现喉部的实时导航

目前，在显示骨骼关系方面，CT 在头颈部的空间分辨率优于 MRI。但是，MRI 对经颅软组织结构显示较好，例如整个视觉通路，比 CT 具有更好的组织分辨率。因此，CT 和 MRI 在三维图像显示中将有互补的作用。

二、CT、MRI 及超声在头颈部的应用

每个解剖区域需要不同的成像方法，来优化感兴趣结构或者病变的检测和特征。以下是在特定头颈部区域中使用 CT、MRI 和超声的指征的描述，并且在成像平面、层厚、对比剂和脉冲序列方面给出了与每个解剖区域相关的常规成像方法。在可能的情况下，在进行活组织检查及切除病灶之前进行 CT 和 MRI，因为术后产生的水肿可能会使肿块的真实边缘变模糊。

（一）CT 在头颈部的应用

多层螺旋 CT 扫描仪使头颈部成像发生变革：现在可以在不到 1min 内以小于 1mm 的层厚扫描整个颈部，这些数据可以任意方位任意层厚重建。这突破消除了对位点特异性成像协议的要求。典型颈部 CT 使用 1mm 层厚和螺距约为 1 的多探测器扫描仪，从蝶鞍到胸腔入口进行连续轴向扫描。然后，通常重建 3mm 厚的轴、矢、冠状位图像用于观察。静脉对比剂的使用对分析这项研究至关重要。确定疾病程度和血管侵犯、压迫，以及从淋巴结和小肌束中区分血管是极其困难的（图 8-3 和图 8-4）。不进行对比增强，就不能评价正常黏膜层 - 黏膜下层的界面与黏膜肿瘤。在图像采集期间，动脉和静脉中都应该存在对比剂，并且应当允许足够的对比剂从血管扩散到组织间质以使肿瘤强化。这对于高端多探测器 CT 扫描仪尤为重要，除非使注射对比剂和扫描之间存在时间间隔，否则这些扫描仪往往在肿瘤实现最佳增强之前就完成图像采集。为了在延迟后保持血管的良好对比，使用双相对比剂注射方案。延迟时间和扫描速率依据扫描仪的规格不同而有所差异。虽然滴注技术也可能是有效的，但最好使用机械泵进行对

比剂输注。通常，图像的重建运用软组织算法。如果怀疑肿瘤或者炎症导致骨侵蚀或者破坏时，需要运用骨算法对颅底和下颌骨部分进行图像重建。

1. 颈部舌骨上区

颈部舌骨上区 CT 常用于评估基于黏膜的肿瘤的深度范围，并评估相关的颈淋巴结链转移性疾病。由于来自人工牙齿的条状伪影常常使口咽和鼻咽部显示不清，因此通常需要获得额外的成角度图像，以评估术后牙齿后方的咽部情况（图 8-11）。

颈部淋巴结肿大：在 CT 检查大部分舌骨上和舌骨下肿瘤或炎症的同时应评估淋巴结。淋巴结评估的质量很大程度上取决于颈部动脉和静脉血管中高对比剂的充盈。否则，淋巴结和血管可能表现非常相似。

2. 唾液腺

牙科汞合金会导致明显的条状伪影使得腮腺或者下颌下腺实质模糊。如果牙体伪影在侧位定位像上显示，那么可以采取倾斜半轴位投照方式将扫描架向负方向倾斜，使其在冠状位和轴位平面之间来避开牙齿，那么通常牙体伪影就可以被避免。该平面具有在同一切片中可观察腮腺和下颌下腺的优点，并且与二腹肌的后腹平行[14]，对于唾液腺的肿瘤性和炎性病变的诊断需要注射对比剂。腺体内小血管的强化可能会类似或掩盖小结石，因此建议在怀疑唾液腺结石的病例中进行强化前进行预扫描。正常腮腺的 CT 衰减是可变的，这取决于随年龄变化的脂肪和腺体组织的比例。颌下腺具有类似于肌肉的可预测的衰减。左右侧颌下腺的衰减值的任何差异都应该考虑引起阻塞性病变的疾病，例如口腔底部的癌症。

唾液腺造影与 CT- 唾液腺造影术尽管很少需要，传统的唾液腺造影仍然是评估阻塞性、炎症性和自身免疫性唾液腺疾病中导管解剖结构的最佳影像学方法。对于不能进行 MRI 检查以评估是否有肿块的致密腺体，可以进行 CT- 唾液腺造影术。CT- 唾液腺造影术可在导管内注射"脂溶性"或"水溶性"对比剂时获得或者

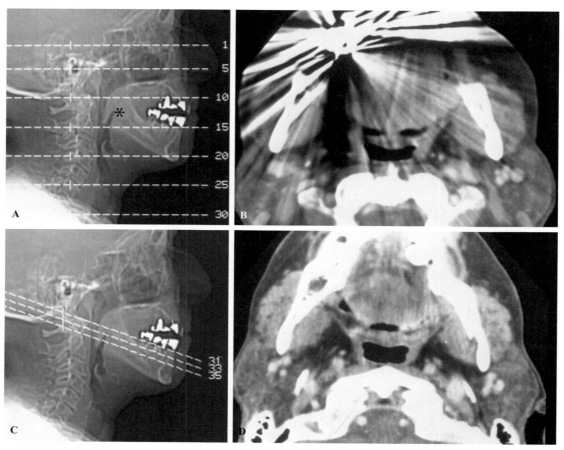

▲ 图 8-11 在计算机断层扫描（CT）上避免牙齿伪影

A. 牙修补术后患者的侧面定位像上显示有数个金属密度牙齿影像，CT 机架没有打角度（虚线代表选择的轴位图像）。舌后（星号）和软腭直接位于金属后面；B. 由于牙齿金属填充物和牙冠处的数条条状伪影导致在该层面轴位 CECT 图像无法评价；C. 定位像显示避免牙体伪影的 CT 机架角度；D. 与 B 图相同层面的轴位成角 CECT 图像显示出舌后和口咽部的图像质量有明显改善

在常规 X 线造影术之后获得（在 CT 检查期间把导管留在原位，用于再次对腺体造影）。扫描层面与平扫 CT（NCCT）层面相同并且应该角度相似以避免牙体填充物的伪影。如果有太多的对比剂聚集在扩张的导管、腺泡，或大的池中，浓缩唾液腺对比剂的使用可能引起明显的条状伪影，所有这些都可能掩盖腺体中的小病变。为了获得最佳的 CT 图像，注射时间延长到腺泡期，以最大化显示实质，从而显示实质内肿块性病变[15]。

3. 喉与颈部舌骨下区

喉与颈部舌骨下区最常用于评估喉部或者下咽部的鳞状细胞癌（SCC），相关的颈部淋巴结转移、外伤和炎症。喉和声带细节的显示需要比常规的 3mm 更薄的重建图像。与真声带层面

平行是声带的最佳重建层面。因为声带的移动性对于评估声带癌的分期很重要，在体格检查中声带不明显的情况下，各种刺激技术可能有助于喉部成像。平静呼吸时声带处于外展位。通过使患者吹吸管或做一个改良的瓦氏动作（鼓起脸颊），使下咽和声门上喉扩张，以便更好地分离杓状会厌褶皱与下咽部，同时声门外展（图 8-3）。通过发声"eeee"使声带内收进行声带评估，此时声带会移动到旁正中位（图 8-3）。屏气同样会使声带内收，声门关闭，并且能明显减少运动伪影。通过两次扫描喉部，第一次内收声带，第二次（仅限于声门）扩张声带，放射工作者可以评估声带的运动以及鉴别声带固定状态。评估喉外伤时可能不需要静脉注射对比剂。骨窗对于评估软骨骨折或肿瘤侵蚀有帮助。

4. 甲状腺与甲状旁腺

扫描应该延伸到主动脉弓水平以覆盖可能存在异位的甲状腺及甲状旁腺组织。尽管正常的甲状腺组织平扫时因为含碘而呈高密度，但是该研究显示增强 CT 是首选。对比剂增强后，正常甲状腺组织呈高强化，多数甲状腺病变呈相对低强化。甲状旁腺成像很少用 CT，因为核素和超声技术对于甲状旁腺腺瘤的定位更便捷。

5. 鼻窦

鼻窦 CT 依据疾病的预期进展有几种扫描方式。鼻窦轴位 CT 平扫（图 8-12A）明显优于常规 X 线检查，它提供了在炎症过程中特定鼻窦受累的信息并且能更好地描绘骨质硬化或者骨质破坏。一种方式是应用 10mm 层间隔，5mm 层厚（层距 5mm），能够在 6～8 层图像中涵盖整个鼻窦。技术参数可以进行优化，以便于获得类似于 X 线检查的低辐射剂量。

当进行鼻内镜手术时，鼻窦 CT 平扫对于术前评估鼻窦疾病的程度是必要的，其目的是检测解剖变异并制定手术计划（图 8-12B）。该研究采取患者仰卧位进行轴位图像扫描，并用薄层图像进行矢状位及冠状位重建。通常仅需要具有其边缘锐利特性的骨算法来评估窦口鼻道复合体的详细解剖结构。一般鼻窦炎不需要增强扫描，尽管当怀疑严重的鼻息肉时，对比剂增强扫描可能对于显示鼻息肉的外周线状强化特征或相关黏液

囊肿的特征性表现有帮助。当增强 CT 用于评估鼻窦炎症性病变伴颅内并发症时，软组织算法的软组织窗图像可能会有帮助。一种鼻腔黏膜血管收缩药可能有助于鉴别鼻腔正常但是非对称性鼻腔黏膜充血（鼻腔黏膜循环正常）与黏膜性病变。

鼻窦肿瘤的评估需要非常详细的影像学检查。为了评估肿瘤的延伸情况，颅内间隔和咽旁，咀嚼肌间隙和颊间隙需要充分包含在图像内。至少，应该包括 Ⅰ、Ⅱ 区淋巴结。在研究中软组织算法和骨算法都要用到。这用于鉴别软组织成分，也用于评估微小的骨破坏（图 8-12A 和 C）。冠状位图像对于评估筛板是最好的。CECT 可以显示肿瘤增强的特征，可以区分肿瘤和邻近的软组织结构。

（二）面部外伤 CT

面部外伤 CT 对于显示骨折和面部软组织的损伤较好。不需要对比剂。骨算法对于较好地显示骨质细节是必要的，但是软组织算法通常有助于评估眼眶和面部软组织损伤。容积重现 VR 图像和 3D 表面重建有助于制定面部重建术和评估手术结果。

颞骨与颅底

现在用多通道扫描仪获得高分辨率 CT 图像是颞骨成像的标准。可以在 0.5mm 层厚图像上进行所需角度任意重建。旋转重建图像有助于在一

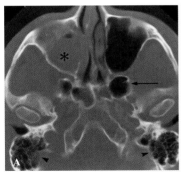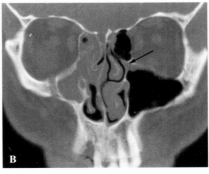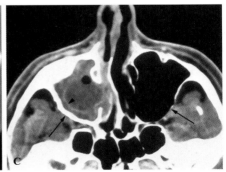

▲ 图 8-12 CT 图像评估鼻窦炎

A. 右侧慢性鼻窦炎患者 5mm 层厚轴位平扫 CT 骨窗图像。上颌窦（右侧上颌窦后壁增厚、硬化）和乳突骨性细节均获得极好地显示。与正常含气的上颌窦相比，右侧上颌窦的软组织密度（星号）显示清楚。气化的翼状突（箭）是气化蝶窦的延伸；B. 同一患者的 3mm 层厚冠状位 CT 平扫骨窗图像显示右上颌窦、筛窦和左上颌窦筛漏斗的黏膜增厚和浑浊（箭）。骨结构清晰的解剖细节和冠状位图像对于内镜鼻窦手术前的术前计划是必不可少的；C. 3mm 层厚轴位增强 CT 软组织窗图像显示右侧上颌窦后壁增厚（箭）。增厚的黏膜沿其腔边缘有一个薄层的边缘强化（箭头）。骨性硬化和黏膜增厚常见于慢性鼻窦炎

个层面上显示整个半规管，这有助于诊断前半规管裂。一般而言，静脉对比剂对于颞骨成像不是必要的，尽管血管瘤或者鳞状细胞癌时侵犯颞骨可能需要应用静脉对比剂和软组织算法的软组织窗，以便更好地显示病变的颅内外部分。然而，在所有颞骨图像中均需要用到骨算法骨窗图像。

（三）磁共振成像在头颈部的应用

1. 舌骨上区

MRI 是理想的适合于颈部舌骨上区的影像学方法，包括鼻咽、口咽、口腔和舌。标准的头线圈，具有较高的信噪比，可观察颈部舌骨上区结构，向下大约到下颌骨下缘和口底水平。对于口腔、口底、下颌下间隙和颈淋巴结链的成像，单用头线圈是不够的。需要用前置或者颈部容积线圈，以便观察从颅底到胸廓入口（从硬脑膜到胸膜）的整个颈部。几个脉冲序列和 5mm 层厚的成像层面可以充分评估颈部的深部和浅部结构（在头颈部所有区域的 MRI 技术讨论中均基于这样一个事实：矢状位 T_1WI 序列图像在所有作者的研究中均是最初的 / 第一个序列并且作为其他图像的定位像，但也用于提供解剖信息）。增强前轴位 T_1WI 图像，以及冠状位 T_1WI 图像对于颈部脂肪层的评估是最佳的。脂肪提供了极好的白色背景，使颈部的肌肉和筋膜层、骨质、窦腔和血管结构能够容易地区分。冠状位图像对于观察颈部舌骨上区结构与颅底的邻近结构的关系及描绘舌部和口底部的解剖尤其有用。通常在轴位层面上获得的 T_2WI 或 STIR 图像，显示 T_2 较长（如肿瘤、囊肿、淋巴结、水肿）的结构，其亮度要比背景肌肉和脂肪亮。注入 Gd 对比剂后 T_1WI 压脂轴位和冠状位图像经常用于观察病变增强的边缘或肿瘤的沿神经侵犯。T_2WI 也可以与脂肪抑制相结合用于优化所获得的信息。

淋巴结肿大在钆和脂肪抑制技术的广泛使用之前，在发现颈部淋巴结转移方面 MRI 的特异性通常不如 CT，因为 MRI 对于显示不同增强方式的淋巴结的能力较低，这是颈部鳞状细胞癌淋巴结转移的一个重要征象。然而，随着 MRI 扫描技术的提高，Gd 对比剂和脂肪抑制序列的使用提高了 MRI 的准确性。并且，MRI 对检测转移性淋巴结侵犯颈动脉优于增强 CT。

应用 5mm 层厚和 1～2mm 小层间距的前置或者颈部容积线圈，对于包含扫描野中从颅底到锁骨的整个颈部淋巴结链是必要的。颈部肿大淋巴结的检测可以通过 MRI 实现（按照敏感性递减的顺序）STIR 压脂序列，T_2WI 压脂序列，增强后 T_1WI 压脂序列，传统 T_2WI 或者平扫 T_1WI。尽管 STIR 压脂是最敏感的序列，但是可能受到明显的血管搏动伪影的限制。MR 图像上淋巴结不均质强化的重要性类似于有相同表现的对比增强 CT 图像，这在强化后压脂 T_1WI 图像能够很好显示。

2. 唾液腺

腮腺 MRI 可以使用 3～5mm 层厚的标准头部线圈，但存在位于视野边缘的下颌下腺不能包全的风险。颈部容积线圈是用于对同一视野内的腮腺和下颌下腺进行成像的更好线圈，特别是如果怀疑有恶性肿瘤，并且在低位颈部发现淋巴结转移时。一个小的表面线圈对于评估周围神经肿瘤播散是必要的，用于评估沿着面神经进入到面神经管垂直段的部分。依据腮腺内脂肪成分，肿瘤在 T_1WI 或者 T_2WI 图像上能够更好地被明确观察到。强化前的脂肪抑制 T_1WI 图像能够很好地勾画肿瘤边缘，这对于鉴别良恶性病变非常重要。最近，具有优越性能的梯度磁体已经使 MR 造影成像成为可能。尽管与传统唾液腺造影相比其空间分辨率有限，但 MR 唾液腺造影在许多临床情况中已经取代了传统的唾液腺造影。

3. 喉与颈部舌骨下区

喉和颈部舌骨下区可以用前置或者颈部容积线圈，喉部扫描层厚最好小于 3mm。视野应该包括从下颌骨下缘到锁骨的区域。虽然可以通过轴位增强 CT 和 MRI 检查喉部，大部分喉部 MRI 检查效果欠佳。由于受到吞咽、呼吸和邻近颈总动脉处的血管搏动的多种因素影响，喉部 MRI 比颈部其他区域的 MRI 更容易受到运动伪影的影响。对比剂注入之前的轴位和冠状位 T_1WI 对于评估声门旁间隙至关重要。与气道成平行角度的冠状位图像对于确定贯声门型肿瘤扩散非常有用。增强后脂肪饱和轴位和冠状位 T_1WI 图像最适用于观察病变边缘，邻近软骨的侵犯和相关的恶性淋巴结。轴位 T_2WI 有助于发现中度增高的肿瘤信号，并提高对高信号囊性或坏死性颈部病变的检测。

4. 甲状腺与甲状旁腺

甲状腺与甲状旁腺的检测技术和层厚与喉部相同。视野中心可能需要位置更低使上纵隔包括在内，以保证甲状腺肿瘤或者异位的甲状旁腺下缘能包含在内。冠状和矢状位成像有助于了解病变相对于主动脉弓，大血管和纵隔的上下范围。这些信息对于手术尤其有用。虽然 MRI 可以在常规颈部或颈椎成像时观察到未预料到的甲状腺或甲状旁腺病变，但由于成像费用和对运动伪影的易感性，MRI 不常用于对这些病变的初步评估。正常的甲状腺将在钆增强的 MRI 和对比增强 CT 上呈轻度增强。在甲状腺或甲状旁腺的实性病变通常是在 T_1WI 呈低信号，T_2WI 上呈高信号，增强扫描有强化。囊性病变在 T_2WI 呈高信号。

5. 鼻窦

由于 MRI 主要用于评估鼻窦肿瘤，偶尔用于黏液囊肿等炎症性疾病，可以使用标准头部线圈，3～5mm 层厚来完成。对于鼻窦肿瘤，MRI 优于 CT 的主要价值是 MRI 能够区分肿瘤和阻塞性鼻窦分泌物并评估肿瘤的真实范围。对增强前的矢状位、轴位或冠状位 T_1WI 将清楚地显示鼻窦、鼻腔、筛板、咀嚼肌、咽旁间隙以及眼眶。具有低蛋白质含量的鼻窦分泌物呈 T_1 低信号和 T_2 高信号。随着蛋白含量的增加，导致 T_1 信号的增加和 T_2 信号的减低。非常高浓度的蛋白质导致这两个脉冲序列均呈低信号，甚至可能与正常含气的鼻窦相仿。除了鼻窦黏膜外，鼻窦分泌物在强化后图像上部不强化，而肿瘤通常增强并显示中度 T_2 信号，因此能够鉴别肿瘤与阻塞性分泌物。建议采用脂肪饱和 T_1WI 以便更好地描绘鼻窦肿瘤的边缘，当肿瘤直接延伸或通过周围神经超过鼻窦，进入前颅窝、眼眶、咽旁间隙或翼腭窝，矢状位和冠状位层面非常有助于评估筛板延伸情况，冠状位和轴位层面图像可以很好地评估眼眶、海绵窦、翼腭窝和咽旁间隙扩散。

6. 颞骨

MRI 是内耳道、面神经管和颈静脉孔病变的最佳的影像学检查技术。MRI 联合 CT 有助于评估颞骨和外耳道的扩张性及破坏性病变。标准的头部线圈可以适用于大多数颞骨病变，但更小的 5～10cm 的表面线圈可以提高某些区域的分辨率，虽然后者会减小扫描范围。颞骨的精细结构及其相应的病变需要高空间分辨率的图像，这可以通过使用 0.5～3mm 的薄层扫描（最好没有层间距）、小的表面线圈、信噪比高的 T_1WI 或者容积扫描来获取。增强前矢状位和轴位 T_1WI 对显示解剖结构以及发现诸如脂肪、高铁血红蛋白和黏性或蛋白性囊肿等高信号病变时很有帮助。钆对比剂增强后轴位和冠状位 T_1WI 扫描（有或没有脂肪饱和），对于发现较小的增强病灶及确定较大病灶的病灶范围都是必要的。事实上，在怀疑听神经鞘瘤的常规检查中，增强后轴位和冠状位 T_1WI 成像是必要的。对于内耳道肿瘤，T_2WI 检查通常不是必要的，但对于怀疑脑干缺血、脱髓鞘病变、脑膜瘤、血管性病变、蛋白质分泌物、大的侵袭性肿瘤病变时，在颞骨 CT 初步扫描后进一步评价时 T_2WI 可能会有所帮助。对观察面神经乳突段病变向近端或远端延伸的情况最好使用表面线圈，行增强前后矢状位和冠状位 T_1WI 扫描。

（四）颅底

MRI 可以显示颅底的原发病变或来源于颅内外的继发性颅底病变。使用标准头线圈，3～5mm 薄层扫描可以很好地显示这个区域。增强前轴位、矢状位或冠状位 T_1WI 扫描可用于评估颈部舌骨上区的脂肪，并可以检测高信号的血液分解产物、含蛋白质液体或含脂病变。增强后轴位和冠状位（偶尔矢状位）脂肪饱和 T_1WI 图像对确定颅底上方、下方及内部增强病灶的范围非常有帮助。轴位或冠状位 T_2WI 扫描可能对检测高信号病灶有帮助。STIR 图像常常只能提供与 T_2WI 相似的颅底信息，因此可能不是必需的。

1. 超声在头颈部的应用

高分辨率超声在颈部舌骨上区、唾液腺和颈

部舌骨下区的应用仅限于颈部表浅结构，因为高反射的面骨、下颌骨、乳突尖部以及气管和咽部的气体会阻碍超声波的传播。使用高频探头（例如 10MHz）及多成像平面的超声技术，在这些区域的效果同样如此。小的表浅病灶最好使用高频探头，因为它具有更高的空间分辨率，而较深的病灶需要使用低频探头。彩色多普勒技术有助于鉴别实性或囊性病灶的血管结构。头颈部超声在北美应用不如欧洲普遍，可能是因为北美通常使用 CT，而且 CT 有着更高的精准度。

2. 转移性淋巴结

超声引导下细针穿刺抽吸可能是评价头颈部肿瘤转移性淋巴结的一种很有效的方法。然而因为骨骼或气道结构的阻挡，颈内静脉上 1/3、咽后区和气管食管沟的淋巴结评估效果较差。在确定是否有转移性淋巴结包膜外侵犯颈动脉方面，超声可能是最好的方法，可能优于 MRI 或者 CT。但是当肿瘤接近颅底时，超声评估可能不够可靠。侵及颈动脉的特征是血管壁与肿瘤间的筋膜间隙回声消失。

3. 唾液腺

超声对炎性病变和肿瘤性病变都能显示。它能检测小至 2mm 的唾液腺结石。由于梗阻导致扩张的导管可以显示为管状囊性结构。在唾液腺炎症的急性期，超声可以发现脓肿并于超声引导下引流。腮腺浅层的肿块很容易通过超声评估，不过腮腺深叶被下颌骨、茎突和乳突尖端遮挡。超声对颌下腺肿块也很敏感。尽管超声能确定病灶清晰的边缘，通过 MRI 或者增强 CT 能更好地评估侵袭性肿瘤或者蔓延至腺体边缘以外的炎性过程，因为它们能更好地显示深部的标志结构。边缘清楚通常提示为良性病变，浸润性边缘提示恶性病变。

4. 颈部舌骨下区

使用高频探头的超声波检查通常是甲状腺和甲状旁腺肿块的首选检查方法，因为它相对便宜，没有不良反应，方便检查。超声很容易辨认囊、实性肿块和钙化，但是与其他成像方法一样，准确鉴别甲状腺恶性结节和良性结节是不可能的。超声是可供影像引导下穿刺的成像方法。当甲状旁腺腺瘤在胸骨上方时，超声很容易诊断。

（五）FDG-PET 在头颈部癌中的应用

PET 技术仍然在发展，它在头颈部恶性肿瘤中确切的作用也是如此。PET-CT 作为首选方法正得到越来越广泛的应用。

1. 分期

(1) T 分期：FDG-PET 对头颈部原发性鳞状细胞癌的检出率略高于 MRI 和 CT，可与上消化道内镜检查相媲美。然而，对于浅表黏膜病变，包括 PET 在内的所有影像学方法的局限性是公认的，上消化道内镜仍是评估此类病变的最佳方法。由于有限的空间分辨率以及缺乏解剖学细节，PET 常常不足以评估黏膜下病变的范围和邻近结构的受累程度。MRI 和 CT 仍然是用于此目的的成像方式。其他诊断方法无法发现颈部转移性淋巴结的原发病灶时，FDG-PET 可确定其原发性肿瘤，不过也常有假阳性结果。

(2) N 分期：FDG-PET 对颈部转移性淋巴结的敏感性高于 CT 和 MRI。然而，这种敏感性的增加对患者管理的影响还有待观察。急需一种能够可靠地将 N_0 和 N_1 期区分开的方法，但是由于空间分辨率固有的技术限制，期望 PET 诊断微小转移是不现实的，即使在将来也是如此。尽管已证明其优越性，目前可用的数据不能证明常规的 FDG-PET 可用于淋巴结的分期。

(3) M 分期：因为 FDG-PET 有很高的敏感性，而且可以一次检查全身，很适用于远处疾病的检查，因此 PET 被推荐用于晚期头颈部癌症患者的治疗前评估。虽然假阳性结果仍然是个问题，但 FDG-PET 检测上消化道和肺部同源性病变时要比其他方法更准确。

2. 治疗计划与监测

放疗区域可以根据 PET-CT 数据来确定。示踪剂摄取可以被量化，并且在治疗期间可以通过 PET 成像来监测肿瘤代谢的变化。这些变化是否能够预测治疗效果是研究热点。早期数据表明，在治疗开始几天后的早期 FDG-PET 研究显示在任何结构改变发生之前就有可能将有效果者和无效果者分开。如果证明这是正确的，在治疗过程中非常早期就可以修改治疗方案。

3. 残留和复发性疾病的检测

手术和放疗后颈部的评估在临床和放射学方面都受到限制。PET 在鉴别复发性疾病和纤维化或瘢痕组织方面明显优于解剖学成像方式以及临床检查（图 8-13）。然而，众所周知，由于手术和放疗引起的炎症导致的假阳性结果在治疗后的前几个月很常见。因此，一般建议在完成治疗后至少 2～3 个月再进行 FDG-PET 研究。

三、图像判读原则

图像判读与鉴别诊断策略：本节将帮助初级外科医生或肿瘤学家在图像解读中制定一个基本的策略。通常，放射科医师选择适当的成像方式，评估和解释图像，并将其意义传达给相关医师。而且，相关医师和放射科医师之间的频繁交流将显著改善对影像研究的理解程度。头颈部影像研究的准确解释需要系统的观察方法、复杂解剖和病理生理学的知识，以及对成像原理的理解。头颈部病变的鉴别诊断也需要系统的方法。下面总结了一个这样的诊断图像过程。

1. 获得临床资料：年龄、性别、病史、体格检查结果。

2. 研究所有异常的图像，并总结这些发现。

3. 对病变分区。

4. 解释观察区域的慢性和侵袭性：急性或慢性，有无侵袭性，良性或恶性。

5. 进行鉴别诊断。使用病理类型：先天性、炎症性、肿瘤性、外伤性、血管性等。

6. 使用临床和影像学信息来缩小选择范围并得出最合适的诊断结果。

通过使用这样的策略，不可能错过重要的发现，因为所有的图像都将被评估。这可以通过查看每个层面上的所有解剖空间，并连续观察所有层面。或者，每个解剖空间可以在连续层面上评估，然后是下一个解剖空间，等等。描述一个病变的特征，需要对很多方面进行具体观察，诸如位置、中心的解剖间隙、大小、边界的清晰度、每个方向上的扩散范围、相邻间隙的侵袭、神经

血管结构的受累、增强方式、囊肿、钙化、密度、信号强度、回声、出血情况、淋巴结。接下来，总结这些发现有助于将它们联系在一起形成一个逻辑模式。对病变进行分区是观察过程的最后一步，并且需要将病变的中心或起源部位定位在特定的解剖间隙中，尽管一些病变可能是多区域的。病变的起源受限于每个特定间隙中的组织类型。这种总结的一个例子是"35 岁的男性，在舌下腺有一个囊性、无增强的肿块。"误诊的常见原因是未能首先进行全面观察，而病变的解释和鉴别诊断是最后的步骤。

对病变意义的解释使用了它的放射学和临床特征。解释可能使用到的描述：如炎症（水肿、脓肿、发热）、非侵袭性（骨重塑、病程进展缓慢）、侵袭性（骨破坏、快速进展）、良性肿瘤（边界清晰，相邻结构移位，无痛）、恶性（边界不清楚，邻近结构的侵袭和破坏，疼痛和神经病变）或囊性（低密度中心伴随周边菲薄增强，波动感）。通过进一步细化解释，缩小了鉴别诊断："35 岁男性在舌下腺有一个无症状、无增强的囊性肿块，表现为慢性和无侵犯性。"通过了解相关的临床知识，可以构建针对每个解剖间隙的适当的鉴别诊断，并将其局限于一个或至少仅几个可能的病理原因。在这个病例中，最可能考虑的是舌下囊肿。

四、头颈部的影像解剖、部位特异性病变和假瘤

（一）舌骨上区颈间隙

随着放射学横断面成像的出现，首先是 CT，然后是 MRI，放射学解释方法从基于手术室解剖学的模式改变为依赖于筋膜间隙的模式。然而，两种解释性方法的组合，例如，在鼻咽水平的咽旁间隙，用分区命名作为修订，对精确地确定病变位置方面可能更有帮助。

头颈部，从颅底延伸到胸腔入口的解剖区域，最好和最方便的区分方法是以舌骨作为分界点分为颈部舌骨上和舌骨下区[16]。图 8-14 至图 8-16 显示了颈部舌骨上区的正常横断面 CT 和 MRI 解剖，根据颈浅筋膜和颈深筋膜的划分和层

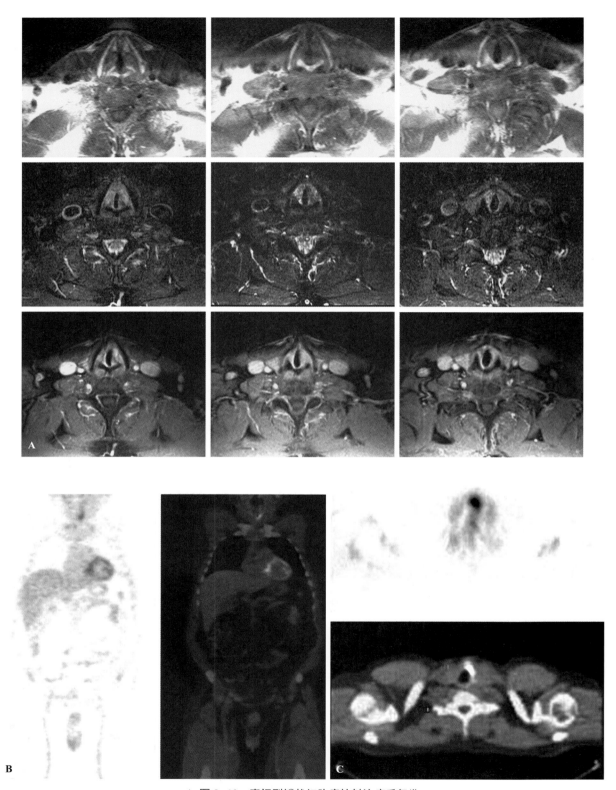

▲ 图 8-13　声门型鳞状细胞癌放射治疗后复发

A. T_1 加权、T_2 加权（短时 T_1 反转恢复）和对比增强的脂肪饱和 T_1 加权磁共振成像（MRI）显示左侧真声带轻度肿胀，无离散肿块，无法区分治疗后改变与肿瘤复发；B. 冠状位正电子发射断层扫描（PET；左）和 PET 计算机断层扫描（PET-CT；右）显示左声门区和声门下区代谢活性增加；C. 轴位 PET（上图）和 PET-CT（下图）显示环状软骨前方摄取，与 MRI 未显示喉外侵犯相吻合（经手术病理证实）

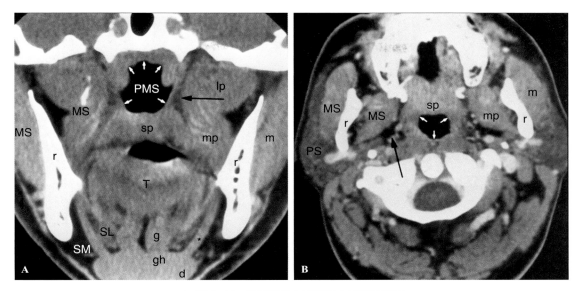

▲ 图 8-14　颈部舌骨上区正常 CT 断层解剖

A. 冠状位对比增强计算机断层扫描（CECT）；B. 轴位 CECT。这些图像显示咽旁间隙的低脂肪密度（箭）。注意它作为标记空间的中心位置，可用于识别以下结构：二腹肌前腹（d）、颏舌肌（g）、颏舌骨肌（gh）、翼外肌（lp）、咬肌（m）、翼内侧肌（mp）、咀嚼肌间隙（MS）、鼻咽黏膜间隙（PMS、短箭）、腮腺间隙（PS）、下颌支（r）、舌下间隙（SL）、下颌下间隙（SM）、软腭（sp）和舌固有肌（T）

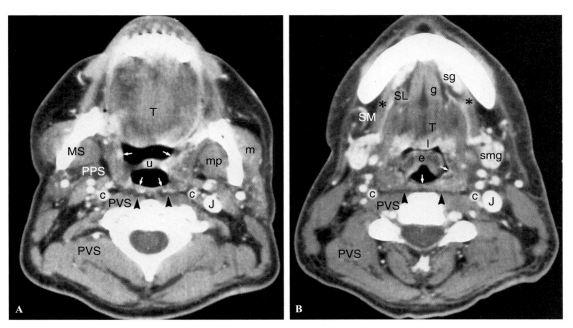

▲ 图 8-15　舌下间隙、颌下间隙和口腔的正常 CT 断层解剖

舌上（A）和舌下（B）水平的轴位增强 CT。注意以下结构：颈内动脉（c）、会厌（e）、颏舌肌（g）、颈静脉（J）、舌扁桃体（1）、咬肌（m）、翼内肌（mp）、咀嚼肌间隙（MS）、舌骨肌（星号）、口咽部黏膜间隙（短箭）、椎体前喉间隙（PVS）、咽后间隙（箭头）、舌下间隙（SL）、下颌下间隙（SM）、颌下腺（smg）、舌固有肌（T）和软腭悬雍垂（u）

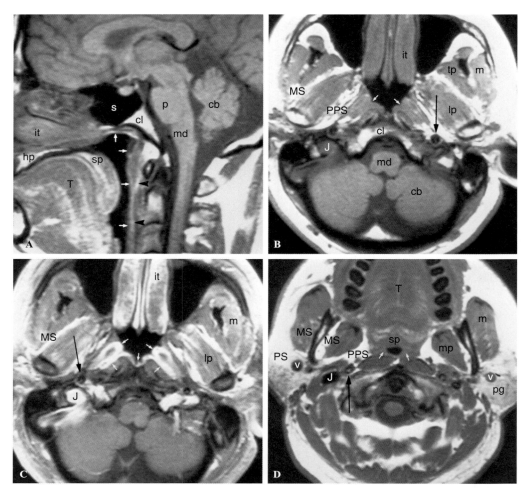

▲ 图 8-16 颈部舌骨上区正常磁共振成像解剖图像

A. 正中矢状位未增强 T_1 加权像（T_1W1）；B. 颈静脉孔水平未增强 T_1WI；C. 钆增强后，轴位 T_1WI 在与 B 图相同水平显示增强的鼻咽黏膜和颈静脉；D. 在 C_2 椎体和中舌平面的轴位未增强 T_1WI 显示高信号的咽旁间隙脂肪。下面的结构被标记为：小脑（cb）、斜坡（cl）、硬腭（hp）、颈内动脉（长箭）、下鼻甲（it）、颈静脉（J）、翼外肌（lp）、咬肌（m）、延髓（md）、咀嚼肌间隙（MS）、鼻咽黏膜间隙（短箭）、脑桥（p）、腮腺（pg）、咽旁间隙（PPS）、腮腺间隙（PS）、咽后间隙（箭头）、蝶窦（s）、软腭（sp）、舌固有肌（T）、颞肌（tp）和颌后静脉（v）

次，可将其分为一系列筋膜间隙。颈浅筋膜环绕面部和颈部，并提供使皮肤能够移动的脂肪层。下面的颈深筋膜被分成三个不同的层：浅层（封套层）、中层（内脏）和深层（椎前）。受空间和筋膜间隙的复杂性限制，此处无法对颈深筋膜进行详细描述或解释。尽管通常不能在 CT 或 MRI 上看到，这些筋膜层将颈部舌骨上区分成不同的解剖学和外科定义的间隙：

1. 咽旁间隙（PPS）。

2. 咽黏膜间隙（PMS）。

3. 腮腺间隙（PS）。

4. 颈动脉间隙（CS）。

5. 咀嚼肌间隙（MS）。

6. 咽后间隙（RPS）。

7. 椎前间隙（PVS）。

8. 口腔（OC）。

9. 舌下间隙（SLS）。

10. 下颌下间隙（SMS）。

炎症和肿瘤性疾病是头颈部的主要病理生理过程，趋向于在这些筋膜间隙的分界和范围内生长和传播[17]。尽管如此，这种基于筋膜解剖学的方法允许描绘特定的解剖空间，并识别每一个间隙中的特异性病变。从而，可以获得更准确的鉴别诊断和最终诊断。

（二）咽旁间隙

舌骨上解剖的关键解剖中心是咽旁间隙（PPS）。纤维脂肪筋膜间隙从颅底延伸到舌骨水平，并作为标记空间，其余筋膜间隙围绕其排列。它含有脂肪、第 V 对脑神经第三分支的部分、上颌内动脉、咽升动脉和静脉丛。在轴位层面上，该空间具有三角形结构并表现出双边对称性。在冠状位上，PPS 呈沙漏状，在颅底较厚，舌骨平面较厚，在舌骨上中颈部较薄。

在 CT 和 MRI 的轴位及冠状位上，PPS 都是清晰可辨[18]。在 CT 检查中，脂肪物质在咽黏膜间隙（PMS）中的咽内侧肌和位于更外侧的咀嚼肌之间充当低密度标志物。在 MRI 检查中，PPS 在 T_1WI 上具有明亮的信号强度（此扫描序列最能突出脂肪和肌肉组织的差异）。随着 TR 时间的延长和 T_2 加权的增加，该脂肪间隙的信号强度逐渐减低。

因为这个间隙是周围其他筋膜间隙的中心，其可作为一个潜在的标志或关键间隙。通过观察 PPS 移位的位置和方向，临床医生可以确定舌骨上病变的中心和筋膜间隙的起源。因为 PPS 包含很少的结构，所以在这个空间中发现的大多数病变是从邻近的筋膜空间扩散过来的[19]。

以 PPS 为中心的筋膜间隙包括咽黏膜间隙（PMS）、颈动脉间隙（CS）、腮腺间隙（PS）、咀嚼间隙（MS）、咽后间隙（RPS）和椎前间隙（PVS）。每个间隙都有明确的解剖学边界，包含重要的主要结构，产生的病理过程与间隙结构有关。考虑到每个筋膜间隙的病理过程，就会便于使用先天性、炎性、肿瘤性（良性和恶性）、假阳性以及各种各样的术语。这种方法，利用这几个疾病类别，概括在头颈部发生的大部分主要病变，并且用于以下关于舌骨上和舌骨下病变的讨论中。

（三）咽黏膜间隙

咽黏膜间隙（PMS）位于 PPS 的内侧，PVS

的前方。它包括鼻咽和口咽的黏膜内侧壁、淋巴（腺样体）组织、小唾液腺、部分咽缩肌和吞咽肌肉。咽鼓管的内侧部分从中穿过。这些结构位于颊咽筋膜的内侧或气道一侧，这种筋膜结构在 MRI 上是表现为带状低信号。强化 CT 或增强 MRI 上表现为咽部黏膜强化。

PMS 从颅底延伸至环状软骨的下缘，并延伸到舌骨下间隙的上部。它包括鼻咽、口咽和部分喉咽。这个间隙的病变往往使 PPS 向旁边移位。

一般来说，当观察咽、口腔和喉的表面黏膜时要谨慎。正常黏膜在 T_2WI、STIR 上表现为高信号，并且在强化 T_1WI 和增强 CT 上表现为强化。它可能与浅表黏膜的恶性肿瘤相混淆。同样的，一个浅表黏膜的小肿瘤可能与邻近正常黏膜无明显区别。对于浅表肿瘤的检测，黏膜表面的直接临床检查要优于 CT 断层检查或磁共振成像；但在黏膜下肿瘤和黏膜深部肿瘤的检测中 CT 和 MRI 更具有优势。黏膜不规则和轻微不对称是常见的，特别是靠近 Rosenmüller 的隐窝（鼻咽的咽隐窝外侧），在确定异常时要小心。用改良的瓦氏动作扩大气道对鉴别诊断是有帮助的。怀疑黏膜病变时，黏膜下层肌肉和邻近的深部结构，如 PPS 受累，将证实病变的存在。淋巴组织（腺样体）通常肥大和突出，特别是在儿童和青少年，它可以使气道变窄。淋巴结在 CT 与肌肉的密度类似。在 MRI 上 T_1WI 的信号与肌肉类似，在 T_2WI 表现为高信号。它一般位于颊咽筋膜的表面，相对均匀。

PMS 的炎性病变包括咽炎、脓肿（尤其是扁桃体周围脓肿）和炎症后潴留囊肿（图 8-17）。混合性唾液腺肿瘤是最常见的良性肿瘤。

Thornwaldt 囊肿是一种鼻咽中线处常见的先天性病变，很少继发感染。在长 TR MRI 序列上表现为高信号。

SCC 起源于 PMS，是上消化道最常见的肿瘤。大多数病变起源于咽隐窝外侧的鳞状上皮（图 8-18 和图 8-19）。黏膜下小病灶可能在临床检查中漏诊，但可以被断层成像检测。邻近的肌筋膜间隙的累及能证实黏膜病变的存在。往往表现为间隙扩大，侵犯和破坏相邻的筋膜间隙，或延伸到 PPS 的内侧。SCC 在 CT 上表现为不均匀强化，通常会延伸到相邻间隙。MRI 显示为 T_1WI 呈等信号，T_2WI 呈高信号，增强扫描明显强化[20]。由于肿块的侵袭或肿块的占位效应导致咽鼓管功能不良，因此 SCC 可能引起浆液性中耳炎和乳突炎，往往向上延伸至颅底。破裂孔、卵圆孔、颈动脉、颈静脉孔和斜坡也会受到影响。嗜神经肿瘤沿第 V 对脑神经扩散是常见的，它的存在应该努力寻找，特别是如果有受第 V 对脑神经支配的单侧咀嚼肌的萎缩。其次，鼻咽部的 SCC 可能侵袭软腭、扁桃体和鼻腔。50%以上患者主要表现为颈上静脉及脊髓副淋巴结链的无痛性淋巴结肿大。淋巴结的直径大于 1.5cm 通常被认为是阳性的。增强扫描淋巴结表现为中心坏死区呈低密度，边缘强化时提示肿瘤侵袭。MRI 上淋巴结在 T_2WI 上表现为高信号，T_1WI 增强扫描可见淋巴结强化。

PMS 中广泛存在的淋巴组织是非霍奇金淋巴瘤的主要来源（图 8-20）。SCC 和淋巴瘤都有广泛的淋巴结侵犯。SCC 侵犯的淋巴结一般都会出现坏死中心，而淋巴瘤侵犯的淋巴结通常表现为密度均匀，无空洞形成。恶性小唾液腺肿瘤也会发生在这个间隙。这三个恶性病变利用放射学方法鉴别是非常困难的。

（四）腮腺间隙

腮腺间隙（PS），腮腺和面神经的颅外部分，

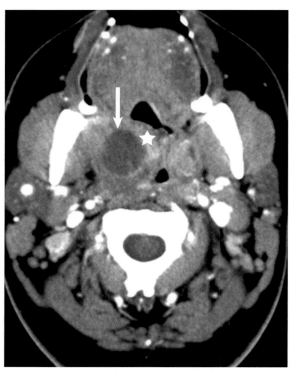

▲ 图 8-17　扁桃体脓肿

轴位 CT 增强扫描示右侧扁桃体病变呈低密度（箭），边缘呈环形强化。右侧扁桃体增大，右侧咽旁间隙（五角星）部分受压，向外侧移位

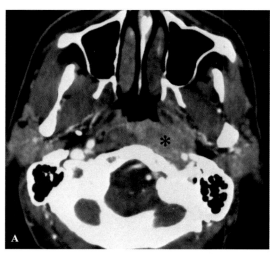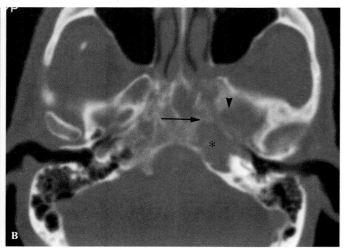

▲ 图 8-18　鼻咽癌

A. 轴位 CT 增强扫描示病变强化（星号），侵及咽黏膜间隙、咽后间隙和椎前间隙。肿瘤毗邻颅底；B. 颅底层面轴位 CT 增强扫描骨窗显示：左侧岩骨的内侧（星号）、部分蝶骨大翼的内侧（箭头）和邻近斜坡（长箭）的溶骨性破坏性

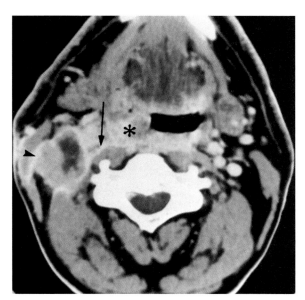

▲ 图 8-19　口咽鳞状细胞癌

轴位 CT 增强扫描示右侧口咽部病变呈不均匀强化（星号）。肿瘤向后侧延伸至颈动脉周围（长箭）。淋巴结强化（箭头）示坏死中心区呈低密度，位于颈动脉间隙的后方，胸锁乳突肌的下方。相邻的胸锁乳突肌强化提示肌肉侵犯

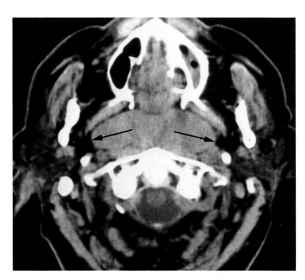

▲ 图 8-20　鼻咽部淋巴瘤

轴位 CT 平扫示咽黏膜间隙中巨大的均匀密度肿块，推压椎前间隙和咽后间隙移位。病灶延伸至双侧咽旁间隙（箭）

位于 PPS 和 CS 的外侧和 MS 的后侧，它从颞骨鳞部中间水平延伸到下颌骨的下颌角。它含有腮腺、多个淋巴结（腮腺实质内外）、面神经、下颌后静脉，以及颈外动脉分支。腮腺位于咬肌的后部。它的下颌深部位于下颌骨的后侧，咽旁间

隙和颈动脉间隙的外侧。二腹肌后腹将腮腺间隙与颈动脉间隙分开。

　　因为它的脂肪含量高，特别是在成人，腮腺实质在 CT 上表现低密度，其密度也可多变或接近肌肉密度。它在 T_1WI 表现为高信号（略低于皮下脂肪），T_2WI 上的信号强度降低，但仍和邻近肌肉的 T_2WI 信号相似。下颌后静脉位于下颌支外侧缘的后方。按照茎乳孔与下颌后静脉的外侧一点的连线，面神经将腮腺分成浅叶和深叶；虽然这不是真正的解剖结构，但它对外科手术方法的选择是有用的。在 MRI 上面神经有时是可以显示的，当切除腮腺深部病变时要考虑面神经的走行。

　　PS 中的病灶通常被腮腺包围，MRI 较 CT 能更好地显示病灶[21]。平扫 CT 上，病变通常与正常腺体相同或略高密度。在 MRI 上病变在 T_1WI 信号与肌肉类似，在 T_2WI 比正常腮腺的信号高[18]。小的腮腺病变密度比较均匀，随着病灶体积的增大，出血、坏死及钙化的概率增加。如果病变延伸到或起源于腺体的深部，则压迫 PPS 的内侧，偶尔是前部。腮腺巨大的病灶会导致下颌后缘与茎突间的茎突下颌间隙较对侧增大。与对侧的比较将使这个间隙的细微扩大变得明显[22]。深叶较大病灶可使颈动脉向后移位。一般来说，良性病变的边界清晰，而恶性病变的边缘模糊，并可能侵入相邻结构。PPS 或 CS 病变可向 PS 延伸，并且与腮腺病变的临床表现相似。

　　PS 的先天性疾病包括血管瘤、淋巴管瘤、第一鳃裂和第二鳃裂囊肿。后者表现为边缘光滑的囊性病变[23]。囊肿边缘强化提示继发感染。炎性疾病可表现为弥漫性肿胀或局限性脓肿，邻近颅底感染用 CT 能更好地显示，结石病可能继发感染。

　　在唾液腺造影术中结石表现为腔内充盈缺损，CT 发现钙化结石的敏感度是 X 线片的十倍。传统的唾液腺造影能更好地显示导管的解剖，因此仍然是诊断唾液腺炎、自身免疫性疾病和狭窄最好的方法。慢性唾液腺炎会引起患侧腮腺的 CT 密度接近肌肉的密度。与对侧腮腺相比，在 T_1WI 上表现为较低信号和在 T_2WI 上表现为较高

信号。自身免疫性疾病如 Sjögren 综合征表现为双侧腮腺肿大。由于良性淋巴上皮囊肿而导致的双侧腮腺肿大可见于获得性免疫缺陷综合征。

良性多形性腺瘤（良性混合瘤）是腮腺中最常见的良性肿瘤，增强扫描表现为不均匀强化（图 8-21）。它通常是表现为卵圆形，一般生长于腮腺的浅叶或深叶，同时生长于浅、深叶者不常见。很少情况下，良性混合瘤来自腮腺深叶内

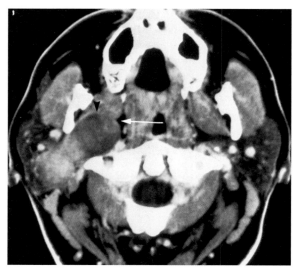

▲ 图 8-21　右侧腮腺良性多形性腺瘤
轴位增强计算机断层扫描显示一个哑铃状肿瘤，其表浅部分强化，其深部主要是低密度。咽旁间隙向内侧移位（箭），翼外肌凹陷并位于前面（箭头）。病变使下颌骨前支移位

侧的唾液腺，在它们的内侧和外侧有脂肪边缘。肿瘤内偶尔可以见到钙化，表现为 T_1WI 和 T_2WI 上的低信号。腮腺的浅叶、深叶可能共同累及，导致肿块呈哑铃形及茎突下颌间隙增宽。

恶性病变包括黏液表皮样癌、腺样囊性癌、腺泡细胞癌、恶性混合性肿瘤（图 8-22）。高级别恶性病变边缘浸润，MRI 显示病变边缘和范围要优于 CT。因为腮腺内具有丰富的淋巴组织，非霍奇金淋巴瘤时表现为淋巴结受累，淋巴结转移可以见于 SCC 和恶性黑色素瘤。邻近耳和颊部的基底细胞癌可转移至腮腺淋巴结。

（五）颈动脉间隙

颈动脉间隙（CS），也称为茎突后咽旁间隙，血管、神经和淋巴结的空间。位于 PPS 后面，RPS 的外侧，椎体前间隙前外侧，PS 和茎突的内侧。二腹肌后腹将 CS 与 PS 分开。CS 是由颈深筋膜的三层结构组成。CS 上起颞骨／颅底，下至纵隔[24]。它包括颈动脉及其主要分支、颈内动脉和颈外动脉、颈静脉、第Ⅸ至Ⅻ对脑神经；交感神经神经丛和淋巴结。颈静脉位于颈动脉的后外侧，迷走神经位于两个血管之间的后沟。第Ⅸ、Ⅺ和Ⅻ对脑神经移行到颈部的 CS 下部的前内侧。CS 的病变使 PPS 往前外侧移位，如果病灶足够大的话，可以使茎突移向前外侧。

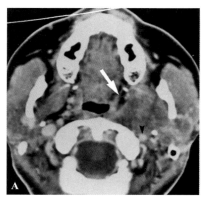
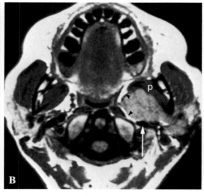
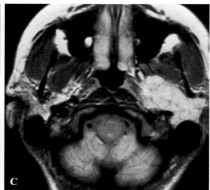

▲ 图 8-22　左侧腮腺腺泡细胞瘤
A. C_1 和 C_2 水平的轴位增强计算机断层扫描显示密度不均匀的不规则肿块，累及左侧腮腺浅部和深部。病灶使咽旁间隙向前内侧移位（箭）。茎突下颌间隙距离增加，病变可见斑片状强化。病变使颈动脉向后移位（箭头）；B. 轴位 T_1 加权图像显示磁共振成像（MRI）具有优越的对比度分辨率。病变的浅表和深部轮廓清楚。病变边缘可与翼外肌（P）分开，翼外肌向前外侧移位。咽旁间隙（箭头），表现为高信号脂肪，向内侧移位。流空血管影是左侧颈动脉（箭）；C. 轴位自旋回波 MRI 在颅底水平显示一个边界清楚，信号增高的病变。清楚显示浅叶和深叶受累

CS 的感染最常见于从邻近筋膜间隙传播的继发性感染。反应性炎性淋巴结在 CS 任何部位均可见到，其特征为密度均一且直径小于 1cm。鼻窦炎、传染性单核细胞增多症和肺结核等多种感染过程中也可以看到反应性炎性淋巴结。化脓性淋巴结可能有低密度中心区，与恶性淋巴结难以区别。淋巴结的聚集融合成大的肿块并不少见。蜂窝织炎导致正常软组织丧失。脓肿以局灶性积液、边缘增强为特征。

在 CECT 上，正常血管明显强化。通过动态扫描，可以在正常血管内以及在肿块的供血或引流血管内显示流入期（对比的早期），可进一步明确病变的血管病因。在 MRI 上血管由于血液快速流动显示为圆形或线性流空信号区域。湍流或缓慢流动可能导致混合信号强度。血管扩张、剥离、动脉瘤、假性动脉瘤和血栓形成用任何横断面成像技术容易诊断。相邻断层图像可以显示病变的管状结构。扩张颈动脉或不对称扩大的颈静脉在临床上可能表现为颈外侧肿块，但在放射学上容易辨认；右侧颈静脉通常比左侧颈静脉粗，偶尔有几倍粗，这反映了它有更多的脑部静脉引流。不论是动脉还是静脉的血栓形成，本质上表现为线状或管状腔内充盈缺损，在 CECT 上表现有或无肿块效应，由于血管壁滋养血管的存在，使得血管壁呈环状增强[25]。继发于剥离或创伤的亚急性血栓或血管壁出血，由于血液分解产物高铁血红蛋白的顺磁效应缩短 T_1，在 T_1WI 上表现为高信号。

CS 的大多数占位都是肿瘤源性的，并且大多数神经源性肿瘤是神经鞘瘤（图 8-23）。神经鞘瘤是由施万细胞形成的，施万细胞形成神经鞘膜，最常起源于迷走神经，交感神经丛较少。神经纤维瘤中含有混合神经和施万细胞，起源于周围神经。神经纤维瘤是罕见的；当存在时，通常是多发性的，是神经纤维瘤病的一部分。然而，这两种肿瘤在 CT 上都能很好地显示，并且任何一种肿瘤可因脂肪浸润表现为低密度区域。在 CECT 上，神经纤维瘤表现为不均匀强化。在 MRI 上，它们有相似的特征。在 CT 和 MRI 上，大多数神经肿瘤都有与唾液腺肿瘤相似的特征而

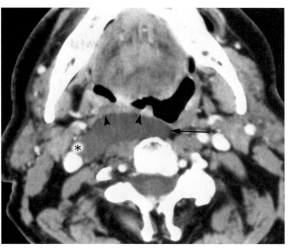

▲ 图 8-23　右侧颈动脉间隙和咽后间隙的神经节细胞瘤
舌中间层面的 CT 轴位增强扫描显示在右颈动脉间隙前内侧可以看到呈 C 形或香肠状的低密度区，轮廓清晰。病变部分包裹右颈动脉（星号）并将其推向后方，向内侵犯右侧咽后间隙（箭），使咽旁间隙向外侧移位，咽黏膜间隙（箭头）位于病变的前方

往往无法区分。神经肿瘤表现为明显强化，与副神经节瘤相似。在血管造影术，神经肿瘤的特征是乏血供，而副神经节瘤富血供。神经源性病变多位于颈内动脉的后部，因此引起颈内动脉前移。

副神经节瘤，神经嵴细胞衍生物引起的病变，发生于颈静脉孔（颈静脉球），沿着迷走神经走行（迷走神经血管球瘤；图 8-24 和图 8-25），或位于颈动脉杈处（颈动脉体瘤）。副神经节瘤在 5% 的患者中是多发性的，呈卵圆形，边缘光滑。因为它的血管非常多，在 CT 强化上明显强化。血管造影显示它是一个毛细血管非常丰富的血管瘤。在颅底，它能侵袭颈静脉孔，导致颈静脉孔的骨侵蚀，而神经鞘瘤表现为膨胀性生长，骨质边缘光滑。颈静脉孔副神经节瘤可侵入颞骨或通过颅底侵犯颅内，表现为颅后窝肿块。在中段，副神经节瘤导致颈动脉往前移位和颈静脉向后移位的特征性移位。在颈动脉杈，一个病变引起颈内、颈外动脉分开。副神经节瘤由于富血供，表现为由于扩张的供血血管和引流血管的流入增强和流空效应导致的混杂信号特征[26]。

CS 的淋巴结转移最常见于 SCC 的转移或非霍奇金淋巴瘤的一部分。淋巴结受累可能是 SCC

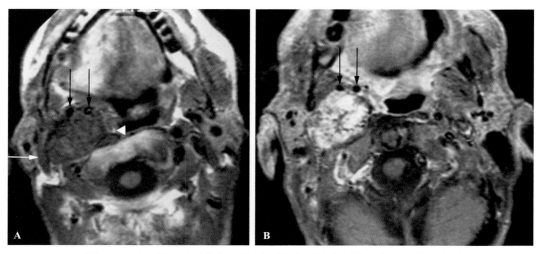

▲ 图 8-24　右侧颈动脉（茎突后咽旁间隙）间隙的迷走神经球瘤（副神经节瘤）

A. 在 C_2 水平上的轴位 T_1 加权图像（T_1WI）显示混合信号，主要是低信号，侵及左侧颈动脉间隙的后部的病变。病灶使二腹肌的后腹向外侧移位（白箭），颈内动脉和颈外动脉向前方移位（黑箭）。咽旁间隙脂肪往内侧移位（箭头）。病变突向气道的内侧，沿边缘和病变前部显示的小的点状低强度区域，代表肿瘤的流空血管；B. 相同水平的轴位 T_1WI 在钆造影后显示病变区域明显不均匀强化。此外，多个点状血管流动空隙出现在病灶内及周围。颈动脉血管（黑箭）位于病变边缘的前方

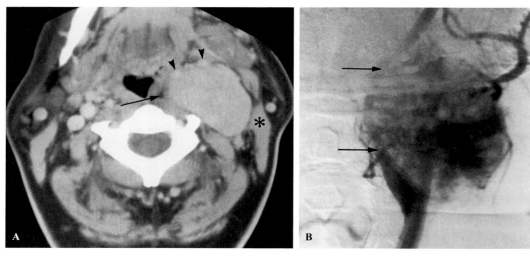

▲ 图 8-25　左侧颈动脉间隙的迷走神经球瘤

A. 舌骨中层的水平轴位增强的 CT 显示左侧颈动脉间隙内见一密度相对均匀、边缘清楚的强化病灶。颈动脉血管位于病变的前内侧缘（箭头）。咽旁间隙向内侧移位（箭）。病变位于胸锁乳突肌深部（星号）；B. 血管造影显示密集的血管染色肿瘤，病灶使颈内动脉向内移位（箭）。血管密度和致密的肿瘤染色提示病变是副神经节瘤

的最初表现，尽管肿瘤也可以发生包膜外转移，使颈动脉完全闭塞（颈动脉固定）可能不现实。然而，如果患者颈动脉球囊闭塞试验阴性，颈动脉是可以切掉的。转移淋巴结的特征是不均匀的，特别是对比增强后。

（六）咀嚼肌间隙

咀嚼肌间隙（MS），也称颞下窝（咀嚼肌与下颌支后部的间隙），位于 PS 的前方。利用 PPS 与 PMS 中与吞咽有关的肌肉分开[27]，MS 包含咬肌、颞肌和翼内肌、翼外肌、第 V 对脑神经的第三支运动支、下牙槽神经、上颌动脉及其分支、翼静脉神经丛和下颌的下颌支和后体。它包括颞上窝（上腭 MS）、颧弓，并向下延伸至颞下窝和下颌骨两侧的结构。位于 MS 中的肿瘤可使 PPS 向后内侧移位。

感染（蜂窝织炎、脓肿、骨髓炎）可能侵及下颌骨或咀嚼肌。也可能会通过颅底延伸或侵及上腭咀嚼肌间隙，这都应当被排除（图8-26）。脓肿通常来源于牙源性病灶或牙齿发育不良。CT示骨髓炎骨改变最好。

良性病变包括血管瘤和淋巴管瘤（图8-27）。鼻咽血管纤维瘤是好发于青少年男性的肿瘤，发生于翼腭窝，经常延伸至咀嚼肌间隙（图8-28）。原发性骨肿瘤可能来自下颌骨。软骨肉瘤和骨肉瘤分别表现为软骨钙化和新生骨形成。骨肿瘤在 T_1WI 上与肌肉信号类似，T_2WI 为高信号，增强扫描 T_1WI 显示广泛的增强。有下颌骨破坏的浸润性肿块可能与转移性疾病不可区分。非霍奇金淋巴瘤可能伴有骨侵犯，伴有软组织肿块，或表现为淋巴结肿块。SCC 表现为浸润性肿块，继发于邻近筋膜间隙（图8-29）。肿瘤周围神经扩散在 MS 中是常见的。第 V 对脑神经浸润表现为沿其走行增粗和增强；它从脑干通过卵圆孔到达海绵窦，最后走行于颅底以下，然后向下支配咀嚼的各个肌肉（图8-30）。卵圆孔可能增大，而肿瘤可能是发现于海绵窦内。肿瘤侵犯下牙槽神经可引起下颌骨下牙槽管的侵蚀、不规则扩大或破坏[28]。

假性肿瘤可能会误导粗心的医生。咀嚼肌前缘的副腮腺或腮腺不对称增大有时会被误诊为肿瘤。在这两种情况下，腮腺的变异与正常腮腺具有相同的 MRI 信号特征。

咬肌肥大可能继发于磨牙症，可被误以为

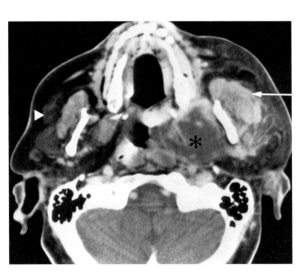

▲ 图 8-26 左侧咀嚼肌间隙脓肿

上牙槽嵴水平的轴位增强 CT 示左侧咀嚼肌间隙的内侧可以看到低密度病变（星号），它侵及左侧翼外肌。脓肿边缘明显强化，水肿浸润并使咽旁间隙模糊。左侧咬肌（箭）增厚，在咬肌外侧的软组织平面和前方的颊间隙内出现水肿。注意副腮腺覆盖右侧咬肌（箭头）

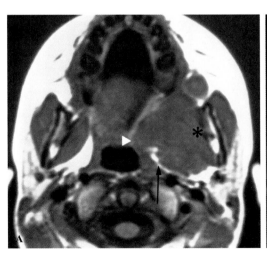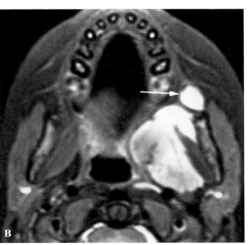

▲ 图 8-27 左侧咀嚼肌间隙淋巴管瘤

A. 轴向 T_1 加权像，在舌底和口咽部扁桃体区可见一不均匀的低信号软组织肿块，侵及左侧翼外肌（星号）。咽旁间隙向前内侧移位（箭）。肿块侵入左侧口咽（箭头）的前内侧壁；B. 轴位脂肪抑制自旋密度图像显示病灶呈高信号，边缘清晰，与翼外肌分界清楚。病变邻近口咽前内侧壁，向前延伸至下颌骨皮质边缘前方的颊间隙（箭）

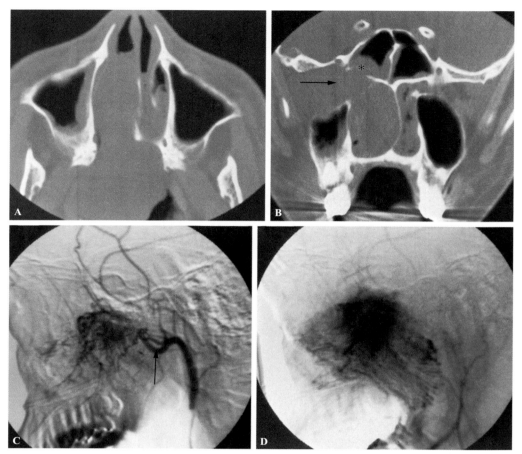

▲ 图 8-28　青少年鼻咽血管纤维瘤

A. 轴位 CT 平扫（NCCT）显示密度均匀的软组织肿块，右侧鼻孔扩大。肿瘤的一大部分向鼻咽和口咽突出；B. 冠状位 NCCT 还显示右侧鼻孔扩张，内见软组织肿块，肿瘤累及右侧眶下裂并扩大（箭）。蝶窦右侧壁破坏，内见肿瘤（星号）；C 和 D. 侧位血管减影（早期动脉期和毛细血管期）显示在鼻咽和鼻孔的富血管肿块。上颌动脉（箭）供应肿瘤。毛细血管期可见致密的肿瘤染色

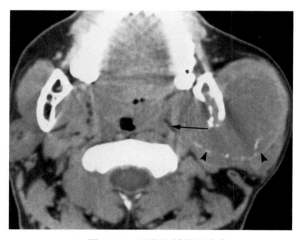

▲ 图 8-29　下颌支鳞状细胞癌

C_2 椎体水平轴位 CT 增强扫描显示巨大软组织密度肿瘤，破坏左侧下颌支的中心和内侧缘，肿瘤延伸至咬肌和翼外肌。咽旁间隙向内侧（箭）移位，后部和外侧（箭头）可见环形增强的薄边

是肿块病变，也可以双侧发生。如果第 V 对脑神经受到肿瘤的损伤或侵犯，导致肌肉去神经支配，则伴随同侧咀嚼肌萎缩和脂肪浸润。正常的对侧肌群可能被误以为是肿大并误诊为肿瘤侵犯。

（七）咽后间隙

咽后间隙（RPS）是颈深筋膜的中层和深层的一个潜在的间隙，位于 PMS 后侧，PVS 的前方，CS 的内侧。它上达颅底，向下延伸到 T_3 椎体水平上纵隔[29]。RPS 的重要性源于它有可能成为感染在头部、颈部和纵隔之间传播的通道。其内容物为脂肪和淋巴结，主要为 Rouviere 淋巴结（典型的咽后外侧淋巴结）和咽后内侧淋巴结。这个淋巴结群在儿童中很常见，最大径约 1cm 的

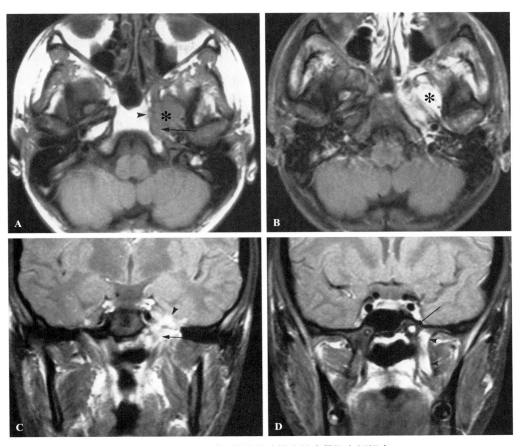

▲ 图 8-30　咀嚼肌间隙的腺样囊性癌侵犯左侧颅底

A. T_1 加权（T_1WI）磁共振图像显示一个低信号，边界清楚的病变（星号），破坏邻近的斜坡的外侧缘和左侧颞骨岩尖的内侧（箭）。斜坡的外侧缘已被侵蚀（箭头）；B. 轴位增强脂肪抑制 T_1WI 显示左侧颅中窝病变呈弥漫性不均匀增强（星号）。在这个序列中，脂肪的正常高信号已经被抑制；C. 冠状位增强脂肪抑制自旋密度图像显示颅底下方的一个增强的肿瘤（箭头），通过卵圆孔延伸至左侧颅中窝（箭）；D. 冠状位增强脂肪抑制自旋密度图像显示位于扩大的翼管（箭）和翼状窝中强化的肿瘤（箭头）

淋巴结也被认为是正常的；然而在成人中，淋巴结最大径如果大于 5mm 就可疑异常。RPS 中的肿块使 PPS 往前外侧移位。感染，如咽炎或扁桃体炎，可能会引起 RPS 淋巴结受累。弥漫性蜂窝织炎或脓肿也可能发生，后者通常继发于 PMS 或 PVS 的感染。舌骨下咽后间隙外侧份的感染或肿块在轴位成像上可能有"蝴蝶结"样外观（图 8-31）。SCC 可直接侵入 RPS，也可能仅表现为淋巴结受累，呈不均匀强化，通常具有坏死的低密度中心。非霍奇金淋巴瘤时淋巴结是均匀强化、多发的，并且通常累及多个筋膜间隙。

（八）椎前间隙

椎前间隙（PVS），也是颈深筋膜的深部，

可分为前后筋膜室。前筋膜室包括椎体前部，并从一个横突延伸至另一个横突。后筋膜室包围后方的脊髓。PVS 包括椎前肌、斜角肌和椎旁肌、臂丛、膈神经、椎体、椎动脉和椎静脉。与 RPS 的解剖相似，PVS 从颅底延伸至纵隔。

PVS 位于 RPS 正后面，CS 的后内侧。PVS 前筋膜室肿块引起椎前肌增厚，并使椎前肌和 PPS 前移。PVS 后筋膜室肿块将使棘旁肌和 CS 后方脂肪向一侧移位，远离脊柱后部。感染和恶性疾病是 PVS 的常见疾病，通常累及椎体。

感染，包括结核和细菌病原体，特征是累及椎体和相邻的椎间盘。良性病变少见，包括脊索瘤、骨软骨瘤、动脉瘤样骨囊肿、巨细胞瘤和丛状神经纤维瘤。恶性疾病包括转移性疾病、白血病、淋巴瘤和 SCC 直接侵犯。可以看到椎体

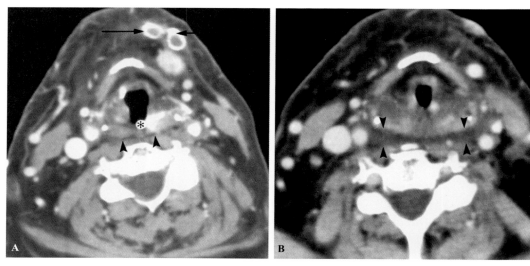

▲ 图 8-31 咽后间隙（RPS）水肿

A. 舌骨上缘水平轴位增强计算机断层扫描（CECT）显示在口咽气道后壁有一鼻胃管（星号），喉外侧壁轻度增厚。RPS 表现正常（箭头）。左侧下颌下腺前面的两个淋巴结（箭）呈边缘强化；B. 6 个月后复查轴位 CECT，同一水平水肿在 RPS 上显示了一个边界清晰的"蝴蝶结"状外观（箭头）

破坏伴有软组织密度肿块，椎管和硬膜囊可能受累。

（九）口腔

口腔是舌前 2/3 与口底的间隙，位于硬腭以下，在上、下牙槽嵴和牙齿的中间，口咽的前方，下颌舌骨肌的上方，口腔在下颌下缘之间延伸。口腔由口周乳头、扁桃体柱和软腭向后与口咽分开。口腔包括口腔舌（舌的前 2/3），而口咽则包含舌底（舌的后 1/3）、软腭、扁桃体、咽后壁。

口腔分为两大间隙：舌下间隙（SLS）和下颌下间隙（SMS）。下颌舌骨肌，构成口腔的底部，是这两个间隙的分界。口腔的其他结构包括口底、口腔舌、硬腭、颊黏膜、上牙槽嵴、下牙槽嵴、磨牙后三角和嘴唇。

口腔和口咽中的大多数肿块可直接进行临床评估，黏膜病变易于观察。断层成像的目的是评估黏膜下侵犯程度。大多数口腔肿瘤在临床检查中容易检出；SCC 占口腔和口咽肿瘤的约 90%（图 8-32 至图 8-34）。横断面成像在估计肿瘤大小、鉴别肿瘤侵袭、评价淋巴结转移等方面具有重要作用。

先天性病变包括舌甲状腺和囊性病变（表

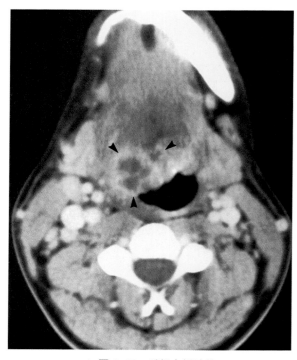

▲ 图 8-32 舌根右侧脓肿

舌骨上颈部轴位增强 CT 显示右侧扁桃体区、舌底见一不均匀性强化伴有低密度的肿块（箭头）。病变的低密度区表示脓肿内有脓液，与溃疡性鳞状细胞癌肿块类似

皮样、皮样和畸胎样囊肿）。大多数口腔的感染源于牙科，第二磨牙前方的牙科感染倾向于累及 SLS 并位于舌骨肌上方。后磨牙感染通常涉及

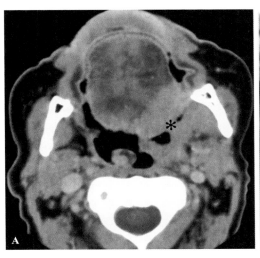
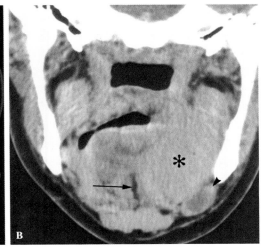

▲ 图 8-33　舌根和口底的鳞状细胞癌

A. 舌中部水平的轴位对比增强 CT（CECT）显示一均匀密度病变（星号），与咀嚼肌密度类似，累及舌左侧缘的外侧和后缘、左侧翼外侧肌和口咽扁桃体区；B. 冠状 CECT 显示舌外侧份见一密度均匀的肿块，从口底向下延伸至扁桃体上部（星号）。舌的中线（箭）向一侧移位。坏死性淋巴结（箭头）位于舌下

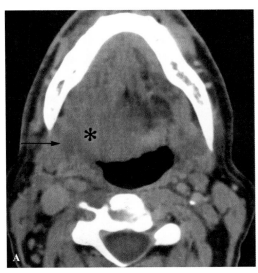
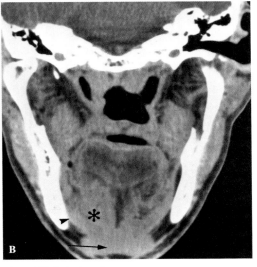

▲ 图 8-34　舌根和口底的非霍奇金淋巴瘤

A. 轴位增强 CT 扫描，舌的右侧扩大，可见均匀的肿块病变（星号），与正常舌肌组织等密度。更外侧的下颌下间隙（长箭）也受累；B. 冠状位对比增强断层摄影显示右侧舌下外侧基部（星号）、舌骨肌（箭头）和口底均受累。病变位于二腹肌的前腹（长箭）。病变的均匀性有利于淋巴瘤的诊断

SMS 并位于颏舌骨肌下方。了解累及哪一个间隙对制定适当的手术引流计划至关重要。

（十）舌下间隙

舌下间隙（SLS）位于舌前，舌内肌（颏舌肌和颏舌骨肌）的外侧，下颌舌肌的上内侧。SLS 向前延伸至下颌骨颏部，向后与下颌舌骨肌

后缘的 SMS 自由连接。SLS 包括舌骨舌肌前部、舌神经（第 V 对脑神经的感觉支）、第 VII 对脑神经的鼓索支、舌动脉和舌静脉、颌下腺和导管的深部以及舌下腺和导管。

SLS 的先天性病变包括表皮样和皮样病变、淋巴管瘤和血管瘤。如果发育中的甲状腺组织不能从舌根正常下降至下颈部，将产生舌甲状腺组

织。CT上舌甲状腺位于舌后部的中线，表现为致密的对比增强。核医学甲状腺扫描可显示功能性甲状腺组织。

蜂窝织炎和脓肿可继发于牙科或下颌骨感染，或可因颌下腺或舌下腺的结石引起。脓肿的特征是中心低密度伴或不伴有边界增强（图8-35）。与腮腺结石一样，CT容易识别钙化结石，并显示骨质破坏和下颌骨的骨髓炎的死骨。舌下囊肿即舌下炎后潴留囊肿，表现为囊性低密度病变。随着它的扩大，它向后和向下延伸至SMS，被称为"跳水蛙"（图8-36）。

SCC是SLS最常见的恶性肿瘤，可从口咽、口腔、牙槽嵴或舌的前部蔓延。肿块有不规则强化、溃疡、中心坏死、淋巴结受累等特点。正常脂肪间隙消失。肿瘤是否横跨舌中线，是否沿着舌神经或下颌神经扩散，是否侵犯下颌骨皮质或髓质是确定治疗方法的关键。

（十一）下颌下腺间隙

下颌下间隙（SMS）位于SLS的下外侧。它位于下颌舌骨肌以下舌骨以上。SMS包括二腹肌前腹、脂肪、下颌下淋巴结和颏下淋巴结、颌下腺浅叶、舌下神经下部以及面动静脉。

SMS中先天性病变并不少见，包括第二鳃裂囊肿、甲状舌管囊肿以及囊性水瘤（淋巴管瘤）。鳃裂囊肿最常发生于下颌角，下颌下腺的后面，胸锁乳突肌的前面和CS的前外侧（图8-37）。它可能有相关的瘘管或窦道。甲状舌管囊肿好发于中线位置，可以发生于舌底到甲状腺中部的任何位置。囊性淋巴管瘤是一种淋巴管畸形，为多房液体密度病灶，可累及成人的SLS和SMS。

舌下囊肿，即舌下腺的潴留囊肿，一般可延伸至并可能主要累及SMS。它是单房的，它的起源应该在SLS仔细寻找，因为这将有助于确定它的起源和诊断。

良性肿瘤包括良性混合细胞瘤、脂肪瘤、皮样和表皮样囊肿。大多数恶性病变表现为继发性下颌下淋巴结和颏下淋巴结受累，通常是来源于口腔和面部的鳞状细胞癌。非霍奇金淋巴瘤表现为多发的淋巴结受累。

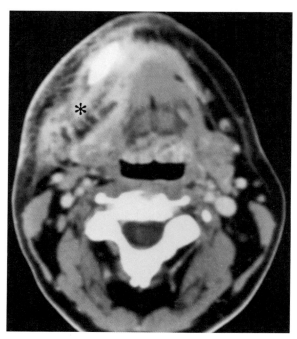

▲ 图8-35 颌下腺脓肿伴蜂窝织炎

轴位CT增强扫描显示病变呈混杂低密度伴强化的病变（星号），侵及右侧下颌下间隙（SMS）。脓肿推压舌部中线结构向左侧移位，水肿从SMS向侧面延伸至覆盖的软组织。因水肿的浸润，脂肪密度增加

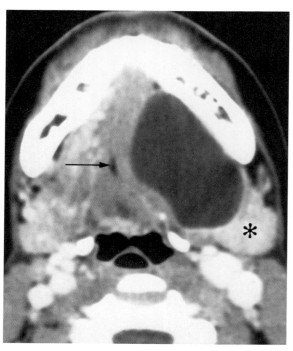

▲ 图8-36 左侧舌下间隙和下颌下间隙的舌下囊肿

下颌骨水平的轴位CT增强扫描显示病变表现为一个大的、边界清楚的低密度病变，累及舌下间隙和下颌下间隙。病变推压舌部中线结构向右侧移位（箭）。下颌下腺向后外侧移位（星号）

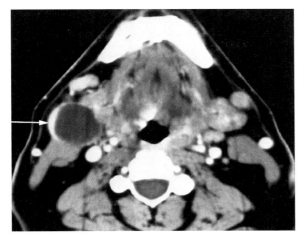

▲ 图 8-37　鳃裂囊肿并感染

舌中部和下颌骨底部水平轴位 CT 增强扫描显示病变表现为一个边界清楚的低密度病变，位于右侧胸锁乳突肌前面的下颌下间隙内。病变的前内壁见薄壁强化，病变的外侧壁见厚壁强化（箭）。病变位置支持第二鳃裂囊肿，囊壁的强化提示感染

（十二）舌骨下颈部间隙

舌骨下颈部是指舌骨以下至锁骨以上的区域，包括以下间隙。

1. 舌骨下咽后间隙。

2. 舌骨下椎前间隙。

3. 颈前和颈后间隙。

4. 下咽黏膜间隙。

5. 脏器间隙和喉。

6. 颈动脉间隙。

图 8-38 至图 8-40 为正常颈部舌骨下区横断面解剖。咽旁间隙终止于舌骨，不包含在舌骨下区。咽黏膜间隙、颈动脉间隙、咽后间隙、椎前间隙、颈后间隙均向上延伸至舌骨上颈部，并向下延伸至胸廓入口[30]。这些间隙在本章的颈部舌骨上区部分已详细地讨论过，下一节将描述颈椎后间隙。来自颅底区域（下颌下、咽旁、颈动脉、咽后、口咽黏膜间隙）、后缘（椎前间隙和椎骨）、下缘（纵隔和胸壁）的病变可继发侵犯颈部舌骨下区。

（十三）舌骨下区咽后间隙

舌骨下区咽后间隙是一个含少量脂肪的潜在间隙，不含淋巴结。前方是颈深筋膜中层，外侧是由翼状筋膜包饶形成的颈动脉鞘，后方是颈深筋膜的深层包绕而成[31]。舌骨上区咽后间隙包含脂肪和淋巴结，与舌骨上区的咽后间隙不同，舌骨下区咽后间隙只包含脂肪。在 CT 和 MRI 上，正常的舌骨下区咽后间隙是位于两侧颈动脉鞘之间，颈长肌前方的条状脂肪间隙。

舌骨下区咽后间隙可能是由这个间隙内的组织产生的过程引起的一个间隙，容易受到邻近间隙病变的侵犯。这个间隙内的病变位于颈长肌的前面，具有典型的"蝴蝶结"结构（图 8-41）。脂肪瘤和淋巴管瘤是两个原发或继发于舌骨下区咽后间隙的先天性低密度病变，这个间隙的炎症可能来自咽部黏膜撕裂伤、颈椎间盘炎、椎前间隙内的骨髓炎以及来自颈后间隙的感染。咽后间隙气体存在提示咽、喉或气管撕裂、纵隔气肿或者产生气体的组织存在在这个间隙内（图 8-42）。邻近间隙炎症引起的水肿可能进入咽后间隙，有时形成类似积液或脓肿的病变。下咽咀嚼肌间隙、颈动脉鞘间隙、甲状腺后份和喉的肿瘤可能会侵犯咽后间隙。颈内静脉的囊状扩张、副神经的转移性淋巴结以及内脏间隙复发的肿瘤也可能侵犯咽后间隙。颈总动脉或颈内动脉迂曲扩张，延伸至咽后间隙，可形成肿瘤样病变，常见于中老年人群。

（十四）舌骨下区椎前间隙

舌骨下区椎前间隙向上与舌骨上区的椎前间隙相通，向下延伸至纵隔。这个间隙发生的病变与舌骨上区的疾病相同，包括炎症和感染性疾病（关节炎、椎间盘炎、骨髓炎），以及发生在椎管、臂丛、棘突旁肌肉组织或椎体中的肿瘤（图 8-43）。

应根据患者的年龄与人乳头瘤病毒相关的口咽部鳞状细胞癌的淋巴结转移相鉴别。

（十五）颈前和颈后间隙

颈后间隙对应颈后三角区，是一层纤维脂肪层，除了包括副神经和膈神经，还包含颈内静脉淋巴结链、副神经淋巴结链、颈横淋巴结链，颈后间隙的前外侧是胸锁乳突肌和颈深筋膜深层，前方是颈动脉鞘，正后方是椎前筋膜。颈后间隙

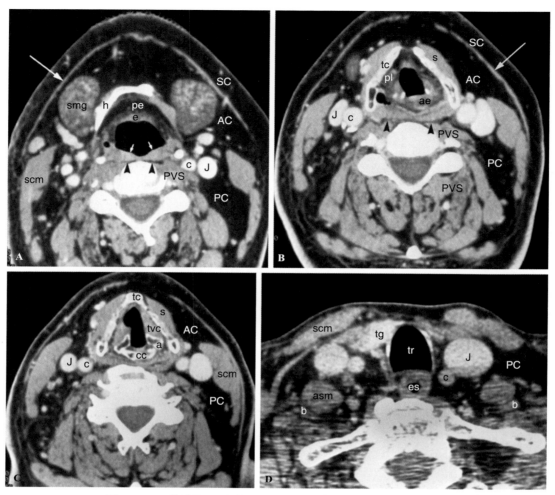

▲ 图 8-38 正常舌骨下颈部轴位对比增强计算机断层扫描（CECT）图像

图像分别为舌骨（A）、假声带（B）、真声带（C）和甲状腺（D）水平的 CT 增强图像。A 和 B 图中的右侧颈部浅表脂肪层内的条状密度是由于早期右侧腮腺肿块放疗所致。注意以下结构：杓状软骨（a）、颈前间隙（AC）、杓会厌皱襞（ae）、前斜角肌（asm）、臂丛（b）、颈动脉（c）、环状软骨（cc）、会厌（e）、食管（es）、舌骨（h）、颈内静脉（J）、颈后间隙（PC）、会厌前脂肪间隙（pe）、咽旁脂肪间隙（pl）、椎前间隙（PVS）、咽黏膜间隙（小箭）、颈阔肌（大箭）、咽后间隙（箭头）、带肌肉（s）、颈浅间隙（SC）、胸锁乳突肌（scm）、颌下腺（smg）、甲状软骨（tc）、甲状腺（tg）、气管（tr）和真声带（tvc）

向上延伸至乳突和颅底，向下延伸至第 1 肋骨和锁骨[32]。因此，颈后间隙的一小部分位于颈部舌骨上区，大部分位于颈部舌骨下区。

跨区域病变（淋巴管瘤、丛状神经纤维瘤、脂肪瘤、血管瘤）在不考虑筋膜的分界时，可侵犯两个或多个解剖区域[33]。颈椎后间隙的先天性病变包括第二鳃裂囊肿（倾向于位于胸锁乳突肌前缘）和淋巴管瘤或囊性水瘤（图 8-44）。这两种病变在 CT 上呈脑脊液密度，T_1WI 呈低信号，T_2WI 呈高信号，当继发感染呈环形强化。皮肤病变或淋巴结的脓肿导致的炎症可以侵犯这个间隙。良性肿瘤包括神经源性肿瘤（丛状神经纤维瘤、神经鞘瘤）、脂肪瘤或血管瘤。颈后间隙的恶性肿瘤最常转移至副神经淋巴结或颈内静脉淋巴结，其中鳞状细胞癌是累及此间隙的最常见的原发或继发性肿瘤。比较少见的是肉瘤，如脂肪肉瘤、平滑肌肉瘤，或恶性纤维组织细胞瘤也可以来源这里。正常的结构，如斜角肌，CT 上呈略高密度的血管，流入增强导致的 MRI 上呈高信号的血管都可能被误解为假瘤。去神经化的胸锁乳突肌或其他颈部肌肉的萎缩有时会导致对侧（正常大小的）肌肉不对称而误诊为肿块。

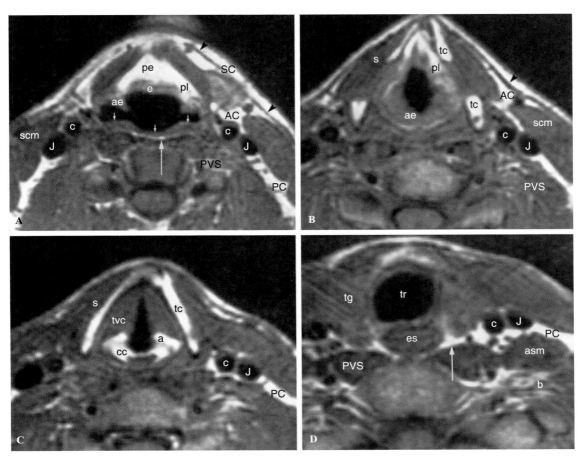

▲ 图 8-39 正常舌骨下颈部轴位磁共振图像

图像分别为舌骨（A）、假声带（B）、真声带（C）、甲状腺（D）水平的 T₁WI 平扫图像，标记如下：杓状软骨（a）、颈前间隙（AC）、杓会厌皱襞（ae）、前斜角肌（asm）、臂丛（b）、颈动脉（c）、环状软骨（cc）、会厌（e）、食管（es）、颈内静脉（J）、颈后间隙（PC）、会厌前脂肪间隙（pe）、喉旁脂肪间隙（pl）、椎前间隙（PVS）、咽黏膜空间（小箭）、颈阔肌（箭头）、咽后间隙（大箭）、带肌肉（s）、颈浅间隙（SC）、胸锁乳突肌（scm）、甲状软骨（tc）、甲状腺（tg）、气管（tr）和真声带（tvc）

（十六）下咽黏膜间隙

下咽黏膜间隙形成下咽的管壁，包括咽黏膜间隙在舌骨下的延续、外侧的梨状窝、前方的杓状会厌皱襞和会厌，下方的环咽肌。下咽黏膜间隙、梨状窝及杓会厌皱襞在增强 CT 和 MRI 上有时很难显示，这是因为它们是比较薄的膜性间隙，当喉是放松状态时常常是塌陷的。改良后的瓦氏动作通常用来扩大下咽以获得足够的空间（图 8-2）。如同舌骨上区咽黏膜间隙一样，这个间隙的鉴别和异常要谨慎，因为冗长的黏膜和不完全扩张都可以形成类似肿瘤样的病变。异物、炎症和鳞状细胞瘤是下咽黏膜间隙最常见的病变。炎症可导致黏膜溃疡或肿胀，伴有气体或环

形强化的积液提示该病，反应性淋巴结常见。下咽恶性肿瘤的最佳征象是伴有黏膜下和深层结构浸润和破坏的巨大肿块，如咽后间隙、杓状会厌皱襞、环状软骨、喉，以及相关的坏死性淋巴结（图 8-45）。

（十七）脏器间隙和喉

脏器间隙对应着肌肉三角，由颈深筋膜中层包绕，筋膜前部包绕甲状腺部分。脏器间隙包含喉、气管、下咽、食管、甲状旁腺、甲状腺、喉返神经和气管食管旁淋巴结[34]。上界为舌骨，下界为纵隔。喉软骨包括甲状软骨、环状软骨、杓状软骨、楔形软骨和小角软骨。这些软骨可能显示不同程度的钙化或骨化，这些征象随着患者年

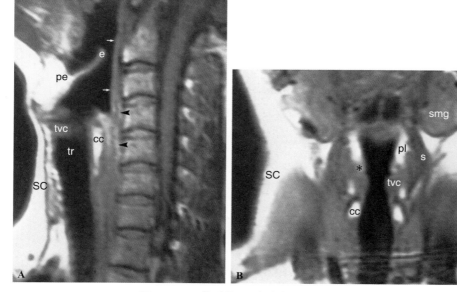

▲ 图 8-40 正常舌骨下颈部矢状位和冠状位磁共振图像

A. 矢状位 T₁WI（T₁WI）；B. 通过喉层面的冠状位 T₁WI。注意以下结构：环状软骨（cc）、会厌（e）、假声带（星号）、咽黏膜间隙（小箭）、会厌前脂肪间隙（pe）、咽旁脂肪间隙（pl）、咽部间隙（箭头）、带状肌（s）、颈浅间隙（SC）、下颌下腺（smg）、气管（tr）和真声带（tvc）

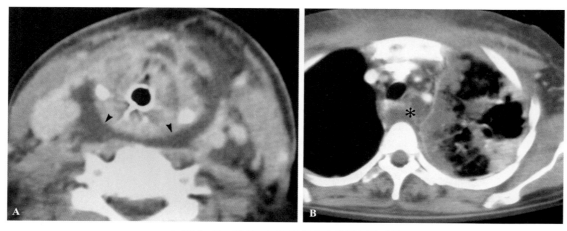

▲ 图 8-41 舌骨下区咽后间隙和脏器间隙脓肿

A. 假声带水平的轴位增强计算机断层扫描（CECT）显示咽后间隙（箭头）的低密度脓肿，形成蝴蝶结状结构。脓肿向左侧延伸至颈后间隙，向前延伸至器官间隙和颈前间隙；B. 咽后间隙与纵隔相通，可见纵隔内气管后脓肿（星号）的头侧延伸

龄的增长而增加。茎突舌骨肌的韧带和茎突舌骨肌经常钙化，了解这些结构正常钙化方式有助于在平片或CT上区分不透明异物（如鸡骨）与正常结构。

（十八）喉

舌骨支撑喉部结构，喉结构偶尔会在颈部钝挫伤中断裂或被肿瘤破坏。喉结构骨折在CT上表现为线性透光影，常伴有软骨移位或变形。在骨窗上，骨化的喉软骨的骨折易于观察，但对于非钙化喉软骨处，骨折的判断具有挑战性，这需要使用更窄的窗宽技术和仔细检查软骨结构。喉外伤可导致杓会厌皱襞、假声带、真声带或声门下区的血肿，并可能阻塞气道（图 8-46）。邻近的皮下肺气肿可能是由于喉咽黏膜的损伤、颈部的穿透性损伤或从胸壁或纵隔病变向上累及造成的。

喉囊肿是由喉室压力增大（如喇叭手和吹玻璃工人）或喉前庭及其远侧黏膜黏液腺管发生炎症或肿瘤病变阻塞而形成的（图8-47）。喉内型囊肿在喉旁（声门旁）脂肪内向上延伸，其内充满空气或液体的（阻塞性喉囊肿），可引起声门上喉头的多种损害。混合型（喉外型）喉囊肿可向上外侧进一步延伸，穿过甲状舌骨膜，并可能表现为颈部肿块。声门上喉黏膜的黏液囊肿（黏液潴留性囊肿）可能无法与阻塞造成的喉内囊肿区分。声门上区的炎症可导致会厌炎，使会厌和杓会厌皱襞增厚，以及气道受损（图8-48）。

除了常规评价舌骨上颈部和鼻窦肿瘤的腺体病变

外，喉和下咽的鳞状细胞癌是颈部舌骨下区最常见的肿瘤。由于增强CT和MRI对浅表黏膜相关的病变相对不敏感，了解体格检查结果和关注具体位置有助于病变定位和特征观察。有助于诊断来源于喉或咽浅表黏膜的鳞状细胞癌的影像学表现是肿块、黏膜不规则或不对称以及溃疡。咽喉部的脂肪层对于判断病变深部浸润或炎症的范围至关重要。会厌前间隙的脂肪、会厌、杓会厌皱襞和声门上区喉旁脂肪是轴位CT和MRI上容易识别的主要标志。冠状位 T_1WI 在评估气道结构和确定声门上、声门、声门下或跨声门型病变的上下缘特别有用，因为咽旁脂肪在垂直方向上终止于真声带下面（甲杓肌）。跨声门的病变当甲杓肌（真声带）和咽旁脂肪（假声带）之间的脂肪层消失，表明肿瘤已经穿过喉室（图8-49A）。前连合厚度应小于1mm，这一区域增厚代表肿瘤从一边的前缘扩展到另一边。在平静呼吸或采用改良的瓦氏动作下，受累声带保持不动时，可诊断为声带固定（图8-49B）。

侵袭性感染或肿瘤侵犯或破坏软骨是病变分期的重要组成部分，但当软骨不完全钙化时，通常很难在增强CT或MRI上

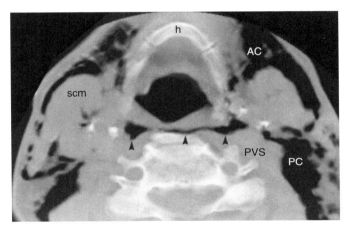

▲ 图8-42　轴位CT平扫示皮下气肿将颈部间隙清楚分开

纵隔内的气体分布到颈前间隙（AC）、颈后间隙（PC）和咽后间隙（箭头）。注意咽后间隙的蝴蝶结样结构。其他标记结构包括舌骨（h）、胸锁乳突肌（scm）和椎前间隙（PVS）

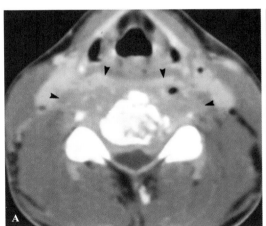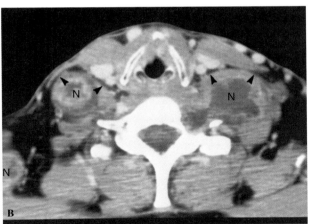

▲ 图8-43　椎前间隙病变

A. 轴位增强计算机断层扫描（CECT）图像显示从 C_5/C_6 椎间盘炎向前延伸的椎前间隙脓肿。脓肿的前外侧边缘（箭头）使咽黏膜和颈后间隙前移。左边的脓肿中有少量气体；B. 轴位增强计算机断层扫描（CECT）显示椎前间隙内来自臂丛的双侧丛神经纤维瘤（N）使颈后间隙内的脂肪向前移位（箭头）

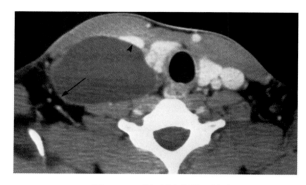

▲ 图 8-44　颈后间隙淋巴管瘤

轴位增强计算机断层扫描（CECT）显示一个均匀、明亮、低密度的肿块，边缘清楚，向后外侧推压颈后间隙内的脂肪（箭）和向前方推压颈内静脉（箭头）

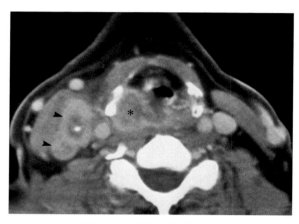

▲ 图 8-45　梨状窝的鳞状细胞癌

轴位对比增强计算机断层扫描（CECT）显示右侧梨状窝（星号）有轻度增强的肿块，使杓会厌皱襞向前内侧移位。颈内静脉及副神经节淋巴结节（箭头）的局灶性缺损表明转移性肿瘤播撒。颈内静脉淋巴结内可见钙化

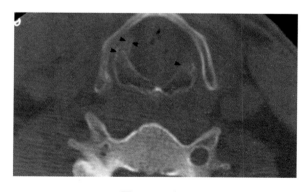

▲ 图 8-46　喉外伤

轴位 CT 平扫示环甲关节水平外侧移位的环状软骨（箭头）骨折和声门下血肿阻塞气道

判断。增强 CT 和 MRI 对软骨骨化的软骨的侵犯相对敏感。联合应用 T_1WI、T_2WI 和增强后压脂 T_1WI 强化序列，MRI 对甲状软骨中央层的侵袭可能比增强 CT 更敏感，特别是当软骨已经骨化，中央骨髓脂肪组织局部侵袭被肿瘤替代时。诊断软骨浸润的最佳指征是软骨外缘带状肌内显示肿瘤（图 8-50）。

（十九）甲状腺

甲状腺位于颈深筋膜中层的前份（器官间隙内）内，甲状软骨、环状软骨和上段气管软骨的前方和侧面。它由左右两甲状腺叶、峡部和锥状叶组成。在平扫 CT 图像上正常甲状腺含碘使其密度高于肌肉密度。腺体在增强 CT 和 MRI 上通常都是均匀强化，在常规颈部成像时常见腺体由于钙化，甲状腺肿，胶体囊肿，或实体肿块导致密度不均质。当体检、超声检查或甲状腺闪烁检查时怀疑甲状腺癌或甲状腺淋巴瘤时，增强 CT 或 MRI 可以用来进一步发现特征，特别是当它是一个胸骨后甲状腺或甲状旁腺肿块时。

甲状腺软骨水平上的甲状腺缺失应注意查看舌部是否存在异位甲状腺（图 8-51）。甲状舌管囊肿是胚胎期甲状舌管的残余，可能发生在从舌底盲管到甲状腺锥体叶之间的任何地方，通常大多数发生在舌骨之下（图 8-52）。桥本甲状腺炎可使甲状腺肿大。甲状腺的良性肿大也可见于胶体囊肿和甲状腺肿。甲状腺钙化是非特异性的，可发生于甲状腺肿和良性甲状腺腺瘤。甲状腺原发性恶性肿瘤除了非霍奇金淋巴瘤外，还包括乳头状癌、滤泡癌、混合型癌和未分化癌，这些肿瘤都可能具有相似的影像学表现（图 8-53）。甲状腺肿块边缘模糊，邻近组织浸润，淋巴结坏死都是甲状腺恶性肿瘤的征象。甲状腺的转移通常是由邻近区域的鳞状细胞癌向外扩散引起的，而不是血供转移。

（二十）甲状旁腺

甲状旁腺通常有四个，位于甲状腺的背面。由于甲状旁腺非常小，在常规的颈部成像中正常的甲状旁腺通常不能看到。异位甲状旁腺可发生

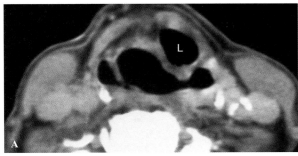
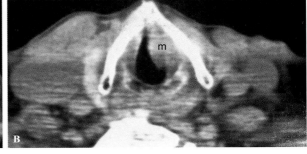

▲ 图 8-47 喉气囊肿

A. 甲状舌骨膜水平的轴位对比增强计算机断层扫描（CECT）显示一个充满空气的喉内型囊肿（L），推压会厌前脂肪间隙和杓会厌皱襞。值得注意的是，甲状舌骨膜与梨状窝被杓会厌皱襞分开；B. 在真声带水平的增强 CT 显示喉气囊肿是由于贯声门癌阻塞造成的

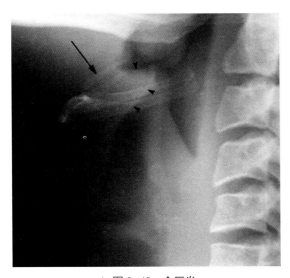

▲ 图 8-48 会厌炎

颈部侧位片上显示肿大的会厌（箭头）和杓状会厌皱襞。双侧茎突舌骨韧带（箭）下部有骨化

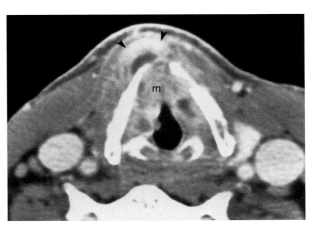

▲ 图 8-50 跨声门型鳞状细胞癌侵犯喉软骨

在真声带水平的轴位增强计算机断层扫描图像显示一个起源于左侧声带的肿块（m），穿过前连合，侵入右侧声带的前 1/3。肿瘤侵犯了甲状腺前软骨并将甲状腺带状肌前移（箭头）

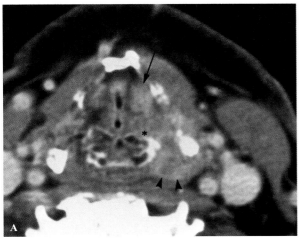
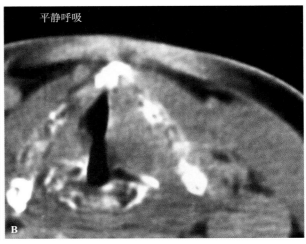

平静呼吸

▲ 图 8-49 声带固定的跨声门的鳞状细胞癌

A. 轴位对比增强计算机断层扫描（CECT）在屏气时显示真声带内收，肿瘤从左侧真声带向前和向上延伸至邻近的咽旁脂肪间隙（箭），向后延伸至环杓关节（箭头）。肿瘤侵犯左侧杓状软骨钙化的前角（*）；B. 在安静呼吸时 CECT 再次扫描，显示左侧真声带固定在中线，右边声带部分内收

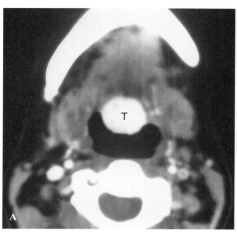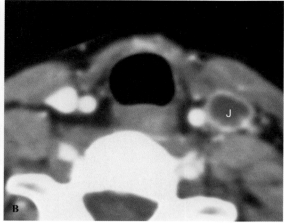

▲ 图 8-51　舌甲状腺

A. 在轴位对比增强计算机断层扫描（CECT）中，异位甲状腺组织（T）在舌底盲孔水平明显强化；B. 气管上层面 CECT 显示甲状腺区甲状腺缺如。值得注意的是，颈内静脉（J）内的血栓形成的假瘤样改变，类似于淋巴结转移的环状强化

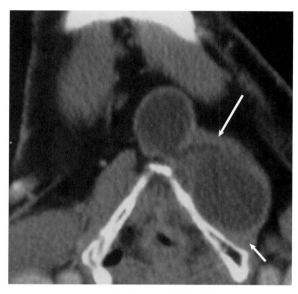

▲ 图 8-52　甲状舌管囊肿

在轴向增强计算机断层扫描中低密度甲状舌管囊肿位于带状肌内（箭）

在纵隔（图 8-54）。甲状旁腺瘤通常是位于甲状腺叶深面的不连续肿块。有时在常规 CT 或 MRI 上可发现腺瘤呈结节状，通常位于甲状腺后方并明显增强，增强肿块可与淋巴结相鉴别。

（二十一）淋巴结病

淋巴结解剖及分类：颈部三角区的淋巴结主要由淋巴结群组成。头颈部淋巴结的传统分类包括 10 组：颈侧、颈前、颌下、颏下、舌下、咽后、腮腺、面部、乳突和枕部。颈侧淋巴结群又进一步细分为颈深淋巴结群和颈浅淋巴结群：颈深淋巴结群包括颈内静脉、副神经节、颈横（锁骨上）淋巴结；颈浅淋巴结群由颈外淋巴结组成。颈前（近器官）组包括喉前淋巴结（Delphian 淋巴结）、气管前淋巴结、甲状腺前淋巴结和气管外侧（气管食管或气管旁）淋巴结[35]。颈部的几个部位都有颈部淋巴结群，如下所示。

1. 颈后间隙：副神经、颈横、颈内（颈内静脉后方）淋巴结。

2. 颈动脉鞘间隙：颈内淋巴结颈内静脉后缘的前方。

3. 颌下间隙：下颌和颏下淋巴结。

4. 腮腺间隙：腮腺淋巴结。

5. 舌骨上区咽后间隙：咽后淋巴结的内侧和外侧。

6. 器官间隙：喉前、甲状腺前、气管前、气管食管淋巴结。

7. 头皮和面部的皮下组织：枕骨、乳突和面部淋巴结。

用 7 组罗马数字（Ⅰ～Ⅶ）命名颈部淋巴结早已提出，这样对淋巴结的分类和统计分析是非常有利的。Som 和其他学者[21] 已经提出了一个基于图像的淋巴结分类方法，以找到解剖成像标准与两个常用的临床淋巴结分类之间的共同点，这

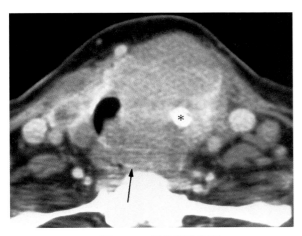

▲ 图 8-53 甲状腺滤泡癌

在环状软骨下方水平轴位增强计算机断层扫描显示有较大的肿块伴结节状钙化（星号），使气管向右移位，气道变形。向后侵犯咽后间隙（箭）

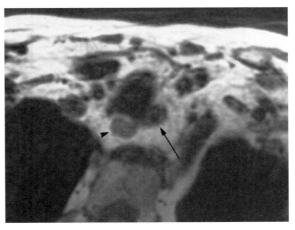

▲ 图 8-54 甲状旁腺腺瘤

气管后异位甲状旁腺瘤（箭头）在轴向 T₁ 加权像上类似于邻近的正常食管（箭）

两个常用的临床淋巴结分类分别是由美国癌症联合委员会和美国耳鼻咽喉科头颈外科学会提出。

在这个分类中，Ⅰ区淋巴结包括下颌下淋巴结和颏下淋巴结。Ⅱ～Ⅳ区将颈内静脉淋巴结群大致分为三等份，使用在横断面成像中易于识别的标志物。第Ⅱ区是颈部二腹肌淋巴结（颈内静脉上组），包括从颅底到舌骨体底的淋巴结。Ⅲ区是颈内静脉中组，从舌骨体的底部到环状软骨的底部。第Ⅳ区包括舌骨以下（颈内静脉下组）淋巴结，从环状软骨底部到锁骨水平。Ⅴ区包括副神经和颈横血管淋巴结群，位于从颅底到锁骨水平，胸锁乳突肌的后部。Ⅵ区包括器官间隙上份淋巴结，位于从舌骨底到胸骨柄水平的颈动脉之间。第Ⅶ区淋巴结位于上纵隔的颈动脉之间，位于胸骨柄下方无名静脉上方。

对Ⅰ、Ⅱ和Ⅴ区淋巴结又进行了细分。Ⅰa区淋巴结是位于二腹肌前腹外侧缘内侧的颏下淋巴结。Ⅰb区淋巴结位于二腹肌外侧，颌下腺周围。Ⅱa区淋巴结位于颈内静脉或颈内静脉前方。Ⅱ区淋巴结位于颈内静脉后、远离颈内静脉的淋巴结是Ⅱb区，Ⅴa区淋巴结位于环状软骨底以上水平；Ⅴb区淋巴结位于环状软骨之下锁骨之上水平。Ⅰb和Ⅱa区人为地在冠状面以下颌下腺后缘分界划分。胸锁乳突肌的后缘将Ⅱ、Ⅲ和Ⅳ区与Ⅴ区分开。

必须注意的是咽后、锁骨上和腮腺淋巴结不包括在分区内。咽后淋巴结位于颈内动脉内侧，距颅底约 2cm 内的范围。锁骨上淋巴结位于锁骨水平或锁骨以下，颈总动脉外侧。在轴位图像上由于锁骨弯曲走行，很难分开锁骨上淋巴结与低位Ⅳ区和低位Ⅴ区淋巴结。

（二十二）淋巴结：正常和病理

增强 CT 仍然是检测和区分颈部淋巴结良恶性病变的金标准。在影像学上检测和描述淋巴结的特征时，要注意考虑的是位置、大小、数目、聚类、强化方式、钙化、边缘锐度和邻近结构的侵袭或移位。首先，发现淋巴结后使用前面讨论的常规标记淋巴结区域的方法定位到具体的淋巴结群或区域，侵犯的淋巴结按照受累的具体淋巴结群或区域被描述为单侧或双侧。

增强 CT 上的炎性（反应性）淋巴结一般小于 10mm，很少大于 20mm，有淋巴结门或轻度均匀强化，边缘清楚（图 8-55）。在反应性腺病中，淋巴结边缘仍保持清晰，除非大的淋巴结脓肿引起邻近脂肪的炎症反应时可使淋巴结边缘模糊（图 8-56）。以前发生感染或愈合的淋巴结中钙化很常见，通常发生在结核病或细菌感染。可表现为多个淋巴结，但不聚集成团。在 MRI 上，这些反应性淋巴结增大，在所有序列上都边界清

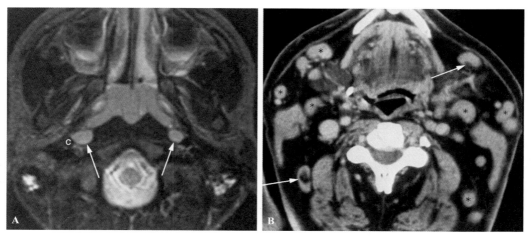

▲ 图 8-55　正常淋巴结解剖

A. 8 岁儿童，正常的咽后外侧淋巴结（箭）位于颈内动脉（c）内侧，在 T_2WI 上显示中度高信号。高信号腺样组织在这个年龄通常很常见；B. 增强计算机断层扫描图像上，在下颌下、颈前、颈内和副神经淋巴结群中存在多个轻度肿大的淋巴结（星号）。值得注意的是，两个淋巴结存在偏心性淋巴脂肪门（箭），这是诊断转移性淋巴结局灶性缺损的一个潜在陷阱

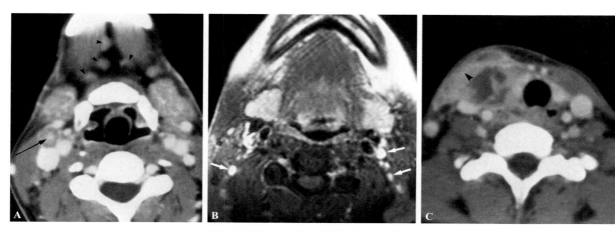

▲ 图 8-56　反应性和炎症性淋巴结的增强计算机断层扫描（CECT）和磁共振图像

A. 轴位 CECT 上显示一个获得性免疫缺陷综合征相关复合体患者增生性淋巴结，表现为多个颏下淋巴结（箭头）和一个肿大的颈内淋巴结伴中心淋巴结门增强（箭）；B. 小的、正常的或反应性的淋巴结（箭）在增强后 T_1WI 压脂序列上显示；C. 轴位 CECT 上结核性淋巴结肿块（淋巴结结核）伴周围强化和胸锁乳突肌（箭头）侵犯，这很难与转移性淋巴结聚集区分

楚。在 T_1WI 上与肌肉信号相似，在增强 T_1WI 压脂序列上中度均匀强化，在 T_2WI 和压脂序列上表现为高信号。

对于头颈部不同部位肿瘤的患者，颈部淋巴结大小与预测淋巴结恶性转移的敏感性和特异性之间存在相关性，需要更合适的淋巴结大小标准来区分正常和异常淋巴结[35]。虽然 CT 可以很容易地检测到淋巴结肿大，它也被证明能够准确地诊断头颈部原发性鳞状细胞癌正常大小的淋巴结转移。正常的颈部淋巴结大小为 5~10mm，颈部

二腹肌区淋巴结大小在 15mm 左右。咽后淋巴结情况特殊，当咽后淋巴结在儿童中大于 10mm，在成人中大于 5mm 时应考虑为病理性增大。通常，大于 10mm 的颈部淋巴结是潜在的恶性淋巴结，小于 10 的淋巴结被认为是反应性的或炎症性淋巴结。淋巴结大于 20mm 的常为恶性。在头颈部鳞状细胞癌患者中，有 15%~40% 为临床隐匿性的颈部疾病。临床隐匿性淋巴结平均大小约 12mm（图 8-57）。比较淋巴结转移的临床和 CT 分期的研究表明，颈部体检的准确率为 70%~82%，而

CT 检查的准确率为 87%～93%。在体检中没有淋巴结肿大的患者中，CT 可能会将 20%～46% 的患者由 N_0 向 N_1 级别划分，而在总体病例中，CT 可能会将 5%～67% 的患者向高级别划分。CT 将 3%～36% 的临床体检患者向低级别划分[36,37]。

CT 上淋巴结的强化方式对区分转移性淋巴结和炎性淋巴结有帮助，但并非绝对可靠。淋巴结不规则环形强化伴中心低密度是恶性肿瘤的特征，即使是正常大小的淋巴结也提示恶性。增大淋巴结内的局灶性缺损是淋巴结转移坏死的有力征象，尽管有时结核或淋巴结脓肿可能有类似表现。一个没有环形强化的肿大的淋巴结表现为中心是高密度或淋巴门见线状强化通常是反应性淋巴结的一个显著特征。淋巴结为 20～40mm，无中心坏死，常提示淋巴瘤或结节病（图 8-58）。淋巴结钙化可出现在淋巴瘤治疗后发生的淋巴结营养不良钙化，也见于少见的成骨性肿瘤（骨肉瘤、软骨肉瘤）发生的淋巴结转移。当中心坏死的肿大淋巴结边缘不清楚时，肿瘤可能穿过淋巴结发生结外浸润（图 8-59）。这个表现可能会使 5 年的存活率降低 50%。淋巴结受累的数目很重要：多发淋巴结提示更广泛的炎症或肿瘤，而多个淋巴结聚集形成一个复杂的肿块提示恶性肿瘤，可作为一个大肿块被触及。除了淋巴结聚集和边界不清，淋巴结呈圆形的，而不是豆状的提示恶性肿瘤，这些比淋巴结大 15mm，环形增强或局部缺损特异性小。

对于恶性淋巴结的 MRI 表现与增强 CT 相比既有优点也有局限性。恶性淋巴结在 T_1WI 上表现为肌肉信号，在 T_1WI 压脂强化序列上表现为环形强化，在 STIR 上表现为非常高的信号，在 T_2WI 上通常为高信号（尽管坏死在长 TR 序列上可能同时为高信号和低信号，图 8-60）。抑制脂肪的长 TR 序列将减少背景脂肪信号并进一步提高检出率。对于任何肿大的淋巴结，STIR 在敏感性上优于 CECT，但对于转移灶则无特异性。MRI 和 CECT 依赖于淋巴结的大小、聚集、边缘清晰和形状这些特点判断异常淋巴结。在增强 CT 上环形强化对转移灶诊断的特异性是 CT 的主要优势。同样在脂肪抑制增强后 T_1WI 序列上环形增强可能

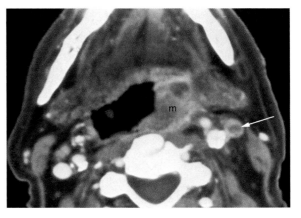

▲ 图 8-57 转移性淋巴结
轴位 CECT 显示左侧梨状窝鳞状细胞癌（m）和正常大小的 9mm 淋巴结（箭），局灶性缺损（环形强化并中心坏死）而诊断为转移瘤

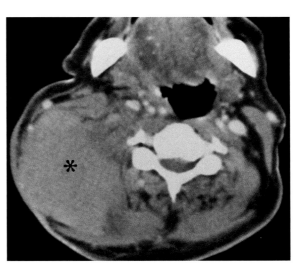

▲ 图 8-58 非霍奇金淋巴瘤累及淋巴结
轴位 CECT 显示一个非常大的，均质的副神经节淋巴结（星号）侵入皮肤和椎前间隙的棘突旁肌肉。如此大的肿块没有中央坏死或局灶性缺损，提示淋巴瘤，但不能诊断为淋巴瘤

代表一个局灶性肿瘤或中央坏死。然而，对于其他 MRI 序列是非特异性的。MRI 可能比增强 CT 更好地显示邻近结构的侵犯，特别是肌肉。

淋巴结包膜外侵犯累及邻近的脂肪、骨骼、软骨和肌肉。来源于颈动脉鞘结构、颅底、椎前间隙、椎体和下颌骨区侵袭性淋巴结病变可继发侵犯邻近结构和解剖间隙。浅表淋巴结可能侵犯邻近的肌肉和皮肤。颈内静脉淋巴结和副神经淋巴结可能侵犯颈动脉、咽旁脂肪、椎前及舌下器

官间隙。腮腺淋巴结可能侵犯周围的腮腺实质、皮肤、咀嚼肌间隙和咽旁间隙。舌骨上区咽后淋巴结可向外侧延伸至颈动脉鞘间隙，向后延伸至椎前间隙，向前延伸至黏膜间隙，向上延伸至颅底。气管食管淋巴结可能侵犯颈动脉鞘内的颈总动脉和颈内静脉，喉返神经，器官间隙内的喉、甲状腺和纵隔。

侵犯颈动脉提示预后不良，局部复发率约46%，远处转移率56%～68%。对于肿瘤累及颈动脉的患者，5年生存率下降至7%，平均生存期下降至1年以下。如果切除累及的颈动脉，可延长存活时间。增强CT、MRI或超声检查在评价颈动脉侵犯时最优的影像学方法上仍有争议[38]。令人惊讶的是，颈动脉受侵犯的标准在文献中还没有很好的明确。如果肿瘤累及颈动脉周长的75%或以上，则颈动脉受侵犯的可能性非常高，而如果肿瘤与颈动脉的接触小于颈动脉周长的25%，则不太可能侵犯颈动脉（图8-59）。超声在显示颈动脉受侵犯时是一种具有潜在利用价值的辅助技术。

五、鼻窦和颅底

（一）鼻和鼻窦

鼻窦区可分为3个主要区域：鼻窦、窦口鼻道复合体和鼻腔。鼻窦是以形成它们的面部骨骼

而命名的一种具有黏膜内壁、充满空气的腔。这种黏膜都很容易发生炎性和肿瘤性疾病。额窦、上颌窦、筛窦和蝶窦都通过窦口流入鼻腔。额

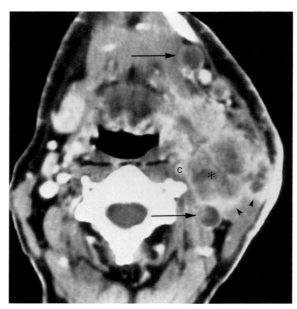

▲ 图 8-59 扁桃体鳞状细胞癌患者的多个淋巴结结外转移

左侧下颌下和副神经淋巴结转移（箭）在轴向增强 CT 图像上具有典型的环形增强和中心低密度。左侧颈内静脉淋巴结群的大量转移性淋巴结（星号）显示为中央低密度灶缺陷。值得注意的是肿块边缘浸润界限不清，这是淋巴结外转移的特征。肿瘤浸润胸锁乳突肌（箭头）后外侧和椎前间隙内侧。左侧颈内动脉（c）周长的 40% 被肿瘤包围，这仍然可以行外科手术保留颈动脉

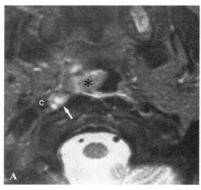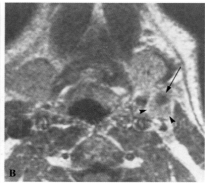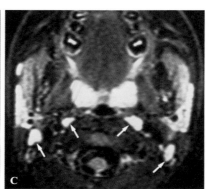

▲ 图 8-60 转移淋巴结和局灶性缺损的磁共振图像

A. 软腭水平轴向 T_2WI 显示右侧扁桃体鳞状细胞癌（星号）呈高信号。位于颈内动脉（c）内侧咽后间隙外侧的一个 10mm 大小的转移性淋巴结中央呈高信号（箭）；B. 在增强 T_1WI 上左侧颈部二腹肌淋巴结（箭头）见低信号局部缺陷（箭），这与增强 CT 上转移淋巴结的局限性缺损类似；C. 轴向短 T_1 反转恢复（STIR）序列图像对皮下脂肪具有很好的抑制作用。转移性神经母细胞瘤表现为高信号的颈内静脉和副神经淋巴结（箭）。注意正常扁桃体和腮腺组织在 STIR 上呈高信号

窦、上颌窦、前组筛窦，中组筛窦流入中鼻甲下的半月形裂孔。这些区域代表着窦口鼻道复合体，这个区域的一个小病灶可导致多个窦口的阻塞。后筛窦和蝶窦通过上鼻甲或蝶筛隐窝引流。鼻腔从前鼻孔延伸至后鼻孔，从硬腭向上延伸至筛板。鼻中隔、鼻甲外侧壁、上颌窦和筛窦构成鼻内壁。

鼻窦邻近的组织有被侵袭性炎性或肿瘤侵袭的危险，包括颅前窝、眼眶、海绵窦（蝶窦）、MS、翼腭窝（翼突上颌窝）、口腔和面部前软组织。这些组织结构应仔细观察，以防止出现硬脑膜或脑侵犯、视神经和眼外肌肉损害、周围神经侵犯到颅底，或直接延伸到舌骨上颈部和口腔结构的深部。任何一个继发性邻近组织结构的累及都会显著改变治疗计划和手术方法。

（二）鼻旁窦

所有 CT 检查均能发现鼻窦腔的先天性发育异常。常见的解剖变异包括气化或鼻甲反曲、鼻中隔移位、鼻窦发育不全和 Haller 气房（图 8-61）。鼻窦发育不全的范围从不发育到发育不良。气化提示鼻窦开始发育，通气提示鼻窦气化部分是充满气体的，黏膜增厚或实变表明气化部分是充满软组织炎性病变或液体。无论是发育不良还是反应性新骨形成（慢性炎症）都可能导致窦壁增厚和硬化。

一般来说，鼻窦的评估包括两个部分：鼻窦内容物（包括黏膜）和骨壁。正常的鼻窦黏膜很薄，在 CT 或 MRI 上看不到，上颌骨后壁、筛窦和蝶窦的骨质通常是薄而易损伤的。CT 或 MRI 可以很容易地显示出正常通气的鼻窦、窦壁黏膜增厚（慢性鼻窦炎、潴留囊肿或息肉）、气液平面（急性鼻窦炎、插管和创伤）或完全实变（黏液囊肿、创伤和急性或慢性鼻窦炎；图 8-62）。通常易损伤的上颌骨后外侧窦壁比前壁更有利于显示骨硬化。通常上颌窦和额窦窦前壁较厚，在 1～3mm 之间（图 8-12A 和图 8-12C）。初观察者经常忽略评估骨质的重要线索，如增厚和硬化（慢性鼻窦炎或发育不全）、骨折、重塑（缓慢扩大黏液囊肿或肿瘤）或破坏（恶性肿瘤或侵袭性

病变，如毛霉菌病）。

对于鼻窦或鼻肿瘤来说，判断实变鼻窦、鼻窦炎或含有肿瘤的鼻腔是哪一部分，哪一个鼻窦含有阻塞性黏液分泌物在临床上很重要。这个问题在 NCCT 或 CECT 也很困难，因为肿瘤和鼻窦分泌物密度相似并且都可能增强。然而，MRI 通常提供更多的信息（图 8-63）。对这个问题的评估需要了解肿瘤和黏液的信号强度。鼻窦肿瘤通常在 T_1WI 上呈低至中等信号强度，在 T_2WI 上呈中等信号强度，然而小唾液腺肿瘤和腺样囊性癌可能呈高信号强度[39]。富细胞侵袭性肿瘤含水量较低，因此在 T_2WI 上略低。钆能使肿瘤中度均匀性增强。

鼻窦分泌物信号复杂。含水的非黏性分泌物 T_1WI 呈低信号，T_2WI 呈高信号。乏水的黏性分泌物在 T_1WI 呈高信号，在 T_2WI 呈低至中等信号。极度乏水的黏液在 T_1WI 或 T_2WI 上可能没有信号强度，类似骨质或空气。阻塞性鼻窦和膨胀性黏液囊肿时，黏液通常有两层或多层，呈同心圆状，乏水性分泌物位于中心。慢性鼻窦炎或脓性黏液囊肿时，鼻窦周围黏膜会增强，但单纯的黏液囊肿不会增强。通过比较 T_1WI、T_2WI 和增强 T_1WI 各序列病变的信号强度的变化，可以很好地鉴别肿瘤与阻塞性分泌物，而用单个序列很难解决这个问题。至少需要 T_1WI 和 T_2WI 这两个序列。

（三）窦口鼻道复合体

随着鼻窦内镜手术治疗炎性鼻窦疾病的发展，窦口鼻道复合体成为一个放射学和病理生理学研究领域的热点。冠状位薄层 CT 是展示该区域解剖结构的最佳方位（图 8-61）。相关观察包括①个体鼻窦解剖及存在的任何解剖变异，如上颌窦发育不全、泡状鼻甲、鼻丘气房、Haller 气房、鼻中隔偏曲、钩状突偏曲、筛泡突出或中鼻甲反曲；②气房阻塞的位置；③慢性或急性鼻窦疾病的程度，是否与窦口鼻道复合体阻塞一致；④早期手术改变（Caldwell-Luc，内、外筛窦切除术，钩突切除术等）。窦口鼻道复合体阻塞可由解剖压迫、黏膜炎症、息肉、良性肿瘤和 SCC

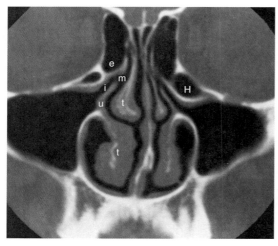

▲ 图 8-61　正常窦口鼻道复合体

冠状位 CT 平扫显示窦口鼻道复合体。正常黏膜纤毛引流是从上颌窦经筛漏斗（i）和上颌窦口向上进入中鼻道（m），筛泡（e）和钩突（u）分别形成筛漏斗的外侧壁和内侧壁。正常解剖变异的 Haller 气房（H）位于眶下，导致左侧筛漏斗轻度变窄。右边有一个较小的 Haller 气房。注意鼻甲（t）轻度不对称的黏膜，这是正常鼻循环的一部分

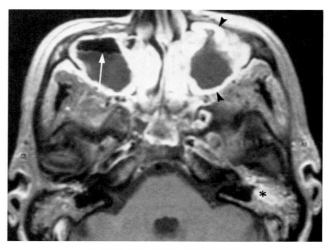

▲ 图 8-62　急性和慢性鼻窦炎

脂肪饱和增强 T_1 加权图像显示右侧上颌窦的气液面（箭），诊断为急性鼻窦炎（在慢性鼻窦炎基础上）。左侧上颌窦充满低信号的分泌物，黏膜炎症周围有一圈强化（箭头），这是慢性鼻窦炎的典型特征。正常表现为低信号的乳突气房和左侧中耳腔（星号）充满了增强的炎症组织

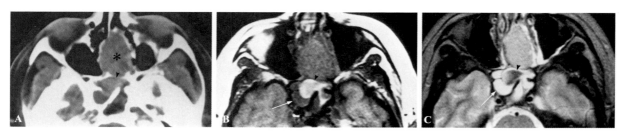

▲ 图 8-63　计算机断层扫描（CT）与磁共振成像（MRI）鉴别鼻窦的小细胞瘤和蝶窦脓肿

A. 轴位增强 CT 显示左侧后鼻腔和筛窦有轻度强化肿块（星号），范围延伸至蝶窦。蝶窦的内容物实际上代表了两种不同黏度的黏液，前面较高密度的黏液（箭头）与非常乏水或黏稠的黏液有关；B. 轴位增强 T_1 加权像显示一个中等信号鼻肿瘤。蝶窦前面高信号的黏稠黏液（箭头）明显区别于前方鼻肿瘤和后方低信号含水黏液（箭）；C. 在平扫 T_2WI 加权图像上，鼻肿瘤是中等高信号，类似于大脑。蝶窦前方的黏稠黏液（箭头）信号反转变成低信号，蝶窦后方的含水黏液（箭）变成高信号

引起。黏液囊肿是慢性鼻窦阻塞的并发症，表现为在 CECT 鼻窦扩张和低密度黏液或 MRI 显示扩张鼻窦内不同含水量黏液组成的同心圆（图 8-64）。黏液囊肿只有在被感染时才表现出周围增强，被称为脓性囊肿。

（四）鼻腔

鼻腔有时是症状性疾病的发病部位。解剖变异包括后鼻孔闭锁、泡状鼻甲、中鼻甲反曲、上颌窦发育不全和鼻中隔偏曲导致鼻腔增宽。鼻甲的黏膜厚度可能是不对称的，可能是正常的鼻循环或存在息肉或炎症造成。正常窦口鼻道复合体和其他窦口阻塞可能由良性肿瘤（上颌窦后鼻孔息肉、神经肿瘤、内翻性乳头状瘤）或恶性肿瘤（SCC、腺癌、腺样囊性癌，图 8-65）引起。如果存在鼻腔肿块，鼻腔内肿块的范围、邻近鼻窦、眼眶或筛骨板受累程度可由冠状位 CECT 或矢状和冠状 MRI 确定，这可能会影响手术入路和术后治疗。

（五）面部创伤

由于面部骨骼和鼻窦的亲密关系，面部创伤在这里被简单地包括在内。薄层轴位和直接冠状位 NCCT 扫描是判断面部创伤程度的理想方法。评估鼻窦创伤程度的一种策略是在两个成像平面的连续层面上用视觉描绘出每个骨骼轮廓，以寻找骨折、正常的裂和沟、移位。然而，寻找鼻窦骨折最快方法是寻找骨折的间接征象（图 8-66）：气 - 液水平，完全实变的含血鼻窦，鼻窦外有气体（颅腔积气、皮下肺气肿、颞下窝或眼眶积气）。识别骨折可确定骨折类型：鼻类、眼眶爆

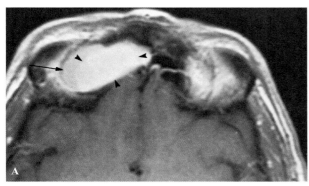
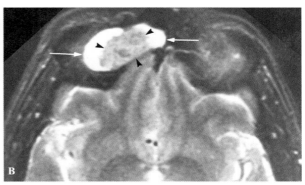

▲ 图 8-64　磁共振成像上的单纯黏液囊肿

A. 轴位 T_1 加权图像显示右侧额窦黏液囊肿示额窦扩大，中心黏稠或乏水成分（箭头）呈非常高的信号，周围黏度较小囊肿具有同心环状较低信号（箭）；B. 轴位 T_2WI 加权图像显示周围富水黏液囊肿（箭）的同心环状低信号反转成高信号，中心黏稠囊肿（箭头）信号减低

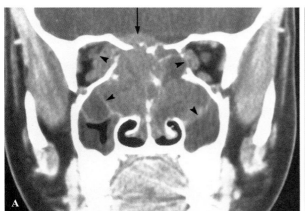
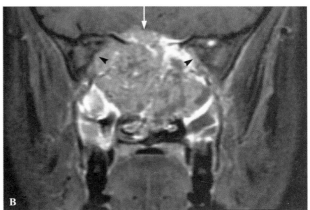
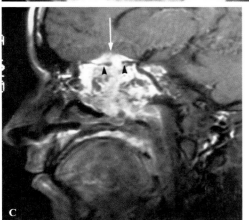

▲ 图 8-65　筛板和眼眶的浸润性小细胞癌

A. 冠状位 CT 增强比磁共振成像显示更清楚，位于后组筛窦的肿块，伴有筛板（箭）和眼眶内侧壁的骨质破坏。肿瘤侵犯眼眶和上颌窦（箭头）；B. 经筛板的前颅窝延伸（箭）和眼眶侵犯（箭头）在冠状位增强脂肪饱和 T_1 加权像（T_1WI）上清晰可见；C. 矢状位增强脂肪饱和和 T_1WI 显示通过低信号的筛板和蝶骨平台（箭头）描绘了肿瘤的前后径及强化肿瘤（箭）的延伸

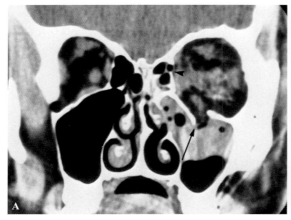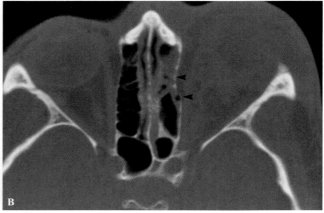

▲ 图 8-66 眼眶爆裂性眶内侧和外侧壁骨折

A. 冠状位 CT 平扫软组织窗显示眶壁爆裂骨折，伴有眶底移位（箭），下直肌扭曲，眶内脂肪通过眶底缺损疝出。在软组织窗上可以清楚地看到眶内出血和上颌窦高密度出血导致的气 - 液平面。眼眶内侧眶爆裂骨折（箭头）可能；B. 轴位 CT 平扫骨窗显示左侧前组筛窦气房实变，这有助于观察眼眶内侧眶骨折及移位（箭头）

裂类、三脚类、Le Fort（Ⅰ、Ⅱ、Ⅲ和完全）或鼻筛复合体骨折（图 8-67）。对软组织损伤的程度进行评估，特别是眼眶软组织，如晶状体、眼球、眼外肌肉和视神经。移位性眶底骨折可累及脂肪或眼外肌，导致眼球内陷或眼球运动功能障碍。

（六）颅底

在解剖学上，颅底可分为颅前窝、颅中窝和颅后窝。蝶骨小翼和大翼将颅前窝和颅中窝分开，而颞骨的岩部和乳突部将颅中窝和颅后窝分开。大脑的顶叶和枕叶不直接接触颅底。

颅底由 5 块骨头形成，即额骨、筛骨、颞骨、蝶骨、枕骨。这些骨头中的每一块都可以细分为多个组成部分，额骨和颞部是成对的，枕骨有枕骨底部、髁突和鳞骨这几部分。在 AP 平面上颅底的前后径最长，从鸡冠延伸至枕骨大孔后缘。在上下方向上骨质最薄，在大多数部位厚 3～5mm，除了颞骨岩部较厚外。

CT 可以通过轴位或冠状位成像显示颅底（由于机架倾斜角度有限，可能只能通过改进的冠状位成像）。冠状位成像可以很好地描绘病变的上、

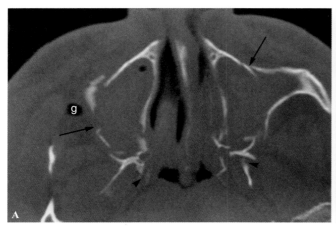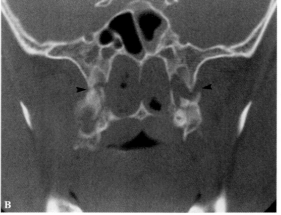

▲ 图 8-67 面部骨折

A. 3mm 层厚的轴位 CT 平扫显示双侧上颌窦前、后壁（箭）和翼板（箭头）的 Le Fort Ⅱ型骨折，表现为骨质不连续或见透亮影。面部骨折的间接征象是上颌窦实变、右侧颊脂肪垫充血（g）和前磨牙的面部肿胀；B. 冠状位 CT 平扫清楚显示双侧翼板骨折（箭头）

下径。CT 能很好地显示骨骼细节，特别是当使用骨骼算法技术时。除了轴位成像外，MRI 可以真正在冠状位和矢状位成像，矢状位对于中线病变（如脊索瘤）的研究特别有用。MRI 还可以改善病灶的对比度和显著性，更准确地描绘病灶的范围。

通过解剖方法，临床医生可以将颅底病变分为颅前窝、颅中窝或颅后窝，他们通过对每个颅窝的内侧和外侧部分区分每个颅窝结构。病变可以分为原发性病变，即发生在颅底内部的病变，或继发性病变，即从上方的颅腔向下延伸的病变（颅内病变）或下方向上生长的病变（颅外病变）。颅内肿块可能是脑外或脑内病变，颅外病变是继发于眼眶、舌骨上头颈部、颈椎或椎前肌的病变向上延伸。

颅底有多个孔，允许脑神经出颅及动脉和静脉进出。这些孔也为病变从颅腔向颅骨下结构蔓延提供了一条通路，反之亦然 [17]。在增强后脂肪抑制 MRI 成像可以敏感地检测出周围神经的扩散，特别是第 V 对和第Ⅶ对脑神经 [40]。

颅底骨折用 CT 薄层扫描和重建技术很容易发现。鼻窦内气 - 液平面、鼻窦实变和颞骨浑浊，可能提示骨折的存在。同样的，鼻窦实变和骨折部位能提示脑脊液漏的位置。

颅骨的炎性病变现在不常见，骨炎可以看到骨质边缘的硬化。骨髓炎通常累及 3 个颅窝，其特征是不规则的匍行的溶解性区域，偶尔伴有死骨形成。

肿瘤性疾病的骨质改变可能是侵蚀性的、浸润性的、膨胀性的、溶解性的、硬化性的或混合密度的。原发性颅骨肿瘤病灶并不常见。良性病变包括骨瘤、软骨瘤、骨巨细胞瘤、胆固醇肉芽肿和动脉瘤性骨囊肿（图 8-68）。骨肉瘤、软

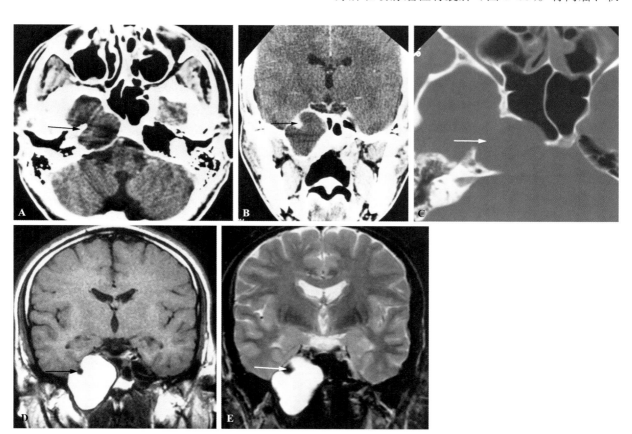

▲ 图 8-68 胆固醇肉芽肿

A 和 B. 轴位和冠状位增强 CT 图像显示右侧岩尖和蝶骨大翼的膨胀性病变。病变为均匀的低密度。使位于病变外侧的右侧颈内动脉（箭）移位；C. 轴位增强 CT 扫描骨窗显示右侧颞骨岩部前内侧部分（箭）和相邻的蝶骨后外侧部分骨质连续性中断。病灶向蝶窦右侧份突入；D. 冠状位 T₁ 加权图像；E. T₂ 加权图像。D 和 E 显示了病变在这两个序列上呈高信号，与高铁血红蛋白信号类似。右侧颈内动脉位于病变的中外侧部分（箭）。病变延伸至颅底上方和下方，并向内蝶窦侵入

骨肉瘤、纤维肉瘤和罕见的尤因肉瘤和淋巴瘤是该区域常见的恶性病变。颅底转移性病灶比原发性病灶更常见，通常伴有相关软组织成分的受累（图 8-69）。颅骨的成骨性转移通常来自前列腺癌和乳腺癌。淋巴瘤有时可见骨质硬化性改变（图 8-70）。溶解性病变比成骨细胞改变更常见，通常继发于肺癌、乳腺癌、肾癌或结肠癌。

颅内肿瘤可能导致颅骨骨质的改变。颅脑

胶质瘤很少引起局部骨质侵蚀或膨胀性改变，然而，视神经胶质瘤可引起视神经管扩张。神经源性肿瘤（神经鞘瘤）可能引起颅底孔道的扩张，内听道（第Ⅷ对脑神经），颈静脉孔（第Ⅸ、Ⅹ、Ⅺ对脑神经），舌下神经（第Ⅻ对脑神经）和斜坡侧壁和圆孔（第Ⅴ对脑神经）。副神经节瘤可引起颅底孔道不规则形的侵蚀性改变（图 8-71）。脑膜瘤通常引起骨质增生（骨硬化），常见于累及蝶骨大翼或小翼颅中窝病变。脊索瘤是一种起源于脊索残余物质的肿瘤，通常会有斜坡（蝶底骨和枕骨底部）的破坏、软组织肿块和钙化。垂体腺瘤的特征性改变是鞍底的侵蚀和蝶鞍的膨胀性改变。

（七）颞骨

确定颞骨的异常需要评估外耳道、中耳、乳突气房、岩尖、内耳、桥小脑角、面神经管和血管间隙（颈静脉孔和颈动脉管）。侵袭性颞骨的病变可以播散到邻近的间隙内，或者以下间隙的病变侵犯到颞骨，这些间隙包括桥小脑角（脑膜瘤、听神经瘤）、颅中窝（膝状神经节神经鞘瘤、胆脂瘤）、颈静脉孔（神经鞘瘤、副神经节瘤、血管球瘤）、颅底和斜坡（脊索瘤）、颈动脉间隙（CS）（动脉瘤、神经鞘瘤）、腮腺间隙（PS）（腺样囊性癌）和外耳道及头皮的软组织（鳞状细胞癌，SCC）。

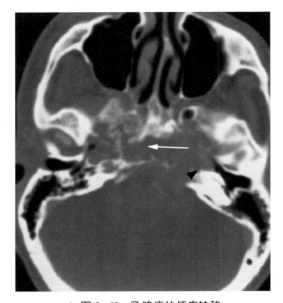

▲ 图 8-69 乳腺癌的颅底转移

轴位 CT 平扫显示转移性肿瘤浸润并破坏颅中窝的大部分。特别是斜坡（箭）和左侧颞骨的前内侧（箭头）明显受累

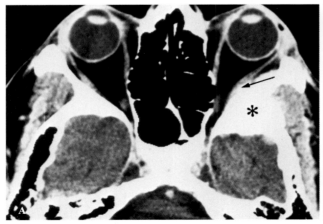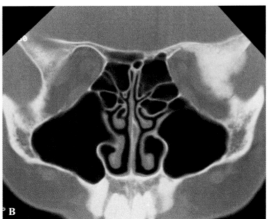

▲ 图 8-70 前列腺癌转移到左侧眼眶

A. 轴位 CT 增强扫描显示左侧眼眶后外侧缘的硬化性转移（星号）。小块软组织成分（箭）位于骨质增生的深部，并取代内侧的眼外直肌；B. 冠状位 CT 增强扫描显示左侧眼眶上外侧明显的硬化性改变。眶内容积减小

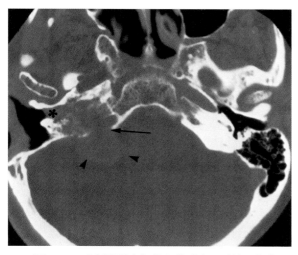

▲ 图 8-71 右侧颞骨岩部的血管球瘤（副神经节瘤）
轴位 CT 增强扫描骨窗显示右侧颞骨中上部骨质的浸润性破坏（箭）。病变边界不清是血管球瘤的特征。右侧桥小脑角池及右侧中耳腔（星号）的下部见软组织肿块（箭头）。既往行过右侧乳突切除术

对于外耳和外耳道（EAC）异常的检出，可以选择高分辨 CT 或者 MRI。通过 CT 检查很容易发现发育异常（外耳发育不全、纤维化或者骨性外耳道闭锁），软组织实性病变（耵聍、外耳道胆脂瘤、SCC），骨质侵蚀（外耳道胆脂瘤、毛霉菌病、SCC）、成骨性改变（外生骨疣），或者盾板破坏（鼓膜松弛部胆脂瘤），并且它们的范围可以清晰显示。MRI 可以提供更多的颅底下软组织受侵或耳郭及头皮浸润的信息。

利用高分辨率 CT 可以很好地评估中耳。听骨链畸形（融合、脱位、假体、镫骨底板硬化）、气 - 液平面（外伤、急性中耳炎）、软组织病变（畸形或慢性中耳炎、胆脂瘤、外伤、长期气管或鼻胃管插管）和鼓膜增厚（中耳炎）都有各自的特点（图 8-72）。乳突气房和岩尖的射线照相方法类似于鼻窦，评估乳突和岩尖的软组织成分和骨壁情况。评估这些区域（气化或者软组织填充）的发育和气化情况：骨间隔和骨壁（发育不全或慢性中耳乳突炎后鼓室硬化症）、乳突和岩尖的边缘［先天性或继发性胆脂瘤使其扩大（图 8-73）或者胆固醇肉芽肿］，或者骨质破坏（SCC、恶性纤维组织细胞瘤、血管球瘤）。MRI 可以帮助 CT 评价一个较大的岩尖或乳突肿瘤。异常的、

非气化的、脂性（骨髓填充的）岩尖在 T_1WI 呈高信号，在 T_2WI 呈低信号，但是胆固醇肉芽肿由于正铁血红蛋白在 T_1WI 和 T_2WI 均表现为高信号（图 8-68）。乳突蜂房内的黏液在 T_1WI 表现为低信号，在 T_2WI 表现为很高的信号，注入钆对比剂后轻度强化。先天性胆脂瘤的信号类似于脑脊液并且在 T_1WI 表现为低信号，在 T_2WI

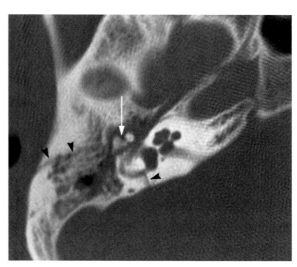

▲ 图 8-72 颞骨岩部横行骨折伴听小骨脱位
1.5mm 层厚高分辨率 CT 平扫骨窗显示颞骨岩部横行骨折线（箭头），骨折线穿过乳突和半规管。锤骨头脱离关节面，伴随砧骨体骨折（箭）。中耳实变也证实颞骨外伤

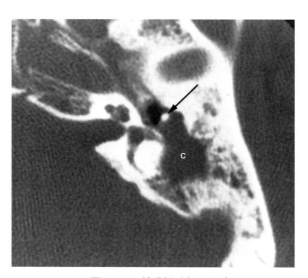

▲ 图 8-73 鼓膜松弛部胆脂瘤
轴位平扫 CT 图像显示中耳胆脂瘤（c）延伸到乳突气房和上鼓室隐窝。紧邻锤骨的砧骨缺如和软组织密度病变（箭）证实听小骨被侵蚀

表现为中等高信号，注入对比剂后无强化。CT和MRI评估术后改变包括金属人工听小骨、耳蜗植入物和各种类型的乳突切开术。

高分辨率CT可以很好地评价内耳结构，注意解剖变异和骨密度。先天性感觉神经性耳聋最常见的异常是扩大的前庭导水管。耳蜗基底转发育良好而中顶转没有完整分隔称为Mondini畸形（图8-74）。在轴位和冠状位CT图像中可识别出耳蜗基底转和圆窗。水平（外侧）半规管骨皮质会被胆脂瘤侵蚀。在镫骨性耳硬化症中前庭窗和镫骨底板会增厚，并且在迷路耳硬化症（耳海绵样变）中耳囊的外周环形骨质脱钙。整个岩骨密度减低，伴随发育不良，如成骨不全；或者硬化，如骨硬化病和Paget病。炎性和肿瘤病变可能侵犯耳蜗和前庭，在CT图像上可能没有明显的骨质改变；然而，在MRI钆对比剂强化后的T_1WI图像中也可以显示为一强化的病灶。

高分辨率CT可以很好地评价桥小脑角区和面神经管的骨质细节，并且钆对比剂强化后MRI很好地显示该区域软组织的异常。在CT图像中，桥小脑角区的异常改变可能包括增宽（听神经瘤、手术）或者变窄（骨发育不良、脑膜瘤引起的骨肥厚）。在轴位和冠状位图像中可以追踪显示面神经管全长以展示被侵蚀的地方（面神经鞘瘤、副神经节瘤、血管瘤）或者位置异常（乳突段位置前移并外耳道闭锁）。钆对比剂增强MRI（图8-75和图8-76）是评估内听道和颞骨（面神经、前庭神经或耳蜗内的神经鞘瘤）中第Ⅶ和第Ⅷ对脑神经或者诊断第Ⅶ对脑神经炎症（Bell面瘫）的首选方式。需要注意的是走行在面神经管内正常的面神经也会轻度强化，通常是对称性的。不对称性的强化更可能是异常表现。

六、颈部和面部术后

术前CECT或MRI对评价颈部、颅底或者面部术后改变及肿瘤是否复发是非常有帮助的。同样的，手术或放疗后3～6个月行常规CECT或MRI检查，进一步提高术后肿瘤复发的影像学检查能力。颈后间隙是颈部变化最大的间隙，并且在头颈肿瘤的分期和治疗方面，其内组织可以部分或全部切除；该区域由缺失的组织构成。根治性颈部切开术（图8-77A）去除了该间隙的胸锁乳突肌、颈内静脉、区域淋巴结和大部分纤维脂肪组织。改良根治术、功能性根治术和上颈部清扫术切除范围组织要少。

口腔（OC）和面部也会受到手术影响。面部创伤经常用金属螺钉和钢板内固定治疗。内固定治疗也是复合手术的一部分，当下颌骨分裂或者当下颌骨因为肿瘤被部分切除。金属丝，螺钉，板可产生伪影，导致掩盖外伤后脑脊液漏或

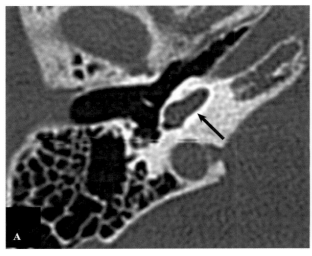 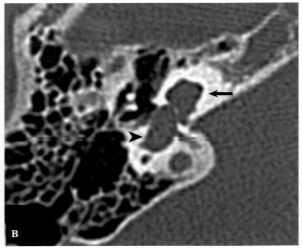

▲ 图8-74 Mondini畸形

A. 轴位CT图像显示正常耳蜗基底转（箭）；B. 耳蜗中转和顶转由于缺少部分分隔而形成一个囊腔（短箭）。前庭大并发育不良（箭头）

肿瘤复发的位置。鼻窦和腭的肿瘤需要切除上颌骨、腭、眶壁和软组织及筛板。置于手术腔内的游离瓣，肌皮瓣和骨皮瓣中含有的脂肪，肌肉或骨骼进一步使图像分析复杂化（图 8-77B）。喉术后需要去除部分或全部喉，经常伴随着气管造口术的实施。塌陷的脏器间隙中残留的软组织很难精确评估。

放射治疗经常引起组织水肿，其 CT 特点是在皮下、咽旁间隙和颈后间隙脂肪层内见条状密度增高（图 8-78）。在 MRI 图像中，其 T_2WI 信号也会增高。咽喉的黏膜间隙也可出现肿胀和水

肿，在强化后 CT 图像中表现为弥漫性黏膜增厚并强化，然而在 MRI 图像的长 TR 序列和钆对比剂增强的 T_1WI 序列中可能表现为高信号。放射治疗后水肿，尤其是咽喉水肿，可能在治疗完成后长达 6 个月至 7 年的时间内与肿瘤复发类似[43]。最后，治疗后淋巴结可以缩小或完全消失，留下一个"混杂的脂肪"外观。

复发性肿瘤扩散经常在脂肪层内产生软组织密度的索条或结节或取代正常的脂肪层。然而，CECT 很难发现小的（＜ 1cm）或者以黏膜基部的肿瘤，并且很难确切区分肿瘤复发和纤维或水肿。一个新发的、大的、环形强化的肿块，局部组织受侵或者远处骨质破坏强烈提示肿瘤复发。据报道，在某些病例中 MRI 可以区分开肿瘤和放射治疗后的纤维化。在所有 MR 序列中，治疗后纤维化或者瘢痕的信号都类似或低于肌肉的信号，尤其是在 T_2WI 序列中，通常表现为线样，而不是团块状，也可以呈轻度的线样强化。MRI 在鉴别肿瘤复发和肌肉、血管结构等要优于 CT（尤其是 NCCT）。在颈部治疗后，钆增强 MRI 有可能识别出肿瘤复发，可以区分肿瘤复发和纤维化，因为肿瘤复发会环形强化，而这种强化不会出现在瘢痕中。最后，PET/CT 可以鉴别代谢活跃的肿瘤组织与术后改变。

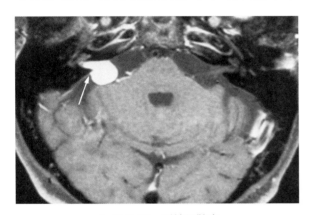

▲ 图 8-75 听神经鞘瘤

轴位脂肪饱和 T_1WI 强化扫描显示右侧桥小脑角区一个明显强化的肿块，具有内听道（听神经瘤的特点）和颅外两部分。注意到肿瘤和岩骨嵴形成一个锐角（箭）

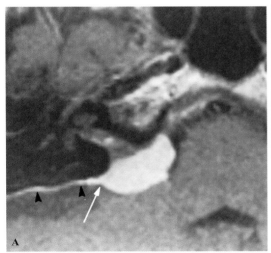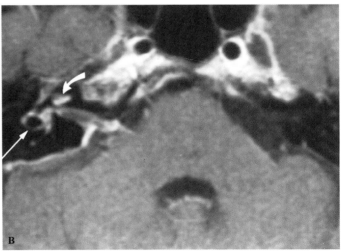

▲ 图 8-76 内听道和面神经的 MRI 图像

A. 轴位 T_1WI 增强图像显示宽基底、明显强化的脑膜瘤覆盖在内耳道。注意它与岩骨嵴形成的钝角（箭）和硬脑膜"尾"延伸至后面（箭头），这是脑膜瘤的特征；B. 同一患者，随访轴位 T_1WI 增强图像显示术后迷路炎。新发现前庭、半规管（直箭）和耳蜗（弯箭）的异常强化，这一表现只能在增强 MRI 图像上显示

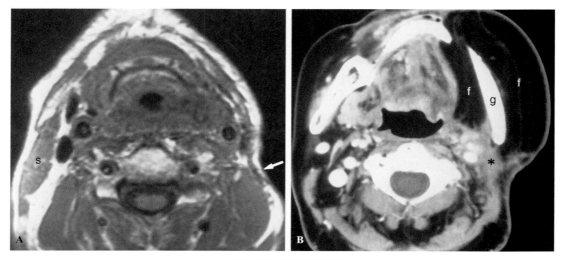

▲ 图 8-77 颈部术后表现

A. 轴位 T₁WI 显示左侧早期颈部手术（箭），手术切除了胸锁乳突肌（s）和颈后间隙脂肪；B. 患者带有骨皮瓣，下腭深部厚脂肪（f）和外缘移植物（g），在颈动脉鞘周围深部有肿瘤复发（星号）

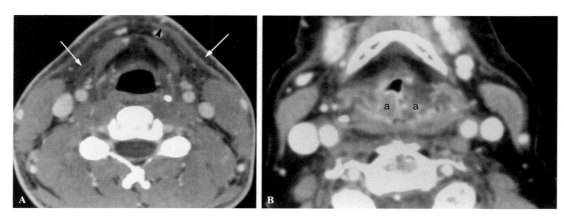

▲ 图 8-78 颈部放射治疗后改变

A. 轴位 CT 增强图像显示在整个颈浅和颈前间隙的脂肪层内条状密度增高区以及增厚的颈阔肌（箭头）；B. 声门癌放射治疗后的另一个患者，在轴位 CECT 显示会厌和杓会厌皱襞增厚（a）。这一表现可能在治疗后持续数月

推荐阅读

Babbel RW, Smoker WRK, Harnsberger HR: The visceral space: the unique infrahyoid space. *Semin Ultra CT MR* 12: 204–223, 1991.

Bitar R, Leung G, Perng R, et al: MR pulse sequences: what every radiologist wants to know but is afraid to ask. *Radiographics* 26: 513–537, 2006.

Castelijns JA, van den Brekel MW: Imaging of lymphadenopathy in the neck. *Eur Radiol* 12: 727–738, 2002.

Curtin HD: Separation of the masticator space from the parapharyngeal space. *Radiology* 163: 195, 1987.

Davis WL, Harnsberger HR, Smoker WRK, et al: Retropharyngeal space: evaluation of normal anatomy and diseases with CT and MR imaging. *Radiology* 174: 59, 1990.

Fakhry N, Barberet M, Lussato D, et al: [Role of (18)−FDG PET/CT in the initial staging of head and neck cancers]. (In French) *Rev Laryngol Otol Rhinol (Bord)* 128: 3–9, 2007.

Rydberg J, Liang Y, Teague SD: Fundamentals of multichannel CT. *Radiol Clin North Am* 41: 465–474, 2003.

Som PM: Detection of metastasis in cervical lymph nodes: CT and MR criteria and differential diagnosis. *AJR Am J Roentgenol* 158: 961–969, 1992.

Som PM, Curtin HD, Mancuso AA: Imaging−based nodal classification for evaluation of neck metastatic adenopathy. *AJR Am J Roentgenol* 174: 837–844, 2000.

Veit−Haibach P, Luczak C, Wanke I, et al: TNM staging with FDG−PET/CT in patients with primary head and neck cancer. *Eur J Nucl Med Mol Imaging* 34: 1953–1962, 2007.

Yousem DM, Som PM, Hackney DB, et al: Central nodal necrosis and extracapsular neoplastic spread in cervical lymph nodes: MR imaging versus CT. *Radiology* 182: 753–759, 1992.

成人咽炎
Pharyngitis in Adults

Brian Nussenbaum　Carol R. Bradford　著

崔　鹏　译

第9章

要点

1. 成人咽炎最常见的原因（30%～60%）是病毒感染所致自限性普通感冒的症状之一，鼻病毒是最常见的病原体。

2. 5%～10% 的成人咽炎是由细菌感染引起的。儿童细菌性咽炎占 30%～40%。

3. 大多数成人细菌性咽炎由 A 组 β 溶血性化脓链球菌（GABHS）引起。

4. 在症状出现后 10 天开始抗生素治疗，可以预防风湿热，但抗生素治疗对急性链球菌性肾小球肾炎的发病率并不影响。

5. 其他不常见的急性咽炎细菌包括非 A 组乙型溶血性链球菌、溶血性弧菌、性传播病原体（淋病奈瑟菌、梅毒螺旋体和衣原体）、肺结核、兔热病和白喉。

6. 流感仍然是世界性的问题。每年全球有 5 亿人患上流感，仅在美国就有约 15 万人需要住院治疗。在非流行年份，有 2 万至 4 万人死亡；在大流行年份，每年死亡人数可达到 10 万人。发病率和致死率最高的是甲型流感，而非乙型流感。

7. 在 82% 的传染性单核细胞增多症患者中，由 E-B 病毒引起的咽喉痛是最常见的症状。其他症状包括腹部不适、头痛、颈部僵硬和皮疹。

8. 对大多数感染性单核细胞增多症患者的治疗包括支持性护理、休息、退热和止痛。在查体和腹部超声检查证实脾肿大消退之前，应建议患者避免剧烈运动。抗病毒药物对感染无效，抗生素仅用于继发性细菌感染。甾体类药物用于治疗上呼吸道阻塞、严重溶血性贫血、严重血小板减少或持续性严重的相关并发症。

9. 念珠菌感染口腔表现为鹅口疮。最常见的病原菌是白色念珠菌，目前，其他病原菌还包括：热带念珠菌、杜布里尼念珠菌、鲁格萨和克鲁塞念珠菌，尤其易发生于免疫功能低下和接受过放疗的患者，这些正成为致病因素。

　　咽炎是咽部的炎症，成人咽部最常累积口咽，主要症状是喉痛，这是医生在工作中遇到的三大常见主诉之一[1]。感染性咽炎是成人喉痛的众多原因之一（框 9-1）。病史和体检对患者的鉴别诊断至关重要。例如，上消化道鳞状细胞癌常有慢性咽喉痛病史。成人会厌炎通常表现为严重的急性咽喉痛和吞咽困难，口咽检查相对正常。更常见的情况，如鼻后滴漏和喉咽反流，可导致刺激性咽炎。刺激性咽炎也可能与职业[2, 3]和环境暴露[4]有关，这已在许多不同人群中得到证实[5]，最近一次是在参与世界贸易中心救援的有咳嗽症状的消防员中证实的。

5%～10% 的成人咽炎是由细菌感染引起的[6]。在儿童中，细菌性咽炎占 30%～40%[6]。因咽喉痛来就医的 75% 成年人都会因假定的细菌性咽炎应用抗生素治疗，这种做法只会帮助少数患者[7]。这种做法归因于患者对抗生素的期望，以及医生们的理念，即如果不使用抗生素，患者会重新咨询，如果没有处方，患者会不满意。抗生素的不当使用对患者和公众健康都有负面影响。

本章的重点是对引起成人咽炎的不同微生物进行适当评估和处理。在本章中，"成人"一词是指 15 岁以上的患者。

一、细菌感染组

（一）A 组乙型溶血性化脓性链球菌感染

A 组溶血性化脓链球菌（GABHS）是导致成人细菌性咽炎的病原菌。然而，总的来说，GABHS 引起的咽炎仅占成人咽炎病例的 10% 左右[8]，这种生物体是一种呈链状生长的革兰阳性球菌[8]。也是皮肤及鼻咽、口咽等上消化道黏膜的常居菌，不足 5% 的成人是无症状携带者[9]。传播方式主要通过空气飞沫传播，较少通过直接接触传播，很少通过摄入受污染的未经高温消毒的牛奶或食物传播。感染常见于秋季和冬季。GABHS 感染的发病机制与微生物固有的毒力因子(细胞壁、透明质酸胶囊、M 蛋白)、分泌酶(链球菌溶血素 O、链球菌溶血素 S、DNA 酶、透明质酸酶)、分泌外毒素（外毒素 A、B 和 C）和宿主炎症介质（白介素 1～6、组织坏死因子、前列腺素、缓激肽、一氧化氮、溶酶体酶、自由基等）有关[1]。受 GABHS 咽炎影响的局部组织包括腭扁桃体、悬雍垂、软腭和咽后壁[10]。症状通常起病迅速，包括严重的咽喉痛、吞咽痛、颈部淋巴结肿大、发热、寒战、不适、头痛、轻度颈部僵硬和厌食。通常不存在白细胞增多症、声音嘶哑、咳嗽、结膜炎、腹泻、流涕和离散性溃疡性病变。咽部通常有红斑、水肿和扁桃体灰白色渗出物，它们对称地累及受影响的组织。软腭有瘀点，扁桃体肿胀，呼吸可出现特征性含混音，也可能出现猩红热样皮疹。

感染通常有自限性，若不治疗，局部炎症 3～7d 后可自愈。患者在急性期和之后一周内都会有传染性。及时的抗生素治疗可缩短症状持续时间（如果在症状出现后 24～48h 内开始治疗），可以将传染期缩短至开始治疗后 24h，并降低化

框 9-1　成人咽痛的病因

微生物引起的咽炎

- 细菌性
  - A 组 β 化脓性溶血性链球菌
  - C、G 和 F 组链球菌
  - 溶血弧菌
  - 淋病双球菌
  - 梅毒螺旋体
  - 肺炎衣原体
  - 肺炎支原体
  - 结核分枝杆菌
  - 土拉菌
  - 白喉棒状杆菌
  - 小肠结肠炎耶尔森菌
  - 阴道毛滴虫
  - 坏死梭杆菌
- 病毒性
  - 鼻病毒
  - 冠状病毒
  - 甲型和乙型人类免疫缺陷病毒
  - 腺病毒
  - EB 病毒
  - 单纯疱疹病毒 1 型和 2 型
  - 巨细胞病毒
- 真菌性
  - 念珠菌
  - 原虫
  - 弓形虫

其他原因

- 脓肿（扁桃体周围、咽旁、咽后）
- 会厌炎
- 癌（鳞状细胞癌、淋巴瘤）
- 自身免疫性（Behçet 综合征、良性黏膜类天疱疮、结节病）
- 咽喉反流
- 后鼻孔滴漏
- Eagle 综合征
- 舌咽神经痛
- 克罗恩病
- 异物
- 外伤
- 药物
- 环境暴露 / 空气污染

脓性并发症的发生率[11]。如果在症状出现后 10d 内开始抗生素治疗，可以预防风湿热。据估计，要预防一例急性风湿热，就必须对 3000～4000 名 GABH 患者进行治疗。有趣的是，抗生素治疗似乎不会影响急性链球菌肾小球肾炎的发病率[8]。其他可能的表现包括猩红热、中毒性休克综合征、坏死性筋膜炎和细菌性感染的远处传播。

单纯根据症状或体征很难准确诊断 GABHS 扁桃体咽炎，因其与其他咽炎有很多相似之处。在有喉咙痛的年轻人群中，仅凭临床原因会高估出 81% 的 GABH 发生率，过度诊断通常导致不必要的治疗[12]。这是有问题的，因为抗生素治疗应该仅限于可能感染 GABHS 的患者[13]。因为诊断的困难性，评分系统已经被开发出来，仅用于临床上预测 GABH 的可能性。然后，患者可分为应接受经验性抗生素治疗的高概率组、应通过快速抗原试验或喉部培养进行进一步检测的中等概率组，以及仅需对症治疗和适当随访的低概率组[1]。两个已在成人人群中测试验证的临床预测评分系统是 Walsh 及其同事[14]、Centor 及其同事描述的系统[15]。这些评分系统不应用于免疫功能低下、合并有复杂疾病或有风湿热病史的患者。临床医生也应考虑流行病学及某些临时情况，例如，在急性风湿热流行期间，对于有学龄儿童的父母，或从事经常与儿童接触的职业的成年人，应避免使用这些评分系统[16]。

Walsh 评分系统有下列 5 项内容：①颈部淋巴结肿大或触痛；②咽部渗出物；③最近接触 GABH；④最近咳嗽；⑤口腔温度高于 101 ℉（38.3℃）[14]。

Centor 评分系统使用发热史、颈部病变、扁桃体渗出和无咳嗽病史来生成一个简单评分系统[15]，有 3 个或 4 个 Centor 标准具有 40%～60% 的阳性预测值，而没有 3 个或 4 个标准的存在则具有 80% 的阴性预测值。该 Centor 标准已获得美国疾病控制与预防中心（CDC）、美国家庭医师学会和美国医师学会批准，用于成人急性咽炎的临床实践指南[16]。这些指导方针规定，如果患者只有一个或更少的 Centor 标准，表示不太可能

发生 GABHS 感染，就不应再接受进一步的检测或抗生素治疗。对于有 2 个或 2 个以上标准的患者，几种合适的策略是：①用快速抗原试验对有 2、3 或 4 标准的患者进行检测，并为阳性患者给予应用抗生素；②用快速抗原试验对有 2 或 3 标准的患者进行检测，并将抗生素治疗限制在阳性或有 4 标准的患者；③不使用诊断测试，将抗生素治疗限制为有 3 个或 4 个标准的患者。这些指南的制定没有把咽喉培养包括在内，因为其测试的可靠性很低，其结果取决于获得和执行培养的技术，而且无法区分急性感染和携带者。

上述建议发表后，美国传染病学会（IDSA）[10, 17] 对成人 GABHS 咽炎的诊断和治疗提出了不同的观点。IDSA 关于 GABHS 诊断和管理的指导方针最初于 2002 年出版，并于 2012 年更新。在急诊科的实践中，Centor 评分预测 GABHS 咽喉培养阳性的准确率为 32%～56%。根据这些数据，IDSA 指出，仅应用该临床评分系统，将导致成人非 GABH 咽炎患者继续过度使用抗生素[17]。考虑到这一点，IDSA 继续支持实验室检查确认成人 GABHS 咽炎临床疑似病例。美国心脏协会也建议如此[18]。因 GABH 的发病率低，成人患风湿热的风险很低，且考虑到最近使用的快速抗原检测试验的敏感度（80%～90%）和特异性（＞95%），IDSA 支持单独使用快速抗原试验，而不经咽喉培养证实，以此作为一种可接受的替代诊断策略[10]。尽管有几个变量可以影响结果，IDSA 仍然支持在羊血琼脂板上进行咽喉培养作为记录上呼吸道 GABHS 存在和确认急性 GABHS 咽炎的金标准。为了达到诊断的最大敏感度，一些医生仍然选择使用喉部培养或用培养物支持阴性快速抗原试验。喉部培养的敏感度为 90%～95%。抗链球菌抗体滴度的使用在 GABH 咽炎的常规诊断中没有作用。不幸的是，成人咽炎检测中的一个主要问题是临床医生通常不遵守任何指导原则，这导致许多患者接受了不必要的治疗[19]。

成人 GABHS 咽炎患者应使用抗生素治疗，抗生素的剂量和持续时间可能会根除咽部的细菌。青霉素或阿莫西林是首选的治疗方法，因为

其疗效可靠、抗菌谱窄、成本低。GABHS 从未被证实对青霉素耐药[10, 16]。除了阿奇霉素外，所有抗生素的口服疗程应为 10d，而阿奇霉素的口服疗程应为 5d。苄星青霉素 G 也可以用于肌内注射，维持 21～28d 的杀菌水平。对青霉素过敏的患者来说，红霉素是一种可接受的替代品，但是美国已经报道了大环内酯类耐药性的个体报道。克林霉素是青霉素过敏和大环内酯耐药患者的替代品。尽管研究表明头孢菌素类、克林霉素和阿奇霉素能有效地根除咽部的 GABHS，且疗程不超过 5d，但 IDSA 不支持常规使用这些较短疗程的治疗，因为这些研究的不足之处在于，这些抗生素比青霉素抗菌谱更广，也增加了成本[10]。镇痛解热药物，如对乙酰氨基酚或非阿司匹林非甾体类抗感染药，可辅助用于控制症状和发热。

青霉素治疗失败的解释被提出，包括 7 个方面的原因：①携带者；②依从性差；③反复暴露；④产 β- 内酰胺酶正常口腔菌群的体内共致病性；⑤体内根除正常保护性菌群；⑥牙刷或正畸器械污染；⑦细菌细胞内定位。这些解释是基于观察研究或实验室研究，而不是基于 I 型或 II 型证据，没有经过临床确认[20]。

对于无症状的患者，在对 GABHS 咽炎进行治疗后，不建议进行常规复测[10]。这仅适用于特殊情况，如有风湿热病史的患者、急性风湿热或链球菌急性肾小球肾炎暴发时出现咽炎，或"乒乓"式传播感染的家庭。有反复抗原或喉部培养阳性的患者是病毒感染的携带者，可能含有产生 β 内酰胺酶的致病性病原体，可能不符合使用抗生素方案，也可能从家庭或社区接触中获得了新的 GABHS 感染。在反复出现病毒性咽炎的情况下，没有任何检测可以区分携带者与真正的 GABH 咽炎，青霉素很少能根除 GABH 携带者状态。克林霉素或阿莫西林克拉维酸应用于治疗实验室证实的多发、反复、有症状的 GABH 患者[10]。IDSA 建议，在 GABHS 咽炎症状发生情况下，尽管经过适当的抗菌治疗，但复发频率没有降低时，且没有其他明显病因时，应考虑扁桃体切除术[10]。在芬兰进行的一项随机的临床试验表明，扁桃体切除术与记录在案的复发性链球菌性咽炎患者的观察结果相比，扁桃体切除术对减少喉部感染是有益的。预防一次复发所需的治疗次数是五次[21]。成人扁桃体切除术尚无临床实践指南。值得注意的是，当比较来自欧洲、美国和加拿大的 12 条国家指南时，急性咽炎的诊断和治疗建议也有显著差异[22]。

（二）非 A 组乙型溶血性链球菌感染

在急性咽炎发作期间，从患者身上可培养出 B 组、C 组和 G 组链球菌[6, 8, 23]。这些器官存在正常上呼吸道菌群，因此很难区分定植和感染；因此，这些微生物作为病原体在急性咽炎中的作用是有争议的[23]。B 组、C 组和 G 组链球菌可从临床症状和检查结果与 GABHS 不能区分的急性咽炎患者中提取剂[8, 23]。C 组和 G 组链球菌的咽部感染可导致急性肾小球肾炎，但从未被证明可导致急性风湿热[8]。无论是在所有病例中还是仅在特定病例中进行治疗，都存在争议[23]。有人建议，临床医生应该考虑治疗那些对症治疗后无改善的患者，或者那些有更多后遗症风险的患者。

1. 溶血隐秘杆菌

溶血隐秘杆菌是不可移动的 β 溶血的革兰阳性杆菌，0.5%～2.5% 的细菌性咽炎由其引发[24]。无论是免疫功能正常的患者还是免疫功能低下的患者，这种微生物还会引起深部感染，如肺炎、脑膜炎、骨髓炎、脑脓肿和扁桃体周围脓肿[25]。在这些复杂的情况下，扁桃体或皮肤伤口的来源或缺乏可识别的来源都已被报道。磷脂酶 D 和溶血素被认为是在感染的发病机制中起作用的外毒素[26]。

溶血性细菌不是正常上呼吸道菌群的一部分[26]。在 15—18 岁的年轻人群中发现，引发急性咽炎的最大发病率 2.5%[27]。其他报道指出，急性咽炎在 10—30 岁的患者中发病率最高[26]。在其他患者人群中的感染很少见。咽喉症状从轻微的咽炎到化脓性扁桃体炎、白喉样疾病、败血症不等。25%～50% 的患者出现皮疹，可能是荨麻疹、黄斑或黄斑丘疹。皮疹通常发生在躯干和四肢，但不会累及手掌、脚掌和面部。皮疹可能是主要的表现症状，特别是在只有轻微咽炎症状的情况下。其他临床特征包括发热（64%）和颈部淋巴结病变（41%）[27]。

由溶血隐秘杆菌引起的咽炎。因为症状相似，很容易误认为是 A 组溶血性化脓链球菌或病毒性咽炎伴发疹。为了鉴别诊断，需要使用 5% 的人血琼脂进行咽喉培养[26]。利用这种培养基，溶血隐秘杆菌在 24h 内形成明显的溶血区。溶血剂羊血琼脂通常用于标准的喉部培养，因为它很快可被 GABH 溶血，但不会被溶血隐秘杆菌溶血。用这种培养基培养 48h，溶血隐秘杆菌只形成 0.5mm 集落，溶血的边缘较窄。由于大多数临床实验室在 48h 后放弃咽喉培养，因此在使用这种方法时通常会漏诊。

过去曾推荐口服青霉素治疗，但杀菌试验显示，这种微生物对青霉素的耐受性越来越强，因此红霉素是治疗血隐秘杆菌引起咽炎的一线抗生素[26]。有趣的是，已有许多单用大剂量青霉素静脉注射成功治疗深部复杂感染病例的报道[25]。万古霉素、克林霉素、头孢菌素和庆大霉素也是有效的抗菌药物。溶血隐秘杆菌对苯唑西林和甲氧苄啶磺胺甲噁唑有抵抗力。所有阳性培养都推荐使用敏感性抗生素。

2. 淋病奈瑟菌

淋病奈瑟菌（Neisseria gonorrhoeae）是一种性传播的微生物，影响生殖器官，但也可引起牙龈炎、口腔炎、舌炎和咽炎[28]。淋病奈瑟菌性咽炎是一种罕见但有特征性临床症状的疾病。这种感染通常与生殖器感染同时发生，很少作为唯一的受累部位发生。口交是一种高危行为，因此同性恋男性和女性的发病率最高[8]。自身接种也被认为是疾病向口咽转移的一种可能机制。在生殖器淋病患者中，20% 的同性恋男性、10% 的女性和 3% 的异性恋男性发现口咽培养阳性[29]。将这些结合起来，报道的生殖器淋病患者口咽培养阳性的总发生率为 4%～11%[30]。有趣的是，只有 50% 的患者会出现急性咽炎症状[29]。对于无症状的患者，有证据表明口咽淋病可能有自限性的[31]。然而，这并不能证明停止治疗是合理的，因为从咽部传播仍然可能发生。传播最常见表现为关节炎、败血症性关节炎或皮炎[29]。

有症状的患者通常会因扁桃体炎而引起医学上的注意。扁桃体增大，从隐窝中渗出白色、黄色的分泌物[28]。口咽病变可能很明显，尤其是软腭或悬雍垂（图 9-1）。罕见有发热（8%）和淋巴结病（9%）症状。在隐窝底部的细胞碎片中可发现微生物[30]。因此，建议从隐窝深处获取培养标本。典型的革兰染色显示胞内革兰阴性双球菌。这一发现应该通过改良的 Thayer-Martin 培养基进行培养来证实，因为咽部可以被其他奈瑟菌所定植。据报道，培养法检测咽部淋病奈瑟菌的敏感性和特异性分别为 47% 和 100%[32]。核酸扩增试验以 DNA 扩增为基础，检测咽部淋病的敏感度为 95%，特异度为 98%[32]。然而，目前美国食品药品管理局（FDA）还没有批准这种检测方法用于生殖器官外的检测。

推荐的治疗方法是单次肌内注射头孢曲松[8, 33]。单次注射大剂量的 250mg 头孢曲松可提高咽部感染的治疗效果。对有口交性接触的淋病患者应使用头孢曲松治疗，而不是替代疗法，因为其治疗咽部感染的疗效性有文献记载，且替代抗生素在该部位根除该生物体的效果不可靠。其他抗生素对咽部的渗透性降低可能是发生淋病耐头孢菌素的一个机制。所有病例都应给予沙眼衣原体联合治疗，因为在咽喉培养中，这种细菌在 45% 的病例中与淋病奈瑟菌共存[33]。沙眼衣原体治疗首选疗法是单次口服阿奇霉素或给予 7d 多西环素治疗[33]。

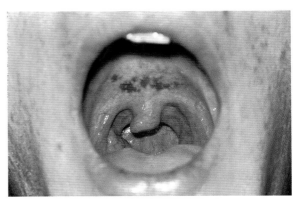

▲ 图 9-1 外伤性咽炎，也可见于现在有口腔表现的传播疾病的患者中

由 Richard A. Chole 博士提供

3. 梅毒螺旋体

梅毒螺旋体是梅毒的病原体。原发性梅毒可表现在有高危接触史患者的口腔区。最常见的发现是溃疡，最常见的感染部位是嘴唇，其次是舌和扁桃体[34]。然而，口腔受累初期是无痛的，不表现为咽炎。如果不治疗，从潜伏期开始，6个月后出现继发性梅毒。继发性梅毒主要表现为全身症状，口咽症状也可能突出[34]。主要症状包括头痛、不适、低热、喉咙痛、流涕、颈部肿块和皮疹[35,36]。对咽部进行体格检查，发现有椭圆形、红色斑丘疹和斑块。最初，这些病变富含螺旋体，具有高度传染性。扁桃体（单侧或双侧）可增大并呈红色。颈部和其他区域可出现非触痛性淋巴结病。累及手掌和脚掌的非瘙痒性丘疹或斑丘疹是继发性梅毒的特征[34,35]。二期梅毒症状可持续3～12周，如果不治疗，则进入另一个潜伏期[34,36]。此时，大约1/3的患者在没有任何特殊治疗的情况下得到治愈，另外1/3的患者仍处于潜伏状态（没有病变，但持续的血清学检查呈阳性），其余患者则进入第三阶段。

在疑似继发梅毒病例中，使用显微镜或血清学检查进行诊断[35]。革兰染色不能检测出这种细菌。螺旋体可以通过暗视野显微镜检测到，但使用这种技术，梅毒螺旋体不能与口腔中的共生体区分开[34]。Warthin-Starry 银染色可以检测组织标本中的梅毒螺旋体，但在发病后期可能检测不到梅毒螺旋体[35]。若非特异性（RPR）和特异性（FTA-Abs，TPHA）血清学检查呈阳性，即使经过适当治疗，梅毒螺旋体特异性试验仍呈阳性。

原发性或继发性梅毒的治疗方法是单次肌内注射苄星青霉素 G[33]。替代疗法是多西环素或头孢曲松，但需要更长的治疗疗程。

4. 肺炎衣原体

肺炎衣原体是一种以两种形式存在于细胞内的革兰阴性有机体。元素体是具有传染性的，代谢不活跃的细胞外形态，网状体是非传染性的代谢活性细胞内形式。元素体先内胞化，再转变为网状体，随后形成特征性的细胞质内包裹体。大约36h后，网状体凝结成元素体，48h后通过细胞溶解或胞吐释放。感染的特点是长期的亚临床感染。人类是唯一已知的通过空气传播疾病的宿主。

成人肺炎衣原体感染最常引起肺炎和支气管炎[37]。咽喉痛和声音嘶哑是这些患者常见的主诉。肺炎衣原体病例中很少出现有咽炎症状且不伴有下呼吸道感染的病例[38]。事实上，这种生物在原发性咽炎病例中作为病原体的作用一直受到质疑。因为肺炎衣原体培养不易分离，酶免疫分析（EIA）不敏感，PCR/DNA 扩增试剂盒仍处于发展阶段，所以肺炎衣原体肺炎很难确诊。在接受治疗的急性咽炎患者中，发现 8.5% 的人有肺炎衣原体感染的血清学证据[39]，但随访数据表明血清学诊断标准并不准确，因为 19% 的无症状、健康、培养和聚合酶链反应阴性的成人也符合肺炎衣原体急性感染的血清学标准[40]。

肺炎衣原体对四环素、大环内酯和氟喹诺酮类药物敏感，但对磺胺类耐药。根除需要 2～3 周的疗程。

5. 肺炎支原体

肺炎支原体估计占社区获得性肺炎病例的 15%～20%[41]。在 15—19 岁年龄组中，肺炎支原体所致肺炎患者的比例最高。感染这种病原体的肺炎患者还有咽喉痛、鼻塞和鼻炎症状，另外还可能有咳嗽、发热、寒战等不适症状。大疱性鼓膜炎不是肺炎发作时常见的伴随症状。还可能感染其他器官系统，并可能与严重的并发症发生率和死亡率有关。例如 Stevens-Johnson 综合征、溶血性贫血、弥散性血管内凝血、心包炎、心肌炎、脑膜炎、横纹肌炎和吉兰－巴雷综合征等。

肺炎支原体感染的病例不能单独依靠临床表现。胸部 X 线检查显示支气管肺炎，涉及一个或多个叶合并或不伴有少量胸腔积液。全血细胞计数通常是正常的，但有 50%～60% 的患者冷凝集素滴度升高[42]。这种情况通常在患病第二周后发生，并在 6 周后恢复正常。由于生物体生长缓慢而且营养需求复杂，通过培养分离微生物是可能的，但不实际。补体固定试验和 ELA 是有助于诊断的血清学试验。然而，这些测试由于无法确定早期诊断而受到限制。补体固定抗体在感染后 2～4 周才升高，免疫球蛋白 M 抗体在感染后

1 周才升高。抗原检测技术和 PCR 检测技术都在发展和测试中，希望这些技术能为医生提供一种准确的诊断方法。

四环素、大环内酯和喹诺酮类治疗肺炎支原体感染有效；β 内酰胺类抗生素无效。

6. 结核分枝杆菌

在地方性人群中，有少数结核的再发出现在扁桃体上，伴或不伴肺部感染[43,44]。所有扁桃体受累的患者都会因咽喉痛而就医，而且大多数患者还有颈部淋巴结肿大。然而，这一发现的罕见之处在于，即使是在已知的肺结核患者中，他们也有咽喉痛症状，这在 Anim 和 Dawlatly 的一项研究中得到了证实[45]。本文对 14 例有咽喉痛的肺结核患者的扁桃体组织进行了研究。所有标本均未发现肉芽肿。某武装部队病理研究所回顾了 1940—1999 年检查的 22 例扁桃体肉芽肿性炎症[46]，占全部扁桃体和腺样体病例的 0.08%（26 386 例中的 22 例）。仅有 3 例诊断为扁桃体结核。在 21 例随访患者中发现的其他病因包括结节病（$n=7$）、霍奇金病（$n=2$）、鳞状细胞癌（$n=1$）、弓形虫病（$n=1$）和特发性（$n=7$）。

当受结核影响时，口咽检查显示扁桃体肥大伴有溃疡和白色渗出物[43]。扁桃体组织病理学显示干酪样肉芽肿或肉芽肿性炎症，Ziehl–Neelsen 染色常可见生物体。细菌培养也是必要的，纯化蛋白衍生物皮肤试验呈阳性，除非患者免疫抑制或有更严重的其他感染，建议使用抗结核药物进行治疗。如果 Ziehl–Neelsen 染色法为阴性，扁桃体结核的诊断可能难以与结节病区分，因为这两种疾病都具有肉芽肿性炎症、肺部疾病和淋巴结病的特征[46]。在这种情况下，做出明确的诊断是很重要的，而不是把它当作一例假定的结节病，因为如果患者实际患有肺结核，皮质类固醇是有害的。

7. 兔热病杆菌

兔热病杆菌（francisella tularensis）是一种革兰阴性杆菌，是导致兔热病的病原体，在美国偶发[47]。两种已知的亚型分别是 Jellison A 型和 Jellison B 型，A 型在北美更常见，毒力更强，B 型在欧洲和亚洲更为常见[48]。兔热病杆菌是一种可导致人畜共患病的微生物，在啮齿动物、壁虱、浣熊、兔子、小牛、猫和狗中存活。壁虱是主要的宿主。通过吸血节肢动物和昆虫、摄入受污染的食物或水，或吸入受感染节肢动物粪便污染的灰尘传播[47,48]。在某些情况下，即使经过彻底的询问，感染的确切来源仍然不清楚。人与人之间的传播是罕见的，在流行病学上并不重要[47]。

Luotonen 和他的同事们[49]研究了 127 例（占在他们机构治疗兔热病的所有患者的 11.5%）有头颈部表现的兔热病病例。有 3 种疾病表现形式：①腺型；②溃疡型；③口咽型。口咽型占头颈部病例的 25%，其中大于 15 岁的患者占 70%。在这些病例中确定的感染原包括受污染的野兔肉和草莓。Meric 和他的同事[50]研究了 2004—2005 年在土耳其 1999 年地震后新建的定居点发生的 145 例口咽部兔热病患者（平均年龄 39 岁，女性占 59%）。由于口咽型兔热病的源头通常来自受污染的食物或水，其他家庭成员也经常受到感染[47]。

口咽型表现为发热、寒战、不适、咽喉痛和颈部疼痛[48,49]。体征包括急性病态、发热、咽部红斑、渗出性扁桃体炎和在疾病过程中可化脓的压痛性淋巴结病。临床表现很容易与急性传染性单核细胞增多症混淆，特别是在单核试验获得假阳性结果及外周血涂片可出现非典型淋巴细胞时[49]。该病也很容易被混淆为 GABH 咽炎，可能只有在青霉素治疗失败后才被发现。平均白细胞计数为 9200/mm³，只有 14% 有左移。所有患者的红细胞沉降率均升高，平均为 57mm/h[50]。血清血凝滴度可决定诊断。如果临床上怀疑有疾病，任何时候滴度增加四倍或滴度超过 1∶160，就足以做出诊断[47]。这些滴度的诊断范围通常适用于疾病发作后 16d 内，而不是在 11d 之前。最近，一项聚合酶链反应检测被认为可以在高度可疑的病例中进行早期诊断[51]。没有其他任何的实验室测试是针对这种疾病的。培养通常是没有帮助的，因为生物体在体外生长不良。

兔热病杆菌对 β 内酰胺类抗生素有耐药性。氨基糖苷类、大环内酯类、氟喹诺酮类和四环素类是抗菌治疗的有效选择。症状出现后超过 14d

的延迟治疗与治疗失败和延迟恢复有关[50]。应寻求水资源或食物的来源，以避免当地人口出现进一步的情况。

8. 白喉杆菌

白喉是一种传染性疾病，几乎已经通过应用微生物学和公共卫生原则根除。第二次世界大战后不久，随着白喉类毒素的使用，世界范围内的发病率明显下降。目前其在美国是一种罕见的疾病，自1980年以来每年诊断的病例不足5例[52]。然而，这种疾病并没有被完全战胜。1994年，新独立国家（前苏联）再次出现流行性白喉，造成约50 000例疾病和1800人死亡[53]。由于成人血清抗毒素水平低于保护水平，已经免疫接种过人群也可能发生暴发性白喉[54]。

白喉棒状杆菌是一种非活动的革兰阳性多形性杆菌。产毒菌株具有致病性，毒素的产生由噬菌体介导的。白喉外毒素通过灭活延伸因子2抑制哺乳动物细胞的蛋白质合成。抗毒素能中和循环中的毒素，但一旦出现细胞渗透则无效。

通过感染的鼻、喉、眼或皮肤病变分泌物进行传播。通过口腔或鼻进入，该生物体最初仍局限于上呼吸道的黏膜表面。局部炎症和毒素介导的组织坏死导致纤维化、斑片状、粘连、灰黑色假膜的形成。假膜可以出现在鼻、扁桃体、咽、喉、喉气管、结膜、生殖器或皮肤上。多个解剖区域会受到影响，但口咽是最常见的受累部位，去除假膜可导致组织出血，喉咙痛和低热通常在假膜出现前1～2d开始。局部症状的严重程度不同，症状较轻时在7～10d内随着假膜脱落而缓解。或者，如果疾病扩展到喉内或主要累及喉，或者假膜脱落后被吸入，症状可能会严重并危及生命。患者通常会出现"牛颈"现象，这是由颈部淋巴结明显肿胀和颈部软组织广泛浸润引起的。这会导致喉部受到外部压迫，进而导致气道阻塞。

毒素的远处转移引起心肌炎、神经炎和急性肾小管坏死。心肌炎与延迟产生抗毒素有关，通常发生在发病后2周局部症状好转时。周围神经炎发生在发病3～7周后，通常影响运动神经而不是感觉神经，并且通常影响软腭和咽肌。

最终为了明确诊断需要对生物体的进行培养分离。实验室应用接种过 Loeffler 凝固血清、亚碲酸盐和血琼脂培养基来培养假膜。若发现 GABH 并不能排除白喉的可能性，因为30%的白喉患者可以同时培养 GABH[55]。从生长在 Loeffler 介质上的有机体中提取的涂片特征显示出相互间形成尖锐角的杆状生物。这种形态让人联想起"汉字"的外观。恢复后的白喉应进行毒性试验。这是使用豚鼠中和试验或 Elek 试验进行的，该试验应用市售抗血清，并测试将抗血清置于生长菌落上时是否形成沉淀素反应。

白喉的治疗包括抗毒素和抗生素。治疗效果取决于假膜的位置和程度、患者的免疫状态以及注射抗毒素的时间。应该尽快给予抗毒素治疗，因为抗毒素只能使尚未进入细胞的毒素失活。抗毒素是一种来源于马的高免疫抗血清，因此在给药前应进行马血清敏感性试验。疾病的位置和病程决定了药物使用的剂量[56]。根除细菌需要抗生素，推荐的抗生素是青霉素和红霉素。另外，白喉棒状杆菌对四环素、克林霉素和利福平也很敏感。支持性护理很重要，因为大多数患者吞咽困难，一些患者需要插管或气管造口以避免上呼吸道阻塞。应在恢复期进行增强接种，并应取得连续心电图，以便早期发现心脏并发症。在完成治疗后，用两种阴性培养来记录疾病根除情况。

患者的免疫史是确定怀疑疾病的重要信息，因为最近的免疫接种或增强注射使疾病发生率极低。建议成人每10年注射一次白喉类毒素。这对前往流行区或流行区的人尤其重要。因为疫苗的接种仅仅针对毒素，有免疫的人仍然可能是白喉杆菌的载体。当发现携带者时，如果该携带者在前一年没有注射类毒素，其治疗需要一个疗程的抗生素和一个类毒素增强剂注射。

9. 小肠结肠炎耶尔森菌

小肠结肠炎耶尔森菌是一种活动性革兰阴性杆菌，是引起肠道感染的原因之一。20%～30%的肠炎患者可出现咽炎症状，最近发现，小肠结肠炎耶尔森菌（Yersinia enterocolitica）可以在没有引发肠炎的情况下引起咽炎[57]。在一次奶源性疾病暴发期间，172例感染小肠结肠炎耶尔森菌的患者中有14例患者仅有咽炎症状而没有肠炎症状。此次暴发事件中所有的患者均为成人，平均年龄为 38.5 岁。这与平均年龄为 5 岁的肠炎患者形成了对比。在受影响的患者中，一致的表现包括渗出性扁桃体炎、颈淋巴结病变、发热和白细胞计数升高（平均 16 000/mm³）。所有患者的咽喉分泌物的血琼脂或 MacConkey 琼脂上均检出肠结肠炎耶尔森菌，而没有发现任何其他微生物，这些患者对暴发菌株表现出血清学反应。

虽然这种有机体通常不会引起咽炎，但及时识别是很重要的，因为延迟诊断会导致气道阻塞、菌血症、脓毒症和死亡[58]。尽管对细菌性或病毒性咽炎常见的病因进行了适当的治疗，对于有持续症状、检查结果和白细胞增多的渗出性咽炎，治疗医师应持怀疑态度。咽喉培养或 GABHS 快速抗原试验及传染性单核细胞增多症血清学检测均为阴性[59]。β 珠蛋白再生障碍性贫血患者患小肠结肠炎耶尔森菌感染的风险高，小肠结肠炎耶尔森菌对四环素、氨基糖苷类、第三代头孢菌素和甲氧苄啶－磺胺甲噁唑敏感。而对青霉素、氨苄西林和第一代头孢菌素不敏感。

二、病毒感染

（一）普通感冒（鼻病毒、冠状病毒、副流感病毒）

成人咽炎最常见的病因（30%～60%）是由普通感冒引起的一种自限性的病毒感染[6]。成人每年平均感冒 2～4 次，这在急性疾病中占近 20%[60]。鼻病毒是普通感冒最常见的病因[8]。冠状病毒和副流感病毒不太常见。在发现一种新的冠状病毒是引起严重急性呼吸综合征（SARS）的原因之前，人们认为冠状病毒在人类中引起的唯一疾病是普通感冒[61]。有趣的是，咽喉痛和流涕等上呼吸道症状可发生在少数 SARS 患者（13%～25%）[61]。口咽检查可见黏膜干燥，而不会出现充血或水肿[62]。非典型肺炎通常也不存在淋巴结病。

鼻病毒是微小病毒科的一种单链 RNA 病毒。有 100 多种血清型的鼻病毒存在。它通过最初影响鼻纤毛上皮进行传播。病毒不会直接侵入鼻腔上皮，而是引起急性炎症反应。炎症介质随后引起鼻腔黏膜水肿和充血，并发展至咽部。

常见感冒的症状可能与 GABH 咽炎的症状有很多相似之处，但咽喉痛通常不严重，而且吞咽困难不常见。患者通常在出现咽喉症状之前以鼻部症状（鼻漏、鼻塞）为主诉就诊。也可能出现干咳、声音嘶哑和低热。通常可见鼻黏膜水肿，口咽轻度红斑。对大多数患者来说，特定的病毒学诊断是不必要的，因为它通常不会影响治疗。鼻窦 CT 扫描不能可靠地区分普通感冒患者和急性细菌性鼻窦炎患者，因为在这两种情况下都经常发现影像学异常[63]。最常见的感冒是上颌窦 CT 扫描异常（87%），其次是筛窦漏斗阻塞（77%）、筛窦异常（65%）、蝶窦异常（39%）、额窦异常（32%）。CT 成像结果通常是出现双侧异常。当是普通感冒时，大多数鼻窦 CT 异常在发病后 2 周内明显改善或消失。普通感冒的治疗包括休息、口服缓解症状的非处方感冒药等。大多数健康的成年人将在 1 周内恢复。抗生素不作为常规使用，仅用于治疗继发性急性细菌性鼻窦炎（发生率为 0.5%～5%）[63]。

（二）流感病毒

流感病毒是黏液病毒科的一种单链 RNA 病毒。分为 A、B 和 C 三种类型，但只有 A 和 B 型引起流感暴发[64]。根据血凝素和神经氨酸酶表面糖蛋白之间的抗原差异，流感病毒进一步被分类为亚型[65]。疾病通过空气传播途径从呼吸道飞沫传播。病毒最初侵入呼吸道上皮，先出现在气管支气管中，之后弥漫到整个呼吸道。病毒表面的血凝素糖蛋白通过与唾液酸受体结合，促进了对呼吸上皮细胞的黏附。神经氨酸酶糖蛋白通过催化糖苷键与唾液酸的分解促进子代病毒的释放。

在北美，流感在深秋或冬季爆发。然而，这种疾病是一个世界性的问题：每年全球有 5 亿人患上流感，仅在美国就有大约 15 万人需要住院治疗[64]。这种病也是致命的，如 1918 年的大流行造成 2000 万人死亡。在非大流行年份，有 2 万～4 万人死亡[64]。在大流行年份，每年可达到 10 万人死亡。疾病的严重程度取决于几个因素：

第9章 成人咽炎

甲型流感，是导致并发症和死亡的主要原因；非常年轻的患者因流感住院的风险较高；年龄在50岁以上的老年患者并发症的风险更高；患有潜在的共同疾病如免疫抑制、心肺疾病或糖尿病的患者也有较高的罹患复杂疾病的风险。死亡通常由原发性病毒性肺炎或继发性细菌性肺炎引起。在这些患者中引起肺炎的细菌是社区获得性病原体、金黄色葡萄球菌和B组链球菌[64]。

患者突然出现发热、头痛和肌痛症状，伴有咽喉痛、不适、寒战、出汗、干咳以及流涕症状。可能会出现剧烈的咽喉痛，口咽检查通常显示轻度充血和水肿，但无渗出物。很少出现淋巴结病变。在简单感染中，症状通常在3～5d后消失。在此期间需要进行支持性治疗。已使用M2离子通道阻断药（金刚烷胺）或神经氨酸酶抑制药（扎那米韦或奥司他韦）进行抗病毒治疗。据描述，金刚烷胺在症状出现后2d内开始使用，可将症状持续时间缩短约1d[65, 66]。然而，这种药物的局限性在于快速产生耐药病毒株，因此不建议用于治疗甲型流感感染。神经氨酸酶抑制药对A型和B型流感有效，在出现症状后2d内开始治疗，可以使症状减轻1～2.5d[65, 67]。这些药物也被证明可以减少高危人群的并发症。目前对神经氨酸酶抑制药的治疗建议包括有高并发症风险的患者或有严重疾病的患者[64, 65]。只有早做出诊断，才能降低高风险。

因为新的治疗方法需要在疾病病程早期使用，所以现在更需要做出迅速、准确的诊断。美国食品药品监督管理局已经批准了几项在15min内就能得出结果的快速诊断试验。这些检测对于诊断的敏感性和特异性分别为73%、99%。而作为实验室诊断金标准的微生物培养，其敏感性和特异性则为62%、80%[66]。标本应从鼻部而不是咽喉处获取。

疾病的最佳治疗方法是使用灭活流感疫苗进行预防，该疫苗每年根据流感季节可能出现的预期菌株进行制备。当疫苗中的病毒和流行病中的病毒在抗原上匹配良好时，疫苗接种的有效率为70%～100%[65]。FDA已批准使用减毒活病毒鼻内疫苗作为传统灭活注射疫苗的替代品[66]。这种疫苗更准确地模拟自然感染，从而提供更广泛和更持久的免疫反应。该疫苗可用于2—49岁的健康、非妊娠患者；但是，由于该疫苗含有活流感病毒，因此不应用于慢性病患者或是与慢性病或免疫缺陷患者密切接触的患者。

疾病控制和预防中心建议对50岁以上的人进行常规接种，并鼓励6—24个月的儿童接种疫苗[66]。建议接种疫苗的其他人群包括长期护理机构的顾客和工作人员、慢性心肺疾病患者、代谢疾病或免疫抑制患者、流感季节怀孕第二或第三个月的女性、保健人员[64]以及为高危患者提供家庭护理的人员，对于没有接种疫苗的高危患者或在匹配不佳的年份接种疫苗的高危患者，扎那米韦或奥司他韦可以作为预防疾病的有效手段[65, 66, 68]。根据疾病控制和预防中心建议，在社区有流感风险期间必须每天服用药物。在长期的过程中，抗药性菌株的发展是一个值得关注的问题[69]。

（三）人免疫缺陷病毒

急性人类免疫缺陷病毒（HIV）1型感染导致40%～90%的患者出现单核细胞增多症样综合征，这些患者在暴露后几天到几周内开始发病[70]。这种发热性疾病称为急性反转录病毒综合征（ARS）。由于非特定的体征和症状，即使是有感染HIV风险的患者也常常不能及时诊断。因此，在任何不明原因发热和有HIV暴露危险因素的患者，ARS都应包括在鉴别诊断中。

从侵犯黏膜到初始病毒血症的时间为4～11d[70]。与ARS相关的症状是由于对复制病毒的强大免疫反应引起的。最常见的症状和体征包括发热［中位数最高温度38.9℃（102 ℉）］、嗜睡、皮疹、肌痛、头痛、咽炎、颈淋巴结病变和关节痛[71]。咽炎发生在50%～70%的患者中，通常表现为没有渗出物的Waldeyer环组织肥大。其他不常见的口腔表现包括溃疡（29%）和念珠菌病（17%)[72]。

诊断取决于实验室测试。全血计数可显示淋巴减少或血小板减少[73]。此时通常观察不到非典型淋巴细胞和CD4细胞计数下降。由于HIV抗体在感染4周后出现，所以4周之内酶联免疫吸附试验（ELISA）和 Western blot 试验也呈阴性。定量检测血浆中的 HIV-1 RNA 水平是及时诊断的必要手段，若每毫升血浆中有大于 50 000 份 RNA，即可诊断[70, 73]。与 ARS 相关的高病毒滴度反映了病毒血症的早期暴发（病毒广泛传播，淋巴器官播散）。如果无法获得定量的血浆 HIV-1 RNA 水平，病毒 p24 抗原的检测是一种可用于诊断的替代试验。

ARS 的自然病史是发病后 14d 内症状和体征及病毒血症的消退[73]。若疾病继续进展则会出现其他 HIV 感染表现或发展成获得性免疫缺陷综合征（艾滋病）。虽然有关早期治疗的长期益处的数据是有限的，但使用抗反转录病毒药物的即时和持续治疗可能限制病毒传播的范围，限制对免疫系统的损害，保护抗原提呈细胞，并减少疾病进展的机会[70]。患者对持续治疗的依从性很重要，因为依从性差会导致病毒耐药性，从而限制今后的治疗选择。

在艾滋病患者中，单纯疱疹病毒、巨细胞病毒（CMV）、隐球菌、组织胞浆菌病、分枝杆菌和淋巴瘤可引起口咽持续性溃疡[74]。然而，在许多情况下，经过详尽的微生物、血清学和病理检查，无法确定明确的病因。这些溃疡的发病机制尚不清楚，但已被认为是免疫相关的[75]，可能与局部组织中 CD8 阳性细胞毒性 T 细胞的相对增加有关[74]。这些溃疡具有破坏性，随着溃疡逐渐扩大，会出现严重的疼痛，并会向扁桃体窝、口腔底部和会厌蔓延[76]。与这些溃疡相关的疼痛会导致严重的吞咽困难，从而导致营养不良和消瘦。这些溃疡患者通常有严重的免疫抑制，使 CD4 计数中位数为每立方毫米 25 个细胞[75]。

注射类固醇[76]和全身类固醇[74]治疗已经可以成功治疗艾滋病相关溃疡。Friedman 和他的同事[76]发现，在 36 名接受治疗的溃疡患者中，4 周内，病灶内注射曲安奈德完全治愈了 51% 的患者，8 周内治愈了 72% 的患者。虽然有 10 名没有完全治愈溃疡的患者但其中 6 名患者的症状仍然得到了明显改善。在其他研究中，初步数据表明沙利度胺是有效的，随后进行了多中心、双盲、随机、安慰剂对照研究[75]。这项研究显示，沙利度胺治疗组有 55% 的患者完全康复，而安慰剂组只有 7% 的患者完全康复，这在统计学上有很高的意义。溃疡完全愈合的平均时间是 3.5 周。在沙利度胺组中大多数没有完全缓解的患者至少有部分缓解。对这些患者进行生活质量评估，表明使用沙利度胺可以减轻疼痛，提高饮食能力。

（四）腺病毒

腺病毒是腺病毒科的一种双链 DNA 病毒。虽然众所周知腺病毒是引起儿童结膜炎（咽结膜热）病原体，但血清型 3、4、7 和 21 在新兵[77, 78]、免疫功能低下的成人（尤其是造血干细胞移植受者）[79]中可导致发热性呼吸道疾病的暴发，而在健康的年轻成人中则很少[80]。由于与基本训练相关的拥挤和身体压力，新兵似乎更容易受到腺病毒的感染。在没有研发腺病毒疫苗之前，军队新兵经常暴发腺病毒，感染率高达 10%，其中 70% 以上出现呼吸道疾病[81]。这对军事准备有重大影响，因为每名受影响的新兵的基本训练平均中断 3d。疫情还使医疗资源不堪重负，造成重大经济损失[81]。从 1971 年开始，针对血清型 4 和 7 的口服活疫苗开始在军队中使用，并于每年 10 月至次年 3 月期间给男性新兵使用。由于在晚春和早秋反复发生疫情，1984 年改为全年免疫接种。疫苗的干预获得了显著效果使得腺病毒特异性疾病的发病率降低了 95%～99%。然而，因为无法在现有设施中继续"良好生产"，该疫苗的制造商在 1995 年停止生产；针对第 4 型和第 7 型血清的疫苗储存分别在 1998 年和 1999 年被耗尽，现在暴发的疫情再次对新兵健康造成威胁[77, 78, 81]。

成人中，腺病毒引起咽炎是发热性呼吸道疾病的一部分，71% 的患者有咽喉痛。腺病毒直接侵袭咽黏膜，具有使细胞病变作用。因此，咽喉痛通常比普通感冒更严重。腺病毒咽炎的其他症状，包括鼻塞、干咳、肌痛、头痛、恶心、呕吐和腹泻。一次军事疫情中患者平均口腔温度为 38.9℃（102℉）[81]。检查发现渗出性咽炎很难与 GABH 咽炎区分。超过一半的受感染患者在患病期间的某个时间点因担心细菌性咽炎或呼吸道感

第9章　成人咽炎

染而接受抗生素治疗[81]。

从咽拭子培养可证实有腺病毒感染。培养标本在不同细胞株上进行体外培养，并观察其对细胞的杀伤作用。使用抗腺病毒单克隆抗体进行免疫荧光，可以明确诊断。急性和恢复期血清也可以检测抗体滴度。聚合酶链反应是一种快速、灵敏检测鼻咽部分泌物或血清中腺病毒 DNA 的方法[82]。在免疫功能低下的患者中，血清中腺病毒DNA 比严重系统感染更早出现[79]。

疾病通常是自限性的，对症治疗对大多数病例来说是足够的。症状平均持续时间为 10 天[81]。然而，较高的并发症发生率和死亡率可能发生在免疫功能低下的患者身上[79, 83]，在健康的年轻人身上很少发生[84]。病毒感染可导致肺炎、继发性细菌感染，甚至可能出现脑膜炎、脑炎、膀胱炎、肾炎、结肠炎和死亡。目前还没有任何经批准的抗病毒药物或抗病毒疗法能够有效治疗这些严重的腺病毒感染。病例报告和小样本研究证实利巴韦林、西多福韦、更昔洛韦、白细胞输血和静脉注射免疫球蛋白可以有效治疗该疾病[83]。

（五）EB 病毒

EB 病毒（EBV）是疱疹病毒科的一种双链 DNA 病毒。该病毒在人类中仍然普遍存在，因为它潜伏在 B 淋巴细胞中，并在口咽上皮细胞中间歇性地复制，从而使病毒通过唾液传播。很少会通过输血进行传播。在世界范围内，80%～90%的成人血清 EBV 呈阳性[85]。几乎所有发展中国家的儿童在 6 岁前就开始血清转化。但在工业化国家，大约 30% 的病例发生在青春期或成年早期进行血清转化。在这一人群中，有 50% 的患者血清转化后没有出现明显的疾病症状[85]。

EBV 是传染性单核细胞增多症（IM）的致病病原体。感染的最初途径是通过淋巴组织和咽上皮细胞。潜伏期为 3～7 周。一到两周后出现不适、发热和寒战症状，随后出现喉咙痛、发热、厌食和淋巴结肿大（尤其是颈部）。咽喉痛是 IM 患者最常见的症状，约 82% 的 IM 患者会出现咽喉痛，其他可能出现的症状包括腹部不适、头痛、颈部僵硬和皮疹。

口咽检查显示渗出性咽炎伴红斑和扁桃体肥大（图 9-2）。其他发现可能包括 Waldeyer 环的弥漫性淋巴增生、硬腭 – 软腭交界处的瘀点以及咽黏膜和会厌黏膜上的溃疡[86]。明显的颈淋巴结病变是 IM 常见体征。另外脾肿大占 50%，肝大占 15%，眶周水肿占 30%[85]。

IM 导致淋巴细胞绝对值升高，非典型淋巴细胞超过 10%。强烈的细胞毒性 T 细胞对 EBV 的反应是淋巴细胞增多的原因，并引起许多相关的症状。在外周血涂片上发现非典型淋巴细胞可能与 IM 的临床表现一致，但对这种疾病并不特异。弓形虫病、巨细胞病毒、急性艾滋病毒感染、甲型肝炎、兔热病和风疹也与这一发现有关。巨细胞病毒可以引起单核细胞增多症样的疾病，但通常咽喉疼痛不那么突出。其他血清学检查结果可能包括中性粒细胞减少（50%～80%）、血小板减少（25%～50%）和无症状的转氨酶升高（50%～80%）[87]。

免疫学研究包括异源抗体试验和 EBV 特异性抗体试验[85]。异源抗体与原发性 EBV 感染密切相关，但它们不是对 EBV 表达抗原的免疫特异性反应产生的。嗜异性抗体是目前使用的单斑试验的基础。70%～90% 的患有 IM 的成人会有单斑试验阳性，但这通常只在咽炎和发热后 2～3 周的短时间内检测到。在临床上高度怀疑 IM 时，EBV 特异性抗体研究可以准确诊断单斑试验阴性的急性 IM。抗病毒衣壳抗原的 EBV 特异性抗体

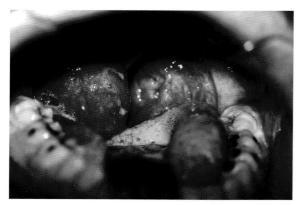

▲ 图 9-2　传染性单核细胞增多症
表现为特征性扁桃体炎伴扁桃体肥大（由 Richard A. Chole 博士提供）

出现在临床症状开始时，而 EB 核抗原抗体仅在 IM 恢复期或以前有暴露情况时才会出现。

虽然大多数急性 IM 有自限性，且不会有明显的后遗症，但会有较多的并发症[87]。如继发性细菌感染（通常引起 GABHS 咽炎），有高达 30% 的病例会出现此并发症。淋巴增生和严重扁桃体炎导致的上呼吸道阻塞症状会出现在不到 5% 的患者中，但却是住院最常见的原因之一。以转氨酶升高为表现的肝炎是常见的表现，但黄疸仅发生在 5% 的病例中，腹水或暴发性肝衰竭的发生率较少。严重的神经并发症发生在 1%～5% 的患者中，可表现为脑膜炎、脑炎、脑神经病，尤其是第Ⅶ对脑神经、横贯性脊髓炎和吉兰 - 巴雷综合征。其他罕见的并发症包括脾破裂、溶血性贫血、心肌炎和精神错乱。

对大多数患者的治疗包括支持性护理、休息、解热药和镇痛药。在体格检查和腹部超声检查证实脾肿大消退之前，应建议患者避免运动[85]。抗病毒药物对简单感染无效，抗生素只适用于继发性细菌感染。不应使用氨苄西林或阿莫西林，因为这些抗生素会导致 95% 的 IM 患者出现黄斑丘疹[87]。其他 β 内酰胺类抗生素可导致 40%～60% 的 IM 患者出现皮疹，因此应使用替代抗生素。类固醇用于与上呼吸道阻塞、严重溶血性贫血、严重血小板减少或持续性严重疾病相关的并发症。其他的气道干预，如放置鼻咽管、气管插管或气管造口术是很少使用的。

（六）单纯疱疹病毒

单纯疱疹病毒是疱疹病毒科的一种双链 DNA 病毒，1 型（HSV-1）和 2 型（HSV-2）可通过抗原性来区分。HSV-1 通常与头颈部疾病有关，尽管也有人描述 HSV-2 在这一区域也引起相关疾病。直接接触口腔分泌物是 HSV-1 传播的主要方式[88]。在大学生中，原发性 HSV 感染已被越来越多地认为是引起急性咽炎的一个原因，约占病例的 6%[89]。免疫抑制患者也有感染的风险。

原发性 HSV-1 感染的特点是咽炎伴或不伴牙龈炎。复发性唇疱疹是一种病毒重新激活的表现，而不是原发感染[89]。症状和体格检查体征不容易与 GABHS 咽炎区别开来，这与频繁地经验性使用抗生素有关。其症状包括咽喉痛、发热、不适和淋巴结病。检查口咽可以发现扁桃体充血和肥大，表面有渗出物（图 9-3）[86]。增大但柔软的淋巴结常见。虽然主要症状和表现与咽炎有关，但 34% 的患者至少有一种疱疹样病变（口腔或口咽部的疼痛性浅表性溃疡）[89]。

用免疫荧光法进行病毒培养，确认诊断结果。如果病毒存在，在疾病的最初几天内，囊泡含有最高浓度的病毒。Tzanck 试验中从溃疡根部提取的细胞中发现的多核巨细胞表明感染了疱疹病毒，但还必须进行进一步的测试，以确定该病毒系列中的哪种病毒参与其中。通过中和抗体的血清学试验，可以诊断原发性感染，但具有不可靠性[90]。

用抗病毒药物治疗原发性 HSV 咽部感染的数据很少。患者可能受益于有效的治疗，因为 14% 的患者需要住院治疗，40% 的患者在初步评估后需要进一步就医[89]。从原发性单纯疱疹病毒性生殖器感染的治疗效果推断，如果早用药，抗病毒药物可能会减少症状。这需要进一步详细研究。然而，目前还没有准确的快速诊断测试；在这种测试可用之前，在以下高危人群中考虑应用抗病毒治疗可能是合理的：有严重咽炎症状；在流感爆发期未接受治疗且没有 IM 的血清学证据[89]。

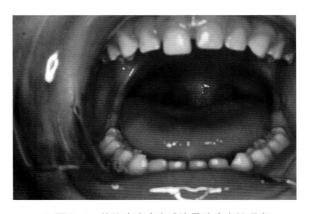

▲ 图 9-3　单纯疱疹病毒感染导致病毒性咽炎
由 Richard A. Chole 博士提供

三、真菌感染

念珠菌属

念珠菌是一种真菌，能以假膜念珠菌的形式影响口咽，也被称为鹅口疮[91]。念珠菌属中最常见的是白色念珠菌，另外还有光肩假膜念珠菌、热带假膜念珠菌、杜布利尼菌、鲁戈萨菌和克氏假膜菌[91, 92]。口腔念珠菌病是口腔的常见病，口咽念珠菌病（OPC）被认为是一种机会性感染疾病，是目前在有症状的 HIV 阳性患者中发现的最常见的机会性感染疾病[93]。在接受头颈癌放射治疗的患者中，73% 的患者可分离出念珠菌，27%的患者可感染念珠菌[94]。其他面临疾病风险的人群包括患有口干燥症的人，包括斯约恩综合征（Sjögren syndrome）接受头部和颈部放射治疗的人，发生药物不良反应的人，使用类固醇吸入器或广谱抗生素的人，另外还包括有免疫抑制的人，患有糖尿病、库欣综合征和晚期疾病的人，以及高碳水化合物饮食的人[91]。

OPC 患者会抱怨口腔不适、灼热、味觉改变和吞咽困难。由脱落的上皮细胞、纤维蛋白和真菌菌丝组成的白色假膜可以被刮去，暴露在下面的黏膜上可出现红斑。除口咽外，其他可能涉及该病的区域有口腔黏膜、硬腭、软腭、舌、喉、下咽和食管。如果 OPC 是由念珠菌引起的，则临床症状和结果没有显著差异。白色念珠菌的变种菌群，可以通过 KOH 制剂和（或）阳性培养确诊。培养物可以用口腔拭子或 10ml 生理盐水的冲洗样品注入口中 10s，然后收集在无菌容器中[92]。

该疾病通常只在局部发病，很少能成为可导致显著病变和死亡的系统性疾病。简单的 OPC 的初步治疗包括改善口腔卫生和局部使用抗真菌药物[91]。对于难治性或复发性感染以及有系统性疾病高风险的患者，应使用系统性抗真菌药物进行治疗。氟康唑是治疗 OPC 的主要药物。念珠菌病患者对该药比较敏感，氟康唑一般耐受性良好。然而，随着使用量的增加，氟康唑耐药性的问题越来越令人关注。耐药性通常与免疫抑制的程度和药物的总剂量有关[95]。伊曲康唑应用于抗氟康唑的菌株[91]。如果经过 14d 的氟康唑治疗（100mg/d）[92]，没有达到临床治愈的患者应怀疑有抗药性念珠菌、非白色念珠菌感染或混合感染。混合感染最初很难被发现，因为培养结果以白念珠菌为主。由于几种非白色念珠菌类对氟康唑的最低抑制浓度较高，所以需要增加氟康唑的剂量（每天高达 800mg），才能达到治愈的目的[92, 96]。此外，治疗白色念珠菌和非白色念珠菌混合 OPC 感染，通常需要更高剂量或更长疗程的氟康唑来根除疾病[97]。有些菌种，如克氏菌，对氟康唑具有抗药性。因此，应该进行重复培养。在这种情况下，使用显色培养基和抗真菌药敏试验是有助于治疗的。

需要重视 OPC 复发的高危患者的预防。这类人群包括艾滋病毒感染患者、骨髓移植患者、化疗引起的中性粒细胞减少症患者，以及因头颈癌接受放射治疗的患者。氟康唑在预防复发方面似乎优于制霉菌素[91]。为了评估预防效果，对一组 HIV 感染患者进行了一项随机对照试验，将氟康唑（每周 150mg）与安慰剂进行比较，记录到这些患者 OPC 发作时，使用氟康唑治疗 7d（200mg/d）有效[93]。研究的重点是在 18 个月的随访中观察第三次 OPC 复发、药物不良反应的发生、耐药性的发展等情况。该研究显示氟康唑治疗组的 OPC 复发率较低。重要的是，很少观察到耐药念珠菌的发展，两组之间也没有显著差异。尽管该研究证明，每周使用氟康唑能有效降低 OPC 复发率，但由于存在产生耐药性的内在风险，仍建议谨慎长期预防。因此其他人建议，抗真菌预防仅限于那些具有高复发风险的 OPC 患者，以及那些具有高侵袭性真菌感染风险的患者[97]。最佳预防性抗真菌药物仍在研究中[98-100]。

推 荐 阅 读

Chiappini E, Regoli M, Bonsignori F, et al: Analysis of different recommendations from international guidelines for the management of acute pharyngitis in adults and children. *Clin Ther* 33: 48–58, 2011.

Meric M, Willke A, Finke E, et al: Evaluation of clinical, laboratory, and therapeutic features of 145 tularemia cases: the role of quinolones in oropharyngeal tularemia. *APMIS* 116: 66–73, 2008.

Shulman ST, Bisno AL, Clegg HW, et al: Clinical practice guideline for the diagnosis and management of group A streptococcal pharyngitis: 2012 update by the Infectious Disease Society of America. *Clin Infect Dis* 155: e86–e101, 2012.

Spinks A, Glasziou PP, Del Mar CB: Antibiotics for sore throat. *Cochrane Database Syst Rev* 2013; (11):CD000023.

Tiemstra J, Miranda RLF: Role of non–group–A streptococci in acute pharyngitis. *J Am Board Fam Med* 22: 663–669, 2009.

颈深部及牙源性感染
Deep Neck and Odontogenic Infections

James M. Christian   Adam C. Goddard   M. Boyd Gillespie   著

刘 哲 译

要点

1. 耐甲氧西林金黄色葡萄球菌（Methicillin-resistant *Staphylococcus aureus*，MRSA）是目前 2 岁以上儿童社区获得性颈深部感染最常见的致病菌。
2. 高达 10% 的 MRSA 菌株对克林霉素耐药。
3. 直径小于 2.5cm 的单个脓腔可采用非外科介入引流的保守治疗。

在儿童和成人中，颈深部感染（deep neck infection，DNI）仍是一种常见的潜在威胁生命的疾病。了解颈部复杂的解剖及毗邻，对于外科治疗是必要的。感染发生的位置可以为病原学的诊断提供依据，临床上经验性用药需涵盖相关抗菌谱。

一、病因

上呼吸道及消化道的感染及炎症是 DNI 的主要原因。据估计，美国每年针对 DNI 诊治的直接成本超过 2 亿美元[1]。牙源性感染是成年人 DNI 最常见的原因，而口咽感染是儿童最常见的原因[2-5]。

据估计，细菌感染占到 65%~80%，并以牙源性感染中占主导[6]。大多数牙源性感染是局部的，其次为长期坏死或牙周病。因此，人们对牙周炎给予了相当大的关注，并且例如由心血管疾病、糖尿病及早产等因素引起的细菌全身性慢性低度感染是发病和致死的潜在危险因素。流行病学研究揭示了牙周病与心血管疾病和糖尿病之间的联系，但尚在深入研究之中[7-9]。

在儿童中，急性鼻窦炎是腺样体炎症的常见原因。口腔外科手术和内镜仪器检查可能会引起上呼吸道感染或对咽部、食管造成创伤。唾液腺炎（有或无导管阻塞）可加速感染的扩散。上呼吸道及消化道内的异物可能引发感染，并扩散到颈深部。皮肤感染，如皮肤蜂窝织炎，可能会沿着筋膜扩散到更深的颈部间隙。穿透性创伤，包括与静脉注射（IV）药物有关的针注射，可能会将病原体引入筋膜平面。先天性或后天性疾病，如鳃裂囊肿、甲状舌管囊肿或喉囊肿，可能会形成感染并导致感染播散。在儿科人群中，先天性囊肿占 DNI 的 10%~15%，尤其是在反复发作的 DNI 病例中[10]。急性乳突炎可能发展为脓肿，并通过骨缝扩散到上颈部。如果在 40 岁以上的成人患者中发现坏死性恶性淋巴结，可能会形成脓肿，需要高度怀疑癌症，其中约 5% 的 DNI 病例与恶性淋巴结有关[11]。免疫功能低下的患者也是发病的高危人群。虽然病因很多，但对病因的彻底研究往往没有明确的来源。

二、微生物学

DNI 的致病菌通常为口咽部需氧及厌氧定植菌。目前相关研究已在口腔内分离约 280 种菌株，而传统检验方法可检测出的口腔菌群不到50%[12, 13]。近期有研究利用 16rRNA 测序方法识别出近 600 种细菌。表 10-1 列出了许多常见的、正常的、需氧的、兼性的和厌氧的细菌种类。在正常的口腔菌群中也能发现几种真菌、病毒甚至原生动物。这些正常的口腔细菌是大多数牙源性感染的致病菌。特别是金黄色葡萄球菌在鼻腔和喉中更为常见，可导致混合性牙源性感染。革兰阴性厌氧菌构成了口腔中大部分的正常菌群，尤其是在慢性牙周病患者中，这些微生物的数量较多[14]。

过去的研究一致表明，某些细菌与牙源性感染有关，其中包括米勒链球菌、拟杆菌、消化链球菌和葡萄球菌[15-21]。Rega 等[15] 近期研究报道了牙源性头颈部感染的微生物致病菌谱，最常见的细菌是草绿色链球菌、普雷沃菌、葡萄球菌和消化链球菌。这一发现与多年来研究是一致的，尤其是类杆菌可更好地反映相关遗传信息[12-15]。最近使用分子检测方法从牙源性感染样本中鉴别菌群的研究发现，兼性或专性厌氧菌的患病率更高，也不乏一定数量的链球菌[13, 16, 22]。这一结果差异可能受到检测方法的影响，其中需氧和厌氧常规培养说明某些微生物比其他微生物更易生长。此外，多达 60% 的口腔菌群不能通过常规培养方法培养[23]。

牙源性感染几乎都是由混合菌群引起的。微生物学回顾性分析发现了常见的口腔病原体和多菌分离[24]。常规菌培养牙源性感染的微生物是草绿色链球菌、表皮葡萄球菌和金黄色葡萄球菌；A 组乙型溶血性链球菌以及类杆菌、梭形杆菌和消化链球菌。偶尔会发现少量奈瑟菌、假单胞菌、大肠埃希菌和嗜血杆菌。

社区获得性耐甲氧西林金黄色葡萄球菌（MRSA）相关颈部感染的比例在世界范围内显著增加，尤其是在儿童中[25-27]。MRSA 更容易感染颈部外侧[25]。在 16 个月以下的儿童中，非洲裔美国儿童的患病风险更大[26]。在这项研究中，约 8% 的耐甲氧西林金黄色葡萄球菌菌株对克林霉素耐药。

非典型生物是引起 DNI 的相对常见的原因。

表 10-1　口腔正常定植菌群

需氧菌	厌氧菌
革兰阳性球菌	
链球菌	链球菌 消化球菌 消化链球菌
革兰阴性球菌	
奈瑟菌	韦荣球菌
革兰阳性杆菌	
类白喉杆菌	梭状芽孢杆菌 放线菌 真杆菌 乳杆菌
革兰阴性杆菌	
嗜血杆菌	普雷沃菌 拟杆菌 梭形杆菌 卟啉单胞菌

改编自 Peterson LJ. Odontogenic infections. In Cummings CW, ed: *Otolaryngology—head and neck surgery*, vol 2, ed 2. St Louis: Mosby; 1993.

放线菌是口腔和扁桃体的内源性腐生生物。颈面部放线菌感染最常见的部位是下颌角附近，这种病原体在传播途径中可能穿过筋膜平面（图10-1）。中心脓肿形成肉芽肿反应，颗粒样坏死为特征。头颈部结核性和非结核性感染患者最常见的是颈部淋巴结病。组织病理学上，存在干酪样坏死肉芽肿性炎症。多形性革兰阴性杆菌引起的猫抓病表现为颈部淋巴结肿大、触痛，晚期病变可形成脓肿。非典型颈部腔隙感染的治疗往往倾向于非手术治疗，因为切开引流可能导致慢性炎症及瘘管形成。

三、解剖

准确诊断和及时治疗需要熟悉颈部间隙的复杂解剖结构。颈部组织筋膜将颈部划分为真实和潜在的腔隙。表 10-2 总结了颈部腔隙及其内部结构。常见的感染途径见图 10-2。

龋齿和口腔卫生不良引起的牙源性感染仍然是成年患者最常见的 DNI 来源，还必须考虑与牙

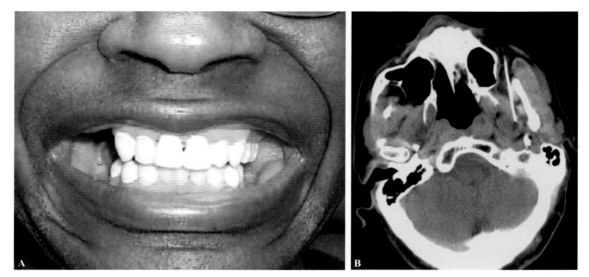

▲ 图 10-1 放线菌引起的颈深部感染

A. 患者发病后 5d 出现牙关紧闭；B. CT 引导下左咽旁间隙肿块穿刺活检提示放线菌感染

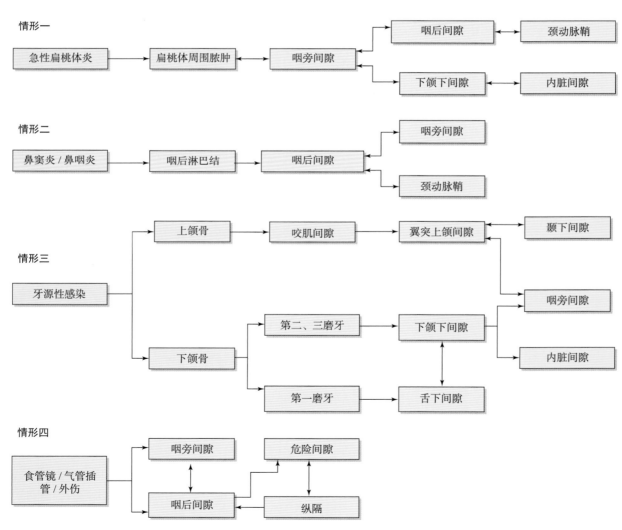

▲ 图 10-2 颈深部感染常见的传播途径

表 10-2 主要颈深部间隙及结构

颈部间隙	边 界	内部结构	相交通间隙
扁桃体周围间隙	腭扁桃体 外侧咽缩肌	疏松组织 面、舌及咽升动脉扁桃体支	咽旁间隙
咽旁间隙	上界：颅中窝底部 下界：舌骨 前界：翼突下颌缝 后界：椎前筋膜 内界：咽上缩肌 外界：腮腺深叶、翼内肌	**茎突前** 脂肪 淋巴结 上颌动脉 腭部、舌及下牙槽神经 翼状肌 腮腺深部导管 **茎突后** 颈动脉 颈内静脉 交感神经 第Ⅸ、Ⅹ、Ⅺ、Ⅻ对脑神经	扁桃体周围间隙 下颌下间隙 内脏间隙 咽后间隙 颈动脉鞘 咬肌间隙 腮腺
颞下窝	上界：蝶骨、颞骨，从颅中窝至颧弓 前界：眶下组织、上颌骨 外界：下颌支及冠状突 内界：翼外肌	翼状肌 颞肌肌腱 上颌内动脉 翼丛 下颌神经耳神经节	颞窝 翼腭窝
翼腭窝	上界：蝶骨体、腭骨 前界：上颌窦 后界：翼状突、蝶骨大翼 内界：腭骨 外界：经翼状窝颞肌	上颌神经（V₂） 蝶腭神经节 上颌内动脉	颞下窝 咽旁间隙 咬肌间隙 颞窝
颞窝	上界：颞线 下界：颧弓 外界：颞肌筋膜 内界：翼点	颞肌 颞部脂肪垫	颞下窝 翼腭窝
腮腺	内界：咽旁间隙 外界：腮腺筋膜	腮腺 面神经 颈外动脉 面后静脉	咽旁间隙 颞窝 咬肌
咬肌	内界：翼状肌内侧筋膜 外界：咬肌被覆筋膜	咬肌 翼状肌 下颌骨支及后体 下牙槽神经 上颌内动脉	腮腺 翼腭窝 咽旁间隙
颌下腺	上界：口底 下界：二腹肌 前界：下颌舌骨肌、二腹肌前腹 后界：二腹肌后腹、茎突下颌韧带 内界：舌骨舌肌、下颌舌骨肌 外界：皮肤、颈阔肌、下颌骨	舌下腺、颌下腺 Wharton 导管 舌神经 淋巴结 面动、静脉 第Ⅶ对脑神经及分支	咽旁间隙 内脏间隙

（续表）

颈部间隙	边 界		内部结构	相交通间隙
内脏间隙	上界：舌骨 下界：纵隔 前界：颈深筋膜浅层 后界：咽后间隙、椎前间隙 外界：咽旁间隙		咽 喉 气管 食管 甲状腺	颌下腺 咽旁间隙 咽后间隙
颈动脉鞘	前界：胸锁乳突肌 后界：椎前间隙 内界：内脏间隙 外界：胸锁乳突肌		颈总动脉 颈内静脉 迷走神经 颈襻	内脏间隙 椎前间隙 咽旁间隙
咽后间隙	上界：颅底 下界：上纵隔 前界：咽、食管 后界：翼状筋膜 内界：咽缩肌 外界：颈鞘		淋巴结 结缔组织	颈鞘 上纵隔 咽旁间隙 危险间隙（后咽后间隙）
危险间隙（后咽后间隙）	上界：颅底 下界：横膈 前界：翼状筋膜 后界：椎前筋膜		疏松结缔组织	咽后间隙 椎前间隙 纵隔
椎前间隙	上界：颅底 下界：尾骨 前界：椎前韧带 后界：椎体 外界：脊柱横突		致密结缔组织 椎旁、椎前及斜角肌 脊椎动静脉 臂丛 膈神经	危险间隙

源性感染有关的其他几个注意事项。

（一）上颌间隙

可能涉及的两个主要上颌间隙是翼下颌间隙和颊部间隙。

翼下颌间隙是颧弓下方和下颌骨下缘内侧上方的卵圆形间隙。当上颌磨牙的感染发生在颊肌附着处的上方时，就会发生感染；颊间隙位于该肌肉和皮肤之间。上颌磨牙都可能在这一间隙内引起感染。

（二）下颌间隙

下颌间隙包括颏下、舌下和下颌下间隙。主要是感染致病菌从牙齿通过骨骼传播进入间隙。颏下间隙位于二腹肌的前腹和下颌舌骨肌与皮肤之间。下前牙的感染可能会涉及此间隙，其牙根足够长，侵蚀顶端附着的薄弱肌肉。孤立的颌下

间隙感染并不常见。

舌下和下颌下间隙位于下颌骨内侧。由于下颌前磨牙和磨牙感染导致穿孔，常累及该间隙。决定侵及舌下或下颌下间隙的因素是相对于下颌舌骨肌肌肉附着的穿孔位置（图 10-3）。如果根尖位置较高（前磨牙，第一磨牙），则侵及舌下间隙；反之，如果根尖低于下颌舌骨肌（第二磨牙和第三磨牙），则侵及颌下间隙。

舌下间隙位于舌腹黏膜和下颌舌骨肌之间。其后边界开放，与颌下间隙及后上、后上方的次级间隙相通。临床上，口外肿胀是局限的，但是口底和舌部肿胀可出现，如果是双侧的病变，舌体会升高，吞咽变得困难。

下颌下间隙位于下颌舌骨肌和皮肤之间。像舌下间隙一样，它有开放的后界，因此它也可以与次级间隙沟通。当该间隙感染时，肿胀开始于

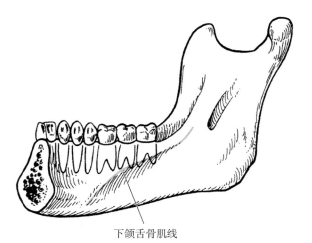

下颌舌骨肌线

▲ 图 10-3　下颌舌骨线

下颌舌骨线是下颌舌骨肌的附着点。这条线以上的感染会影响舌下间隙，这条线以下的感染会影响下颌下间隙

下颌骨下缘外侧缘，并向内侧延伸至二腹肌内侧面，后向延伸至舌骨。

如果所有 3 个主要的下颌间隙双侧发生感染，感染被称为 Ludwig 咽喉炎，首先由 Wilhelm Friedrich von Ludwig 在 1836 年描述 [28]。Ludwig 咽喉炎在无抗生素时代较为多见，是一个重要的死亡原因。它的特点是 3 个主要间隙的急性、双侧坏疽性蜂窝织炎。它可以向后延伸到次级间隙，会引起严重肿胀；舌体的抬高和移位；因炎症纤维素化过程的迅速性，位于舌骨上方的下颌下区域的组织皮肤紧张、硬结（图 10-4）。如

果存在波动感，通常是蜂窝织炎。患者出现牙关紧闭、流涎、吞咽困难，伴有呼吸急促和呼吸困难。如果不及时治疗，蜂窝织炎会以惊人的速度发展，并可能导致气道阻塞和死亡。病因通常是由下磨牙引起的牙源性链球菌感染所致 [29, 30]。

四、临床评估

（一）病史回顾

DNI 的症状由全身炎症和感染部位决定。红热肿痛等炎症症状常见。诸如咽痛、吞咽困难、流涎、发音不清、声音嘶哑、呼吸困难、牙关紧闭和耳痛等症状为炎症发生的位置及其潜在的严重性提供了进一步的诊疗线索。应了解症状发生和持续的时间。相关临床操作，如牙科治疗、上呼吸道手术或插管、静脉注射药物，在鼻窦炎、咽炎、中耳炎或钝性或穿透性软组织创伤症状恶化之前，应加以鉴别，以确定可能的微生物和常见传播途径。应回顾病史，了解过敏情况和免疫缺陷状态。有人类免疫缺陷病毒（HIV）、肝炎、糖尿病、血管疾病、血液恶性肿瘤和近期化疗或类固醇使用史的患者，其非典型病原体和疾病快速进展的风险增加，这些疾病可能不会表现出急性炎症反应。即使在治疗中，免疫功能受损的患者也会增加发生 DNI 的风险。在大型回顾性研究中，接受标准抗反转录病毒治疗的 10 000 名感染

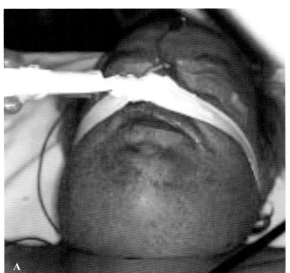

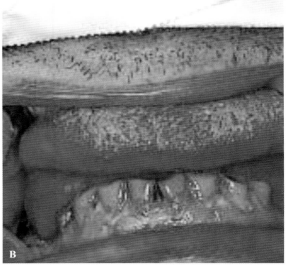

▲ 图 10-4　咽峡炎患者双侧上颈部（A）及双侧舌下间隙肿胀，导致舌体阻塞上气道（B）

HIV 的患者发生 DNI 的风险是对照组的 2 倍[31]。

（二）体格检查

疑似 DNI 的患者需行头颈部体格检查。颈部和面部的触诊可发现皮下气肿或产气菌引起的局部压痛或皮肤波动感。检查耳道和鼻腔可以发现水肿、脓液和压痛，排除异物阻塞。口腔检查了解口腔和口咽的情况。张口困难临床表现表明炎症已经扩散到咽旁、翼内肌或咬肌间隙。牙槽肿胀、龋齿、牙齿松动、触痛或有断牙时，应考虑牙源性感染。应评估口底是否有可见的黏膜肿胀，是否有脓性分泌物，并应触诊确定是否有结石阻塞腺体导管等（图 10-5）。

口咽的视诊对于发现悬雍垂的不对称口咽侧壁或后壁肿胀是必要的。单侧咽侧壁肿胀在没有相关炎症症状的情况下，如发热和黏膜红肿，应考虑咽旁肿瘤的可能性，未经进一步评估，不应活检或切开咽旁肿瘤（图 10-6）。尤其是长期吸烟饮酒史，可能存在扁桃体恶性肿瘤。上牙列、鼻窦、面部软组织和腮腺感染会增加眼眶感染的风险，因为面部及眼的静脉血液可逆向回流。水肿性眼睑必须暴露眼裂，以评估下眼睑。眼球活动度降低、光反射消失表明眼眶炎症或脓肿，需要紧急处理。

在大多数疑似 DNI 的病例中，患者上呼吸

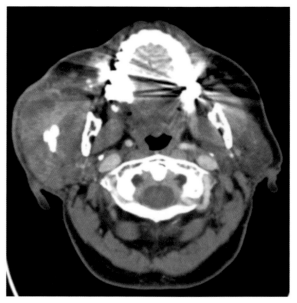

▲ 图 10-5 右侧腮腺结石，导致腮腺间隙炎症

道的临床功能评价是有意义的，尤其是当患者声音嘶哑、呼吸困难、喘鸣，以及吞咽疼痛或吞咽困难，而口咽检查没有明显阳性体征时。正常的脉搏、血氧饱和度并不能消除气道评估的必要性，因为血氧饱和度通常在气道完全阻塞前不会下降。患者行影像学检查前，应对呼吸道是否通畅、有无水肿进行评估，以防止患者仰卧在放射科病房时出现气道紧急情况。如果需要手术，直接评估气道将确定插管困难的患者。

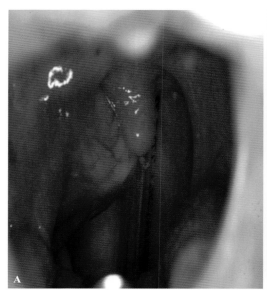

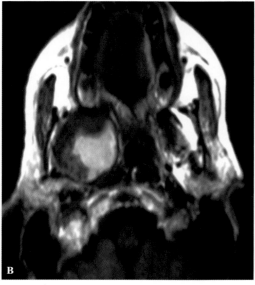

▲ 图 10-6 右侧扁桃体肿胀，无疼痛症状及感染（A），CT 提示右侧咽旁间隙占位（B）

五、辅助检查

（一）血液检测

DNI病例中常有白细胞增多。白细胞降低可能表明病毒性疾病、免疫缺陷或肿瘤等疾病。白细胞计数可能有助于监测患者对静脉注射抗生素、手术引流等治疗疗效反应。静脉注射类固醇通常是减少上呼吸道炎症的有效方法，不应因为担心类固醇相关性白细胞增多影响血常规结果而不使用。如果在治疗过程中需要全身麻醉，应维持水电解质平稳、评估血糖水平、肝肾功能。

（二）影像学研究

1. X 线片

影像学检查在诊断DNI中起着关键作用。平片价格低廉、速度快、可广泛应用，并提供了良好的信息。如果怀疑是牙源性疾病，体格检查中没有发现明显的感染源或结石（大于5mm），则牙齿X线片有助于识别牙源性感染或结石。根尖的半透明影像是常见的牙齿相关性脓肿。侧颈片可用于快速评估可疑的咽后脓肿、声门上或上消化道炎症。儿童C_2水平处出现气体或椎前组织增厚超过5mm，成人超过7mm，提示咽后感染。会厌增厚、组织肌肉增厚，表明可能是声门上喉炎，急需在准备气管切开情况下进行气道评估。胸片检查适用于呼吸困难、心脏疾病及误吸引起的纵隔炎。

2. 计算机断层扫描（CT）

头部和颈部的计算机断层扫描（CT）仍然是评估DNI的重要标准，因为仅体格检查无法识别70%的颈部间隙及累及范围[32]。增强CT扫描对大多数骨和软组织结构的具有良好成像。静脉造影可以显示颈部血管和炎症区域。CT有助于确定感染是否包含淋巴结，或是否已扩散到淋巴结以外，是否涉及头部和颈部的平面。虽然CT在DNI诊断及鉴别诊断方面具有很好的作用，但它不能有效地区分黏膜水肿和脓肿，因为两者通常表现为周围强化的低密度影。因此，在临床上应手术探查颈部，以往在25% CT提示感染的病例探查中不会发现脓液[33]。恶性肿瘤引发淋巴结肿大CT变化常为颈部脓肿表现，或在继发感染时有脓肿表现，其最常见原发位置为扁桃体，临床上应加以排除（图10-7）[34]。CT为外科医生提供了有价值的影像学信息，提示手术时哪些颈部空间需要探查和引流。大多数对比剂过敏患者和肾功能异常患者禁止使用静脉对比剂；在不能使用静脉对比剂的情况下，也禁止使用其他成像方式。

3. 磁共振成像

磁共振成像（MRI）并非常规用于DNI的诊断；但其成像优于CT。此外，行MRI耗时较长，而且疼痛患者或仰卧时吞咽困难、呼吸困难的患者不耐受此种检查。MRI扫描较CT来说可为颅内、腮腺和椎前间隙的感染提供更多信息。

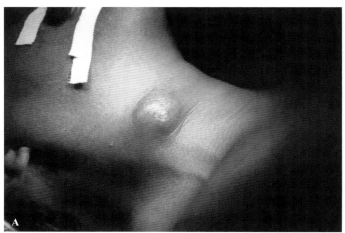
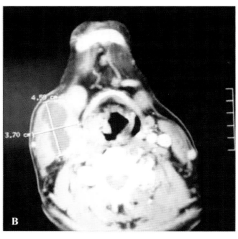

▲ 图 10-7　右侧颈部淋巴结炎及脓肿，继发于右侧下咽鳞状细胞癌

如果怀疑头部和颈部主要血管（如乙状窦、颈内静脉或海绵窦）有化脓性栓塞，或怀疑颈部外伤后感染，或者需要对头部和颈部主要血管进行评估可选用。静脉造影磁共振检查可以很好地提示血栓和假性动脉瘤，但在罕见的感染假性动脉瘤、支架植入或球囊闭塞可能需要有创性血管造影技术。

4. 超声技术

超声在欧洲广泛应用于头部和颈部的良性和恶性病变的评估，但在美国，它的应用较为有限。便携式超声仪在急诊室和门诊中越来越普及，并且更广泛地用于 DNI 诊断。超声的无创性使其成为儿科主要成像方式，并且辐射更少。大多数超声科医生擅长使用超声进行细针穿刺，这可能有助于获得药敏培养标本或提供治疗性穿刺引流 [35]。超声应用可能仅限于颈部严重水肿或黏液的情况，但对非侧颈部的空间（例如咽旁、咽后），这可能超出其范围。虽然超声可以观察到较大脓腔的液平面，但相对于 CT，缺乏可视化并不排除脓肿的可能性，缺乏对多个横截面空间评估能力。一项对 210 名 DNI 患儿的研究中，98% 的患者接受了超声检查，少数复杂的 DNI 病例中，CT 能更好地评估上呼吸道和颈部空间 [36]。

六、治疗

（一）内科治疗

1. 气道处理

任何确诊或疑似 DNI 的患者的最初治疗都应确保气道的安全。传统上，气道阻塞是 DNI 死亡的主要原因 [37]。在所有的 DNI 病例中，尤其是涉及口底、咽旁和咽后间隙的病例中，都应对气道相关并发症有所评估。在初步评估时，对上呼吸道的检查通常会在气道并发症发生前有所提示。血氧饱和度监测也是有帮助的。在确保气道安全之前，不能将患者移出重症监护室进行长时间的影像学检查。应确保静脉通路，以便在需要时快速给药和实施麻醉。基础气道治疗包括使用含氧面罩、雾化吸入、静脉注射类固醇和肾上腺素。如果患者有轻微的气道症状，并且检查显示轻度水肿，声门或声门上的梗阻不足 50%，患者通常会在急诊室或重症监护室接受药物治疗。

如果喘鸣和呼吸困难程度较大，通常伴有 50% 以上的气道阻塞，则需要紧急气道干预。耳鼻咽喉科医师和重症医学科医师、麻醉医师之间必须进行有效沟通。耳鼻咽喉科医生需要与麻醉医师一起评估气道，并行气管插管。一般来说，如果气道空间足够大，允许气管插管（5~6mm）通过，则可以成功地进行清醒状态下插管。使用利多卡因喷雾和凝胶润滑鼻腔，无论是否使用轻镇静药，充足气道准备都能让大多数成年患者在清醒时耐受插管。患者应直立坐位，并吸除气道分泌物。如果需要手术开放气道，应在病房中提供气管切开手术器械。如果预期在 24~48h 不能拔管，或因外科引流可能导致严重或长期的气道水肿，可考虑选择性气管切开术。在这种情况下，与长时间插管相比，气管切开可降低住院时间和成本 [38]。在出现气道管腔狭小严重的情况下，应行清醒下气管切开术。气管插管成功后，气道压力峰值升高和泡沫样气道分泌物可能表明肺水肿的发生，通常可通过正压机械通气和静脉给予利尿药来解决。

2. 补液

颈部感染引起严重吞咽疼痛、吞咽困难或张口困难的病例中，出现液体摄入不足情况。电解质紊乱在扁桃体周围脓肿和咽后间隙感染病例中尤其常见。液体摄入不足的临床表现包括心动过速、黏膜干燥以及皮肤弹性降低。大多数患者都可通过静脉补液（1~2L 等渗液）纠正。在外科手术前补液纠正内环境紊乱可降低麻醉相关风险。

3. 抗生素应用

由于这些感染的进展迅速，在诊断同时，需要及时用静脉抗生素治疗。进行药敏培养前应经验性应用广谱抗生素，抗菌谱应覆盖革兰阳性球菌和革兰阴性杆菌、需氧菌及厌氧菌 [15]。由于社区 MRSA 率增加，尤其是 2 岁以下儿童，克林霉素最初应用 [39]。在耳部、鼻窦感染或医院感染（假单胞菌常见）的情况下，可能需要扩大抗生素的抗菌谱，而对于牙源性感染，往往需要扩大厌氧菌抗菌谱。

抗生素耐药率越来越高。MRSA 相关的儿童

DNI 病例中克林霉素耐药性达 5%～10%[25]。细菌培养及药敏试验在医院获得性感染或免疫缺陷患者诊治过程中尤为重要。详细的病史和体格检查通常可确定感染的患者，可通过对穿刺物及组织活检样本的培养来确认。

总的来说，青霉素、甲硝唑和克林霉素（青霉素过敏患者）已被证明在大多数情况下有效。考虑到 DNI 对青霉素和克林霉素的耐药率高达 20%，建议将氨苄西林舒巴坦作为一线药物[40]。青霉素耐药可能与链球菌、普雷沃菌、卟啉单胞菌可合成 β 内酰胺酶有关。青霉素与甲硝唑联合治疗可覆盖需氧菌和厌氧菌，不良反应较小。艾肯菌与牙源性感染有关，对克林霉素、甲硝唑和大环内酯有耐药性。氟喹诺酮类药物，特别是莫西沙星，推荐用于治疗大肠埃希菌。口服莫西沙星对链球菌和厌氧菌有效，生物利用度与非肠给药相同；但是该药物不可用于孕妇或儿童，因为它对软骨生长具有毒性作用。第三代头孢菌素类，如头孢曲松，能够通过血脑屏障，口服用药对链球菌和大多数厌氧菌有效。万古霉素可用于其他先前讨论的抗生素禁忌。与甲硝唑联合使用对革兰阳性和厌氧菌是有效的[15]。抗生素的选择通常取决于临床情况、细菌培养和药敏结果；一线抗生素备选方案见框 10-1。

在口腔科和头颈手术前预防性使用抗生素可降低发生 DNI 的风险。预防措施应包括手术前 30min 口服或静脉注射抗 β 内酰胺类药物或克林霉素；第一代头孢菌素（如头孢氨苄）或克林霉素可用于颈部无菌切口。任何有心脏或风湿性瓣膜病病史的患者及有血管或关节假体的患者都须预防性使用抗生素。

在特定情况下，无须手术干预的单纯抗生素治疗可有效治愈。相关研究证实 60% 的 DNI 患者中，单用抗生素治疗就可以达到治愈[24, 39]。如果患者临床症状稳定且无其他基础疾病，脓肿直径小于 2.5cm，单个颈部间隙，则可采用 48～72h 的经验性静脉抗生素治疗[41]。对病情相对稳定的儿科患者推荐经验性用药[42]。一般情况下，患者应保持禁食状态，并应密切监测临床状态的变化和白细胞计数的升高。对于观察期内

框 10-1 颈深部感染抗生素治疗的一线备选方案

社区获得性感染（革兰阳性球菌、革兰阴性杆菌、厌氧菌）
- 氨苄西林 - 舒巴坦：1.5～3.0g，静脉注射，q6h
- 克林霉素（青霉素过敏患者）：600～900mg，静脉注射，q8h
- 莫西沙星（疑似艾肯菌属感染）：400mg，qd

较为严重的患者 / 院内感染（假单胞菌、耐甲氧西林金色葡萄球菌）的患者：假单胞菌及革兰阴性菌替代治疗方案
- 替卡西林钠克拉维酸钾：3.0g，静脉注射，q6h
- 哌拉西林他唑巴坦：3.0g，静脉注射，q6h
- 亚胺培南西司他丁：500mg，静脉注射，q6h
- 环丙沙星（青霉素过敏患者）：400mg，静脉注射，q12h
- 左氧氟沙星（青霉素过敏患者）：750mg，静脉注射，q24h

耐甲氧西林金黄色葡萄球菌
- 克林霉素（600～900mg，静脉注射，q8h）+ 万古霉素（1g，静脉注射，q12h）
- 复方新诺明［每日总剂量 10mg/kg，分次给药，q8h（克林霉素耐药患者）］+ 万古霉素（1g，静脉注射，q12h）

坏死性筋膜炎（革兰阳性菌及厌氧菌混合感染）
- 头孢曲松（2g，静脉注射，q8h）+ 克林霉素（600～900mg，静脉注射，q8h）+ 甲硝唑（500mg，静脉注射，q6h）

注：q6h. 6 小时 / 次；q8h. 8 小时 / 次；q12h. 12 小时 / 次；q24h. 24 小时 / 次；qd. 1 次 / 日

病情未能改善或恶化的患者，有必要进行二次影像学检查和（或）手术干预。如果在 48～72h 后静脉注射抗生素后临床改善明显改善，则在症状消失后继续治疗 24h，然后再进行 2 周的等效口服抗生素治疗。需要手术的患者通常需要术后 48～72h 静脉注射抗生素，然后才能出院回家接受口服治疗。

（二）外科治疗

1. 外科治疗原理

行外科手术治疗时，应注意以下原则。

(1) 感染腔隙中抗生素的有效浓度受到血供限制。

(2) 颈部筋膜间隙感染的治疗需要切开持续性引流。

(3) 颈部间隙是相通的，应该将周围间隙一

第 10 章　颈深部及牙源性感染

并打开；打开后需要引流，必要时放置引流管。

(4) 牙源性感染切开和引流时同时拔除病变的牙齿 [43]。

在某些情况下，手术引流是必要的：①当影像学提示气 - 液平面或产气菌感染；②气道受累；③ 48～72h 的经验性静脉抗生素治疗无效。

手术干预目的包括获取相关样本进行组织染色、细菌培养和药敏试验；对感染腔隙冲洗；进行引流，防止脓液的再积聚。

2. 穿刺抽吸

穿刺通常用于淋巴结内的小脓肿或疑似先天性囊肿或纤维化假囊肿引起的急性感染。复发性感染常见于头颈部囊肿，急性期后应行手术切除。成人可在床边进行穿刺。幼儿通常需要使用镇静药。用利多卡因软膏皮肤表面浸润麻醉（15min），可提高患者耐受性。注射用利多卡因与穿刺本身的伤害刺激相当，皮下注射可能会影响对肿块边界判断，不利于操作。16 或 18 号静脉穿刺针进行穿刺，同时施加负压。当脓液黏度大，不能吸出时，可将针头取出，用 1～2ml 无菌生理盐水冲洗导管。超声或 CT 引导下穿刺，可用于首次非引导下穿刺失败者 [44, 45]。引导下穿刺还可以放置尾管进行进一步引流和冲洗。

3. 经口切开引流

对于扁桃体周围脓肿，在手术前至少 1h 静脉应用镇痛药、抗生素和类固醇可提高手术成功率。应用局部麻醉药喷雾后，将 1～2ml 1% 利多卡因和 1∶100 000 肾上腺素注入软腭黏膜。可尝试通过穿刺引流，有助于定位脓肿。如果单纯穿刺无法减压，沿扁桃体前柱边缘后黏膜下 1cm 处切开 1～2cm。用止血钳垂直扩张切口，进入扁桃体周围腔隙，排出脓液。使用 20ml 注射器和 18 号导管无菌生理盐水冲洗。患者出院后口服止痛药和抗生素，门诊复查在 48～72h。扁桃体切除术是扁桃体周围脓肿、慢性扁桃体炎、扁桃体肥大适应证。约 16% 的成人和 7% 的儿童在初次发病后会出现复发性扁桃体周围脓肿。在出现复发性扁桃体周围脓肿、复发性急性扁桃体炎，全身麻醉的情况下行扁桃体切除术。由于周围的炎症，急性扁桃体切除术可能比非急性扁桃体切除术

更困难且患者更难以耐受；因此，术前应准备好照明、吸引、电切装置、扁桃体包和缝合线。

经口切开引流术也是颈部深间隙感染的首选手术方法。牙源性感染仅限于牙槽骨，拔除患牙并引流效果较为理想。但在感染已经扩散到牙槽组织以外的情况下，颈部切口是必要的。对于 Ludwig 咽喉炎，为了减少气道阻塞的风险，必须行颈部切开，并对两侧口腔底部进行持续性引流。颊间隙可注意避开颊黏膜经口开放，钝性解剖通过颊部的面神经。咀嚼间隙可以通过磨牙后三角区的切口入路，通过咬合器进行钝性解剖。进行冲洗和引流后放置引流条。如果认为有必要持续引流，可在切口放置并用丝线固定。也可间断较松地缝合切口。

咽后间隙通常可经口进入，特别是感染源于腺样体，位于口咽或鼻咽高位，很难通过颈部进入（图 10-8）。可能感染部位经黏膜穿刺。一旦发现脓肿形成，将黏膜切开，并钝性打开脓腔。当超出咽侧壁时应避免损伤颈动脉。通常不放置引流，因为引流可能会造成误吸，并且拔除引流也相对困难。如果需要放置引流，可以从口中引出，并固定在面部。另外，可采取椭圆形切口减缓愈合过程，增加切口引流时间。

4. 经颈外入路手术切开引流

经颈外入路切开引流术是治疗颈深部感染的传统手术方法。切口的位置由颈部解剖间隙决定，需要进行探查。如果颈部脓肿上方的皮肤出现波动，通常可以在局麻下，沿着皮肤张力方向切开充分引流。一般来说，有 3 种切口可以进入颈部深部间隙，提供了良好的解剖暴露和美容愈合：①耳前腮腺切口；②颈部水平切口；③颏下水平切口。耳前腮腺切口，必要时行颈部延伸，可进入腮腺和颞部间隙。沿皮肤皱褶的颈部水平切口可进入咽旁、翼内肌、下颌下、椎前、咽后、颈动脉鞘和颈侧部间隙。在沿着下颌内侧面解剖二腹肌前腹和内侧的同时，向前提起颌下腺进入咽旁和翼下颌间隙。首先通过内侧带状肌和颈动脉鞘来识别椎前筋膜，然后在颈动脉分叉的下方水平横向识别椎前和咽后间隙；然后在中线的上方直接解剖该间隙。经中线的颈部切口可以

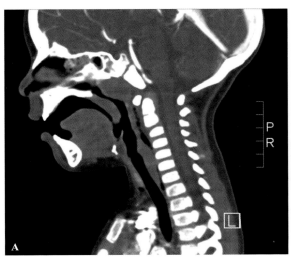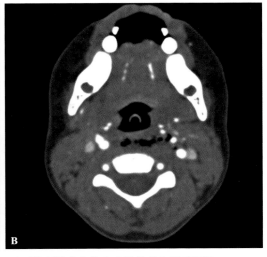

▲ 图 10-8 矢状位（A）及轴位（B）CT 显示，穿透性创伤将气体和分泌物带入咽后间隙

进入带状肌肉、甲状腺和气管的区域。左下颈部水平切口，将颈动脉鞘内侧的椎前筋膜切开，可对食管和上纵隔提供引流。水平的下颌下切口为双侧颌下腔隙和口腔底部提供了引流通道。

通过气管插管或气管切开术建立气道后，在颈部标记切口位置，注射 1% 利多卡因和 1：100 000 肾上腺素。DNI 手术的指导原则是获得通畅的通道对感染腔隙引流，同时对正常结构组织破坏降到最低。颈浅筋膜切开后，用小弯钳进行钝性解剖，有助于分离正常结构组织，同时形成通向感染腔隙的通道。对于有经颈静脉吸毒史的患者，应避免用手指对颈部组织进行解剖，因为颈部软组织中可能存在断针。进入颈深部通常需要切除肿大的淋巴结，这些淋巴结阻碍了进入感染的间隙；但是，应注意不要过度扩大范围，因为这可能增加损伤因炎症而移位或模糊的正常神经和血管的风险。一旦进入深颈部间隙，应留取培养相关液体或脓液，然后用大量的恒温生理盐水冲洗。引流可通过放置引流管来维持，引流管通过切口引出，并用缝合线固定在颈部皮肤上。切口的其余部分可以用 4-0 缝线缝合。

七、颈深部感染血管并发症

（一）Lemierre 综合征

Lemierre 综合征是一种罕见的颈内静脉血栓性静脉炎，最常由厌氧的革兰阴性梭菌坏死引起[46]。尽管很少见，认识到它的特征性表现和潜在的致命后果还是很重要的。该综合征通常发生在咽炎后一段时间，然后发展为发热、嗜睡、颈侧压痛和水肿、偶发败血性栓塞，最常见的是 X 线片上的双侧结节性浸润或败血性炎症。细菌被认为是通过扁桃体静脉回流传播到颈内静脉回流系统，细菌内毒素诱导血小板聚集以及败血性血栓形成。颈部 CT 与静脉造影可证实诊断，显示颈内系统存在充盈缺损。一线治疗包括静脉注射 β- 内酰胺酶抗生素，选择性肝素抗凝。手术切除颈静脉是患者的临床病程恶化措施。

（二）海绵窦血栓

海绵窦血栓形成是一种危及生命的感染，死亡率为 30%～40%，由上颌或鼻旁窦感染通过无瓣膜静脉系统逆行传播至海绵窦引起（图 10-9）[47]。症状包括发热、嗜睡、眼眶疼痛、眼球突出、眼外活动度降低和瞳孔扩大，瞳孔反射迟缓。脑部磁共振可确诊，对比显示海绵窦区域硬脑膜增强。治疗包括重症监护、生命支持、广谱静脉注射抗生物药物和抗凝治疗。

（三）颈动脉假性动脉瘤或破裂

颈动脉假性动脉瘤或破裂的病例通常发生在感染从咽后间隙或咽旁间隙扩散到颈动脉间隙[48]。这种并发症的特征包括搏动性颈部肿块、Horner 综合征、第Ⅸ～Ⅻ对脑神经麻痹、血肿扩

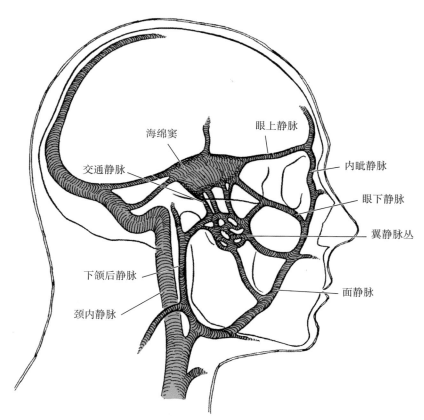

▲ 图 10-9 感染可通过下颌、面部软组织及无瓣膜的眼上、下静脉丛扩散到海绵窦

大或颈部瘀斑。鼻部或嘴部血液流出。这种并发症需要立即手术结扎颈动脉。

（四）纵隔炎

纵隔炎是一种相对罕见的并发症，由感染沿着颈部和前胸椎平面扩散到上纵隔引起，死亡率为 30%～40% [49, 50]。表现包括颈部弥漫性水肿、呼吸困难、胸膜炎、心动过速、缺氧和胸腔积液。胸片显示纵隔变宽。胸部强化 CT 常显示有积液、气－液平面或纵隔脂肪液化坏死（图 10-10）。儿童纵隔炎的危险因素包括发病年龄常小于 2 岁，咽后间隙受累和 MRSA 感染 [51]。由包括革兰阳性和革兰阴性菌以及需氧和厌氧菌在内的多种病原体的感染，需要广谱抗生素。如果局限于隆突上方的前上纵隔感染，经双侧颈根部切开沿椎体前平面钝性剥离，行经颈引流通常可提供充分的引流、冲洗和放置软橡胶引流管途径。对于超出上纵隔或涉及多个纵隔室的病例，应强烈考虑开胸手术。对 69 例颈脓肿所致纵隔炎患者

进行 Meta 分析显示，颈胸联合引流组死亡率为 19%，单独引流组死亡率为 47% [42]。

（五）坏死性筋膜炎

坏死性筋膜炎是一种严重的 DNI 并发症，更常见于老年人（年龄大于 60 岁）和免疫功能低下的患者，尤其是血糖控制不良的糖尿病患

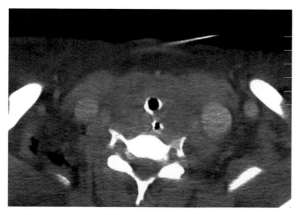

▲ 图 10-10 细菌性甲状腺炎，导致急性气道梗阻和下行性纵隔炎

者[53]。感染的来源通常是牙源性的，涉及需氧和厌氧菌群。临床表现可为快速进行性蜂窝织炎，颈部水肿，皮肤淋巴管阻塞，伴有或不伴有皮下褶皱。颈部 CT 和静脉造影显示，50% 以上的病例有组织气肿，广泛、无腔隙的低密度区周围无强化，与液化坏死表现一致。治疗需要重症监护支持，免疫功能低下的治疗，静脉注射广谱抗生素，以及外科探查。坏死性筋膜炎术中可发现臭味、褐色、水样积液、液化和灰色脂肪和肌肉坏死，这些坏死脂肪和肌肉极易分离。建议对坏死组织进行清创，直至边缘出现鲜红出血组织或重要神经或血管。伤口彻底冲洗，用湿纱布包裹，48～72h 开放换药。一旦感染消退，患者需要进行皮肤移植或皮瓣修复，如果可行，可考虑采用可调节的高压氧疗法[53]。并发症患者的死亡率可能高达 20%～30%，纵隔炎患者的死亡率最高。

推荐阅读

Carbone PN, Capra GG, Brigge MT: Antibiotic therapy for pediatric deep neck abscesses: a systematic review. *Int J Pediatr Otorhinolaryngol* 76: 1647–1653, 2012.

Duggal P, Naseri I, Sobol SE: The increased risk of community-acquired methicillin–resistant *Staphylococcus aureus* neck abscesses in young children. *Laryngoscope* 121: 51–55, 2011.

Eisler L, Wearda K, Romatoski K, et al: Morbidity and cost of odontogenic infections. *Otolaryngol Head Neck Surg* 149: 84–88, 2013.

Flynn R, Paster B, Stokes L, et al: Molecular methods of diagnosis of odontogenic infections. *J Oral Maxillofac Surg* 70: 1854–1859, 2012.

Inaba H, Amano A: Roles of oral bacteria in cardiovascular diseases—from molecular mechanisms to clinical cases: implication of periodontal diseases in development of systemic diseases. *J Pharmacol Sci* 113: 103–109, 2010.

Kluka EA: Emerging dilemmas with methicillin–resistant *Staphylococcus aureus* infections in children. *Curr Opin Otolaryngol Head Neck Surg* 19: 462–466, 2011 .

第11章

免疫功能不全在头颈部的表现

Head and Neck Manifestations in the Immunocompromised Host

Andrew N. Goldberg　Steven D. Pletcher　Theresa Kim　著

王宗平　译

要点

1. 免疫功能缺陷大多数为获得性，并影响适应性免疫系统功能，导致 T 细胞和 B 细胞功能障碍。

2. 免疫功能缺陷的患者存在细菌、真菌和病毒感染的风险，并且患某些恶性肿瘤的概率较高，与免疫功能正常的肿瘤患者相比，其具有更高的肿瘤侵袭性特征。

3. 高效抗反转录病毒疗法（HAART）对人类免疫缺陷病毒（HIV）的致病过程产生了深远的影响，并降低了许多该疾病相关并发症。

4. 免疫重建炎症综合征可能会导致先前治疗后的感染恶化，或导致初始 HIV 治疗后或在干细胞移植后免疫细胞数量恢复时出现新发感染。

5. 免疫缺陷患者的感染相关性恶性肿瘤包括卡波西肉瘤（人疱疹病毒 8），鳞状细胞癌（人乳头瘤病毒）和移植后淋巴组织增生性疾病（EB 病毒）。

6. 免疫抑制的移植受体患非黑色素瘤皮肤癌的风险最高，鳞状细胞癌发病率是基底细胞癌的 2 倍。

7. 免疫功能缺陷患者发生的淋巴瘤大多数是 B 细胞非霍奇金淋巴瘤，其中大多数与 EBV 感染有关。

8. 许多 HIV 感染者会出现腮腺病变，其中最常见的是良性淋巴上皮囊肿，大多数情况下可以通过 HAART 进行有效治疗。

9. 侵袭性曲霉菌感染，例如侵袭性真菌性鼻窦炎和颅底骨髓炎，是免疫功能缺陷患者中发生的危及生命的病症，需要及时诊治。

10. 听力丧失在免疫缺陷患者中很常见，可能由于 HIV 感染因素或移植受体者的免疫抑制药物引起。

一、免疫缺陷谱

免疫缺陷发生于遗传性、感染性和其他后天性疾病。免疫细胞来自骨髓中的造血干细胞，在血液和淋巴中循环，并且几乎存在于所有组织中[1]。宿主的保护机制有两种，一种是先天性的，一种是自适应的。先天免疫系统在许多脊椎动物物种中广泛保存，是第一道防线，所涉及的初始细胞是嗜中性粒细胞、嗜酸性粒细胞、嗜碱性粒细胞、巨噬细胞/单核细胞、树突细胞和天然杀伤细胞。适应性免疫系统负责保护宿主免受逃避先天免疫反应的病原体的侵害，并且它是高等脊椎动物的特征。参与适应性免疫的细胞组分是 T 和 B 淋巴细胞。免疫缺陷可以影响先天免疫系统和适应性免疫系统的任何组成部分。

原发性免疫缺陷比继发性（获得性）免疫缺陷少见，且很少影响先天免疫系统。严重的联合免疫缺陷会影响适应性免疫系统的 T 细胞和 B 细胞，而患有这种疾病的儿童通常会在早期死于感染。影响 T 细胞和 B 细胞的其他遗传免疫缺陷包括 DiGeorge 综合征、X 连锁无丙种球蛋白血症、Wiskott-Aldrich 综合征、常见的可变免疫缺陷和选择性免疫球蛋白缺陷（其中一种或多种免疫球蛋白亚类的血清浓度降低）。T 细胞功能障碍的临床特征包括在婴儿早期（3～5 个月）出现症状，伴有复发性真菌、病毒、分枝杆菌和机会性感染，如肺孢子虫。B 细胞或抗体缺乏以化脓性细菌感染为特征，包括肺部感染、中耳炎、败血症等。

获得性免疫缺陷比原发性免疫缺陷更常见。获得性免疫缺陷可能有多种病因，如：①人类免疫缺陷病毒（HIV）感染；②血液系统恶性肿瘤和骨髓增生性疾病，如多发性骨髓瘤或白血病；③糖尿病；④实体药物诱导的免疫抑制，如实体器官和骨髓移植后，来自化学治疗药，皮质类固醇和其他免疫抑制药的应用（框 11-1）。糖尿病患者免疫功能受损的确切机制尚不清楚，可能的原因为导致中性粒细胞缺乏及功能障碍。随着巨噬细胞，中性粒细胞识别并消除进入宿主内的病原体，中性粒细胞被炎症介质募集到感染部位

框 11-1　免疫缺陷原因

原发性
- 补体缺乏
- 常见的可变免疫缺陷
- DiGeorge 综合征
- 选择性免疫球蛋白缺陷
- 严重的联合免疫缺陷
- Wiskott-Aldrich 综合征
- X 连锁无丙种球蛋白血症

继发性（获得性）
- 人类免疫缺陷病毒感染
- 血液系统恶性肿瘤
- 骨髓增生性疾病
- 糖尿病
- 药物诱导的免疫抑制
  - 化疗药物
  - 皮质类固醇
  - 气管及骨髓移植后免疫抑制药的应用

（趋化性）并通过吞噬作用破坏微生物，由此中性粒细胞吞噬、包裹及消灭病原体。糖尿病患者表现出中性粒细胞趋化性和吞噬功能受损，通过胰岛素治疗和高血糖逆转治疗可改善[3-5]。

任何原因导致免疫缺陷的患者发生真菌、细菌和病毒感染的风险高于其免疫功能正常的患者，并且他们的某些恶性肿瘤发病率较高。其中头颈部为疾病高发区；因此，耳鼻咽喉科医生应该熟悉影响免疫功能低下患者的疾病谱。

二、人类免疫缺陷病毒/获得性免疫缺陷综合征

（一）生物学和免疫学

人类免疫缺陷病毒（HIV）感染和淋巴细胞及巨噬细胞的减弱，导致进行性免疫功能障碍。感染后期免疫功能的逐渐下降最终导致获得性免疫缺陷综合征（AIDS）。关于异常感染和特发性免疫缺陷的报道，主要发生在男性同性恋中，始于 20 世纪 80 年代初，并迅速发展成影响全世界人口的 HIV 感染/AIDS 流行[6]。每年有超过 250 万人新感染 HIV 和 170 万人死于 AIDS[7]。全世界 HIV 感染者估计有 3400 万人，而受灾最严重的地区是撒哈拉以南非洲地区，其中 AIDS 是致死首要原因。在美国，约有 110 万人感染

第11章　免疫功能不全在头颈部的表现

HIV，HIV 感染和 AIDS 主要集中在城市地，其中东北部发病率最高，其次是南部、西部和中西部地区[8]。

HIV 通过体液和组织传播。感染者的 HIV 病毒可通过破损的皮肤或黏膜或通过静脉内（IV）输注接种至另一个体的血流。传播方式包括性交、吸毒者共用针头、母婴垂直传播，也偶尔通过意外接触受污染的血液制品在医护人员中传播。男同性恋和双性恋男性中 HIV 传播最为广泛，占新感染 HIV 的 60% 以上[9]。据估计，注射吸毒感染者占美国 AIDS 病例的 35%[10]。

HIV 是慢病毒亚科的反转录病毒。这些病毒导致慢性感染，孵育时间长，疾病进展缓慢。慢病毒家族病毒通常感染参与免疫调节的细胞。感染 HIV 后，引起 CD4 T 细胞和巨噬细胞功能障碍，导致体液和细胞介导的免疫缺陷。CD4 受体是 T 淋巴细胞中辅助 T 细胞上的表面蛋白，在巨噬细胞上亦有表达。当病毒与 CD4 受体结合时标志着病毒生命周期的开始。病毒和细胞膜的融合允许病毒核心进入细胞内。在反转录酶（病毒携带）作用下，介导病毒 RNA 基因组转录成病毒 DNA。然后在整合酶（另一种病毒蛋白）作用下促进病毒 DNA 融合至宿主基因组。病毒 DNA 可以被宿主细胞转录成多种 RNA 并被翻译、剪接成病毒蛋白，或者保持完整 DNA 链以作为未来的病毒基因组。一些病毒 RNA 序列的翻译导致蛋白质前体或多个蛋白质结合在一起，这些前体通过释放功能性病毒蛋白的病毒蛋白酶进行蛋白水解加工，这些蛋白酶是病毒感染所必需的。在病毒基因组和蛋白质复制后，新病毒从感染细胞中萌发并继续感染新细胞。病毒 DNA 聚合酶易于出错，每次转录的一个基因组包含一个错配的核苷酸，这种错配结合基因组的大量复制，导致巨大基因多变性，使病毒获得抗药性，并为疫苗开发设置障碍[11, 12]。

（二）诊断和分类

2007 年，世界卫生组织（WHO）修订了 HIV 感染和罹患 AIDS 的定义、临床分期和免疫学分类[13]。同样，美国疾病控制中心（CDC）在 2008 年对其指南进行了修订。世界卫生组织和疾病预防控制中心对 HIV 感染和罹患 AIDS 的定义都需要实验室确认 HIV 感染（表 11-1）。成人中的 HIV 感染基于通过酶免疫测定的阳性 HIV 抗体及其组分（HIV-RNA，HIV-DNA 或 HIV p24 抗原）及阳性病毒的确认来诊断。在儿童中，18 个月之前的患儿不建议进行 HIV 抗体检测，而病毒学检测认为较为可靠。在患者确诊感染 HIV 后，临床分期的应用对基线评估和治疗期间的随访意义重大（框 11-2）。临床分期对疾病进展及病例的预后密切相关。

WHO 临床阶段包括 HIV 感染阶段（第一和第二阶段），HIV 进展阶段（第三阶段）和 AIDS 阶段（第四阶段）。由于免疫学检测（CD4 T 淋巴细胞计数）并未普及，世卫组织建议使用临床和免疫学标准进行分期。CDC 分期系统包括三

表 11-1　WHO 及 CDC 对 HIV 感染及 AIDS 的分期及分类系统

WHO 分期	HIV 感染相关症状	WHO-CD4 计数、比例	CDC 分期	CDC-CD4 计数、比例
1	无症状期	≥ 500/μl	1	≥ 500/μl 或比例 ≥ 29%
2	轻微症状期	350～499/μl	2	200～499/μl 或比例 14%～28%
3	明显症状期	200～349/μl	2	200～499/μl 或比例 14%～28%
4	重症期（AIDS）	< 200/μl 或比例 < 15%	3	< 200/μl 或比例 <14%

注：改编自 *WHO case definitions of HIV for surveillance and revised clinical staging and immunological classification of HIV-related disease in adults and children*. Geneva, Switzerland: World Health Organization, 2007；以及 Schneider E 修订的 Revised surveillance case definitions for HIV infection among adults, adolescents, and children aged ＜ 18 months and for HIV infection and AIDS among children aged 18 months to ＜ 13 years—United States, 2008. *MMWR Morb Mortal Wkly Rep* 2008;57(RR10);9.
AIDS. 获得性免疫缺陷综合征；CDC. 美国疾病控制与预防中心；HIV. 人类免疫缺陷病毒；WHO. 世界卫生组织

| 框 11-2 | WHO 对 HIV 相关疾病的分期 |

临床 1 期
- 无症状期
- 持续性全身淋巴结病

临床 2 期
- 无法解释的中度体重减轻（体重减轻 <10%）
- 反复呼吸道感染（鼻窦炎、扁桃体炎、中耳炎、咽炎）
- 带状疱疹
- 传染性口角炎
- 反复发作的口腔溃疡
- 丘疹性瘙痒发作
- 脂溢性皮炎
- 指甲真菌感染

临床 3 期
- 无法解释的重度体重减轻（体重减轻> 10%）
- >1 个月的不明原因慢性腹泻
- 不明原因持续发热
- 持续性口腔念珠菌病
- 口腔毛状白斑
- 肺结核（现病史）
- 严重细菌感染（肺炎、脓胸、化脓性肌炎、骨骼或关节感染、脑膜炎或菌血症）
- 急性坏死性溃疡性口腔炎、牙龈炎或牙周炎
- 不明原因贫血、中性粒细胞减少或慢性血小板减少症

临床 4 期
- HIV 相关消瘦综合征
- 肺囊虫性肺炎
- 反复发作的严重细菌性肺炎
- 慢性单纯疱疹感染
- 食道念珠菌病（或气管、支气管、肺念珠菌病）
- 肺外结核
- 卡波西肉瘤
- 巨细胞病毒感染
- 中枢神经系统弓形虫病
- HIV 脑病
- 肺外隐球菌病
- 播散性非结核分枝杆菌感染
- 进行性多灶性白质脑病
- 慢性孢子虫病
- 弥漫性真菌病（球孢子菌病或组织胞浆菌病）
- 复发性非伤寒沙门菌菌血症
- 淋巴瘤（脑或 B 细胞非霍奇金淋巴瘤）或其他实体肿瘤
- HIV 相关肿瘤
- 宫颈浸润癌
- 非典型性利什曼病
- 有症状的 HIV 相关性肾病或有症状的 HIV 相关性心肌病

注：改编自 WHO Case Definitions of HIV for Surveillance and Revised Clinical Staging and Immunological Classification of HIV-Related Disease in Adults and Children, Geneva, Switzerland; World Health Organization, 2007.
HIV. 人类免疫缺陷病毒；WHO. 世界卫生组织

个阶段，其中将 WHO 第二和第三阶段结合，作为 CDC 分期系统第二阶段。与世界卫生组织分期不同，疾病预防控制中心建议除了第三阶段（AIDS）可以通过 CD4 计数来定义外（细胞低于 200/μl，CD4 百分比低于 14%，或存在 AIDS 定义条件），其他阶段仅使用免疫标准进行分期（框 11-3）。

（三）高度活跃的抗反转录病毒治疗

若不及时治疗，HIV 感染会使免疫系统逐渐衰弱，导致免疫功能受损和 AIDS。对 HIV 生物学理解的进步使得抗反转录病毒治疗（ART）药物得以开发与发展。ART 药物针对病毒生命周期的各个关键步骤，其不能根除病毒而是预防病毒进入 CD4 细胞，抑制病毒复制，降低 HIV 相关发病率和预防垂直传播[15-17]。目前有五类抗反转录病毒药物可用于治疗 HIV 感染，包括核苷/核苷酸反转录酶抑制药（NRTIs）、非核苷反转录酶抑制药（NNRTI）、蛋白酶抑制药、融合抑制药、CCR5 拮抗药和整合酶链转移抑制药[18]。联合药物可靶向作用于病毒生命周期的不同阶段，可更加有效地抑制病毒复制和延迟出现耐药性，形成高效抗反转录病毒治疗（HAART）的基础[16]。典型的 HAART 方案结合了三种或更多种不同的药物，例如两种具有 PI 的 NRTIs 或两种具有 NNRTI 的 NRTIs。

自 20 世纪 90 年代中期引入 HAART 以来，感染艾滋病病毒的患者的预期寿命显著增加。20 世纪 90 年代后期，HAART 的使用使得 AIDS 相关死亡率下降超过 45%[19, 20]。AIDS 造成的死亡比例与非 AIDS 相关的死亡原因相比急剧下降，由 HAART 前期的 94% 降至在 HAART 时期的 47%，死亡患者中位年龄从 49 岁增高至 66 岁[21]。

疾病预防控制中心建议在所有感染 HIV 的患者中开展抗反转录病毒治疗，以降低疾病进展的风险并预防 HIV 的传播[18]。越来越多的证据表明，未经治疗的 HIV 感染能够增加心血管、肝脏、肾脏疾病及神经系统并发症甚至恶性肿瘤的发病率。然而，对 CD4 细胞计数超过 350/μl 的患者进行 ART 是否获益尚缺乏随机临床数据证

第11章 免疫功能不全在头颈部的表现

框 11-3 CDC 对 AIDS 的定义条件

细菌感染，多发或复发 *
支气管，气管或肺念珠菌病
食管念珠菌病 †
浸润性宫颈癌 §
球孢子菌病、弥漫性或肺外隐球菌病、肺外隐孢子虫病、慢性肠道疾病（持续时间 > 1 个月）
巨细胞病毒感染（肝、脾或淋巴结除外），发病年龄 > 1 个月
巨细胞病毒性视网膜炎（视力丧失） †
HIV 相关脑病
单纯疱疹：慢性溃疡（病程 > 1 个月），或支气管炎、肺炎、食管炎（年龄 > 1 个月）
组织胞浆病、弥漫性或肺外孢子菌病、慢性肠道疾病（持续时间 > 1 个月）
卡波西肉瘤 †
淋巴样间质性肺炎或肺淋巴样增生 *†
伯基特淋巴瘤（或等效术语）
免疫母细胞性淋巴结病（或等效术语）
原发性脑淋巴瘤
传播性鸟分枝杆菌复合群或堪萨斯分枝杆菌感染或肺外感染 †
任何部位结核分枝杆菌感染，包括肺 †§ 及肺外感染 †
其他已知或不明物种播散性分枝杆菌感染 †
吉氏肺孢子菌肺炎 †
复发性肺炎 †§
进行性多灶性白质脑病
反复发作的沙门菌败血症
脑弓形虫病，发病年龄 > 1 个月 §
HIV 相关消瘦综合征

注：改 编 自 Schneider E. Revised surveillance case definitions for HIV infection among adults, adolescents, and children aged < 18 months and for HIV infection and AIDS among children aged 18 months to < 13 years— United States, 2008. *MMWR Morb Mortal Wkly Rep* 2008; 57(RR10); 9. *.仅用于 > 13 岁者 [根据 CDC 1994 revised classification system for human immunodeficiency virus infection in children less than 13 years of age. *MMWR Morb Mortal Wkly Rep* 1994;43（No. RR–12）.]; †.可能被诊断出的状况；§.仅用于 > 13 岁者 [根据 CDC 1993 revised classification system for HIV infection and expanded surveillance case definition for AIDS among adolescents and adults. *MMWR Morb Mortal Wkly Rep* 1992;41（No. RR–17）.]; AIDS. 获得性免疫缺陷综合征；CDC.美国疾病控制与预防中心；HIV. 人类免疫缺陷病毒

据。对该部分患者是否接受抗反转录病毒治疗应遵循与治疗相关的潜在益处和风险、患者并发症以及坚持长期治疗的意愿。对于所有被诊断患有 HIV 的患者，建议进行耐药性检测，无论是否行 ART 治疗。初始治疗通常由两种 NRTI 联合 NNRTI、PI、整合酶链转移抑制药或 CCR5 拮抗药。治疗方案的选择取决于预处理 HIV 病毒载量和 CD4 计数，患者并发症如肝和心血管疾病，潜在的药物相互作用，基因型耐药性测试结果和依从性。

（四）免疫重建炎症综合征

尽管 HAART 能够降低 HIV 相关发病率和死亡率，然而一部分患者接受治疗后，尽管 CD4 细胞计数增加且病毒载量减少，却意外导致临床恶化。这种现象最能够被广泛接受的机制是免疫重建炎症综合征（IRIS）[22]。这种悖论性学说表现为出现 IRIS 后患者症状恶化或已知感染加重。且出现 IRIS 后，在 HAART 开始后不久就会出现就发感染性疾病。IRIS 的发生率为 10%～50%。一项大型 Meta 分析发现总体发生率为 13%，治疗前 CD4 细胞计数低于 50/μl 的患者呈指数增长[23]且大多数病例发生在 HAART 开始后 60～90d[24-26]。缺乏 IRIS 的定义和诊断标准的共识，但大多数提议的定义包括 HIV 的确诊，IRIS 的发生与 HAART 的开始之间的时间关联，HAART 导致免疫重建炎症的证据（例如，CD4 细胞计数增加和病毒载量减少），以炎症过程为特征的临床恶化，并排除可能导致临床恶化的其他病因。与 IRIS 相关的最常见病原体是分枝杆菌（结核或非结核）、隐球菌、疱疹病毒、乙型肝炎和丙型肝炎病毒以及人乳头瘤病毒（HPV）[27]。在一项小型前瞻性研究中，19% 的患者发生 IRIS，13% 患有头颈部疾病；最常见的表现是卡波西肉瘤和肺结核（TB）[28]。尽管上述活动性机会性感染对患者开始抗反转录病毒治疗的时机提出了挑战，且以增加感染发病率为代价，但有证据表明，早期开始抗反转录病毒治疗会导致 AIDS 相关死亡率降低[29]。

IRIS 在非 HIV 所致免疫缺陷患者中也有描述，包括接受实体器官和干细胞移植的患者（TR）[30-33]。患隐球菌病、结核病、巨细胞病毒（CMV）疾病和麻风病而就诊的患者可能会导致移植器官排斥[33]。对于无论 HIV 阳性、阴性的 IRIS 患者，皮质类固醇通常用于治疗炎症宿主反应，但这些患者的管理仍然是一个挑战。

（五）人类免疫缺陷病毒职业暴露感染

美国有超过 110 万的成人及儿童 HIV 阳性，并且由于这些患者头颈部疾病患病率很高，大多数耳鼻咽喉科医生在医疗实践中会遇到 HIV 阳性患者，因此，了解职业感染 HIV 风险及做好充分的预防措施是非常重要的。美国疾病预防控制中心在 1981—2010 年对卫生保健人员进行了 143 次调查，记录了可能在职业上受到 HIV 血清学感染病例，其中 57 个病例被确诊感染，最近一次发生在 1999 年 [34-36]。由于 HIV 感染上报为自愿性质，可能存在漏报情况。HIV 的暴露传播风险有经皮损伤（例如，针刺伤或尖锐物体的切割伤）、黏膜暴露、破损皮肤与血液、组织液或其他具有潜在感染性的体液接触。血液以外的液体传播或通过完整皮肤传播的风险很低，无法在前瞻性研究中估计。尽管脑脊液（CSF）存在感染风险，但鼻腔分泌物、痰液、汗液、眼泪、尿液和呕吐物被认为不具有传染性，除非它们含有血性液体 [37, 38]。汇总的前瞻性数据显示 HIV 感染的平均风险为：针刺 0.32%，黏膜暴露 0.03%[39]，尽管缝合针引起的接触已被认为可能是 HIV 暴露的职业来源，但在前瞻性研究中尚未被证实是 HIV 感染的传播途径。较低的病毒载量（< 1500 RNA copies/ml）或低于检测限时，感染率明显下降，但不排除传播的可能性。

通过安全操作措施，屏障预防措施，安全针装置和其他有效措施来预防血液暴露是预防 HIV 和其他血源性病原体感染的最佳方法 [36]。疾病预防控制中心建议采用标准预防措施，以前称为通用预防措施，即对所有患者的护理，无论是否是感染性疾病，都应做好预防措施，包括手部卫生，使用个人防护设备（手套、隔离衣、面罩、护目镜等），安全处理尖锐物，适当的咳嗽礼仪（有症状的人在打喷嚏或咳嗽时必须遮住口鼻）[40]。尽管采取了这些预防措施，仍可能会发生针刺和黏膜暴露。接触血液或其他感染性液体后，应立即采取以下措施：用肥皂水清洗针刺和切口部位；清水冲洗口、鼻及皮肤；用清水、生理盐水或无菌冲洗液冲洗眼睛 [41]。为了尽量减少疾病传播的风险，应在暴露后数小时内开始暴露后预防（PEP），并应持续 4 周 [37]。应用的药物剂量取决于暴露类型和病源患者感染风险状况（表 11-2）。若病源患者随后检测出 HIV 感染阴性并且未显示任何急性 HIV 感染的证据，则可以停止治疗。接触后 6 周、12 周和 6 个月后接受检测的暴露个体应进行 HIV 检测 [37]。完成暴露后预防并不意味着成功阻断了 HIV 传播，尽管做到了暴露后预防，在调查的卫生保健人员中至少有 20 例血清感染者，其中一些人还接受了多种药物治疗 [42]。因此，严格遵守标准预防措施和避免接触仍然是预防感染最有效的方法。

（六）头颈部的免疫缺陷表现

上呼吸道是微生物进入人体的主要通路，正常免疫系统功能能够有效预防头颈部感染，以及

表 11-2　经皮损伤暴露后预防建议

感染风险状况			
暴露类型	HIV 阳性，1 级 *	HIV 阳性，2 级 †	不明 HIV 感染状态 ‡
程度较轻 ‖	使用 2 种基本药物	使用 > 3 种药物	通常不需要暴露后预防
程度较重 ¶	增加至 3 种药物	使用 > 3 种药物	若有 HIV 感染风险，可应用两种药物 §

注：改编自 Centers for Disease Control. Updated U.S. Public Health Service guidelines for the management of occupational exposures to HIV and recommendations for postexposure prophylaxis. *MMWR Morb Mortal Wkly Rep* 2005; 54(No. RR-9).*. 无症状的 HIV 感染或已知的低病毒载量（< 1500copies/ml）；†. 有症状的 HIV 感染、AIDS 或已知的高病毒载量；‡. 例如，传染源已故，没有可用于 HIV 检测的样本；§. 例如，执行 PEP，但随后确定 HIV 为阴性，则应停止 PEP；‖. 例如，实心针刺，表浅的损伤；¶. 例如，大口径空心针刺，深层穿刺，可见的血液，或用于患者动脉或静脉的针；HIV. 人类免疫缺陷病毒；PEP. 暴露后预防

防止病原体进入下呼吸道和胃肠道[43]。无论患者是否存在免疫缺陷，许多涉及头颈部的感染过程是相同的，但对免疫缺陷患者的影响更大。免疫缺陷患者常见的感染灶包括口腔、耳、颞骨、鼻旁窦和颈部淋巴结[44]。此外，其他免疫调节性疾病，如炎症性疾病和恶性肿瘤，在免疫缺陷患者中发生率更高。框11-4总结了头颈部最常见的免疫缺陷的表现。

三、免疫缺陷与恶性肿瘤

由于引入 HAART 后 HIV 感染患者的长期存活率有所提高，因此疾病相关恶性肿瘤更易引发关注。许多恶性肿瘤主要表现在 85 头颈部（表 11-3）。在 HIV 感染的后期阶段，3 种类型的癌

框 11-4 免疫缺陷患者头颈部常见表现

传染性表现
- 口腔
  - 念珠菌病
  - 单纯疱疹病毒
  - 口疮
  - 毛状白斑
- 鼻窦
  - 急性鼻窦炎
  - 慢性鼻窦炎
  - 浸润性鼻窦炎
- 耳和颞骨
  - 中耳炎
  - 乳突炎
- 淋巴结
  - 颈部淋巴结肿大 / 淋巴结炎

非感染性表现
- 唾液腺疾病
- 神经性疾病
- 听力损失
- HIV 相关面部脂肪萎缩
- 恶性肿瘤
  - AIDS 相关恶性肿瘤
  - 卡波西肉瘤
  - 非霍奇金淋巴瘤
  - 非 AIDS 相关恶性肿瘤
  - 霍奇金淋巴瘤
  - 移植后淋巴增生性疾病
  - 非皮肤鳞状细胞癌
  - 非黑素瘤皮肤癌

注：AIDS. 获得性免疫缺陷综合征；HIV. 人类免疫缺陷病毒

症，包括卡波西肉瘤、非霍奇金淋巴瘤和浸润性宫颈癌，发生率显著增加，因此被定义为 AIDS 性恶性肿瘤（ADM）[14]，且分别与人疱疹病毒 8 型（HHV8）、EB 病毒和人乳头瘤病毒（HPV）感染密切相关。与免疫正常人群相比，免疫缺陷人群中非 AIDS 性恶性肿瘤（NADM）如 HPV 相关的口咽或喉癌、霍奇金淋巴瘤和皮肤恶性肿瘤的发生率也更高[45-47]。NADMs 发生在疾病晚期，且通常发生在 AIDS 诊断后[47, 48]。对其他免疫缺陷人群（如实体器官和干细胞 TR）的癌症发病率的研究表明，免疫缺陷与恶性肿瘤发病率增加具有明显相关性[46, 49, 50]。总体而言，HIV 和 TR 患者与一般人群相比，癌症的标准化发病率分别为 4 和 3.8[49]。这些研究结果表明，免疫功能在肿瘤发生中起着至关重要的作用。尤其与已知或疑似感染性因素导致的癌症。

免疫缺陷患者患癌风险是一个日益严重的问题。一项大型纵向研究发现，在 76 000 例 HIV 感染者随访期间有 9.5% 的患者至少发生了 1 例恶性肿瘤，其中 70% 为 ADM，30% 为 NADM[51]。有趣的是，NADM 的比例显著增加，从 HAART 前时代的 12% 到 HAART 时代的 43%。NADM 的这种趋势已经在许多研究中得到证实[52-54]。在对近 40 000 名患者的 13 项队列研究的分析中，发现 NADM 是最常见的非 AIDS 相关死亡原因[55]。在美国，HIV 感染者的 NADM 风险增加主要见于男性白种人，黑种人和女性的风险没有增加[56]。NADM 最常见的部位是呼吸道（37%）、消化器官（29%）和唇部、口腔和咽部（6%）[55]。免疫功能正常的患者中鳞状细胞癌（SCC）是目前最常见的头颈部恶性肿瘤，而免疫缺陷患者主要为卡波西肉瘤和非霍奇金淋巴瘤（NHL）。免疫缺陷患者中出现的其他头颈恶性肿瘤包括唾液腺、鼻咽癌和梅克尔细胞癌[57]。

一般对患有癌症的免疫缺陷患者的治疗应遵循标准治疗方案，但必须警惕并监测癌症相关治疗和 HAART 或免疫抑制方案可能导致的重叠毒性。他汀类药物可作为一种潜在高效的辅助疗法，有助于减少慢性炎症。最近的研究表明，对

表 11-3　免疫缺陷相关头颈部恶性肿瘤

恶性肿瘤	免疫缺陷状态	部　位	备　注
卡波西肉瘤（KS）*	HIV 感染 移植受体	皮肤、口腔黏膜和淋巴结； HIV：70% 发生在头颈部； 移植受体：主要位于下肢	与免疫功能正常者相比，侵袭性更强 与 HAART 有关 HHV8 相关性免疫缺陷高侵袭性过程明显减低
非黑色素瘤皮肤癌（NMSC）	HIV 感染 移植受体	任何部位	与一般人群相比，HIV 感染者更易发生 BCC， 移植受体更可能罹患 cSCC 危险因素与一般人群类似 与免疫功能正常者相比，侵袭性更强
非皮肤鳞状细胞癌（SCC）	HIV 感染 移植受体	喉、口腔、口咽	除嘴唇鳞状上皮癌外，尚无足够证据支持其发病率增高 侵袭性更强
淋巴瘤			
非霍奇金淋巴瘤（NHL）*	HIV 感染	头颈部 2/3 的部位	疾病更易进展
霍奇金淋巴瘤（HL）	HIV 感染	几乎涉及颈部所有淋巴结	—
移植后淋巴增生性疾病（PTLD）	移植受体	头颈部占 40%	多数为 B 细胞 NHL，但也可见 HL

注：*. AIDS 相关恶性肿瘤；BCC. 基底细胞癌；HAART. 高效抗反转录病毒治疗；HHV8. 人类疱疹病毒 8 型；HIV. 人类免疫缺陷病毒；cSCC. 皮肤鳞状细胞癌

于他汀类药物治疗的 HIV 阳性患者，NADMs 减少了 57%[58-60]。虽然在 HAART 时代，ADM 和 NADM 患者的长期生存率有所提高，但与一般患有癌症的人群相比，生存率仍较低。

（一）卡波西肉瘤

1. 流行病学和发病机制

卡波西肉瘤（KS）是一种血管增生性疾病，可引起梭形细胞增殖、新血管生成、炎症和水肿[61, 62]。已发现 4 种临床变异类型，其具有相同的组织学特征，但具有不同的流行病学模式：经典 KS、地方性 KS、移植或免疫抑制相关的 KS（IT-KS）和 AIDS 相关的 KS（AIDS-KS）[63-65]。KS 的经典形式首先描述于东欧或地中海的老年男性[64]。在非洲的黑种成人和儿童中也发现了一种地方性的 KS[66]。在 AIDS 流行之前，地方性 KS 的发病率非常低，AIDS 流行后增加了近 20 倍[67]。1981 年，Friedman-Kien[68] 发表了 KS 在原本健康的年轻男性同性恋中发生的报道，并最终使感染艾滋病病毒和 KS 之间的关联得到公认。到 1989 年，美国 AIDS 患者中有 15% 发

生 AIDS-KS[69]。AIDS 患者罹患 KS 的风险估计是普通人群的 20 000 倍，是其他免疫缺陷患者的 300 倍。自发达国家引入 HAART 以来，已发现 AIDS-KS 发病率显著下降，估计发病率约为 5%[70-72]。发展中国家 KS 的总体发病率较高，在非洲，KS 是男性中最常见的癌症，也是女性中第二大常见癌症[64, 67]。移植或免疫抑制相关的 KS（IT-KS）发生风险比一般人群高 100～150 倍[67, 73-75]。报道患病率因地理位置而异，范围从美国的 0.5% 到沙特阿拉伯的 5.3%[76]。IT-KS 的风险在移植后的前两年内最高，并且随着人类白细胞抗原（HLA）的增加而增加[77]。

在 AIDS-KS 早期流行期间，不同 HIV 感染模式对 KS 患病风险存在显著差异。据报道，通过输血感染 HIV 的患者罹患 AIDS-KS 的风险低至 1%，而在男同性恋接触者（MSM）中，风险为 21%[69]。只有 2% 的女性 AIDS 患者被发现患有 KS，且其中大多数与男同性恋有性接触[66]。这些流行病学差异导致人们猜测，可能在 AIDS 患者中，KS 主要通过性传播[69]。1994 年，Chang 及其同事[78] 在 KS 病变中发现了 KS 相

关的疱疹病毒，并正式命名为 HHV8，与 EB 病毒一起，是疱疹病毒亚家族的成员[79, 80]。HHV8 已被鉴定存在于 95% 以上的任何流行病学亚型的 KS 病变[64, 65]，并且全世界 HHV8 感染的不同患病率可以解释不同国家 KS 患病率的广泛程度[81]。其与肿瘤的发生机制尚未完全阐明，因为免疫抑制和免疫功能正常人群中均存在 HHV8[82]。然而，HHV8 感染联合宿主的免疫功能状态被认为与肿瘤的发生有着密切关系[64, 83 84]。

HHV8 感染本身似乎是一种世界性流行病，其发病可能早于 HIV 流行[83, 85-87]。尽管 HHV8 普遍流行，但 HHV8 的传播方式尚不完全清楚。一些研究表明，男性之间的性行为是一种重要的传播途径[85, 88, 89]，而异性性传播的证据参差不齐[67]。在地方性 KS 高流行患者中，据观察，HHV8 血清检测阳性具有家族聚集性[90]。也有从母亲到儿童垂直传播报道，但其并未解释青春期前儿童 HHV8 感染率增加的情况[91, 92]。有些人认为可能存在儿童间无性传播[92, 94]，可能通过唾液传播[92-94]。口腔和口咽似乎是病毒复制和脱落的重要部位[95]。器官移植传播亦有报道[96]。大多数 HHV8 原发感染均无症状，患者表现出对感染的免疫耐受。

2. 介绍和诊断

与 KS 的经典和地方形式相比，IT-KS 和 AIDS-KS 更具侵略性。AIDS-KS 的临床过程从惰性到疾病缓慢进展期再到快速进展和致命期[63]。尽管大多数 AIDS-KS 患者死于机会性感染或淋巴瘤，而不是 KS 本身，其仍与预期寿命缩短相关[97]。许多患者发生多处病变，通常有淋巴结或内脏器官受累，经常涉及的部位包括皮肤、口腔黏膜和淋巴结。多达 70% 的 AIDS-KS 发生在头颈部，而 IT-KS 往往发生在下肢[65, 98, 99]。在 AIDS-KS 患者中，口腔部位 KS 约占 1/3，而在 IT-KS 中，皮肤病变是最常见的部位[102]。在头颈部非 AIDS-KS 的病例中，最常见的部位是腭和口咽。皮肤病发生为多中心黄斑和丘疹性病变，质软，无触痛，并通常融合为紫红色、结节样病变（图 11-1）。它们通常是无症状的，但可能会变得瘙痒且影响外观[103, 104]。黏膜 KS 通常

发生在口腔，口腔 KS 可能是 HIV 感染的第一个征兆，其与 CD4 细胞计数相关性低于皮肤病[105]。口腔 KS 可能与 TRs 中环孢素相关的牙龈增生相似，但环孢菌素通常引起广泛的纤维化牙龈增生，而口腔 KS 更易产生局部的红紫色增大[106]。口腔 KS 中最常受影响的部位是硬腭、牙龈和舌，其比皮肤疾病更容易出现症状[103]，可能导致牙齿松动，并伴有疼痛、溃疡和出血。

根据病变部位，内脏部位的 KS 可能无症状，也可能快速致命。实体解剖研究表明，超过 25% 的 AIDS-KS 患者有内脏病变[65]，其中最常见的是胃肠道、肝脏、脾脏和肺部[107]。胃肠道病变通常无症状，肺部病变最常见的症状是呼吸困难和咳嗽，除伴有感染外通常无发热，未经治疗的肺部 KS 的中位生存期仅为几个月。临床上可能难以将肺 KS 与其他肿瘤和传染病区分开来，因此，放射学诊断具有非常重要的诊断作用。胸部的计算机断层扫描（CT）通常能够诊断肺部 KS 并能识别淋巴或肺外受累[107, 108]。

耳鼻咽喉科医生可能会遇到喉部 KS 伴有慢性咳嗽或声音嘶哑甚至急性上呼吸道阻塞症状的患者[109-112]。大多数喉部 KS 患者伴有皮肤病变[102]，如果诊断和治疗及时得当，可能会避免急性气道阻塞。对局部孤立性病变或全身性病变应避免进展为气道受损[110]。

一旦怀疑 KS，应进行活组织检查以进行病理学确认。不同流行病学类型的 KS 的组织病理

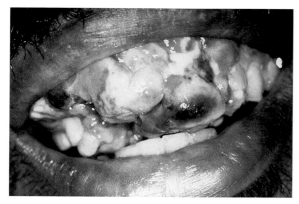

▲ 图 11-1 齿龈及上腭结节性卡波西肉瘤
考虑到溃疡和真菌的出现，鉴别诊断包括非霍奇金淋巴瘤和鳞状细胞癌（由 Russel Corio 博士提供）

学几乎相同，在 AIDS-KS 和非 AIDS-KS 标本之间存在微小差异[113]。KS 的病理特征为血管增生，梭形细胞，炎性浸润和水肿，其病理学形态多样，最常见的是斑丘、斑块和结节[114]，结节性病变在 IT-KS 和 AIDS-KS 中更常见，并且以血管裂隙样改变、红细胞外渗和梭形细胞增殖为特征（图 11-2）。杆菌性血管瘤病可以模仿 KS 病变，其与 KS 病变病理特征相似。Warthin-Starry 银染色能够显示多形性杆菌的存在，有助于区分杆菌性血管瘤病[115, 116]。HHV8 DNA 的鉴定可能有助于区分 KS 与其他血管病变[117]。对发现 KS 且无 HIV 感染史的患者中，进行 HIV 检测是必要的。

KS 患者的初步评估应行全面的皮肤检查和头颈部检查，即便这些区域检查正常仍不能排除 KS，因为在没有黏膜皮肤病变的情况下仍可能发生临床上显著的内脏病变。如果出现不明原因的胃肠道或肺部症状，应进行胸部和腹部的放射学检查和胃肠镜检查。微小黏膜下血管结节的典型外观可以确定内脏 KS 的诊断。支气管内活检可能导致严重的出血，故不推荐。此外应评估患者的免疫状态，包括 CD4 细胞计数和病毒载量等症状，如发热、盗汗和体重减轻等。

3. 治疗

尽管 KS 有多种治疗选择，但均为姑息治疗，尚不能治愈。KS 病变过程多变，许多患者的疾病能够得到缓解，且可能因其他原因致死。由于发生与免疫缺陷有关的机会性感染的易感性增加，疾病过程变得复杂。病情程度、病变部位以及症状的严重程度决定了 KS 的治疗方案的选择。KS 的具体治疗适应证包括有损美观的病变、有症状的口腔或内脏病变、与淋巴结病相关的疼痛或水肿，或广泛的皮肤病。局部治疗可能对局部病变或美容有效，但不能防止其他部位新病灶的发生，并且复发率很高[65, 118]。局部治疗包括阿利维 A 酸局部用凝胶［美国食品药品管理局（FDA）批准的唯一局部治疗 KS 方法］。局部照射、病灶内化疗、冷冻疗法、激光疗法和手术切除等。

治疗的首要目标应为尽可能恢复免疫功能，因为病变通常会随着免疫缺陷的逆转而消退。然

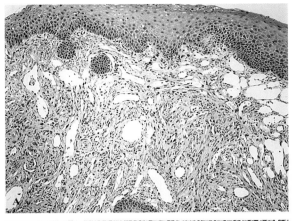
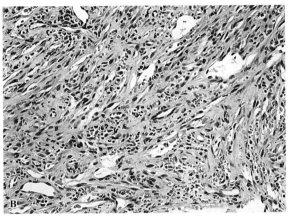

▲ 图 11-2 黏膜卡波西肉瘤

A. 黏膜下卡波西肉瘤病理图，可见狭缝状的血管通道及散在的红细胞外渗（100×）；B. 同一病灶高倍显微镜下可见特征性梭形细胞增殖（200×）

而，在 TRs 中停用免疫抑制药可能导致多达一半的患者出现器官移植失败[64]。数据表明，用西罗莫司代替基于环孢素的免疫抑制方案，可能导致 IT-KS 病变消退，但为了证实这些结果需要进一步调查[101, 119-121]。HAART 现在被认为是所有阶段 AIDS-KS 治疗的基石[70, 118, 122]。抗反转录病毒药物已被证明可以抑制 KS 肿瘤的生长，并且很多对蛋白酶抑制药治疗非 AIDS-KS 患者的研究正在积极进行中[123, 124]。AIDS-KS 临床试验组分期系统初步认为影响生存期的因素包括：肿瘤负荷、CD4 细胞计数反映的免疫状态、系统性全身性病变[125]。最近的数据表明，只有高肿瘤负荷和全身性病变预示着预后欠佳[126]。值得注意的是，IRIS 可能在 HAART 开始后或免疫抑制药物减少后发生。IRIS 患者可因 KS 症状突

第11章　免疫功能不全在头颈部的表现

然发作而就医，已有 IRIS 相关口腔 KS 病例的报道[67, 127]。

目前有 4 种 FDA 批准用于 KS 系统性治疗的药物，包括脂质体制蒽环类抗生素（多柔比星和柔红霉素）、紫杉醇和干扰素 α。其他常用的药物包括长春生物碱（长春新碱、长春碱和长春瑞滨）、博来霉素和依托泊苷[70, 128, 129]。紫杉醇的使用必须小心，因为可能会与 HAART 的各种成分发生严重的药物相互作用[128]。多种药物联合化疗可能会增加不良反应，包括骨髓抑制，化疗效果欠佳，HIV 阳性患者发生的化疗相关性机会感染的风险也会增加[130]。随着 KS 发病机制的分子基础变得更加明确，其靶向治疗正在研究与开发，这些试验性治疗主要靶向作用于血管生成、HHV8 复制和生长周期及细胞因子调节上[131]。目前进行的临床试验正在研究抗血管生成制剂，如甲磺酸伊马替尼、基质金属蛋白酶抑制药和白介素 -12[132-134]。

（二）皮肤肿瘤

与正常免疫活性个体相比，免疫缺陷人群［如接受实体器官和干细胞移植的患者（TR）］和 HIV 阳性患者患皮肤癌的风险更高[135-138]。免疫缺陷患者皮肤癌发生的危险因素与一般人群相同，皮肤白皙、紫外线照射和皮肤癌家族史是主要因素。据报道，某些抗反转录病毒药物具有光敏效应，或 HIV 感染本身具有光敏作用，但这些因素的致病效应尚未被大量文献证实[139]。非黑色素瘤皮肤癌（NMSC）的发生率在 TR 及 HIV 阳性患者中均有所增加[146]，但 TR 组 NMSC 发病风险明显高于后者，发病率可达 34%[140, 141]。在一般人群中，基底细胞癌（BCC）比皮肤鳞状细胞癌（cSCC）更常见。HIV 阳性人群中的 NMSC 表现出与 BCC 相似的分布，发生率几乎是 cSCC 的 3 倍，而 TR 人群 cSCC 的发生率明显高于 BCC[139, 142-144]。随着移植后时间的延长，TR 人群发生 NMSC 的风险显著增加，移植后 10 年，NMSC 的患病率为 32%[143, 145, 146]。在 HIV 阳性人群中，BCC 发病率仅次于 KS，是最常见的皮肤恶性肿瘤，患病率为 1.8%[147]。CD4 细胞计数与 BCC 发病率或 BCC 严重程度无关，但可能在 cSCC 的进展中发挥更重要的作用。另外，使用伏立康唑治疗 TR 和 HIV 患者的侵袭性真菌感染是 cSCC 进展的另一个风险因素[138, 139]。尽管光毒性和 cSCC 病情进展的确切机制尚不清楚[148]，某些报道描述了伏立康唑诱导的光敏性可导致 cSCC 加速进展。

关于免疫缺陷与黑色素瘤或非黑色素瘤皮肤癌（NMSC）风险增加是否相关，前者证据不如后者明确。而关于 TR 导致黑色素瘤发病率是否升高的证据存在争议。总体来说，数据确实表明免疫缺陷对黑色素瘤的增加风险明显低于 NMSC[149]。

不同类型皮肤癌的治疗结果大相径庭。与一般人群相比，免疫功能低下患者的 NMSC（特别是 cSCC）具有更高的侵袭性、转移率和复发率[136, 150-152]。虽然有报道指出 HIV 阳性患者具有更高侵袭性的 BCC 类型，但标准切除技术使得其治疗结果与一般人群相似[150, 151, 153-155]。相比之下，免疫抑制患者的 cSCC 死亡率更高，转移性 cSCC 死亡率在 TRs 中约为 3%，在 HIV 阳性患者中高达 50%[156, 157]，黑色素瘤也是如此，在免疫抑制的情况下具有更强烈的侵袭性特征，并且在 HIV 阳性患者中被证实具有更短的无病生存期和总体存活率[158]。在 KS 患者的管理中，对 TR 减少免疫抑制治疗能够降低皮肤癌的发病率和改善预后[152]。对于 HIV 阳性患者 cSCC 或黑色素瘤的治疗没有明确的指导建议，但推荐局部切除并尽早考虑全身治疗是推荐的[151]。鉴于皮肤癌在免疫抑制患者中具有高侵袭性，建议早期对可疑病变进行切除活检。

（三）非皮肤鳞状细胞癌

关于非皮肤鳞状细胞癌在免疫缺陷患者中的发病率数据不尽相同。一些研究报道显示非皮肤鳞状细胞癌在 TRs 中的发病率明显增加，其中一个大型研究报道显示其发病率为 0.5%[159, 160]，比对照人群增加了近 20 倍，特别是在接受肝移植的患者中风险更大，主要表现为口腔 SCC[161-163]。烟草和酒精的混杂因素可能会导致两组的发病率

均增加 [159, 163-165]，美国 HIV 阳性患者的吸烟率高于一般人群，总体比例为 52%～60%，在城市地区甚至高达 80% [56]。故有必要进行烟酒病史采集和早期对可疑病变的活组织检查，以便早期发现 SCC。TR 中高水平的免疫抑制和 HIV 阳性患者中较低的 CD4 细胞计数可能会增加患病风险 [159, 166]。免疫缺陷患者的临床情况似乎确实比一般人群更差。TR 和 HIV 阳性患者往往在较早的年龄接受诊治，并且相同的疾病比免疫功能正常人群进展更快 [159, 160, 166]。

很少有研究关注 HIV 阳性患者和 TR 患者的头颈部 SCC（HNSCC）[167]。一项丹麦队列研究发现，HIV 患者的 HNSCC 发病率增加了近 3 倍。在 TR 中，甲状腺、咽部、喉和唾液腺恶性肿瘤的发病率有所增加 [150, 144, 168, 169]。接受实体器官移植的 TR 有较高的唇癌发病率。由于慢性移植物抗宿主病（GVHD，将在后文中讨论）的混淆，TR 中口腔 SCC 的诊断变得更加困难。总体而言，在免疫缺陷患者中 HNSCC 最常见的部位是喉部，其次是口腔和口咽部 [164, 171]。

重度免疫缺陷可能在 HNSCC 的进展中起关键作用。一项大型队列研究表明，只有 CD4 细胞计数低于 200/μl 时口腔和咽部 SCC 风险才会增加 [172]。HIV 阳性患者 SCC 的高风险部位是鼻咽和唾液腺，其中 EB 病毒在该部位中起着致癌作用 [173]。由于认识到 HPV 与口咽 SCC 在一般人群中的致病关系，人们越来越关注 TR 和 HIV 阳性患者的 HPV 状态。TR 和 HIV 阳性患者对 HPV 感染的易感性可能在非皮肤 HNSCC 的发展中起重要作用 [48, 171, 174]。HPV 感染与 HNSCC 有关，特别是在口咽部，更具体地说是扁桃体，其中 HPV16 是最常见的类型 [175]。免疫缺陷患者的宫颈癌和肛门生殖器癌同样存在较高的发病率，这与致癌 HPV16、HPV18、HPV31、HPV45、HPV46 亚型相关 [46, 175]。通常认为免疫缺陷可能会导致感染率增加和治疗困难 [176]。HPV16 和 HPV18 在子宫颈和头颈部 SCC 肿瘤发生中的作用表明，免疫缺陷患者的预防性 HPV 疫苗接种可能对防止 SCC 是有作用的，但相关研究尚未证实这一理论。

TR 和伴有 HNSCC 的 HIV 阳性患者的治疗应遵循既定的指导原则。虽然外科手术仍然是一个重要的选择，但在疾病晚期阶段，患者经常需要接受联合治疗。其中化疗可能会面临严重的机会性感染风险，化疗药物的选择必须与免疫抑制风险相平衡。新数据表明，TR 和艾滋病毒阳性患者能够忍受头颈部的辐射治疗，其毒性与免疫功能正常的患者相似 [144, 177-179]，在接受根除手术的 TR 中，游离组织移植已被证明是一种可行的选择，其发病率与非移植患者相似 [180]。

（四）淋巴瘤

与免疫活性正常人群相比，HIV 阳性患者及 TRs 发生非霍奇金淋巴瘤（NHL）和霍奇金淋巴瘤（HL）的风险更高。EB 病毒相关 NHL 是其中最常见的淋巴瘤类型，属 AIDS 性恶性肿瘤（ADM）。NHL 是一组异质性肿瘤，但绝大多数（> 95%）是 B 细胞起源的。在免疫抑制 TR 中发生的淋巴瘤被归类于移植后淋巴组织增生性疾病（PTLD）的范畴。2008 年，世界卫生组织更新了其对造血和淋巴组织肿瘤的分类，以更好地确定这种异质性疾病 [181]。PTLD 分为四类：①早期病变（反应性浆细胞增生，传染性单核细胞增多症）；②多晶型（多克隆和单克隆）；③单态（B 细胞和 T 细胞淋巴瘤）；④经典的 HL 和 HL 样淋巴瘤。WHO 对 AIDS 相关淋巴瘤的分类包括三类：①淋巴瘤也发生在免疫功能正常的患者中（例如，伯基特、弥漫性大 B 细胞及霍奇金淋巴病）；②特异性发生在 HIV 阳性患者中的淋巴瘤［原发性积液淋巴瘤、HHV8 相关多中心 Castleman 病和浆细胞性淋巴瘤（PBL）中出现的大 B 细胞淋巴瘤］；③发生在其他免疫缺陷状态的淋巴瘤。大多数 AIDS 相关的 NHL 是 EB 病毒相关的 B 细胞淋巴瘤，如伯基特淋巴瘤、弥漫性大 B 细胞淋巴瘤和 PBL [118, 128, 182, 183]。

EB 病毒与 HHV8 均为生殖疱疹病毒家族的成员 [184]。据估计，世界上超过 90% 的成年人群感染 EB 病毒。EB 病毒在 AIDS 相关的 NHL 中发生率高达 50%，近 90% 的 PTLD 患者存在 EB 病毒感染 [185-187]。EB 病毒改变肿瘤抑制基

（TP53）的表达和蛋白质调节，被认为在肿瘤发生中起需要作用，但鉴于 EB 病毒感染的普遍性，NHL 的发生风险主要取决于免疫抑制程度的强弱[80, 128, 185]。然而，未发现免疫缺陷患者的 EB 病毒相关鼻咽癌发病率增加，且很大比例的艾滋病相关的 NHL 尚未证实感染 EB 病毒[188]，因此，EB 病毒在 NHL 肿瘤发生中的作用仍不清楚，并且正在研究中。

1. AIDS 相关的非霍奇金淋巴瘤

在流行病学，高达 19% 的 HIV 阳性患者会并发 AIDS 相关的 NHL，并且 NHL 已成为该人群中发生的第二常见恶性肿瘤。与免疫活性正常的 NHL 患者相比，AIDS 相关 NHL 患者往往由于疾病晚期症状、全身症状［发热、寒战、夜间出汗和（或）体重减轻］和瘤体外病变（包括骨髓受累）而就医[118, 128, 189]。事实上，70%～80% 的 AIDS 相关 NHL 初始便诊断为Ⅲ期或Ⅳ期疾病，这与 HIV 阴性人群中只有 10% 至 15% 的晚期 NHL 分期形成鲜明对比[190–193]。虽然大多数 NHL 存在于重度免疫缺陷人群中，但在相对轻度免疫缺陷人群中亦有发生，因此不能基于高的 CD4 细胞计数或低病毒载量来排除 NHL 发病情况，特别是伯基特淋巴瘤常发生在 CD4 细胞计数相对较高的患者中[194, 195]。尽管自 HAART 出现以来 KS 的发病率急剧下降，但 HAART 对 AIDS 相关 NHL 发病率的影响较小[54]。

与普通 NHL 患者类似，AIDS 相关 NHL 最常见于头颈部，近 2/3 的患者有头颈部表现[189]。与非 HIV 相比，AIDS 相关的 NHL 的结外病变是前者的 2 倍[189, 196, 197]，其中结外头颈部病变部位包括口腔、鼻窦区、咽部、眼眶、腮腺、喉、下颌骨和中枢神经系统（CNS）[198–204]。其他结外病变部位包括胃肠道、骨髓和肝脏。颈部结节性病变主要与颌下、颈内静脉二腹肌淋巴结及锁骨上区受到结外侵犯有关[205]。

头颈部的 NHL 常表现为逐渐增大的肿块，且常常会有全身症状，82% 的患者出现发热、盗汗和无原因的体重减轻（减重＞10%）[206]。最初的症状取决于疾病的位置，鼻窦淋巴瘤通常表现为鼻塞或与慢性鼻窦炎一致的其他非特异性症

状[207]，口腔 NHL 最常影响牙龈和腭，可表现为持续性疼痛，肿块增大或牙齿松动。声音嘶哑、呼吸道症状和吞咽困难可能表明喉咽部受累，鼻咽淋巴瘤可能伴有鼻塞和浆液性中耳炎。由于 NHL 与 HIV 密切相关，应对新诊断为 NHL 的患者进行 HIV 感染筛查。

浆细胞性淋巴瘤（PBL）是一种罕见的弥漫性大 B 细胞淋巴瘤，通常涉及口腔和下颌骨，在其他部位亦有报道，包括鼻旁窦、腮腺、喉、皮肤和淋巴结[118, 187, 208, 209]。虽然大多数病变发生于 AIDS 相关 NHL 的患者，亦有报道显示 TRs 和免疫功能正常的患者也可发生 PBL[210–213]。PBL 最常见的累及部位是牙龈和硬腭黏膜，且肿瘤有邻近骨侵犯的倾向[214]。这些病变须区别于良性牙龈增大，如化脓性肉芽肿和外周巨细胞肉芽肿[208]。先前提出 HHV8 会导致 PBL 的发生，但目前的证据数据表明，HHV8 的存在对 PBL 的发生呈负相关，最新证据表明，PBL 的发生与 EBV 相关[215]。总之，无论治疗方式如何，PBL 的诊断预示着预后不良[216]。

诊断：HIV 阳性患者均需高度怀疑是否患淋巴瘤。HIV 疾病的其他常见的表现，如外周性全身淋巴结病和良性口腔溃疡，可能同淋巴瘤表现相似。淋巴瘤的诊断可以通过细针穿刺（FNA）活检确诊。尽管可以通过抽吸后的细胞组织确定某些病理类型，但其通常需要较多的组织标本来诊断和确定组织学类型，因此可以考虑行开放组织活检术。疾病的预后和管理取决于是否存在其他部位的结外病变，因此，应该通过 MRI 或 CT 进行中枢神经系统、纵隔和腹部的彻底检查。软脑膜病是中枢神经系统受累最常见的表现，发生于多达 10% 的患者，MRI 检查最易进行对其评估。骨扫描和骨髓活检也可用于评估疾病分期进展[217, 218]。

治疗与预后：国际预后指数（IPI）是于 1993 年开发的，一种用于预测 NHL 生存的临床工具[219]。与预后不良相关的因素包括年龄超过 60 岁、肿瘤分期晚、血清乳酸脱氢酶升高，以及超过 2 个结外病变。且已经在 AIDS 相关淋巴瘤患者中得到验证，IPI 评分越高表明预后及生存率越差[190, 220–221]。一项大型研究显示在 HAART

时代、低危、中危、高中危、高危的存活率分别为 66%、42%、35% 和 8%[222]。最近的数据表明，现阶段 NHL 中 CD4 细胞计数与存活率之间似乎无明显相关性[220, 223]，然而，亦有报道显示 CD4 细胞计数仍然是生存的预测因子[224-226]。在 HAART 出现之前，NHL 的总生存率低至10%[118]。许多研究表明，HAART 联合化疗可提高总体生存率。即使有高中度 IPI 风险评分，高达 92% 的患者能够达到完全缓解，3 年生存率接近 50%[190, 226, 227]，然而，HIV 阳性患者与普通 NHL 患者之间存活率差距仍然存在[228]。

AIDS 相关性 NHL 通常采用多药化疗联合 HAART 治疗。治疗过程必须权衡肿瘤的根治性切除与进一步免疫抑制的风险。NHL 的全身治疗可能因骨髓抑制、黏膜炎和机会性感染而变得复杂，导致高发病率和死亡率[128]。抗 CD20 抗体利妥昔单抗的应用对 HIV 阳性和 HIV 阴性 NHL 患者起到了相似的治疗效果[229]。放射治疗对局部疾病控制及全身状态改善同样有效。尤其对局限于颈部淋巴结的 NHL 对治疗更敏感，其生存率高于涉及鼻旁窦、下颌骨和其他结外部位的结外病变[204]。原发性中枢神经系统淋巴瘤可能预后差、复发率高，并且与严重的免疫抑制相关。复发性、高侵袭性 NHL 的预后极差，没有有效的治疗方法[193, 220]。尽管免疫功能正常患者的复发性 NHL 的可选择自体干细胞移植，但机会性感染和不良反应限制了其在 AIDS 相关 NHL 中的应用[231]。

2. 移植后淋巴组织增生性疾病

移植后淋巴组织增生性疾病（PTLD）是实体器官和干细胞移植的并发症，由 EB 病毒驱动的异常淋巴细胞增殖性疾病。成人的总体发病率为 2%～3%，而儿童的发病率接近 8%[186, 232]。PTLD 是继皮肤恶性肿瘤后发生于 TRs 的第二大常见恶性肿瘤[164]。近 40% 的患者是因头颈部症状而就医，尤其表现为韦氏环（Waldeyer ring）和颈部淋巴结肿大。涉及头颈部的 PTLD 通常伴有单核细胞增多症症状和腺样体扁桃体肥大，并可能与上呼吸道阻塞有关[164, 233, 234]。PTLD 也有涉及唇、牙龈、面部皮肤、鼻腔和鼻旁窦等部位的报道[199, 235-238]。

大多数 PTLD 是 B 细胞类型的 NHL[164]，随着移植器官类型的不同，发生率变化很大，多器官或肠道移植的发生率最高，肾移植的发生率最低[186]。PTLD 易在严重免疫抑制的情况下发生，免疫抑制削弱了细胞毒性 T 淋巴细胞对 EB 病毒免疫应答的形成。在未接受 EB 病毒治疗的患者中发生 PTLD 的风险最高，这可能是儿童发病率较高的原因。PTLD 呈双峰分布，大多数病例发生在移植后的前 2 年内，2 年后可发生较小的峰值[186]。

PTLD 的治疗首先应缓解免疫抑制，提高免疫效应，以允许足够的 T 细胞产生免疫应答。高达 50% 的患者对该方案有治疗反应[239, 240]，无治疗反应的患者可能需要全身治疗，如联合化疗、细胞因子治疗或抗 CD20 治疗（利妥昔单抗）[164, 186]。手术用于治疗局部症状，腺样体肥大引起的上气道阻塞可能需要手术治疗[241, 242]。

3. 霍奇金淋巴瘤

霍奇金淋巴瘤（HL）可见于 TR 和 HIV 感染患者。在 TR 中，其 PTLD 患病率比 NHL 低得多，仅占所有 PTLD 的 1.8%～3.5%，但其发病率仍比一般人群高 15 倍[243, 244]。在 TR 中 HL 发生的风险因素包括骨髓移植和移植物抗病主病史[243, 245]。PTLD 性 HL 在临床上与经典 HL 相似，前者发生在移植后环境中，其病理特征如细胞标记和背景增殖可予以区别[243, 245]。HL 比其他 PTLD 淋巴瘤预后好，其治疗方式与 PTLD 相同，尤其是适当的化疗和减少免疫抑制作用[243, 244]。

4. HIV 相关霍奇金淋巴瘤（HIV-HL）

虽然 HL 被认为不属于 ADM[51, 56]，但属于 HIV 患者中最常见的 NADM。与 HIV 阴性患者相比，HIV 阳性患者的 HL 发病率增加了近 5～15 倍[243, 246]。数据表明 HIV-HL 在同性恋和静脉注射吸毒的男性中比在其他 HIV 风险人群中更常见[128, 247]。HIV-HL 与非 HIV-HL 的区别在于 HIV-HL 患者更有可能因晚期病变及结外侵犯［包括骨肿瘤（高达 50%）和全身症状（40%，而在 HIV 阴性患者中为 27%）］而接受治疗[247-249]。在两组中，颈淋巴受累均非常常见，一项系列研究显示 HIV-HL 病例均有颈淋巴结转移[247]。超过 90% 的 HIV-HL 患者存在 EB 病毒感染，而非 HIV-HL 患者则不到 50%[182, 249]。

HIV-HL 的组织学特征也与普通 HL 不同。普通 HL 特点在于组织学表现为结节性淋巴细胞亚型[246]，而 HIV-HL 极易表现为侵袭性混合细胞型和淋巴细胞匮乏型。值得注意的是 HIV-HL 在 HAART 治疗时代的发病率明显增加[54]，中度免疫抑制患者（CD4 细胞计数在 225～249/µl）发生 HIV-HL 的可能性是严重免疫抑制患者（CD4 计数细胞 < 25/µl）的两倍多[246]。普遍认为 CD4 细胞计数增加能够提高 Reed-Sternberg 细胞的存活率，这是 HL 特征性病理细胞[250]。诊断为 HIV-HL 的诊断，除了骨髓活检外，应行颅脑、胸部和腹部 CT 成像以进行评估[182]。此外还应行对患者的免疫状态如 CD4 细胞计数和病毒载量检测进行分期评估。

公认的 HIV-HL 治疗标准包括联合化疗和 ART。与单独使用联合化疗的患者相比，接受 HAART 联合化疗治疗的患者对治疗的反应效果更敏感，无病生存期及总生存率更长[249, 251]，据报道，其总生存率为 80%，结果接近普通 HL 患者群[252]。

（五）其他肿瘤

免疫缺陷患者其他头颈部恶性肿瘤的病例包括 EB 病毒相关的平滑肌肿瘤、梅克尔细胞癌（与梅克尔细胞多瘤病毒相关）和纤维肉瘤[253-256]。虽然目前对罕见头颈部恶性肿瘤发病证据研究有限，对整体致癌机制和免疫缺陷患者的持续研究将有助于进一步了解该复杂难题。

四、唾液腺疾病

（一）HIV 与移植相关性口干燥症

HIV 阳性患者以及 TR 易表现为口干燥症。据报道，在 HIV 阳性患者中口干燥症的患病率为 2%～10%，在干细胞移植（SCT）患者中为 40% 以上[257, 258]。口干燥症还可能发生于慢性 GVHD。在非同源移植的患者，口干燥症发病率更高，达 40%～70%。80% 的 GVHD 患者普遍抱怨患口干燥症[259-261]。在 HIV 感染者中，有些

病例是通过使用 HAART、抗抑郁药和其他药物引起的医源性诱发，而其他病例则是由鼻腔鼻窦疾病或腺样体肥大继发慢性呼吸不畅导致的。还有一些与弥漫性浸润性淋巴细胞增多症有关（将在后文中讨论）。在 HIV 或 GVHD 的情况下，可出现唾液流速减少，导致龋齿发生率增加和吞咽困难[257, 262, 263]。唾液替代物、盐水冲洗和唾液酸化有助于缓解症状，氟化物的应用可预防龋齿发生。

（二）HIV 病毒相关唾液腺病变

唾液腺病变在 HIV 阳性患者中很常见，尤其易发生于儿童，其中高达 18% 的患者可能会因腮腺肿块而就医[264, 265]。这些病变可能由 AIDS 相关的恶性肿瘤（如 NHL 或 KS）、弥漫性浸润性淋巴细胞增多症（DILS）引起，或者在极少数情况下由腮腺脂肪瘤病引起。然而，HIV 阳性患者中的大多数唾液腺肿块是良性淋巴上皮囊肿（BLEC）等良性实体病变[202, 203, 266-268]。BLECs 表现为持续性、无痛性肿大，且与颈淋巴结肿大具有相关性[269]。它们发生在 3%～6% 的成年患者和 1%～10% 的 HIV 感染儿童[270]。虽然唾液腺病变为 HIV 感染患者特征性表现，但亦有 HIV 阴性患者发病的报道[271]。病变被认为是由于淋巴增殖导致导管阻塞和唾液扩张或颈内淋巴结增生导致腺上皮在淋巴结内集聚而导致囊性肿大[272, 273]。浓聚的分泌物可堵塞导管而导致腮腺炎及疼痛[274]。这些病变具有不同比例的囊性和实性成分，通常临床表现为单侧病变，而影像学评估经常发现双侧病变[275-277]。组织学上，BLEC 具有增生性和化生性鳞状上皮排列的囊壁，它们含有淋巴增殖的聚集体[269]。虽然大多数发生在腮腺，但也有一些发生在颌下腺，偶尔发生在其他部位，如口腔、甲状腺或胰腺[270]。囊性腮腺病变的鉴别诊断，包括干燥综合征、囊性 Warthin 肿瘤和鳃裂囊肿。基于 Warthin 肿瘤局灶性结节表现及 BLEC 的相关淋巴结样表现，双侧囊性 Warthin 肿瘤与 BLEC 可能在影像学上难以区分[277]。

对患唾液腺肿块的 HIV 阳性患者进行医学检

查评估应首先进行彻底的病史采集，重点关注肿块的发病时间和生长速度，以及与肿块相关的其他症状，如疼痛。如有全身症状如体重减轻、发热和盗汗等应警惕淋巴瘤或肺结核（TB）的可能性。体格检查应侧重于 BLEC 的一般特征，检查双侧是否有肿块，并检查颈部是否有淋巴结肿大，并应注意是否有恶性肿瘤特点，如硬结、疼痛、固定和面神经功能障碍等。

FNA 对唾液腺肿块具有诊断价值。单侧肿块和可疑恶性应行 FNA。一项对 99 例 HIV 阳性患者的腮腺行 FNA 的研究发现，75% 为 BLEC，14% 是传染性 / 炎症性的，6% 是肿瘤性的。肿瘤性病变全部为恶性，3 例为 NHL，1 例为多发性骨髓瘤，1 例为来源于肺的转移性腺癌，1 例为皮肤 BCC 的直接侵犯。在 6% 的患者中，FNA 无法明确诊断[278]。一项大样本量近期研究报道显示，HIV 阳性患者的唾液腺肿块行 FNA，34% 为反应性淋巴结肿大，23% 为 BLEC，23% 为炎症性成分（大多数为分枝杆菌）。此外，7% 的患者患有肿瘤性疾病，包括多形性腺瘤、淋巴瘤、KS、SCC 和横纹肌肉瘤[270]。在 HIV 阳性患者中也有透明细胞癌的报道[279]。BLEC 的 FNA 显示异质淋巴样群，散在泡沫状巨噬细胞和蛋白质背景中的无核鳞状细胞[269]。生发中心代表导管上皮化生的肌上皮岛和导管扩张[280]（图 11-3），可将 BLEC 区分于淋巴瘤。抽吸治疗能够缓解囊肿

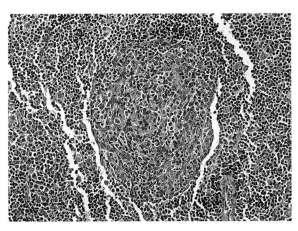

▲ 图 11-3　良性淋巴上皮囊肿
病理图可见 HIV 相关腮腺囊性淋巴上皮病变的导管上皮鳞状化生（200×）

病变，但病变易复发，应将初始吸出物进行细胞学和微生物学检查。

BLEC 存在多种治疗方法。尚未接受 HAART 治疗的患者应接受 HAART 初始治疗，因为抗病毒治疗可能会使这些病变消退[281-283]。对于没有明显影响美观的轻微症状患者，单纯观察是首选方案。低剂量放射治疗能够使病变体积减少 50% 以上，然而这种改善通常持续不足 10 个月[284]。尽管穿刺抽吸不是最佳治疗选择，对一些患者也可以反复针吸治疗。针吸联合多西环素或四环素硬化治疗可导致病灶体积明显减小。在囊肿抽吸后通过使用 100mg/6ml 多西环素溶液静脉导管注射后，大多数患者留有较小的残余纤维化肿块，但这种治疗的长期效果尚不清楚[285, 286]。其他可用的硬化剂包括鱼肝油酸钠、乙醇和博来霉素[288-291]。治疗 BLEC 时必须遵循标准预防措施，因为已证实 HIV 核心抗原和 RNA 可在囊液中存在，甚至即便患者的血清病毒载量检测为阴性[292]。

HIV 相关 BLEC 通常不需要切除腮腺。然而，当肿瘤体积快速增大，影响外观或具有显著心理压力的 BLEC 人群可考虑腮腺切除术或肿瘤剜除术。除了能够去除病灶外，手术还能明显降低复发率[293-295]。腮腺切除术的其他适应证包括 FNA 细胞学怀疑肿瘤、单侧实性病变，或具有恶性肿瘤特征。目前尚无 BLECs 恶性转变的报道[269]。

（三）弥漫性浸润性淋巴细胞综合征

20 世纪 80 年代，人们已经认识到在艾滋病病毒阳性患者中易表现出腮腺肿大与干燥症状[296]。在 1990 年，Itescu 及其同事首次将弥漫性浸润性淋巴细胞增多症（DILS）分类为一个独立病种。DILS 发生在 HIV 的环境中，以唾液腺肿大为标志特征，且伴循环和内脏 CD8 淋巴细胞增多。PILS 通常表现为颈淋巴结肿大，且高达 60% 的患者被报道有干燥症状，如口干燥症和干眼症[274, 297, 298]。DILS 中的腺外疾病可能包括淋巴细胞性间质性肺炎或肾功能不全[289, 299]，且黑种人患者的发病率是白种人的 2 倍[300, 301]。小唾液腺活检证实有淋巴细胞浸润或 ^{67}Ga 闪烁

扫描阳性可以证实腺外疾病[274]。DILS 在唾液腺肿大、干燥症状和唾液腺组织学方面与 Sjögren 综合征表型相似。然而，尽管腮腺肿胀在 DILS 中普遍存在，但在 Sjögren 综合征患者中却不足 1/3[274]。此外，DILS 的特征是更易发生腺外淋巴细胞浸润，聚集的淋巴细胞中 CD8 细胞占优势（Sjögren 综合征中主要为 CD4 细胞），以及血清自身抗体较罕见[274, 297]。ART 是疾病管理的重点。在 HAART 前期，DILS 发生在 3%～4% 的 HIV 阳性患者中，但在 HAART 时代，其发病率已显著下降，不足 1%[297]。

五、免疫缺陷患者中颈部肿块的诊治

（一）病史及查体

免疫缺陷患者伴发颈部肿块常需耳鼻咽喉科医生予以评估。彻底的病史和体格检查对诊断至关重要。临床医生应向患者询问致病的传染性危险因素，包括近期疾病史、与猫狗接触史、结核病史，以及易致头颈部恶性肿瘤的风险因素，包括烟酒史。对局部长期存在的肿大的淋巴结，往往提示病理性可能。

虽然全身症状本身并不是感染或恶性肿瘤的特异指标，但当病因不明确时需要充分筛查原发疾病。免疫缺陷患者患淋巴瘤引起的颈部淋巴结肿大近 50% 的患者有 B 症状[118, 247, 248, 302]。颈部结节的分布、大小和活动度可能提示感染性或恶性病因判断有帮助。当淋巴结病大于 2cm，单侧，疼痛，位置较深，或不对称可能提示肉芽肿病或淋巴瘤[303]。质软的淋巴结可能是继发于细菌感染，如化脓性淋巴结炎或结核病，质硬肿大淋巴结则提示恶性肿瘤可能[304]。详尽的头颈部检查需高度关注潜在的感染原或恶性肿瘤。

（二）鉴别诊断

关于 HIV 阳性患者颈部淋巴结病发病率的客观数据很少，但一系列数据显示，在所有 HIV 阳性患者中，54% 有颈部淋巴结肿大[305]。在患颈部淋巴结病 HIV 阳性患者中，大约 40% 的患者为良性反应性淋巴结病，20%～30% 的患者患

有结节病[306-308]。此外，也存在其他传染性和肿瘤性的病例，包括真菌感染、肺孢子菌肺炎、淋巴瘤、KS 和其他疾病[305, 306, 308]（框 11-5）。由于临床表现相似，恶性肿瘤的临床检出率较低，故有必要对淋巴结行病理组织学评估。患者的免疫状态、机会性感染史、CD4 细胞计数和病毒负荷可能有助于缩小鉴别诊断范围。虽然 NHL 和分枝杆菌感染更易出现在严重免疫抑制的环境中，仅 CD4 细胞计数不足以排除恶性肿瘤或感染[194, 195, 246]。

HIV 阳性患者中，肺外结核是继良性反应性淋巴结病之后导致颈部淋巴结病的第二大常见原因[305, 306, 308]。结核病是导致 HIV 阳性患者死亡的一个重要原因，但能普遍接受有效的治疗，因此及时诊断和初始治疗十分重要。在 HIV 阳性患者中，最常见的肺外结核病变部位是淋巴结，其他可能涉及的头颈部部位包括喉部、口腔和唇部以及腮腺[305, 309-314]。接受器官移植的患者感染结核病后发生肺外结核病变的风险很高（占患者总数的 10%～20%），据报道，有 6% 的患者伴发颈部表现[315]，头颈部感染部位有颈部淋巴

框 11-5　免疫缺陷患者中颈部肿块的鉴别诊断

弥漫性浸润性淋巴囊肿综合征（HIV 阳性患者）
特发性
传染性
- 细菌性淋巴结炎或口咽继发脓肿感染
- 猫抓病（亨通巴尔通体）
- 分枝杆菌淋巴结炎：结核和非典型生物
- 肺囊肿性淋巴结炎或甲状腺炎
- 弓形体淋巴结炎
- 病毒淋巴结炎：巨细胞病毒、EB 病毒
腮腺淋巴管上皮囊肿（HIV 阳性患者）
肿瘤性
- 卡波西肉瘤
- 淋巴瘤（包括移植后的淋巴增生紊乱）
　 - 非霍奇金
　 - 霍奇金病
- 转移癌
- 转移性黑色素瘤
- 唾液腺肿瘤
- 甲状腺肿瘤

注：HIV. 人类免疫缺陷病毒

结、喉和中耳[311, 316–318]。分枝杆菌感染易发生在免疫功能低下的患者中，可引起肺部感染、颈部淋巴结炎和溃疡性皮肤病变，甚至可导致颞骨骨髓炎[319]。

（三）检查

FNA 是颈部肿块病理活组织诊断的一种很好的方法，细胞学检测以及有氧和厌氧细菌、分枝杆菌、真菌生长环境及菌落检测。若淋巴瘤诊断不排除，应做好细胞生长阻滞准备，且行进一步诊断评估，如流式细胞仪可区分反应性组织和淋巴瘤，并确定淋巴瘤的类别，并影响其后续治疗。反复穿刺，可提高 FNA 的阳性诊断率。细胞病理学家或技师对病理诊断帮助很大，原因为：可以正确和明智地进行细胞学标本的制备；必要时可以通过重复抽吸来充分获取组织。超声引导可提高触诊阴性的淋巴结的穿刺组织量。穿刺部位及方法不当、细胞病理切片的制备不当和对细胞学特征的误解可能会导致假阴性结果。最近对 HIV 阳性患者的 FNA 进行的研究报告指出，因穿刺组织量不足而导致无法诊断的比率小于 10%，对该病例应考虑进行开放活检[270, 306]。新鲜的活检标本应直接发送给病理学家，且应提示患淋巴瘤的可能。对 FNA 诊断阴性或穿刺组织量不足的病例，若高度怀疑恶性肿瘤时应性行手术活检[304, 320]，其指征包括直径 2cm 以上且持续生长，低 CD4 细胞计数，不对称、单侧或局部淋巴结肿大，伴发起因不明的全身性症状，伴纵隔淋巴结肿大或肝脾肿大。应避免对疑似转移性癌进行手术活检，如有可能，应通过 FNA 进行诊断。当转移性癌被确诊时，应在全身麻醉下进行彻底的上呼吸消化道检查，以寻找原发肿瘤。

纯化后的蛋白质衍生物或结核菌素皮肤试验，可能有助于分枝杆菌淋巴结炎的诊断。然而，当晚期 HIV 感染和免疫功能受损时，可能会因患者过敏反应导致纯化蛋白衍生物测试的灵敏度下降。在 HIV 阳性患者中，结核菌素皮肤试验皮肤反应阳性结果的标准是直径大于 5mm，而不是 10mm。

六、鼻窦感染

（一）介绍和发病机制

与一般人群一样，鼻窦炎在免疫缺陷患者中很常见。据统计，HIV 阳性患者的鼻窦炎发生率为 10%～68%[321, 322]，多达 1/3 接受异基因 SCT 治疗的患者和 12% 的固体器官移植的患者均出现急性鼻窦炎[323, 324]，其中最常见的部位是上颌窦和筛窦，急性或慢性鼻窦炎的症状与一般人群相似[325, 326]，其中包括发热、面部疼痛或鼻窦部压痛、鼻塞、黏液脓性鼻腔分泌物、鼻后引流。慢性鼻窦炎患者通常是相对无症状的，只表现为鼻部黏膜充血和鼻腔分泌物。患者可能最初因呼吸道疾病就诊，例如支气管痉挛或鼻后引流引起的咳嗽。

免疫功能低下患者鼻窦炎的发病率很高，且已提出多种致病机制。首先，由于 HIV 感染或免疫抑制治疗，系统和局部免疫功能受损，使宿主容易感染[322]。其次，HIV 感染患者的黏膜纤毛清除时间减少以及骨髓移植受体的鼻黏膜中的纤毛异常亦是重要的发病机制[329–331]。脊髓功能受损可能导致分泌物停滞，增加对鼻窦感染的易感性或反复感染对鼻腔微环境的损害导致清除率降低。最后，一些数据表明，多克隆 B 细胞激活与免疫球蛋白 E 的产生增加导致 HIV 阳性患者的过敏性增加，表现为新的或渐进加重的过敏症状（过敏性鼻炎、药物过敏和哮喘）[332]。然而，目前并没有艾滋病病毒抗体阳性患者的特有疾病与鼻窦炎密切相关的证据，一项针对艾滋病病毒抗体阳性儿童的研究并没有发现鼻窦炎流行性发病率增加[333, 334]。

与免疫缺乏相关的鼻窦炎有关的细菌谱与一般人群相似。最常见的病原体包括肺炎链球菌、流感嗜血杆菌和急性鼻窦炎中的软骨炎[335, 336]，以及慢性鼻窦炎中的葡萄球菌、假单胞菌和厌氧菌。免疫功能低下患者的病原体包括嗜肺军团菌、棘阿米巴、堪萨斯分枝杆菌、多形性巴氏杆菌、巨细胞病毒和突脐蠕孢属[337–343]。

鼻窦炎的临床和影像学特征与免疫抑制程度密切相关。免疫功能相对正常的患者（CD4 细胞计数≥ 200/μl）应采用标准方案治疗急性和慢性鼻窦炎[335, 344]。随着免疫功能的恶化，患者更容易并发多种疾病，并且易发展为慢性鼻窦炎；因此，抗生素的覆盖率应包括葡萄球菌和假单胞菌和厌氧菌[335, 345]。患者的免疫功能抑制晚期，如 CD4 细胞计数低于 200/μl，或绝对中性粒细胞计数低于 600/μl，有感染更具侵袭性疾病的风险，如假单胞菌或侵袭性真菌性鼻窦炎[346, 347]。

曲霉菌和黏膜菌等真菌，特别是根瘤菌和黏液菌，是导致免疫缺乏症相关鼻窦炎的特别重要的病原体，因为这些生物有可能引起侵入性和致命性疾病。侵袭性真菌性鼻窦炎（IFS）的发病率约为 1.7%，在移植后短期发病的风险最高[348-350]。IFS 在血液恶性肿瘤患者中比在 AIDS 患者或固体器官移植患者中更为常见，如急性骨髓性白血病（发生率为 14%）或急性淋巴细胞白血病（发病率为 4%）[351, 352]。这种易感性的差异可以用中性粒细胞对真菌感染免疫反应来解释[353, 354]。HIV 阳性 /AIDS 患者通常保留中性粒细胞功能，但 HIV 感染晚期的患者中性粒细胞可能会减少，当 CD4 细胞计数低于 50/μl 时，通常会面临 IFS 的风险[355]。患 IFS 风险的决定因素是中性粒细胞持续减少，低于 600/μl[351, 353]。功能中性粒细胞减少症，如糖尿病酮症酸中毒，也是一个公认的危险因素[352]。在恶性肿瘤患者及 TR 中行预防性抗真菌治疗并没有被证明能够预防 IFS[350]。在免疫功能移植及低下的患者中，曲霉菌是导致侵入性或非侵袭性鼻窦炎的最常见的真菌病原体[347]。已经分离出的其他真菌包括白色念珠菌、新型隐球菌、杨树烂皮病菌、突脐蠕孢属和短尾寻等[351, 356-360]。

侵袭性真菌性鼻窦炎是一种危及生命的疾病，早期诊断和治疗至关重要。组织病理学结合染色培养是诊断真菌性鼻窦炎最有效的方法。存在单侧症状（面部疼痛、肿胀、疼痛或鼻漏）时，不管有无发热，若患者绝对中性粒细胞计数低于 600/μl，或 CD4 细胞计数低于 50/μl 时，需警惕 IFS 的可能性。IFS 最常见的症状是发热[349]。若出现眼外运动或视力下降，表明眼眶受累，脑膜炎症状和精神状态的改变则是颅内扩散的晚期症状。

（二）诊断

对有鼻窦炎症状的免疫缺陷患者的初步评估应包括彻底的头颈部检查及鼻内镜检查，以确定有无黏膜或结构异常。如果发现有分泌物从中鼻道或蝶筛隐窝排出，应在内镜引导下行组织培养。IFS 的诊断可能相对困难，因为内镜所见差异可能非常细微，内镜检查结果可能表现为苍白、缺血性黏膜改变或界限清楚的坏死斑块。此外，鼻中隔和硬腭的穿孔偶有发生，真菌感染也可能呈化脓性，导致与细菌鼻窦炎混淆[347]。

尽管关于哪种成像方式是检测 IFS 的最佳方法存在争议，影像学检查往往在诊断中发挥着关键作用。单侧鼻窦黏膜炎性水肿，CT 扫描中存在骨性侵蚀，应高度怀疑真菌性鼻窦炎或肿瘤（图 11-4）。骨侵蚀的存在或鼻窦外软组织信号异常高度提示侵袭性病变[361, 362]。而高分辨率 CT 成像是识别骨性侵蚀的首选方法，MRI 在反映骨侵蚀方面存在优势[349]。在 T_1 加权图像提示细菌和真菌感染为中等信号强度，而 T_2 加权图像显示真菌疾病的信号强度较低，细菌性疾病的强度较高。MRI 对 IFS 的可疑诊断依据包括周围或眼眶脂肪的闭塞或浸润、眼外肌肉的炎症变化或软脑膜信号增强。一项病例对照研究发现，MRI 诊断 IFS 的灵敏度高于 CT（85% vs. 63%），特异度类似（均为 83%）[363]，且无论试验组和对照组均建议对低中性粒细胞或 CD4 细胞计数的患者积极行影像学检查。

侵袭性真菌鼻窦炎是应诊断和治疗的急症，任何怀疑性诊断都应积极筛查，可考虑行下和（或）中鼻甲活检或诊断性鼻腔内灌洗活检和组织学检查[307, 351, 364]。应收集中鼻道的活检组织和引流液，并行细菌和真菌培养。虽然可对可疑的病变可进行银染色活检、组织病理学检查和真菌培养，但仍缺乏对 IFS 统一的诊断指南。

真菌性鼻窦炎可以通过血栓性静脉炎或血液循环播散，因此可能会播散入眼眶或颅脑，而没有黏膜侵袭的组织学证据[365]。曲霉菌感染往往具有血管中心侵袭特征而缺乏明显破坏而导致低诊断率。因此，当银染色或真菌培养鉴定为

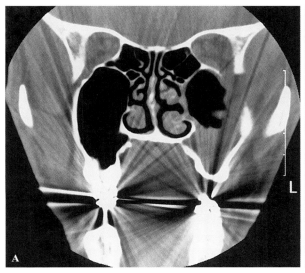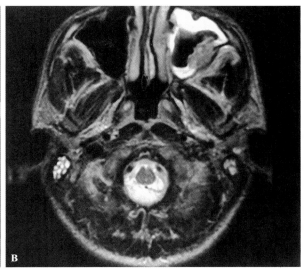

▲ 图 11-4　曲霉菌鼻窦炎的 CT 及 MRI 表现

A. 鼻旁窦冠状位 CT 显示左侧上颌窦炎伴上外侧骨壁侵蚀；B. 同一患者轴位 MR T_2WI 显示左上颌窦黏膜增厚，具有与炎症一致的高信号，侧壁的透壁病变具有与 CT 上的骨破坏区相对应的低信号。鉴别诊断包括侵袭性真菌病、淋巴瘤及鳞状细胞癌

真菌性鼻窦炎和真菌成分一致时，无论有无侵袭性组织学特征，都应行真菌性鼻窦炎的相关治疗。

（三）治疗

免疫功能低下患者鼻窦炎的治疗目标包括快速治疗细菌性鼻窦炎和早期鉴别真菌性鼻窦炎或肿瘤。急性细菌性鼻窦炎的初步治疗方法包括广谱抗生素、减充血药和盐水灌洗。抗生素应该有良好的覆盖率，包括链球菌、葡萄球菌等。阿莫西林 / 克拉维酸或头孢呋辛是很好的一线选择。抗生素覆盖率还应包括中度免疫抑制患者或对最初抗生素治疗没有反应的患者的假单胞菌和厌氧菌[335]。局部减充血药有助于加强鼻窦引流，并改善症状[366]，但如果治疗 10d 后仍出现发热或局部症状，应考虑手术引流。病情快速变化或有毒性表现的患者应接受早期成像和积极治疗，包括肠外抗生素和尽快手术干预。细菌培养结果确定后，可选择窄谱抗生素，抗生素的应用时间应为 4 至 6 周[344]。

尽管行积极治疗，当患者出现发热或其他症状或有侵入性疾病的临床迹象，如眼眶或面部水肿等情况时，应高度怀疑真菌性鼻窦炎可能。组织病理学结合培养和染色是最有效的诊断真菌性

鼻窦炎的方法。活检时应行鼻窦切开术和清创，充分建立引流，并获得黏膜和鼻窦内容物，用于组织病理学和微生物检验。对于低中性粒细胞或 CD4 细胞计数的患者手术干预尤其重要。应对可疑的黏膜病变制作新鲜的冷冻切片，以便快速诊断和及时干预。

侵袭性真菌性鼻窦炎需积极治疗。理想的治疗包括三个组成部分：①全身抗真菌治疗；②手术清除感染组织；③恢复免疫功能。特别是应该改善免疫抑制状态，且中性粒细胞计数的恢复能延长生存期[351, 352]。粒细胞集落刺激因子是否有助于治疗侵袭性真菌性鼻窦炎并没有得到证实。应考虑启动 HAART，以改善 HIV 阳性患者的潜在免疫状况。对临床阅片符合 IFS 诊断的所有病例，无论是否有组织学上的侵袭表现，都应静脉注射高剂量、广谱的抗真菌药物，如两性霉素 B。脂质体两性霉素 B、棘白菌素（如卡泊芬净或米卡芬净）或广谱三唑（如泊沙康唑）是肾功能不良患者的替代医学疗法[349, 367-371]。

除了单纯药物治疗，手术清除相关病变组织以尽量减少真菌负荷是非常重要的。在制订手术方案时，应考虑感染及免疫功能受损的严重程度。单纯鼻窦切开术往往不够重视，应尽可能地将涉及的病变组织清除，清创至出现血性新鲜

组织[372]。手术中冷冻切片可能有助于确定切除的范围及界限，若条件允许，可行内镜下清创手术[373, 374]。此外，根据病变范围及侵袭程度进行个体化治疗，如行上颌骨切除术、眼眶切除或颅面切除术，以期达到最佳的疾病控制率[348]。然而，出现颅内扩散时，往往无法保证生长期延长。此外，必须结合患者的整体状况和预后来考虑是否行手术治疗。术后应继续进行 4 种抗真菌药物联合应用，同时考虑行含抗真菌的盐水灌洗[371]。临床上治愈的 IFS 患者可能会出现持续性慢性细菌性鼻窦炎，因此后期密切随访至关重要[375]。高压氧被报道为一种辅助治疗方法，其依据是无氧自由基在体外有杀菌作用[376]，但这一说法尚未得到充分证实。据报道，如果不进行治疗，IFS 的死亡率为 50%～80%，原因主要为颅内和眼眶受侵[349]。最近的报道显示，IFS 总体死亡率在 30%～50% 之间[362, 363, 324]。

虽然鼻窦是常见发病部位，口腔、咽和喉部的侵袭性真菌感染在 HIV 阳性和其他免疫抑制的患者中亦有报道[377-384]，如某病例需要行全喉切除才能控制疾病进展[385]。为此，其他部位的侵袭性真菌感染同样需要高度重视并积极治疗。

慢性鼻窦炎的免疫缺陷患者同样应予手术干预。Friedman 和同事[386]发现，在 HIV 阳性的慢性鼻窦炎患者中，内镜鼻窦手术使 75% 的患者的症状得到改善，与一般人群的结果相当，且疗效与 CD4 细胞计数无关，故导致作者提出无论艾滋病病毒状况，均可采取相同的治疗方法的观点，且这一观点得到了 Murphy 及其同事[387]的支持，他们均表示对 HIV 阳性患者行鼻内镜下鼻窦手术后，鼻窦炎症状显著下降，生活质量得以提高，虽然后续随访时间有限。

鉴于免疫功能低下患者与鼻窦炎的发病率显著相关，人们开始关注行免疫抑制治疗前对鼻窦疾病的及时治疗是否可以降低免疫抑制治疗后鼻窦炎及其并发症的风险。一些研究报道说，移植前的影像学评估可以预测鼻窦炎移植后的发病率，而另一些研究则没有发现相关性[388-392]。因此，此时的证据不足以支持常规对免疫抑制治疗前无症状患者行内镜或 CT 评估。

七、免疫缺陷的耳及神经系统表现

耳部、颞骨和神经系统中的免疫缺陷表现多种多样，包括感染、咽鼓管功能障碍、神经病变和听力损失。因为免疫缺陷患者有很高的感染风险，必须仔细筛查可能危及生命的疾病。

（一）颅底骨髓炎

虽然颅底骨髓炎（SBO）最易发生于老年糖尿病患者，其同样易发生在免疫功能低下的患者，尤其易发生于伴有血液恶性病变或 HIV 感染的年轻非糖尿病患者[393, 394]。免疫功能低下患者对 SBO 的易感性归因于中性粒细胞功能受损以及体液免疫功能下降[395]。继发于皮肤病变（例如，湿疹、皮脂溢）的外耳道（EAC）局部皮肤屏障破坏进一步促进了 SBO 的发病，可通过 Santorini 裂和鼓膜乳突缝线扩散到颅底，导致颞骨骨髓炎[395]。虽然大多数感染是由铜绿假单胞菌引起的，但真菌是导致继发于 HIV 或血液系统恶性肿瘤的免疫缺陷患者的重要致病因素[396]。烟曲霉菌在真菌感染中最常见，有报道称其他真菌包括黄曲霉、黑曲霉和尖孢镰刀菌亦是重要致病因素[393]。

在免疫能力相对强的患者中，A 族曲霉菌引起的耳部感染可能表现为慢性外耳道炎，但在免疫功能较差的患者中，可能会引起迅速致命的侵入性耳炎或 SBO。感染可从中耳腔开始，也可通过外耳道播散[396]。颞骨的侵袭性曲霉菌病危险因素包括 CD4 细胞计数低、AIDS、中性粒细胞减少、皮质类固醇的应用、抗肿瘤治疗和抗生素的过度应用[395]。A 族曲霉菌引起的 SBO 常表现为耳痛、耳漏和听力损失。侵袭性病变导致听小骨的破坏和面神经管的侵蚀，脑神经侵蚀和硬脑膜的破坏，并可能波及到硬脑膜窦和其他颅内结构[397]。眩晕、面瘫、头痛和精神状态的变化则需警惕可能发生迷路或面神经管浸润或颅内侵犯。在治疗过程中，当耳痛、耳郭和（或）耳后肿胀和耳漏持续存在，或者当发生面神经麻痹或其他颅内神经功能障碍时，应怀疑颅底骨髓炎。

耳镜检查可能会在外耳道的骨软骨交界处发现白色的碎片或颗粒组织，需与胆脂瘤相鉴别。在病程早期，真菌 SBO 有涉及中耳和乳突的倾向，而不涉及外耳道[396]。应培养 EAC 碎片并对细菌、真菌、抗酸杆菌和卡氏肺孢子菌（原卡氏肺孢子虫）进行染色，由于先前抗生素的应用，培养结果可能为假阴性。如果鼓膜完好，抗生素治疗无效时，应进行鼓膜穿刺术。穿刺组织培养出侵袭性的真菌可诊断为曲霉菌性中耳炎。若 CT 显示 EAC 骨侵蚀可能提示颅底受累，而 MRI 对于检测软组织病变更有价值。如果 CT 上存在广泛的乳突病变或硬膜板侵蚀，应进行颅底 MRI 检查，特别注意乙状窦血流和其他颅内软组织扩张情况。^{99m}Tc 闪烁扫描显像是一种敏感性高而特异性相对较低的检测成骨细胞活性的方法。^{67}Ga 枸橼酸盐闪烁显像对骨髓炎的诊断更具特异性，并且有人建议以此检查来监测治疗效果[395, 398]。然而，有人指出，枸橼酸盐闪烁显像 ^{67}Ga 在复发性疾病中扫描会呈持续阳性，这种假阳性可能会限制其效用[394]。组织病理学上无组织侵袭或 CT 上无骨侵蚀并不能完全排除曲霉菌侵袭性颞骨髓炎的诊断。对没有阳性表现的严重免疫功能低下的患者，仍需高度警惕侵袭性曲霉病的可能。

氟喹诺酮类药物是细菌性 SBO 的首选治疗方法，治愈率接近 90%[394]。然而，超过 30% 的铜绿假单胞菌感染对环丙沙星耐药，因此，可以考虑将环丙沙星与第三代头孢菌素联合使用[399]。外耳道浅表部位曲霉菌感染患者可先用克霉唑局部治疗，并经常清洗 EAC 碎片。与侵袭性真菌性鼻窦炎一样，真菌性 SBO 需行全身抗真菌治疗和提高免疫力。初期需服用大剂量两性霉素 B 或伊曲康唑[400]。积极的外科清创术不再是标准推荐，但建议对病变肉芽组织进行局部清创和脓肿引流[393]。SBO 的总体死亡率从 50% 降至 15% 以下，而真菌 SBO 的死亡率却增加了 27%[393, 401]。

（二）中耳

腺样体肥大或鼻窦疾病引起的咽鼓管功能障碍在 HIV 感染的儿童和成人中很常见。此外，HIV 人群普遍易感中耳炎（OM）。且成人和年龄较大的儿童更容易因浆液性中耳炎和传导性听力损失而就医，而急性中耳炎（AOM）在幼儿中更为常见[402, 403]。HIV 阴性患者，以肺炎链球菌、流感嗜血杆菌、A 群链球菌和黏膜炎莫拉菌为主[403, 404]。因此，AOM 的初始治疗与 HIV 阴性患者的初始治疗相同。如果 OM 持续存在，应考虑行鼓膜穿刺引流，以通过引流液培养和抗菌药物检测指导治疗。现有的数据表明，HIV 阳性患者可能更容易发生与 AOM 相关并发症[403, 405]。HIV 阳性患者的 Bezold 脓肿已有报道[406]。抗生素难治性化脓性 AOM 患者应进行早期鼓膜穿刺术进行细菌培养和特殊染色，并进行活组织检查。对获取的肉芽组织、息肉和其他肿块应仔细甄别，以排除肿瘤和其他特殊感染。

但最近的研究报道显示，与 HIV 阴性儿童相比，HIV 阳性儿童传导性听力损失，鼓膜穿孔和异常鼓室图的发生率增加[407, 408]。在 HIV 阳性患者中，复发性 AOM 和持续性浆液性中耳炎的治疗方案尚未完全确定。与普通中耳炎患者一样，鼓膜置管可能导致慢性耳漏或持续的鼓膜穿孔，其发生率在两类人群中无明显差异。应根据 AOM 相关的听力损失的严重程度和疾病致死率评估是否行鼓膜置管术。

当 HIV 阳性患者进展为慢性 AOM，胆脂瘤或持续性鼓膜穿孔时应进行手术治疗。HIV 感染有效控制可使 HIV 阳性患者的免疫功能相对稳定，从而使寿命延长。HIV 感染的总体预后改善可能导致慢性耳病发病率相对增加，在行耳科手术的 HIV 阳性患者中，未发现与其免疫缺陷有关的不良事件[409]。

在免疫功能低下的患者中，耶氏肺孢子菌可能诱发耳聋。常规使用喷他脒治疗肺炎时，耶氏肺孢子菌的肺外表现更为常见，其诱发的乳突炎是肺外疾病最常见表现[410-414]。耶氏肺孢子菌到颞骨的传播途径尚不清楚，但已提出通过咽鼓管和血行从鼻咽逆行扩散的假说。肺孢子菌耳炎患者通常因出现单侧耳痛、听力损失和在耳镜检查中发现息肉样肿块而就诊。除了耳内滴

第11章 免疫功能不全在头颈部的表现

剂和全身性抗生素的应用，若 AOM 的体征和症状持续存在，如持续性听力下降，查体发现息肉样肿物，应进一步行颞骨检查及活检。银染色可能显示被泡沫状颗粒状渗出物包围的耶氏肺孢子菌。口服甲氧苄啶 - 磺胺甲噁唑可有效治疗外伤性脊髓空洞症和治疗神经外周炎所致的听力损失[410, 411]。

（三）人类免疫缺陷病毒的神经病学

神经系统疾病是 HIV 感染的常见表现，并且表现为病毒的神经营养特性免疫抑制特性以及对 CMV、弓形虫病或隐球菌性脑膜炎等 CNS 感染的易感性。HIV 相关的神经认知障碍包括从轻微的神经心理障碍到致残性 HIV 相关性痴呆（HAD）[415]。HAD 是一种皮质下痴呆，其特征是记忆丧失、冷漠，以及早期阅读和理解困难。患者数月内逐渐进展为完全痴呆，并且常伴有运动和感觉神经病变[416]。HAD 被认为是由于反复暴露于穿过血脑屏障的受感染单核细胞或大脑中的自主病毒生成引起的，其能作为病毒的储存库[417]。

HAD 必须与中枢神经系统功能障碍的其他病变相区别，如 CMV 脑炎、进行性多灶性白质脑病（PML）、脑膜炎、原发性中枢神经系统淋巴瘤、弓形虫病和抑郁症[416]。PML 是与多瘤病毒感染相关的中枢神经系统脱髓鞘疾病。在 PML 中，心理和其他神经功能的恶化是渐进的，包括神经衰弱。弓形虫感染大脑会产生大面积的凝固性坏死，由此产生的肿块导致意识水平改变和神经局灶性缺陷，包括脑神经功能障碍。弓形虫病可通过脑活检明确诊断，但通常通过 MRI 或 CT 上存在强化灶以及用乙胺嘧啶和磺胺嘧啶或克林霉素进行经验治疗的放射学和临床表现来推测诊断。

脑神经缺损可能由原发性或继发性中枢神经系统淋巴瘤引起，最常见的是三叉神经和面神经[418, 419]。无菌性脑膜炎也与继发于颅内压和神经周围炎症的脑神经病有关。先前已报道特发性面神经麻痹[421]，特发性面神经麻痹罕见。由于 CNS 和周围神经系统的多发病变病理过程相似，脑神经病变的诊断可能比较复杂。

与 HIV 感染相关的周围神经病变可能会影响运动神经并导致痉挛性麻痹，但感觉神经受损更常见，这种现象称为远端感觉多发性神经病（DSP），是与 HIV 相关的最常见的感觉神经病变，其发病率为 30%～60%[422]。脑神经受累较少见，在老年人群研究中发病率为 2%～3%，其中最常见的神经是面神经、三叉神经、视神经和耳蜗前庭神经。DSP 的特点是对称多发性神经病和轴突变性。类似的神经病变模式可以选择性地影响脑神经，并导致短暂的单神经病变或进行性感觉运动多发性神经病[424]。虽然之前提到 DSP 易发生于 CD4 细胞计数较低的人群中，但在 HAART 时代，CD4 细胞计数似乎与 DSP 的发病率及严重程度无关[425, 426]。DSP 的致病机制尚不完全清楚，但 HIV 的直接神经侵袭可能不是主要发病途径[425]。抗反转录病毒 NRTIs 的线粒体毒性也被认为是 HIV 患者神经病变的原因，且很难与 DSP 致病效应区分[416, 422, 425-427]。此外，与 CMV 或水痘 - 带状疱疹病毒感染相关的坏死性血管炎也可能在轴索变性中发挥作用[427]。

（四）听力损失

在 HIV 感染流行初期，几项小型研究表明，HIV 阳性患者的感音神经性听力损失（SNHL）发生率较高，主要影响高频听力。然而，关于 HIV 阳性患者与 SNHL 的相关性有关的报道参差不齐[307, 407, 428-430]。抗反转录病毒疗法似乎不会额外导致听力损失发病率的增加[431]。尽管艾滋病病毒感染者可能没有听觉功能障碍的诊断依据，但许多研究表明其听觉脑干诱发反应（ABR）测试显示有延迟效应[432-434]。这些 ABR 异常发生在有症状或无症状的 HIV 感染患者中。在 HIV 感染的早期阶段，脑干的中央听觉通路功能失调，如 I—V 和 III—V 间隔延长，而较低的脑干受到晚期 HIV 感染的影响，如 I—III 间隔延长[435]。这些发现归因于 HIV 感染的 CNS 效应。

迷路和其他中枢听觉系统不同，并不是常见的 HIV 相关病理部位。甚至颞骨组织病理学无异常改变[436]。一项研究表明，与正常人相比，HIV 阳性患者的前庭功能障碍随着晚期免疫抑制而恶化[437]。最近的研究发现，与 HIV 阴性患者相比，HIV 阳性患者的压颈试验或 Romberg 试验没有差异[438]。

包括中枢神经系统弓形虫病、结核脑膜炎、隐球菌脑膜炎和 NHL 在内的机会性感染性疾病也可能导致 AIDS 患者的 SNHL。据报道，突发性耳聋和前庭功能低下与急性 HIV 感染和无菌脑膜炎有关，可能是病毒性迷路炎或耳蜗神经症所致[439]。

1. 隐球菌性脑膜炎

隐球菌性脑膜炎是由新型隐球菌引起的机会性感染，也是一种 AIDS 相关疾病，常发生于 40%～60% 的 AIDS 患者中[440, 441]。自从采用 HAART 治疗以来，HIV 感染患者中新发梭状芽孢杆菌机会性感染的患病率急剧下降，从 1992 年的每千人 66 例下降至 2000 年的每千人 2～7 例。脑膜炎是其最常见的临床表现，可发生在约 75% 患者中[440, 442]。隐球菌性脑膜炎与严重免疫功能低下密切相关；当 CD4 细胞计数 > 100/μl 时，其发病率很低。双侧 SNHL 可发生在 18%～30% 的隐球菌性脑膜炎患者中[443, 444]。患者的听力损失表现为急性发作后缓慢进展，通常可通过对基础抗感染的治疗来逆转[444]。隐球菌性脑膜炎可能伴有影响面部或前庭的脑神经麻痹。颅内压升高可导致脑神经受损[445, 446]。隐球菌性脑膜炎患者的颞骨组织病理学表现为广泛的纤维侵入和破坏，以及耳蜗螺旋神经节病变。除暴发性感染外，大多数情况下耳蜗结构和前庭神经相对稳定[447-450]。在免疫力低下的患者中，也会发生与隐球菌感染有关的听觉神经病变[451]。

隐球菌性脑膜炎的诊断有时可能因疾病进展缓慢而延误。病变最常见的表现是在数周内出现头痛、发热、全身乏力和精神状态改变，患者也可能会因突发听力损失而就诊[445, 450]。听力损失是最常见的脑神经损伤表现，其他表现还包括瞳孔反射异常、眼外肌肉麻痹、面部神经麻痹、视物模糊。颅内高压被认为是导致隐球菌性脑膜炎相关的视觉和眼外异常的主要原因[445]。

一旦由隐球菌性脑膜炎引起的 SNHL 被误诊为特发性突发性听力损失或自身免疫性内耳疾病，使用皮质类固醇激素会使患者面临患上暴发性危及生命的隐球菌感染的风险。因此，免疫功能低下的 HIV 阳性患者突发进行性听力损失的治疗应包括血清隐球菌抗原检测和腰椎穿刺，排除隐球菌感染后再考虑皮质类固醇激素治疗[445]。CSF 细胞在正常免疫功能的患者中计数升高，而在 HIV 阳性患者中细胞计数通常较低。通过检测隐球菌抗原和通过鉴定培养的新生隐球菌来进行诊断。对于肾功能不全患者，标准疗法为至少 2 周的两性霉素 B 脱氧胆酸盐［0.7～1mg/(kg·d)］或脂质体两性霉素 B［3～5mg/(kg·d)］[445]。加入氟胞嘧啶 100mg/(kg·d) 已显示具有累加效益[452, 453]。患者接受氟康唑（200mg/d）治疗 6～12 个月，考虑在 CD4 细胞计数超过 100～200/μl 持续至少 6～12 个月后停药[445]。持续性颅内高压可能需要连续腰椎穿刺，或心室 - 腹膜分流术[454]。

与分枝杆菌感染一样，HIV 阳性患者中的隐球菌感染可能与 IRIS 有关。IRIS 隐球菌感染可能伴有淋巴结炎、中枢神经系统病变或皮肤、软组织病变，但最常见的是无菌性脑膜炎[30, 455]。这些感染通常为原发感染（反常 IRIS）的再激活[455]。区分 IRIS 相关的隐球菌感染及真正的机会性感染很难但很重要，因为不同患者的治疗方案不同。目前还没有普遍认可的治疗指南，普遍接受的治疗方案为逐步增加泼尼松剂量[30]。此外，若合并机会性感染，在抗感染治疗初见效果前应坚持 HAART 治疗，这可能会使患者获益[26, 455]。

2. 耳梅毒

任何患有耳蜗前庭疾病且感染 HIV 的患者都应怀疑耳梅毒感染。反过来，所有诊断为耳梅毒的患者都应怀疑感染 HIV。随着 HIV 的流行，出现了梅毒发病率上升的惊人趋势。2000 年感染率最低（每 10 万人中 2.1 例），但 2010 年每 10 万人中增加到 46 例[456]。受影响的主要群体是男同性恋者，占病例的 67%。发病率升高的原因包括不安全性行为和非法药物使用的增加[457]。HIV 感染者与 HIV 阴性的梅毒患者不同，前者发生耳梅毒的风险较高。感染 HIV 时，原发感染与耳梅毒的患病间隔时间似乎缩短至 2～5 年，而在一般人群中则为 15～30 年。CD4 细胞计数低于 200/μl 时易导致治疗失败[458,459]。即使在临床上梅毒治愈的患者中，也能从外淋巴和颞骨组织中分离出活的梅毒螺旋体[460,461]。因此，有人认为残留的梅毒螺旋体在颞骨中保持休眠状态，随着细胞介导的免疫功能逐步丧失而重新激活。耳梅毒可发生在梅毒感染的任何阶段。因此，对于患有耳蜗前庭异常和既往患梅毒病史的 HIV 感染患者，应怀疑耳梅毒。

据报道，潜伏梅毒患者的听力损失发生率接近20%，神经梅毒患者的听力损失发生率为 54%[462]。梅毒造成的听力损失通常是双侧的，可能是进行性的或波动的，也可能是突然发作[462,463]。偶尔会出现耳鸣、耳闷胀感和眩晕。听力测定曲线通常显示低频听力损失。幸运的是，大多数患者在适当治疗后可恢复听力[462,464]。

耳梅毒的诊断基于病史和血清学检测。传统上，性病测试如性病研究实验（VDRL）和快速血浆反应素测试已被用于初步筛选。然而，近年来，酶联免疫吸附试验已成为首选的筛查方法[465]。如果梅毒螺旋体特异性试验阳性，则应进一步行荧光梅毒螺旋体抗体吸收或微血管凝集 - 梅毒螺旋体（MHA-TP）测试加以确认。还应对任何怀疑患有神经梅毒的患者进行脑脊液检查[466]。酶联免疫吸附试验对再次感染的检测意义不大，并且 VDRL 检测在三期梅毒中可能是阴性的。对于梅毒螺旋体试验阳性但脑膜刺激试验阴性且与耳梅毒临床表现一致的患者均应该进行诊断性治疗。耳梅毒的颞骨 CT 表现可能是正常的，但耳部或听骨链中不规则的龋齿样特征性的"虫蚀"外观，有助于确诊[467]。

梅毒的治疗在 HIV 阳性和（或）HIV 阴性患者中相同。目前用于治疗神经梅毒的 CDC 建议是含水结晶青霉素 G（1800 万～2400 万 U/d），持续 10～14d，也可考虑服用青霉素 240 万 U/d，服用丙磺舒 500mg，每日 4 次，均为 10～14d[468]。皮质类固醇也常用于耳梅毒，但在 HIV 感染患者中，长期应用激素可能会导致免疫功能进一步降低，从而导致进一步感染。皮质类固醇治疗不应长期使用，同时需考虑由此带来的不良反应。

3. HIV 阳性患者感音性听力损失的探讨

在评估 HIV 感染者的 SNHL 时，首先应排除可能危及生命的其他疾病。详细的病史应包括听力损失程度及前庭功能情况，以及其他神经系统症状如头痛、发热和颈僵直情况。应获得所有 HAART 的药物的完整清单，如果治疗方案允许，应停止使用耳毒性药物。此外应进行完整的头颈部和神经系统检查。听力测定评估应包括纯音听力图、声反射测试和语音辨别评分。眼震电图描记或视频眼震图可用于分析视动平衡性。VDRL、荧光梅毒螺旋体抗体、血清隐球菌抗原、抗核抗体、红细胞沉降率和类风湿因子等实验室检查均为检测突发性 SNHL 患者的常规方法。与头痛、发热、脑膜刺激征或其他神经系统异常相关的突发 SNHL 患者应进行 CT 或 MRI，然后进行腰椎穿刺。患有晚期免疫功能低下和进行性或突发性 SNHL 的患者也应进行脑成像和脑脊液检查，同时应进行隐球菌抗原、真菌、分枝杆菌和细菌培养。还应行 CSF 的细胞学检查，检测 VDRL 和细胞计数、蛋白质和葡萄糖。对于不对称性听力损失的患者，应考虑行桥小脑角的 MRI 检查，排除该区域的听神经瘤或其他病变。ABR 异常在 HIV 感染人群中很常见，使得该测试对于由桥小脑角和内耳道中的肿块引起的耳蜗神经病变诊断敏感性较低（图 11-5）。

HIV 感染者的听力损失需积极寻找潜在病因（框 11-6）。如上所述，不加选择地应用皮质类固醇治疗 HIV 感染性疾病是有风险的。在 HIV 感染过程中可能有多种原因导致听力丧失。因此，在残余听力突然和快速恶化时，临床医生应反复评估以寻找 SNHL 原因。最后，使用助听器进行听觉康复对于维持疾病状态下的生活质量具有重要作用。人工耳蜗植入是一种治疗成功率高且术后并发症低的方法[469,470]。

4. 移植受体的听力损失

已知慢性肾衰竭患者的 SNHL 发生率较高，纯音听力测试和 ABR 测试均能证实[471,472]。虽然透析治疗尚未显示可改善听力功能，但一项小型研究显示肾移植后 ABR 结果有所改善[472]。相比

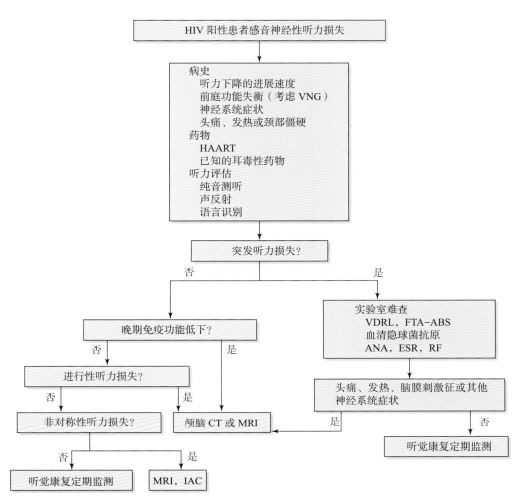

▲ 图 11-5　HIV 阳性患者感音神经性听力损失的诊断评估

ANA. 抗核抗体；CT. 计算机断层扫描；ESR. 红细胞沉降率；FTA-ABS. 荧光密螺旋体抗体吸收试验；HAART. 高效抗反转录病毒治疗；HIV. 人类免疫缺陷病毒；IAC. 内耳道；MRI. 磁共振成像；RF. 类风湿因子；VDRL. 性病研究实验室试验；VNG. 眼震

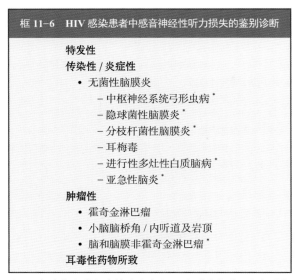

框 11-6　HIV 感染患者中感音神经性听力损失的鉴别诊断

特发性
传染性 / 炎症性
- 无菌性脑膜炎
  - 中枢神经系统弓形虫病 *
  - 隐球菌性脑膜炎 *
  - 分枝杆菌性脑膜炎 *
  - 耳梅毒
  - 进行性多灶性白质脑病 *
  - 亚急性脑炎 *

肿瘤性
- 霍奇金淋巴瘤
- 小脑脑桥角 / 内听道及岩顶
- 脑和脑膜非霍奇金淋巴瘤 *

耳毒性药物所致

注：*. 与晚期人类免疫缺陷病毒（HIV）感染相关，包括获得性免疫缺陷综合征

之下，接受肝移植的患者移植后 SNHL 率似乎有所增加，据报道，15% 的儿童和超过 75% 的成人肝脏移植后患有 SNHL[473-475]。器官移植后听力损失原因尚不明确，但一些研究表明，免疫抑制药物的应用可能是一个诱发因素 [476, 477]。

八、口腔

HIV 感染或移植手术后，许多患者出现口腔病变，最常见的病变是口腔念珠菌病（OC），其次是口腔绒毛白斑（OHL）[478-480]。其他常见的病变包括 KS、牙周和牙龈感染、口疮性溃疡、单纯疱疹性口炎和口干燥症。由于免疫抑制药的作用，TR 口腔相关疾病的风险较高 [161]。

使用最广泛的 HIV 口腔病变分类系统根据

第11章 免疫功能不全在头颈部的表现

病毒与 HIV 感染的关联程度对病变进行分类（框 11-7）[481]。在 2009 年，口腔 HIV/AIDS 研究联盟（艾滋病临床试验组的一部分）更新该系统的，根据病因对病变进行分类（框 11-8）[482, 483]。发生 HIV 相关口腔病变的风险与较低的 CD4 细胞计数相关，尽管一些数据表明，该相关性随着 HIV 感染持续时间的延长而减弱（＞ 10 年）[478]。但 HAART 的使用使得 HIV 相关的口腔疾病减少了

10%～50%，而对于儿童群体一项小系列研究中未发现有明显获益[484]。总体而言，接受 HAART 治疗的 HIV 阳性患者中有 20%～35% 出现口腔并发症，且 KS 和 NHL 是口腔中最常见的恶性肿瘤[479, 480, 485]。然而，随着 HIV 患者的预期寿命增加，发生其他恶性肿瘤的风险也随之增加。临床医生应该准备好应对这一日益严峻的挑战：①熟悉该患者群体中常见的口腔病变；②对所有可疑病灶或对短期经验治疗无效的病变进行活组织检查；③明确多种具有相同的致病机制。

（一）真菌感染

1. 口腔念珠菌病

念珠菌感染是成人和儿童中[486]HIV 感染最常见的口腔表现，HAART 可有效降低口腔念珠菌病（OC）的发病率。非 HAART 患者的 OC 患病率为 10%～24%，HAART 患者为 2%～10%[479, 487-489]。CD4 细胞计数低于 200/μl，未接受 HAART 治疗的患者的患病率增加至 39%[487]。OC 也发生在高达 25% 的器官移植受体患者中，比普通人群多

框 11-7　HIV 感染程度相关口腔病变的分类

与 HIV 感染密切相关的病变
念珠菌病
口腔毛状白斑
卡波西肉瘤
非霍奇金淋巴瘤
牙周疾病
- 线性牙龈红斑
- 坏死性溃疡性牙龈炎
- 坏死性溃疡性牙周炎

与 HIV 感染较少相关的病变
分枝杆菌感染（典型及非典型）
黑色素沉着
坏死性（溃疡性）口腔炎
唾液腺疾病
- 口干燥症
- 唾液腺增大
血小板减少性紫癜
病毒感染
- 单纯疱疹病毒
- 人乳头瘤病毒
- 尖锐湿疣
- 寻常疣
- 水痘 - 带状疱疹病毒

可见于 HIV 感染患者的病变
以色列放线菌、大肠埃希菌或肺炎克雷伯菌
猫抓病（Bartonella henselae）
上皮样（细菌性）血管瘤病
真菌感染（念珠菌病除外）
- 新型隐球菌
- 荚膜组织胞浆菌
- 毛霉菌科
- 黄曲霉
复发性口疮性口炎

注：改编自 Classification and diagnostic criteria for oral lesions in HIV infection. EC–Clearinghouse on Oral Problems Related to HIV Infection and WHO Collaborating Centre on Oral Manifestations of the Immunodeficiency Virus. *J Oral Pathol Med* 1993;22(7):289–291. HIV. 人类免疫缺陷病毒

框 11-8　HIV 感染相关口腔病变的病因学分类

真菌感染
假膜性念珠菌病
念珠菌性红斑病
口角炎
病毒感染
口腔毛状白斑
口腔疣
唇疱疹
复发性单纯疱疹
特发性原因
复发性口疮性口炎
非特异性溃疡 / 坏死性溃疡性口腔炎
细菌感染
坏死性溃疡性牙龈炎或牙周炎
肿瘤
口腔卡波西肉瘤
口腔非霍奇金淋巴瘤
口腔鳞状细胞癌

注：改编自 Shiboski CH, Patton LL, Webster–Cyriaque JY, et al. The Oral HIV/AIDS Research Alliance: updated case definitions of oral disease endpoints. *J Oral Pathol Med* 2009;38(6):481–488.

10 倍 [161, 490-492]。最常见的病原体是白色念珠菌，40%～60% 的 HIV 阳性患者口腔内有白色念珠菌定植 [493-495]。TR 极易出现白色念珠菌定植，导致无症状感染率增加 [161]。OC 是一种机会性感染，与较低的 CD4 细胞计数，较高的病毒载量和吸烟密切相关 [496]。HAART 患者 OC 的发生发展可预示免疫和病毒学治疗失败可能 [485, 497]。

OC 的 3 种最常见的形式是假膜念珠菌病、红斑性念珠菌病和口角炎。假膜念珠菌病（鹅口疮）表现为光滑的白色或奶酪样斑块，可发生在任何黏膜表面。它与口咽的其他白色病变的区别在于其易于被擦掉；当斑块擦掉后，红斑可被显现。红斑性念珠菌病以轻度或中度红斑性病变。角膜炎在口角处表现为轻度和红斑性裂隙和溃疡（图 11-6）[481]。OC 的鉴别诊断包括白斑、原位癌和 OHL，其可通过经验性抗真菌治疗，若病变消退则诊断为 OC；还可以通过氢氧化钾制剂或刮除组织行革兰染色或对活组织标本行高碘酸希夫染色来进行更明确地诊断。据报道，念珠菌属物种在免疫功能低下的患者中可引起会厌的坏死性病变 [498, 499]。

CD4 细胞计数超过 200/µl 的 OC 可通过患者使用局部抗真菌药 - 制霉菌素悬浮液（100 000U/ml）彻底治疗，每日 4 次，每次 5ml；或克霉唑锭剂 10mg，每日 5 次，连续 14d [500]。CD4 细胞计数低于 200/µl 时，推荐使用口服氟康唑或伊曲康唑 [501]。泊沙康唑已被证明对其他难治性 OC 有

效 [502, 503]。尽管预防性氟康唑可预防 OC 的发作，但不推荐作为一级预防，因为有抗生素抵抗发生的风险，并且对总生存率无获益 [486, 504]。

2. 口腔组织胞浆菌病

组织胞浆菌病是由组织胞浆菌引起的肉芽肿性真菌病，可由 AIDS 诱发 [505]。组织胞浆菌在北美洲、中美洲和南美洲以及亚洲和非洲地区流行，但在世界范围内均有发现 [506]。在流行地区，感染率在整体人群中可达 50%～80%，但大多数是无症状的 [507]。虽然免疫功能正常的患者可能会出现口腔病变，但口腔组织胞浆菌病（OH）与 HIV 感染密切相关。在流行地区，HIV 感染患者的 OH 患病率为 3%，非 HIV 感染患者的患病率低于 0.1% [505, 508]。因此，任何接受 OH 治疗的患者都应进行 HIV 检测。症状性组织胞浆菌感染表现为急性或慢性肺部感染或全身播散性感染 [508]。其中播散性病变最常受累部位为皮肤黏膜 [505]。据报道，HIV 阳性患者的鼻腔和腮腺易受组织胞浆菌病影响，OH 也可能发生在免疫抑制器官 TRs 中 [509-511]。OH 的发病率与 CD4 细胞计数低于 50/µl 相关。经过 6 个月随访，口腔受累的播散性组织胞浆菌病患者明显高于无口腔受累者 [512, 513]。

患有 OH 且伴有疼痛性红斑的患者，可能会进展为假膜覆盖的肉芽肿性病变 [505, 514]。对于在播散性疾病中发生的播散性 OH，治疗取决于疾病的严重程度及病变范围 [506, 507]，对于病变

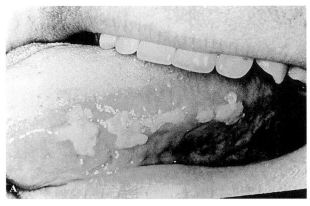
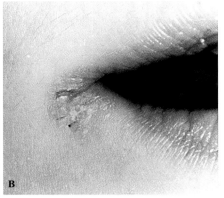

▲ 图 11-6 假膜性念珠菌病及口角炎

A. 舌侧假膜性念珠菌病，这些光滑的白斑易于从黏膜上刮除，残留红斑和出血的基底；B. 口角炎，其特征为念珠菌感染引起的溃疡及口角的裂痕（由 Steven Ashman 博士提供）

第11章　免疫功能不全在头颈部的表现

较重的 AIDS 患者，可行两性霉素 B 脱氧胆酸盐 [0.7mg/(kg·d)] 或脂质体两性霉素 B [3mg/(kg·d)] 治疗，然后终身口服伊曲康唑（200～400mg/d）。对于轻度至中度疾病，可单独口服伊曲康唑。此外，对于 CD4 细胞计数低于 150/μl 的患者应给予伊曲康唑预防。

3. 侵袭性真菌感染

虽然侵袭性真菌感染更常见于鼻窦，但在 HIV 阳性和其他免疫抑制患者中也已发现存在口腔、咽和喉的侵袭性真菌感染 [378-384, 515, 516]。这些侵袭性因快透起病，进展迅速需要高度警惕并及时治疗。在个别情况下，可能需要行全喉切除以达到对疾病的控制 [385]。

（二）病毒感染

1. 口腔茸毛白斑

口腔茸毛白斑（OHL）是一种白斑样病变，由 EB 病毒感染引起的表面呈波纹和毛茸状外观性病变。在 80% 的 HIV 阳性患者中能够检测到唾液样本中的 EB 病毒，而对照组为 20%，这可能是免疫功能低下患者 OHL 发病率增加的原因 [517]。OHL 最常见的发生部位为舌的侧表面。HIV 阳性患者发病率为 3%～12%，也可发生在 2%～13% 的 TRs 中 [161, 479, 518, 519]，而在儿童中很少见，发生率仅为 3%～4%[264]。OHL 发展的危险因素包括 CD4 细胞计数低、病毒载量高和 OC[519-521]。经过短期的抗感染治疗，口腔病变仍然持续存在时，需要进行活组织检查以排除恶性或癌前病变 [497]。OHL 的鉴别诊断包括白斑、原位癌、肥厚性念珠菌病和扁平苔藓。OHL 在活检中诊断依据为存在角化过度、棘皮症、上部棘突细胞层中的透明或"球状"细胞，并且基底上皮细胞中存在 EB 病毒（图 11-7）[522]。一经确诊无须特殊处理，因为 OHL 通常是无症状的，不会发生恶变。一项小型研究发现，添加阿昔洛韦和鬼臼脂膏可在 12 个月时可使 OHL 完全缓解 [523]。已有报道使用全身性抗病毒药物（去昔洛韦、伐昔洛韦、阿昔洛韦、更昔洛韦、膦甲酸和泛昔洛韦）治疗 OHL，但支持该治疗的证据较少 [500]。

2. 单纯疱疹病毒

单纯疱疹病毒（HSV）引起的口腔感染率在 HIV 感染的所有阶段都会明显增加。在 HIV 阳性群体中，HSV 的血清阳性率接近 95%，而在一般人群中为 80%[524]。在 HAART 时代，HSV 病变的患病率有所下降，近期患病率为 2%～3%[264, 482]。当 CD4 细胞计数小于 100/μl 时，疱疹病毒会持续感染。HSV 相关性口炎是 TR 口腔病变中最常见原因，唇疱疹是口腔单纯疱疹感染最常见的表现 [161]。当它们发生在 HIV 感染的患者时，这些"发热性水疱"通常比一般人群更大、更多、持续时间更长，并且反复发作。HSV 的口内感染通常影响硬腭和牙龈以及舌背的角化层和附着的黏膜。特征性外观是没有红斑晕的小圆形溃疡。多发性溃疡会影响咀嚼和吞咽功能，从而导致营养不良。HIV 感染患者的 HSV 感染可能比一般人群病程长且不易局限。

HSV 感染通常可通过病变的特征性外观来经验性诊断，并且用口服泛昔洛韦、伐昔洛韦或阿昔洛韦治疗 7 天，且严重病变可能需要静脉注射阿昔洛韦 [524]。对于在充分治疗后持续存在的病变，应行病变组织刮除，且对病变组织行真菌培养以行药敏度测试。对阿昔洛韦耐药的 HSV 的治疗可选择静脉注射膦甲酸钠。对于发作频繁且复发的患者，应考虑每日口服阿昔洛韦、泛昔洛韦或伐昔洛韦抑制病毒治疗。

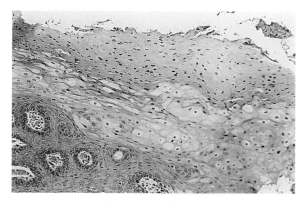

▲ 图 11-7　口腔毛状白斑
可见特征性角化不全，上部棘细胞层中有一层"气球细胞"（由 Russel Corio 博士提供）

3. 人乳头瘤病毒

人乳头瘤病毒（HPV）可能会引起口腔或生殖器疣，与其他 HIV 相关的口腔病变一样，易存在 CD4 细胞计数较低的 HIV 阳性患者中[525]。口腔疣的发生率为 1.6%，无症状感染率高达 40%[526, 528]。有趣的是，口腔疣的发病率随病毒载量的降低而增加，这种现象是否与 IRIS 类似的机制解释尚不清楚。在 HAART 时代，口腔 HPV 感染率不升反而增加[500, 529]。TR 也比一般人群更容易发生口腔疣。据报道，无症状的口腔 HPV 感染发生率为 18%～20%[161]。与黏膜或扁桃体刷相比，已发现口腔冲洗标本具有更高的 HPV 检出率。很少有人研究调查过 HIV 患者患此类相关疾病的最佳治疗方法，但手术是最常见的治疗手段。替代疗法包括西多福韦、博来霉素、西咪替丁、鬼臼毒素或病灶内注射干扰素。

（三）口腔溃疡

口腔溃疡有三种类型，且所有类型都会影响正常口腔黏膜。疱疹样溃疡的直径小于 0.2mm，并且是自限性的。轻微的口腔溃疡边界较清晰，伴有疼痛，直径小于 6mm，且有红斑晕；在 HIV 感染患者中，溃疡常聚集形成较大的病变，持续 2 周左右。较重的口腔溃疡（Sutton 病）直径大于 6mm（图 11-8），病变持续数周且影响摄食，且它们难以与恶性肿瘤区分。在 HAART 时代，口腔溃疡的发病率在 1%～8%[482, 530, 531]。其

疾病诊治应侧重于排除恶性肿瘤，缓解疼痛不适等症状，以及监测营养状态。为排除淋巴瘤和 SCC，应行溃疡边缘的活组织检查并行组织病理学诊断。轻微溃疡的初步治疗建议使用非处方外用保护药和镇痛药物[532]。对于严重溃疡或难治性轻微溃疡，沙利度胺（200mg/d）已被证明对治疗有效，但对预防复发无效[500]。此外，还发现病灶内或全身性类固醇激素的应用对治疗有效[532]。

（四）牙龈炎和牙周病

与 HIV 感染相关的牙周病分为三类：线性牙龈红斑、坏死性牙周病和慢性进展性牙周病[533]。线性牙龈红斑呈现明显的线性红斑，对常规牙周病的治疗无效，并且常常伴随 OC。坏死性牙周病，也可发生在免疫功能正常的患者中，表现为与牙龈出血相关的牙间乳头溃疡和可能侵入牙槽骨的坏死性溃疡性牙龈炎（坏死性溃疡性牙周炎），其与 OC 同样密切相关。已有报道描述了病变侵及上颌骨或下颌骨的病例，其被称为坏死性溃疡性口炎。若患者伴有原发牙周疾病可能会导致疾病更加恶化。通过使用 HAART，牙周疾病的患病率从不足 10% 下降至低于 1%[533]。当患有牙周疾病且无法确认是否伴有 HIV 感染时，应当及时行血清学检测以排除 HIV 感染，因为该疾病与 HIV 感染密切相关。CD4 细胞计数低于 200/μl 的患者与 CD4 细胞计数超过 200/μl 的患者相比，更容易发生坏死性牙周病。

当病变涉及牙槽嵴的软组织和骨破坏时，鉴别诊断包括淋巴瘤、SCC、KS、杆菌血管瘤病和真菌或分枝杆菌感染。当软组织的变化和骨破坏不成比例时，更可能是由细菌性血管瘤病引起的[116]。疾病的确诊应行组织病理学和微生物学检查，且应详细询问牙周疾病史，以便及时准确予以诊断及治疗。

HIV 相关牙龈炎和牙周炎的治疗主体包括用 10% 聚维酮碘及 0.1%～0.2% 的葡萄糖酸氯己定去除牙斑和漱口，由于 HIV 阳性患者牙周疾病与念珠菌病相关，故还应行局部或全身性抗真菌治疗[533]。任何坏死组织或牙齿应该予以手术清除。

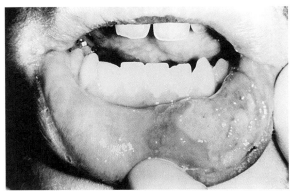

▲ 图 11-8　下唇严重口疮（Sutton 病）

该病变与淋巴瘤或鳞状细胞癌不易区分，应进行活检（由 Steven Ashman 博士提供）

如果患者对初始治疗无效，应采用克林霉素或甲硝唑进行静脉抗生素治疗。

（五）移植物抗宿主病

移植物抗宿主病（GVHD）是一种主要在 SCT 受体中发生的免疫性疾病，但也已在实体器官 TR 中报道。疾病表现为供体 T 细胞与宿主细胞抗原的免疫应答。这是移植后死亡的主要原因，其中 40% 的患者发生急性 GVHD，另外 20%～50% 发展为慢性 GVHD[161,534]。慢性 GVHD 经常表现出口腔表现包括口干燥症、溃疡、牙关紧闭、苔藓样角化或病变，以及牙龈萎缩。多形性病变发生在高达 20% 的患者中并且通常引起疼痛和（或）灼热感[535]。它们表现为具有红斑、溃疡和脱落的角化斑块。苔藓样病变可能会发生恶性转化；因此应行活组织检查术[536]。全身皮质类固醇激素的应用是慢性 GVHD 的标准治疗，且经常联合免疫抑制药同时应用[534]。

九、艾滋病相关的面部脂肪萎缩

该疾病首次描述于 1998 年，是 HIV 相关脂肪营养不良的一个术语，用于指接受 ART 的 HIV 阳性患者中脂肪分布的变化[537]。这些变化包括影响面部和四肢的外周脂肪萎缩（LA），脂肪堆积，可能表现为背部颈部脂肪垫（"水牛背"）或外侧颈部和前颈部脂肪沉积（"牛蛙颈"）。还表现为乳房体积增大、腹围增加及内脏脂肪组织堆积，甚至包括代谢紊乱，如高甘油三酯血症、

高胆固醇血症、胰岛素抵抗、2 型糖尿病和肝转氨酶升高等。由于缺乏标准化病例定义和方法学差异，流行病学报告差异很大，但有报道称 HIV 阳性男性和女性的外周 LA 患病率在 22%～38% 变化[542,543]。最近的一项大型横向研究发现，54% 的成人抗反转录病毒治疗超过 12 个月后有面部 LA[544]，儿童患病率接近 25%[545,546]。

关于脂肪代谢障碍机制仍不明确，但确定它与 ART 的使用有关，特别是 NRTI 和蛋白酶抑制药，但不包括 NNRTI[540,542,547]。NRTI 和 PI 的联合使用似乎具有协同作用，可导致面部 LA[548]。这些因素导致有人得出结论，抗反转录病毒药物或 NRTIs 的线粒体毒性参与脂质和脂肪细胞对蛋白的负向调节[540]。然而，另外一些研究显示脂肪代谢障碍与 AIDS 的诊断，CD4 细胞计数和病毒载量相关，而与 HAART 无关，这表明 HIV 感染本身起决定性作用[540,549]。这种差异可能是由于研究中使用的方法不同导致的[538]。

面部 LA 的特征是颧骨、颊部、睫状体和颞部区域的脂肪萎缩（图 11-9）[550,551]。受外周 LA 影响的患者可能因外观的改变而感到心理障碍，研究表明这些负面影响可能导致患者对 HAART 的依从性降低，从而导致脂肪代谢障碍患者的生活质量下降[540]。很难对 LA 严重程度行客观评估，因为 CT 和 MRI 因成本高很难作为常规检查手段[552]。超声在一些研究中显示对 LA 评估有用，但其他数据表明超声检测到的变化与 CT 上看到的变化无关[553-555]。这一争议可能反映出研

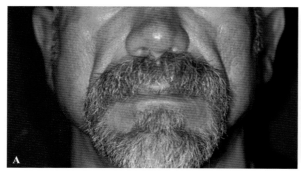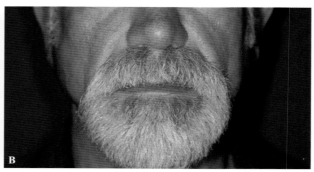

▲ 图 11-9 中重度面部脂肪萎缩，治疗前（A）及治疗后（B）表现
由 Michael Echavez 博士提供

究方法的差异。

面部 LA 的治疗目前已提出多种方法，但不幸的是，所有药物治疗均没有效果 [556, 557]。改变抗病毒疗法有适度的疗效 [545, 558]。手术选择包括自体脂肪移植，临时填充物（透明质酸），半永久性填充物（羟基磷灰石钙或聚 -1- 乳酸），永久性填充物（聚甲基丙烯酸甲酯、有机硅、聚丙烯酰胺凝胶或聚烷基酰亚胺凝胶）和颧骨或锁骨膜合成植入物填塞 [551, 559–575]。目前 FDA 批准的面部 LA 治疗包括羟基磷灰石钙和聚 -1- 乳酸 [576–579]。面部 LA 和用于校正畸形的方法应该由患者和外科医生协同制定。使用注射用药时必须小心，因为有导致感染、脓肿形成的报道，失明和眼肌麻痹等并发症亦有报道 [580, 581]。

十、总结

随着 HIV 感染治疗的进步和器官和干细胞移植成功率的提高，免疫缺陷患者的寿命更长，生活质量也更高。对这一独特人群发生的疾病应及时识别及管理，这对于进一步降低头颈疾病的发病率和死亡率非常重要。虽然这些患者的管理对临床医生提出了挑战，但对免疫功能低下患者头颈部疾病基本病理生理学清晰的认识，能够使耳鼻咽喉科医生能够更加有效地对这些疾病进行评估和治疗。

推 荐 阅 读

Antitretroviral Therapy Cohort Collaboration: Causes of death in HIV–1–infected patients treated with antiretroviral therapy, 1996–2006: collaborative analysis of 13 HIV cohort studies. *Clin Infect Dis* 50 (10): 1387–1396, 2010.

Armstrong WS: The immune reconstitution inflammatory syndrome: a clinical update. *Curr Infect Dis Rep* 15 (1): 39–45, 2013.

Carfrae MJ, Kesser BW: Malignant otitis externa. *Otolaryngol Clin North Am* 41 (3): 537–549, viii–ix, 2008.

Engels EA, Pfeiffer RM, Fraumeni JF, Jr, et al: Spectrum of cancer risk among US solid organ transplant recipients. *JAMA* 306 (17): 1891–1901, 2011.

Hengge UR, Ruzicka T, Tyring SK, et al: Update on Kaposi's sarcoma and other HHV8 associated diseases. Part 1: epidemiology, environmental predispositions, clinical manifestations, and therapy. *Lancet Infect Dis* 2 (5): 281–292, 2002.

Michelow P, Dezube BJ, Pantanowitz L: Fine needle aspiration of salivary gland masses in HIV–infected patients. *Diagn Cytopathol* 40 (8): 684–690, 2012.

Oliveira Cobucci RN, Saconato H, Lima PH, et al: Comparative incidence of cancer in HIV–AIDS patients and transplant recipients. *Cancer Epidemiol* 36 (2): e69–e73, 2012.

Shiboski CH, Patton LL, Webster–Cyriaque JY, et al: The Oral HIV/AIDS Research Alliance: updated case definitions of oral disease endpoints. *J Oral Pathol Med* 38 (6): 481–488, 2009.

Shiels MS, Pfeiffer RM, Gail MH, et al: Cancer burden in the HIVinfected population in the United States. *J Natl Cancer Inst* 103 (9): 753–762, 2011.

Silverberg MJ, Leyden W, Warton EM, et al: HIV infection status, immunodeficiency, and the incidence of non–melanoma skin cancer. *J Natl Cancer Inst* 105 (5); 350–360, 2013.

Sorensen P: Manifestations of HIV in the head and neck. *Curr Infect Dis Rep* 13 (2): 115–122, 2011.

Zwald FO, Brown M: Skin cancer in solid organ transplant recipients: advances in therapy and management: part I. Epidemiology of skin cancer in solid organ transplant recipients. *J Am Acad Dermatol* 65 (2): 253–261; quiz 262, 2011.

第12章

系统性疾病的耳部表现
Otologic Manifestations of Systemic Disease

Saumil N. Merchant [†]   Joseph B. Nadol Jr   著

王明明   译

要点

1. 系统性疾病能够侵及颞骨，包括肉芽肿性和传染性疾病、肿瘤、骨性疾病、存储和代谢性疾病，以及自身免疫性和免疫缺陷性疾病。
2. 某种系统性疾病的耳部临床表现，取决于其侵犯颞骨的部位和程度以及疾病性质。颞骨的任何部位都可能受累，临床上可以表现为传导性或感音神经性耳聋、前庭症状、耳痛和面瘫。
3. 系统性疾病可以表现为常见的耳科疾病，如急性或慢性中耳炎、特发性突聋和贝尔面瘫。
4. 耳部临床表现可以是系统性疾病众多症状和体征中的一部分，也可能是其唯一的首发症状。
5. 诊断具有一定难度，要高度警惕并应用辅助检查，如实验室检查、影像学评估和活检。
6. 耳部症状的处理一定要做到个体化，并且常需要多学科协同处置。

系统性疾病能够累及耳部，包括肉芽肿性和传染性疾病、肿瘤、骨性疾病、贮积病、胶原血管和自身免疫性疾病，以及免疫缺陷性疾病（框12-1）。这些疾病的首发临床症状可以表现在颞骨，并与耳部疾病相混淆。

一、肉芽肿性和传染性疾病

伴有耳漏、炎症、中耳和乳突肉芽的慢性中耳炎，是耳鼻咽喉科常见的疾病之一。几种较为普遍的病种，如朗格汉斯细胞组织细胞增生症、结核、韦格纳肉芽肿和真菌性疾病，可以表现为慢性化脓性中耳炎的症状。而莱姆病和结节病等，可能表现为特发性脑神经病变。

（一）朗格汉斯细胞组织细胞增生症

朗格汉斯细胞组织细胞增生症（LCH），既往称为组织细胞增生症X，是一组以良性组织细胞增生为特征的疾病。组织细胞增生症X由Lichtenstein[1]提出，他认为由于相似的病理损伤，嗜酸性肉芽肿、慢性特发性组织细胞增多症和Letterer-Siwe病是相关的一组疾病。但是，这些疾病的严重性、预后和治疗措施都相差甚远。在组织病理学上，LCH的原发性损害是由病理性朗格汉斯细胞和数量不一的嗜酸性细胞、巨噬细胞以及淋巴细胞的聚集形成。病理性朗格汉斯细胞的诊断特征，包括光学显微镜下核深缩和细长，

† 已故

胞浆暗淡而丰富，电子显微镜下可见 Birbeck 颗粒，细胞表面表达 CD1，免疫染色 S100 和朗格汉斯蛋白阳性[2, 3]。尽管近来越来越多的研究开始阐明 LCH 的病因和病理机制，但仍不甚明确[2, 4, 5]。目前多认为 LCH 是免疫功能缺陷导致病理性朗格汉斯细胞无限制增生所致[5]。

框 12-1　累及耳部的系统性疾病

肉芽肿性和传染性疾病
- 朗格汉斯细胞组织细胞增生症
- 结核
- 韦格纳肉芽肿病
- 结节病
- 梅毒
- 莱姆病
- 真菌病
- 巨细胞包涵体病

肿瘤性疾病
- 多发性骨髓瘤
- 白血病
- 淋巴瘤
- 转移性肿瘤

骨性疾病
- 佩吉特病（畸形性骨炎）
- 成骨不全
- 骨纤维异常增生症
- 骨硬化病
- 囊性纤维性骨炎

存储和代谢性疾病
- 黏多糖贮积症
- 痛风
- 褐黄病

胶原血管和自然免疫性疾病
- 多发性硬化
- Susac 综合征

免疫缺陷性疾病
- 原发或先天性
- 体液免疫缺陷性疾病
- 细胞免疫缺陷性疾病
- 吞噬细胞功能障碍
- 补体系统缺陷
- 获得性
- 获得性免疫缺陷综合征

其他
- 遗传性缺陷

单发嗜酸细胞肉芽肿见于儿童和青少年，男性多发，表现为股骨、骨盆、肩胛骨、椎骨、肋骨、下颌骨或是颅骨（包括颞骨）的孤立性溶骨性病变。病变可表现为无任何临床症状，也可能表现为疼痛、局部肿胀，或是病理性骨折。全身性临床表现尚无报道。临床病程表现为典型的良性病变，预后好，有自愈的可能。尽管对于承重骨来说，暂时性的夹板固定或许是必要的，局部刮除术是常规的治疗措施，可伴或不伴低剂量放疗（约 60Gy）[6]。骨骼射线检查应作为常规随访检查，以发现类似病变，这类病变多发生在 1 年内。

慢性特发性组织细胞增多症可能是最好解释的一种 LCH 多病灶表现形式。通常见于 5 岁以内的儿童，以多发性溶骨性病变伴限制性骨外皮肤、淋巴结和脏器受累为特征。多发性病变是诊断该病或诊断单一病变 6 个月内进展的直接证据。全身性临床表现包括发热、食欲不振、反复发作的上呼吸道感染、前颈部淋巴结病变、中耳炎和肝脾肿大。溶骨性颅骨病变、眶骨受累所致的突眼和继发于垂体病变的尿崩症是典型的三联征，可见于 25% 的患者[7]。X 线片可表现为弥漫性肺浸润，尤其是中央和肺门区域。肺门淋巴结肿大较罕见。该病的诊断依赖于病变的活检。有自愈性，但病变通常表现为慢性，有必要采用低剂量化疗来控制全身性症状。

Letterer-Siwe 病是 LCH 的一种多器官浸润形式，见于 3 岁以内的幼儿。临床表现包括发热、脂溢性或湿疹样皮疹，口腔病变，淋巴结病变，肝脾大，多发骨损害，骨髓置换所致血恶质变，以及肺浸润伴呼吸衰竭。疾病恶性程度高，预后差，死亡率高。治疗包括各种皮质激素和细胞毒性药物（如氨甲蝶呤、巯嘌呤、长春新碱、长春碱、苯丁酸氮芥、环磷酰胺、依托泊苷）的联合用药。有学者报道了骨髓或造血干细胞移植后大剂量化疗和放疗成功治疗晚期难治性 LCH 病例[8]。

耳科表现

乳突是 LCH 最常累及的部位之一。病变小时，无明显临床症状。随着病变扩大，可侵及骨性耳道后壁，乳突、颧骨或鳞部皮质，或继发感染，而引起相应的临床表现[9]。耳蜗和面神经的抗侵袭性较强。尽管有可能出现感音神经性耳聋

第12章 系统性疾病的耳部表现

（SNHL）、眩晕和面瘫，但较罕见。同样，病变超出颞骨，侵犯颈静脉窝和颅底罕见。

文献报道 LCH 有耳部表现的发生率是15%～61%[7]，耳部表现可以是首发症状。最常见的临床症状是耳漏，耳郭后肿胀、听力下降和眩晕次之[10, 11]。最常见的体征是外耳道肉芽或息肉，也可表现为鼓膜穿孔、中耳炎、外耳道炎，以及乳突和外耳道间的瘘管、无痛性耳郭后隆起。偶见鼓膜完整而出现内耳症状和瘘管试验阳性者。LCH 可表现为慢性中耳炎，确诊前经常有患者已接受乳突手术[9]。

LCH 可疑诊断：①常规抗生素治疗无效的中耳和乳突炎性病变；②双侧破坏性耳部病变；③无急性感染，而血沉（ESR）升高；④乳突术后，引流通畅，但肉芽组织旺盛；⑤相关联的皮肤和全身性病变。影像学显示乳突和颞骨病变（图 12-1 和图 12-2）[9, 10, 12]。诊断依赖活检，因肉芽组织表面多为感染、坏死和纤维变性，应取病变深处组织[13]。显微镜下组织细胞层可见数量不一的嗜酸粒细胞、浆细胞、多形核白细胞和多核细胞（图 12-3 至图 12-5）。出血和坏死区多见。LCH 的确诊通常依靠免疫组织化学和电镜结果[2-4]。

（二）结核

目前结核性中耳炎的发病率已有显著性下降。20 世纪早期，有报道称 1.3%～18.6% 的慢性中耳炎由结核引起，近代研究报道，结核性中耳炎的发病率是 0.05%～0.9%[14]。近 20 年有证据显示结核发病率出现增长，部分原因在于结核对感染人体免疫缺陷性病毒（HIV）个体的侵袭性以及抗结核药物耐药性的出现[15]。结核杆菌是主要的感染体，非结核分枝杆菌（如 *M. avium* 和 *M. fortuitum*）偶发[16]。

中耳和乳突结核可因血和淋巴传播或咽鼓管冲洗至中耳引起，也可由鼓膜穿孔导致的直接种植引起。中耳参与非活动性肺疾病非常少见，但确有发生。

结核性中耳炎早期，鼓膜增厚，耳镜下标志不清。中耳积液、鼓膜和中耳黏膜增厚以及听骨破坏造成传导性聋（图 12-6 和图 12-7）。明显

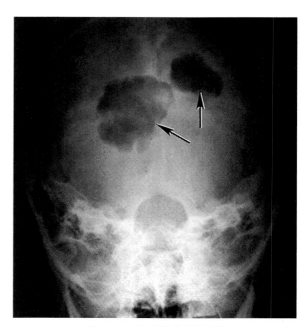

▲ 图 12-1　多发性嗜酸性肉芽肿
32 岁，女性，典型表现：颅骨 2 处溶解性病变，可见坡口（箭），边缘模糊

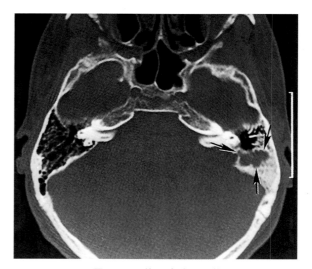

▲ 图 12-2　单发嗜酸性肉芽肿
13 岁男孩，乳突不规则溶骨性病变（箭）

的无特征性疼痛或压痛，早期出现颈上部淋巴结肿大。鼓膜可见多发小穿孔，浆液性脓液溢出。穿孔很快融合并导致鼓膜缺失。同样，对完整的鼓膜进行鼓膜切开，切口会快速扩大。中耳黏膜充血伴息肉状肉芽。累及骨质造成死骨和内耳和（或）面神经损害。乳突尖的破坏可引起无症状、无触痛的 Bezold 脓肿（一种"冷"脓肿）。较为

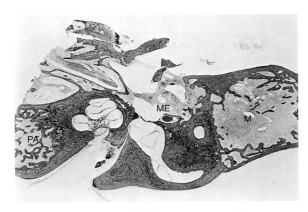

▲ 图 12-3 颞骨 Letterer-Siwe 病

4 岁男孩，乳突（M）、中耳（ME）和岩尖（PA）的溶骨性病变见组织细胞增多的肉芽组织（4×）

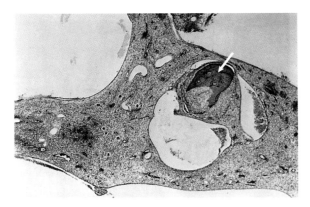

▲ 图 12-4 高倍视野下的图 12-3 中耳区部分

组织细胞、嗜酸性粒细胞和多核细胞浸润。砧骨（箭）被部分吸收（45×）

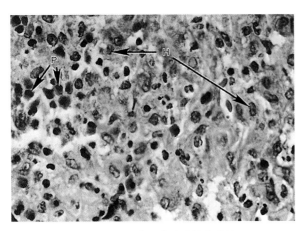

▲ 图 12-5 外耳道嗜酸性肉芽肿

浆细胞（P）、嗜酸性粒细胞和组织细胞（H）表现为"折叠"核，是组织细胞增生症的一种特殊形态（640×）

少见的是，结核也能够表现为原发性结核性骨膜炎[17]或是由慢性迷路炎和结核性脑膜炎引起的 SNHL[18]。

结核累及中耳的诊断通常会延迟诊断。特征性体征和症状包括：①鼓膜多发穿孔，并快速发展为整个鼓膜缺如；②无痛性颈部淋巴结；③息肉样肉芽的难治性中耳炎；④死骨。出现上述症状要警惕结核性中耳炎。首发症状可以是因耳蜗受累所致的听力和前庭功能损伤，这也是其与典型的慢性中耳炎的区别。确诊依赖于中耳或乳突组织的病理组织学检查，显示伴多核巨细胞（朗格汉斯细胞，图 12-6 和图 12-7）的肉芽肿，组织学证实是结核抗酸体。尽管培养过程需要花费数周的时间，分枝杆菌的精确鉴出和药敏培养仍是金标准。美国食品和药物管理局批准的用于快速鉴定结核分枝杆菌的各种核酸扩增试验，简化了培养程序[15, 19]。

韦格纳肉芽肿病（WG）也可表现为鼓膜多发穿孔，中耳腔充满息肉样肉芽，早期内耳功能受损。两者的鉴别在于结核皮肤试验，肉芽组织中的结核抗酸体的组织学证据，中耳培养，WG 抗中性粒细胞胞质抗体（ANCA）阳性，以及全身症状。

中耳和乳突结核的主要治疗是标准抗结核药物的全身应用[14]。可通过乳突手术去除死骨，感染控制后可行听骨和鼓膜重建手术。

（三）韦格纳肉芽肿病

韦格纳肉芽肿病是一种伴坏死性血管炎的肉芽肿性炎症过程。主要影响上下呼吸道和肾，但也能累及机体的任一器官。男女均可发病，平均发病年龄在 40 岁。常见症状包括头痛、鼻窦炎、流涕、中耳炎、发热和关节疼痛[20, 21]。75%～90% 的患者上气道和鼻窦受累。肺部表现包括咳嗽、胸膜炎性胸痛、咯血、胸片显示结节或空腔浸润。65%～85% 的病例有肺部症状。其他还有肾小球肾炎（60%～75%），以结膜炎、虹膜炎、巩膜炎或突眼为表现的眼部症状（15%～50%），以及坏死性溃疡、小水疱或瘀点的皮肤表现。

WG 实验室检查结果包括正常红细胞正常色

第12章 系统性疾病的耳部表现

素性贫血、血小板增多症、类风湿因子阳性、高球蛋白（特别是 IgA）血症，血沉多有增高。1985年在 WG 患者身上发现的抗中性粒细胞胞浆抗体［ANCA 和细胞质 ANCA（c-ANCA）］，是诊断和认识韦格纳肉芽肿的一项重大进展[22]。ANCA 阳性实验，尤其是蛋白酶 -3 特异性 c-ANCA，是 WG 的重要诊断依据。c-ANCA 试验阳性具有 95% 以上的 WG 特异度，敏感度依赖于 WG 的分期和类型。90% 以上的系统性和活动期患者，c-ANCA 阳性。而局限性 WG（如仅局限于耳部或头颈部，或非活动期疾病），c-ANCA 敏感度只有 65%～70%。另外，抗体效价与疾病的活动性相一致，尽管用作免疫抑制治疗的指标，效价存在不一致性。

WG 诊断依据包括坏死、伴多核巨细胞的肉芽肿性炎、血管炎和微小脓肿形成（图 12-8，图 12-9）。小活检标本，如耳部或上气道取材的标本，有可能缺少多种诊断特征。这种情况下，WG 的诊断取决于临床表现、ANCA 试验和同一或相关位点的重复取材活检。

WG 病因和病理机制不明确。有学者提出，感染、遗传和环境等危险因素，以及其联合致病学说。已有数据显示，WG 是一类复杂的免疫介导性疾病，其组织受损于初始炎症活动和高度特异性免疫反应的相互作用[23]。这类反应部分由 ANCA 产物、存在于中性粒细胞和单核细胞颗粒内的针对性抗原组成，这些抗体通过初始化的中性粒细胞和内皮细胞的相互作用造成组织损伤。

WG 预后已明显改善，免疫抑制治疗出现前的死亡率高达 82%，目前应用适当的药物治疗的缓解率可达 75% 以上[24]。大剂量激素、环磷酰胺或是氨甲蝶呤应用 3～6 个月，一般可达到诱导缓解。维持缓解期，采用低剂量皮质激素和环磷酰胺的低毒替代药，如硫唑嘌呤、甲氨蝶呤、复方新诺明或其他联合用药。其他治疗方案包括来氟米特、霉酚酸酯，以及肿瘤坏死因子抑制药依那西普和英夫利昔。

耳科表现

中耳和乳突是 WG 患者最常累及的颞骨部位[20,25]，WG 可造成咽鼓管障碍引起严重的中耳

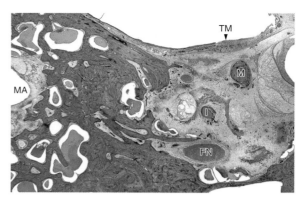

▲ 图 12-6 中耳腔充满结核性肉芽组织
57 岁男性，死于粟粒性结核（12.35×）
FN. 面神经，I. 砧骨，M. 锤骨，MA. 乳突，TM. 鼓膜

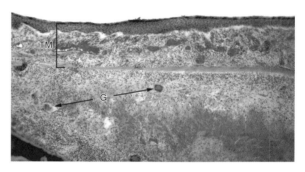

▲ 图 12-7 图 12-6 的鼓膜（TM）放大图
鼓膜完整，但因结核肉芽组织明显增厚，结核肉芽组织含典型的上皮样、圆形和多核巨（G）细胞（100×）

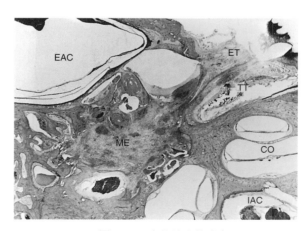

▲ 图 12-8 韦格纳肉芽肿病
41 岁男性，咽鼓管（ET）阻塞和中耳（ME）渗液（10×）
CO. 耳蜗；EAC. 外耳道；IAC. 内听道；TT. 鼓膜张肌
（由 Leslie Michaels 提供，医学博士，耳鼻咽喉研究所，伦敦，英国）

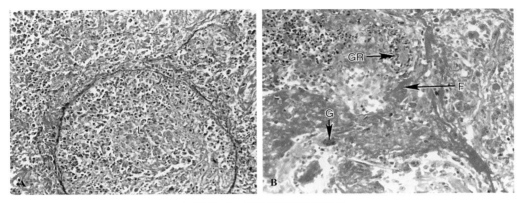

▲ 图 12-9　韦氏肉芽肿病肺活检

A. 小动脉显示坏死性血管炎伴管腔（L）闭塞，多形核白细胞浸润血管壁（弹性纤维染色，256×）；B. 血管壁可见纤维蛋白沉积（F）、巨细胞（G）和肉芽肿（GR）（苏木精 - 伊红染色，256×）

炎和传导性聋（图 12-8）。部分患者可伴有化脓性中耳炎，中耳和乳突也可出现 Frank 肉芽肿。病变可扩展累及面神经和内耳，通常表现为快速进展的感音神经性聋和前庭功能损伤。耳部疾病有可能是某些 WG 患者唯一和首发的症状。

（四）结节病

结节病是一种以非干酪样肉芽肿为特征的、病因不明的慢性多系统性疾病，以侵犯肺实质为主，并累及全身多脏器。女性多见，黑种人发病率是白种人的 10 倍，发病年龄多在 30—40 岁。常见临床表现包括 X 线片双肺门淋巴结病，咳嗽，肉芽肿性皮疹。其他临床表现包括虹膜睫状体炎、角膜结膜炎、外周淋巴结病、肝脾肿大、心力衰竭、肌痛和关节痛。神经病变包括中枢和外周性临床表现，面神经和视神经是最常受累的脑神经，外周单神经炎或是多发神经炎，均可出现。检查结果包括 X 线片，提示肺门腺病（图12-10），实验室检查高钙血症和血清血管紧张素转换酶升高。结节病变的组织学特征是非干酪样上皮细胞肉芽肿（图 12-11）。

结节病病因和病理机制不明。最初肺损伤是以 CD4$^+$T 细胞浸润为特征的肺泡炎，继之为非干酪样肉芽肿。抗原刺激可触发复杂的疾病进展。分枝杆菌、特定的人类白细胞抗原复合物、T 细胞和 T 细胞抗原受体变异性和各种细胞因子的关联性已有研究[26]。

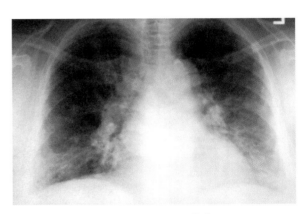

▲ 图 12-10　肺结节病

56 岁女性，双侧肺门腺病和肺实质致密带

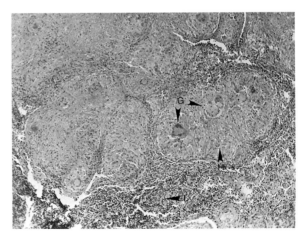

▲ 图 12-11　结节病淋巴结标本

图示伴有巨细胞（G）、组织细胞（H）和淋巴细胞（L）的非干酪样肉芽肿（79×）

第12章　系统性疾病的耳部表现

结节病可自愈。对于症状明显或眼部、心脏和中枢神经系统（CNS）受累的患者，可用激素治疗。不能耐受或是激素治疗无效的患者，替代药物包括甲氨蝶呤、环磷酰胺、硫唑嘌呤、苯丁酸氮芥、环孢素、氯喹、己酮可可碱和人类肿瘤坏死因子 -α 拮抗药（如依那西普和英夫利昔）[27]。

耳科表现

结节病的耳部临床表现包括感音神经性聋、前庭功能障碍、面神经麻痹和少见的外耳或中耳及乳突的肉芽肿性病变[28-31]。面神经是最常受累的脑神经，常合并眼色素层腮腺炎（Heerfordt 综合征），表现为腮腺炎、葡萄膜炎、面瘫和低热。面神经麻痹可表现为突发性，常为双侧，可自愈。结节病的颞骨组织病理学仅有 1 例报道，主要表现是内听道内的耳蜗、前庭和面神经血管周围淋巴细胞浸润和肉芽肿性炎症[32]。

（五）梅毒

潜伏型晚期和三期梅毒，均可累及中耳。潜伏型晚期，中耳和乳突表现为听小骨和乳突骨组织白细胞浸润的疏松性骨炎（图 12-12，图 12-13）。三期梅毒可出现类似但较大的病损（梅毒瘤），表现为闭塞性动脉炎和中心性坏死。耳道或中耳的梅毒瘤可引起鼓膜穿孔和中耳黏膜肉芽肿表现。确诊中耳梅毒需血清学阳性和梅毒螺旋体的组织学证据。梅毒侵及鼓膜和中耳可表现为类结核症状，二次感染可致慢性中耳炎。

内耳受累可发生在鼓膜或中耳无明显变化的情况下。外耳道正负压变化引起眼震的现象，即 Hennebert 征，提示中耳和内耳之间瘘管形成，是由耳囊的迷路骨炎引起的。但更可能的原因是，由于膜迷路积水在镫骨踏板和膜迷路之间形成纤维性粘连[33]。抗生素联合皮质激素治疗对感音神经性聋的治疗有积极意义[34]。

（六）莱姆病

莱姆病是一种严重影响皮肤、神经系统、心脏和关节的多系统炎症性疾病。由伯氏疏螺旋体引起，硬蜱属的蜱类传播，宿主主要是白足鼠和白尾鹿。1975 年，在康涅狄格州莱姆市的一群关节炎患者中首先发现此病。但现在认为莱姆病

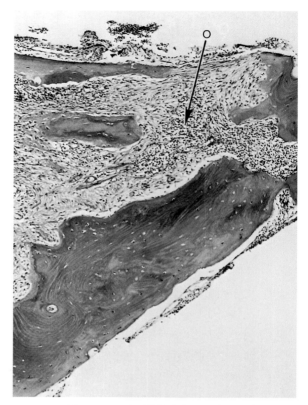

▲ 图 12-12　后天性梅毒患者的砧骨切片
图示活跃的圆形细胞性骨炎（O）累及骨膜（120×）

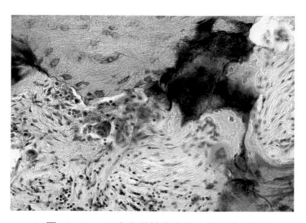

▲ 图 12-13　43 岁先天性梅毒患者骨吸收活跃区
淋巴细胞、浆细胞和多核巨细胞炎症浸润（396×）

在欧洲早已出现了数十年，被称为 Bannwarth 综合征。

莱姆病通常在夏季发病，可发生于任何年龄，男女均可染病。与梅毒病例相似，临床症状分三期[35]。第一期，局部感染早期，在蜱虫叮咬后 3～33d 出现特征性皮肤损伤（游走性红斑），

见于 60%～80% 的患者，可能伴有轻微的全身症状。第二期，传播感染早期，发病后数天或数周内，始于叮咬部位的血源性传播。类似于全身性的病毒性疾病，临床症状包括发热、游走性关节痛、肌痛、头痛、脑膜炎、全身性淋巴结病、萎靡、乏力和继发性环形皮肤损害。血源性传播后伯氏疏螺旋体能够将自己隐藏在特定位置，引起神经系统、心脏或关节的局部炎症。神经损害表现为脑膜炎、脑炎、脑脊液淋巴细胞增多症、周围神经病变、脊髓炎或脑神经病变，包括面神经异常麻痹。心脏症状包括房室传导阻滞或其他心律失常、心肌炎、心包炎。关节疾病表现为非对称关节炎的短暂性发作，多累及大关节，尤其是膝关节。第三期，感染晚期或持续性感染，发病 1 年后，可出现慢性长期的关节炎、慢性脑脊髓炎、慢性轴突周围性双毛息肉病、类似梅毒的角膜炎、萎缩性皮炎、局限性硬皮病样病变。患者可经历一个或所有阶段，也可能直到第二或第三期才出现症状。受累组织表现为淋巴细胞和浆细胞浸润，可出轻微的血管炎和多细胞性血管闭锁，但一般不会发生组织坏死。与梅毒患者相比，无肉芽肿、梅毒瘤、多核巨细胞和纤维蛋白样坏死 [36]。

近年已成功对螺旋体全基因组测序，并研发出用于研究莱姆病发病机制的小鼠和灵长类动物模型。动物模型显示，炎性先天性免疫应答在疾病的发病机制中至关重要，遗传因素对于决定症状的严重程度是非常重要的。

莱姆病的诊断通常依赖于临床特征、疫区接触史、酶联免疫吸附法和蛋白印迹检测到伯氏疏螺旋体的特异性抗体 [35]。因为存在假阴性和假阳性结果，抗体检测必须采用疾病预防控制中心的标准进行准确判读。此外，伯氏疏螺旋体可以引起无症状感染，此时，因其他疾病引起的症状有可能被误归因于莱姆病。

螺旋体对多西环素高度敏感，但对青霉素的敏感性不高。其他有效的抗生素包括阿莫西林、红霉素、头孢呋辛、头孢曲松等。类固醇用于严重的心肌炎和关节炎。疾病早期即得到控制的患者，特异性抗体通常在体内存在数月，之后有再次感染的可能。出现晚期临床症状如关节炎的患者，治疗成功后抗体滴度下降，但血清学检测仍呈阳性。虽已研发出两种疫苗，临床试验也证实了其有效性，但是目前还未上市 [37]。

耳科表现

面神经麻痹是最常见的耳科临床表现，据报道发病率为 3%～11% [38, 39]。25% 的病例可表现为双侧面瘫。面瘫见于疾病的第二期，各年龄段和性别的患者均可发生。起病急，持续数周到数月，面神经功能可完全自愈。既往可能有耳痛、同侧面部疼痛或感觉异常史 [40]。第二期虽然可以出现其他神经受损的特征，但面神经麻痹也可能是唯一的神经异常表现。抗生素和类固醇对面瘫持续时间和预后无效 [38]，但建议治疗并发症并预防严重的晚期并发症出现。手术治疗无效。面神经麻痹的确切病因和组织病理学尚未阐明。其他受损的周围神经组织学表现为淋巴细胞和浆细胞的嗜神经性和血管周围浸润。慢性严重的神经病变、脱髓鞘和神经纤维损失，类似于沃勒变性 [36]。神经损伤是由螺旋体的炎症反应引起的，还是由免疫介导引起的附带现象，目前尚不清楚。

在疾病的第二期，明显的耳科表现是耳垂上出现深红色和紫色结节，是一种罕见的皮肤病变，称为淋巴细胞瘤 [35]，由真皮层的良性增生性淋巴细胞滤泡组成 [36]。

听觉和前庭的临床表现包括 SNHL、突发性聋、位置性眩晕和梅尼埃样症状 [41-44]。需要更多的临床数据和颞骨研究，来证实这些初始研究结果。

（七）真菌病

真菌在环境中普遍存在，具有较低的内毒性。全身性侵袭性疾病的发生，反映了宿主的防御缺陷，如糖尿病酮症酸中毒、恶性肿瘤化疗、皮质类固醇治疗或获得性免疫缺陷综合征（AIDS）。曲霉病、黏菌病、念珠菌病、隐球菌病、球孢子菌病和组织胞浆菌病属于系统性真菌病，能引起播散性疾病，可累及颞骨。诊断依靠活检和真菌培养结果，治疗包括控制潜在诱因、坏死组织手术清创和全身化疗，通常使用两性霉素 B。

第12章　系统性疾病的耳部表现

耳科表现

沿咽鼓管和鼓膜张肌的上行感染可累及中耳和乳突，这在黏菌病中很常见（图 12-14）。慢性中耳炎症可出现重复感染[45]。中耳病变常累及周围结构，如颈内动脉血栓形成或破裂[46]。其他感染途径还有血源性栓塞播散，可出现整个颞骨的多发肉芽肿，并通过隐球菌感染累及中枢神经系统[47]。

（八）巨细胞包涵体病

巨细胞包涵体病由巨细胞病毒（CMV）感染引起。耳蜗受累一般是先天性感染，也可能是潜伏期激活，多见于免疫功能受损的患者。先天性感染可导致肝损伤、脑损伤、智力缺陷、失明和耳聋。巨细胞包涵体病导致的听力损失可以是进展性的，也可表现为突发性[48, 49]。

巨细胞包涵体病的颞骨组织病理学表现为中耳和内耳的特征性包涵体，包括耳蜗及前庭系统的非传感结构（图 12-15）。

二、肿瘤性疾病

虽然颞骨肿瘤在其他章节已有叙述（见第五分册第 49 章和第 50 章），但多发性骨髓瘤、白血病和转移性肿瘤这三种肿瘤，可伴有颞骨的临床表现，应在此提及。

（一）多发性骨髓瘤

多发性骨髓瘤是一种来源于 B 淋巴细胞的浆细胞性恶性肿瘤，其特征是血液和（或）尿液中存在异常的单克隆蛋白（M 蛋白）。男性发病率略高，中位发病年龄为 60 岁。临床表现是由多种浆细胞肿瘤所致，包括严重骨痛、病理性骨折、骨髓衰竭、肾衰竭、高钙血症和反复感染。

实验室检查包括血清或尿液电泳 M 蛋白阳性、正细胞正色素性贫血、高钙血症和血尿素氮升高。典型的影像学表现是溶骨性穿凿样骨质缺损，侧颅骨 X 线检查尤其明显。骨髓穿刺显示浆细胞浸润。既往治疗主要是应用烷化剂，如左旋苯丙氨酸氮芥和皮质类固醇，中位生存期约为 3 年。近年来，骨髓瘤治疗学取得了重大进展，治疗方案发生了重大变化，包括造血干细胞移植、支持性治疗（如双膦

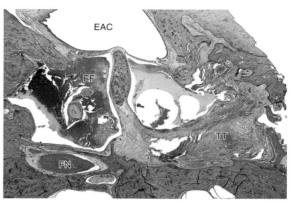

▲ 图 12-14　37 岁糖尿病患者毛霉菌病
炎性细胞侵袭破坏鼓膜张肌（TT），中鼓室可见血性渗液（EF）
（12.35×）。EAC. 外耳道；FN. 面神经

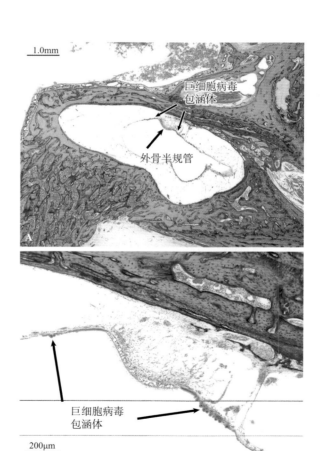

▲ 图 12-15　足月男婴的颞骨细胞学，出生后第一天死于巨细胞包涵体病和坏死性小肠结肠炎
右侧颞骨正常，但左侧前庭迷路内可见大量巨细胞包涵体，图示外骨半规管。双侧耳蜗均未发现包涵体

酸盐和促红细胞生成素），以及新型药物（如沙利度胺、利那多胺和硼替佐米）的应用[50,51]。

单一浆细胞瘤（无骨髓浆细胞增多）少见，可发生在骨（单发骨浆细胞瘤）或软组织（髓外浆细胞瘤），如颞骨。青年多见，小于30%的病例与M蛋白相关，无疼痛表现，生存期10年以上。局部放疗（40Gy）通常有效。需定期检测血清和尿液球蛋白，并进行骨骼X线检查，以及时发现其转化为多发性骨髓瘤。

耳科表现

多发性骨髓瘤常累及颞骨，影像学检查显示颅骨和颞骨的溶骨性圆形缺损（图12-16和图12-17）。显微镜下，岩骨骨髓腔常充满骨髓瘤细胞，耳囊内可见离散的溶骨性病变（图12-18）[52]。颞骨受累的症状，通常被弥漫性病变的临床表现所掩盖。少数病例，颞骨症状是骨髓瘤的特征性症状[53]，或是唯一表现（颞骨浆细胞瘤）[54]。临床症状包括非特异性听力下降、耳鸣、眩晕、耳痛和面瘫[55]。

（二）白血病

白血病可累及颞骨，常见于中耳和乳突气房包括鼓膜的黏膜下层（图12-19），和岩尖骨髓内（图12-20）[56,57]。疾病本身或化疗所致的免疫缺陷，通常可导致中耳和乳突的继发性细菌感染。出血可发生在中耳、乳突或内耳，与浸润相关。临床表现为中耳积液，中耳及乳突的急、慢性充血，鼓膜增厚，传导性聋，SNHL（包括突发性SNHL），眩晕，面瘫，以及耳郭或外耳道的皮损[58,59]。

粒细胞肉瘤，又称绿色瘤，是由幼稚髓样细胞组成的一种局部的髓外肿瘤。起病与急慢性粒细胞白血病有关，可发生在白血病之前、同时或之后。病变可发生在颞骨[60-62]，耳部症状可以是首发症状。治疗为局部放疗和全身化疗。

（三）淋巴瘤

与内耳白血病浸润相似，由于中耳和内耳出血或恶性浸润性病变，霍奇金淋巴瘤和非霍奇金淋巴瘤都可能导致听力损失（图12-21）[63]。

（四）转移性肿瘤

继发性恶性肿瘤通过血液传播常累及颞骨。常见的原发部位（按发病频率递减）是乳腺、肺、

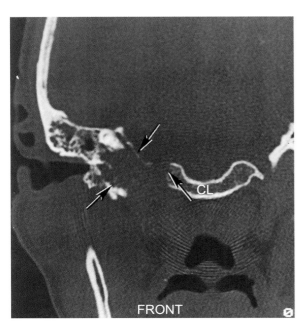

▲ **图 12-16　72 岁男性，多发性骨髓瘤**
冠状位 CT 显示斜坡（CL）、岩骨、中耳及颈静脉孔区巨大溶骨性病灶（箭）。临床表现为面神经麻痹和耳漏

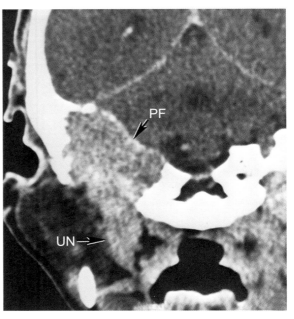

▲ **图 12-17　与图 12-16 同一患者**
冠状位 CT 强化扫描软组织窗显示一轻微强化的肿块，乳突受损并累及后颅窝（PF）和上颈部（UN）

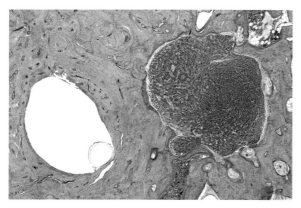

▲ 图 12-18　69 岁女性，多发性骨髓瘤

颞骨多处溶骨性病灶之一，骨边缘锐利，由未成熟的浆细胞组成（39.6×）

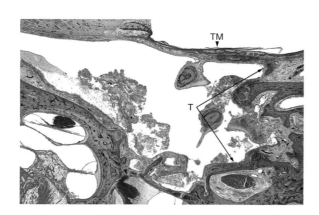

▲ 图 12-19　9 岁男童，急性淋巴细胞白血病，死前 10d 诉耳痛，耳镜检查显示鼓膜（TM）充血

鼓膜和中耳黏膜见肿瘤细胞（T）浸润，中耳腔见脓性渗出（12.35×）

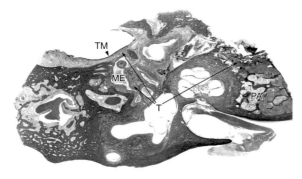

▲ 图 12-20　38 岁男性，急性骨髓性白血病

鼓膜（TM）、中耳（ME）和岩尖骨髓腔见白血病浸润（T）（PA，6.7×）

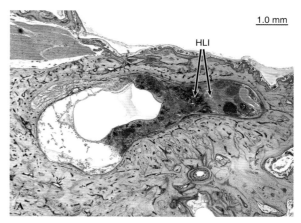

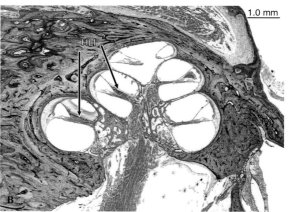

▲ 图 12-21　细胞学检查，58 岁男性，死于非霍奇金滤泡淋巴瘤，确诊时 52 岁，接受过放疗和化疗

58 岁时，左耳突发性听力丧失，右耳快速进展性耳聋，并出现眩晕。听力检查显示左耳极重度聋，右耳重至极重度聋。A. 耳蜗外淋巴中有明显的出血和淋巴浸润（HLI）；B. 外半规管的外淋巴隙 HLI

前列腺和皮肤[64]。病变多是溶骨性破坏（图 12-22），但有一些病变，如前列腺或乳腺，也可能是成骨细胞变化。岩尖和内耳道可能是转移的易发部位，尽管颞骨的任何部分均可能受累（图 12-23），耳囊似乎能抵抗肿瘤的侵袭[65]。

耳部症状一般不是恶性疾病的首发症状，常见于其他系统性症状之后。外耳道、中耳腔或耳咽管受累可导致传导性聋和疼痛，耳囊受累可能产生 SNHL、眩晕和面神经麻痹。脑膜癌的常见临床表现是快速进展的单侧或双侧 SNHL[66]。单侧 SNHL 类似桥小脑角肿瘤表现，双侧 SNHL 与免疫介导的内耳性疾病相似。诊断依赖于脑脊液细胞学检查。

三、骨性疾病

佩吉特病、成骨不全和骨硬化症，这几种全身性骨病能够累及中耳和颞骨，首发症状偶见于

颞骨，有时类似于耳硬化症的临床特征。

（一）佩吉特病

骨佩吉特病（畸形性骨炎）是一种病因不明、慢性可进展的疾病，以溶骨性和成骨细胞性改变为特征，主要影响中轴骨骼。遗传因素在佩吉特病发病机制中起重要作用，以外显完全的常染色体显性遗传方式遗传。目前已鉴定出 4 个易感位点，分别位于 18、6 号染色体，还有 2 个在 5 号染色体上[67]。某些个体中发现 *SQSTM1* 基因突变编码丝氨酸蛋白 1。电子显微镜和免疫组化研

究发现，病毒感染在佩吉特病的病因学中也发挥作用[68, 69]，具有潜在遗传易感性的易感个体，慢病毒感染进展发病。

40 岁以上人群的佩吉特病发病率是 3%，80 岁以上人群发病率是 11%[70]。男性多于女性。一般 60 岁左右出现临床症状，包括颅骨增大、进展性驼背，以及骨盆、股骨和胫骨的畸形。影像学（图 12-24 和图 12-25）表现为颅骨板增厚，颅骨密度不均不规则，内耳和内耳道的骨皮质边缘不清，尤其是在疾病溶骨期。抑制骨吸收的双

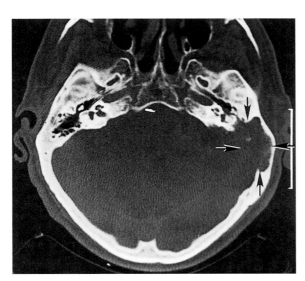

▲ 图 12-22　82 岁女性，转移性乳腺腺癌
轴位 CT 显示一个巨大的溶骨性病灶（箭）累及乳突、鳞部、耳囊和迷路

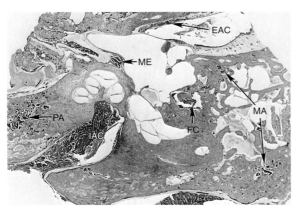

▲ 图 12-23　75 岁女性转移性乳腺癌
病变累及内听道（IAC）神经干、岩尖（PA）、外耳道（EAC）皮下组织、面神经管（FC）、中耳（ME）及乳突（MA，4.5×）

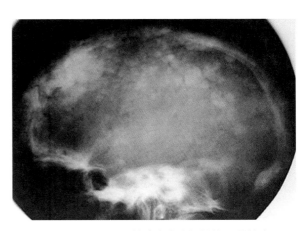

▲ 图 12-24　佩吉特病患者头颅侧位 X 线检查
颅骨板增厚，多发斑片状密度和扁平颅

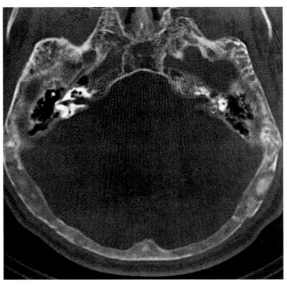

▲ 图 12-25　75 岁男性，佩吉特病患者轴位 CT
颅骨弥漫性扩张，双颞骨受累，出现明显的斑片状脱钙

磷酸盐是治疗有症状佩吉特病的主要药物[71]，其他药物还有降钙素、普卡霉素、伊普黄酮和硝酸镓。

耳科表现

佩吉特病临床表现有听力下降、耳鸣和轻度前庭功能障碍，面神经不受累。5%～44%的患者[70]出现耳聋，可以是感音神经性聋、混合性聋，极少数出现传导性聋。多数是混合聋，表现为骨导下降和相对平坦的气导。听力损失是进展性的，较同龄健康人群损失重。与最需鉴别诊断的耳硬化症相比，佩吉特病的特征性表现包括：发病年龄晚，60岁左右；较重的SNHL，且进展；颅盖骨增大；颞浅动脉及其前支变粗屈曲[70]；血清碱性磷酸酶升高；佩吉特病在颞骨的影像学证据。

已发表的临床组织学报道都没有明确耳聋的病理基础[72]，传导性聋不是由听骨固定引起的，SNHL也不是由蜗神经纤维受压引起的。手术治疗传导性聋通常是无效的。Monsell及其同事[73, 74]报道佩吉特病患者的耳蜗骨密度（在体定量CT检测）与纯音高频气导阈值及骨气导差之间，具有显著相关性。这只是疾病的一种表现，还是与听力损失机制密切相关，目前尚不明确。

骨佩吉特病的组织病理学表现多样，取决于破骨和成骨的相对活性。典型表现：骨髓骨的破骨吸收、血管密度增加和纤维组织形成。不规则的新骨形成，由于不规则曲面产生其典型的马赛克图案（图12-26）。骨变化分3个阶段：①早期溶骨阶段；②混合期；③成骨阶段。在颞骨可出现第四阶段，是非活性的骨佩吉特病到正常板层骨的重建阶段[72]。通常起源于骨膜骨，累及软骨和骨内膜骨。

（二）成骨不全

成骨不全（OI），又称van der Hoeve–de Kleyn综合征，是一种遗传性结缔组织病，临床特点是轻微创伤即可骨折的脆弱骨骼。80%～90%的OI患者两种1型胶原纤维基因（*COL1A1*和*COL1A2*）中的一种突变。这两种基因在OI患者中已鉴定出数百种的特异性突变。早期的先天性

成骨不全和迟发性成骨不完全分类，已被基于临床特征、影像学标准和遗传方式的四型分类法所取代。

OI 1型为常染色体显性遗传，临床表现最轻，与蓝巩膜、非变形骨折和正常身材有关，30%～50%的病例出现耳聋。OI 2型是最严重的一型，在子宫内出现多发骨折，可致死胎；因散发性的新突变发病，或常染色体隐性遗传。OI 3型的特征是多发骨折，儿童期和青少年期出现进行性加重骨畸形，出生时蓝巩膜，后呈白色，50%可出现耳聋；长骨细长，在骨骺附近突然变宽，呈弓形、脊柱后侧弯、漏斗胸、关节无力、牙齿畸形、颅骨缝间骨（图12-27和图12-28）；遗传方式多样，可以是常染色体显性遗传，常染色体隐性遗传，或是新突变致病。OI 4型是显性遗传，除巩膜是白色（正常）的，其他特征类似于OI 1型。耳聋发生率低于1型，为10%～30%[75, 76]。

治疗包括骨折的治疗、矫正畸形的足部矫形手术、矫形器械的使用以及社会心理治疗。骨吸收和骨代谢的有效抑制药二磷酸盐的应用越来越广泛[77]。其他研发中的治疗，包括生长激素的使用和异体骨髓移植。

耳科表现

OI患者可出现传导性聋和SNHL，约40%的患者为重度SNHL，且与灰白巩膜密切相关。20—25岁开始出现传导性聋，常伴蓝巩膜，15～20年后病情加重至需要就医[78]。耳聋与骨折的频率或严重程度之间没有相关性[76]。轻度OI患者可能仅诊断为类似于耳硬化症的传导性聋。耳聋出现早、声导抗声顺值高、儿童期轻微创伤或骨折而青春期后不再出现、OI家族史，以及蓝巩膜都是有用的诊断线索。

传导性聋提示听小骨结构发生了变化，锤骨柄部微骨折[79]、砧骨长脚脆弱、镫骨骨折或被吸收均有报道[78, 80, 81]。镫骨底板通常固定、增厚、质软、白垩状或颗粒状[82]。可以通过扩音或手术来重建听力[83-85]。镫骨切除术的疗效与耳硬化症相似，但手术要求非常精细。假体在砧骨周围卷曲可能会导致病理骨折，铂金带优于不锈钢丝[78]。

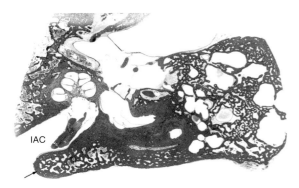

▲ 图 12-26　70 岁男性，颞骨佩吉特病
侵犯内耳道（IAC）后壁（箭），乳突大部分被佩吉特病骨质所取代（6.7×）

OI 2 型颞骨组织病理学（图 12-29 和图 12-30）耳囊软骨内层无骨化，纤维组织增多、血管增多，骨膜层薄且有缺损（图 12-30），镫骨脚常变薄不完整。OI 2 型的耳病理学与耳硬化症非常相似[86, 87]，须鉴别。病变累及耳囊的骨膜和软骨内层（图 12-29）可导致镫骨足板固定。

（三）骨纤维异常增生症

骨纤维异常增生症是一种病因不明、进展缓慢的慢性、良性骨异常疾病，其特点是正常骨被数量不等的纤维组织和编织骨所取代。可以是以多发骨损害、色素异常、内分泌功能障碍和女孩性早熟为特点的 Albright 综合征的一部分，也可以以单骨型或多骨型形式单独发病。单骨型多

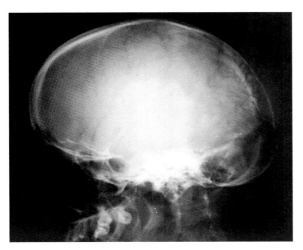

▲ 图 12-27　成骨不全患者颅骨侧位 X 线检查
可见缝间骨，尤其在后颅板

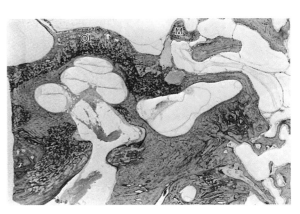

▲ 图 12-29　15 岁女孩，成骨不全
耳囊软骨和骨膜层被成骨取代，累及锤骨（M）颈（8.5×）

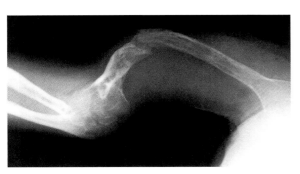

▲ 图 12-28　成骨不全患者手臂 X 线检查
病理性骨折，肱骨脱钙，肘关节明显异常

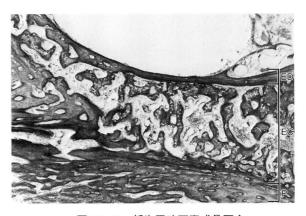

▲ 图 12-30　新生男孩耳囊成骨不全
纤维组织和血管腔的增加，软骨内（EC）和骨膜层（P）被细骨小梁所取代。骨内膜层（ED）正常（60×）

第 12 章 系统性疾病的耳部表现

见，通常发生在颅骨、肋骨、股骨近端或胫骨。多骨型患者 50% 以上病变在颅骨。

骨纤维异常增生症临床表现包括骨畸形、病理性骨折和脑神经麻痹。发病早，通常在儿童期发病，单骨型在青春期可静止，而多骨型持续进展，约 0.4% 患者可转化为肉瘤[88]。实验室检查，30% 的多骨型患者血清碱性磷酸酶水平升高，而血清钙磷水平一般正常。典型的影像学特征是边缘清晰的光滑或锯齿形放射透明区和毛玻璃样外观。也可见放射性密度增加区（图 12-31 和图 12-32）。组织病理学表现为正常松质骨被排列成螺旋状的纤维间质所取代，数量不等的、排列不规则的针状编织骨引起毛玻璃样影像学改变（图 12-33）。

在骨纤维异常增生症的细胞学和分子学基础方面已取得研究进展。病变由未成熟的间充质成骨细胞前体细胞组成。编码激动型 G 蛋白 α 亚单位的基因激活突变[89]，环磷酸腺苷升高，影响多个下游基因的转录和表达，最终导致病理损害[90]。治疗有双膦酸盐治疗、矫形手术矫治畸形和治疗病理性骨折[91]。

耳科表现

骨纤维异常增生症偶可累及颞骨，迄今报道约有 100 例[92-94]。其中，单骨型占 70%，多骨型占 23%，Albright 综合征占 7%。可累及整个颞骨，常开始于乳突或鳞部的无痛、缓慢进行性肿胀，最常见的临床表现是外耳道进行性狭窄伴传导性聋，发生于约 80% 的病例。这种变窄可能被误诊为外生骨疣，但骨纤维异常增生症发生在 20—30 岁，手术中见是质软、海绵状和沙砾样特点的血管。外耳道狭窄、角质碎屑滞留，可引起外耳道胆脂瘤。中耳和听小骨受累或耳咽管阻塞也可导致传导性聋。偶见面神经管受累，出现面瘫，累及耳囊出现 SNHL 和眩晕。中鼓室的孤立病灶类似于鼓室球瘤，表现为完整鼓膜后的红色肿块，伴有搏动性耳鸣和听力下降。

骨纤维异常增生症的治疗为对症治疗。手术仅限于活检和缓解功能障碍。外耳道狭窄可手术切除并行耳道成形术。由于异常骨纤维再生而引起的再狭窄，有时需要进行多次手术。与单纯的

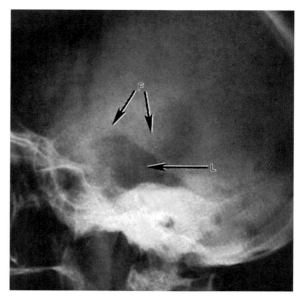

▲ 图 12-31 骨纤维异常增生症患者
颅脑侧位 X 线检查，显示疾病的溶骨期（L）和纤维期（F）。纤维期新骨骨针形成毛玻璃样外观

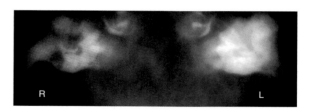

▲ 图 12-32 骨纤维异常增生症患者
冠状位 X 线检查显示新骨形成导致受累的左侧颞骨致密影

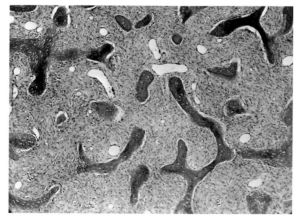

▲ 图 12-33 骨纤维异常增生症
纤维血管间质中不规则排列的编织骨针呈螺旋状排列（64×）

耳道成形术相比，扩大耳道成形和植皮的耳后外耳道下壁乳突成形术效果更佳，且能长期保持耳道通畅。由于可增加恶变率，禁忌放疗[88]。因可能出现面神经受累和传导性聋进展为极重度 SNHL，建议长期随访[90]。

（四）骨硬化病

骨硬化病是一种罕见以骨密度异常增加为特征的遗传性疾病[95-97]，因破骨细胞功能异常导致正常骨吸收功能障碍、而类骨质和软骨过度沉积钙盐的成骨细胞持续形成正常骨而形成骨硬化。骨硬化病分为四型，但非典型症状的患者很多，可能是其他分型。

恶性骨硬化病是一种常染色体隐性遗传病，发生于婴儿期，进展迅速，死亡率高。许多病例被证明是由于破骨细胞内膜泡质子泵的 TCIRG1 亚基编码基因突变所致。特点是累及骨髓导致贫血、血小板减少、肝脾肿大和易感染，侵及神经孔导致神经退行性病变。常表现为视神经萎缩、面瘫、SNHL、脑积水和智力障碍，通常在 10 岁或 20 左右死亡。骨髓移植是唯一有效的治疗方法。另一型常染色体隐性骨硬化病，由细胞质碳酸酐酶 II 基因突变引起，十分罕见（约报道了 50 例），与远端肾小管酸中毒有关。

常染色体显性骨硬化病 2 型是最常见的一型，又称为 Albers-Schönberg 病或大理石骨病。有正常的预期寿命，可能无症状出现。许多病例被证实是由 CLCN7 氯通道基因突变引起的[95]。临床表现为骨折发生率增加（骨质疏松的骨头外表坚固，但很脆弱），牙齿感染导致下颌骨骨髓炎，头部和下颌骨进行性增大，长骨呈棒状，脑神经病变（如进行性视神经萎缩、三叉神经感觉减退、反复面瘫和 SNHL）。手指、脚趾并指畸形和指甲畸形有助于临床诊断。影像学检查可见所有骨骼密度明显增加。

常染色体显性骨硬化病 1 型极为罕见，仅报道了 3 个家族，可能与染色体 11q12-13 上的一个位点有关[97]。此类型的骨硬化患者通常没有症状，部分患者可有疼痛和耳聋，是唯一与骨折增加率无关的一型骨硬化病。

耳科表现

恶性隐性骨硬化病的患儿及婴幼儿颞骨耳囊和听小骨的软骨内层主要由致密的钙化软骨构成[98]，乳突没有气化，镫骨呈胎儿形（图 12-34 和图 12-35），内耳外观正常，鼓室前庭窗龛裂隙[98-100]，但没有神经压迫的明显症状。患病儿童反复发作急性中耳炎、浆液性中耳炎、外耳道狭窄、传导性聋或 SNHL、单侧或双侧面神经麻痹[101-102]。

良性的骨硬化病类型——常染色体显性骨硬化病 2 型，颞骨明显硬化，乳突气房消失，咽鼓管和内外听道变窄。鼓室周的骨膜骨可过度外生（图 12-36），听小骨和卵圆窗壁龛骨化僵硬（图 12-37）。这些病变是传导性聋常见的原因。也可能出现 SNHL，但内耳外观正常。咽鼓管狭窄易导致分泌性中耳炎[103]。反复的急性面神经麻痹类似贝尔面瘫，可累及一侧或双侧面神经，是常见的临床表现。每次发作进一步减弱残余的面神经功能。儿童或年轻人出现复发性面神经麻痹，都应进行影像学检查，以确定是否有骨硬化病。建议对面神经行全程减压以改善复发性面瘫[104, 105]。

（五）囊性纤维性骨炎

囊性纤维性骨炎，又称 Recklinghausen 豪森病，是由甲状旁腺激素分泌过多引起的一种骨病变。典型表现是破骨细胞性骨吸收、骨髓纤维化、骨囊肿、骨痛和骨折。大多数情况下，是由腺瘤导致的原发性甲状旁腺功能亢进引起。其他表现与高钙血症和高钙尿有关。病变可累及颞骨[106, 107]，但临床中非常罕见。耳囊被不规则骨所取代，骨小梁排列松散，大小不一，形状各异，骨髓腔含纤维组织。累及颞骨的纤维性骨炎可引起 SNHL。

四、存储和代谢性疾病

（一）黏多糖贮积症

黏多糖贮积症（MPS）是由降解黏多糖的溶酶体酶遗传缺陷所引起的一组疾病。未分解的黏液多糖在细胞内堆积，形成空泡化的大细胞。迄今已发现 10 种酶缺乏症，分为 7 种类型或综合征。

第12章　系统性疾病的耳部表现

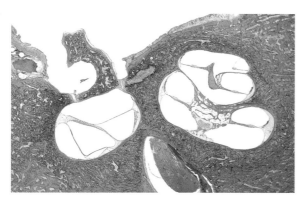

▲ 图 12-34　15 个月男婴，颞骨隐性骨硬化病
耳囊和镫骨的软骨内层由钙化软骨构成（12.3×）

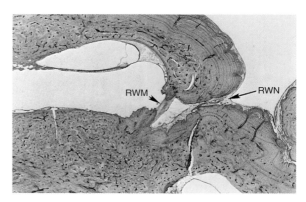

▲ 图 12-37　图 12-36 患者圆窗龛（RWN）骨化封闭
可见液体在圆窗膜（RWM）附近的壁龛中（18×）

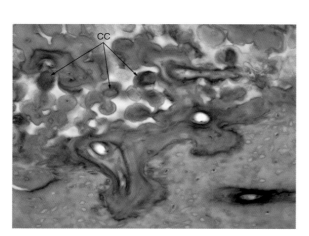

▲ 图 12-35　图 12-34 放大的颞骨
软骨内骨的钙化软骨（CC）呈密集染色，圆形至卵圆形
（396×）

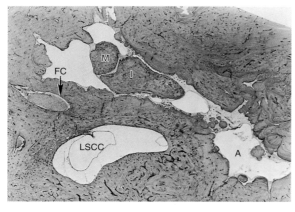

▲ 图 12-36　30 岁男性，骨硬化病
上鼓室周的致密板层骨过度生长，伴锤骨（M）和砧骨（I）
突入，面神经管（FC）狭窄（×9）。A. 鼓窦；LSCC. 外半
规管

除 Hunter 综合征（MPS 2）为 X 连锁隐性遗传外，其余均为常染色体隐性遗传。通过检测血浆或血清中特异性酶，或是成纤维细胞或白细胞的组织培养，可确诊。治疗主要是对症支持治疗，但黏多糖症也可采用酶替代疗法和骨髓移植或基因转移进行治疗[108]。

Hurler 综合征（MPS 1）是由 L- 艾杜糖酶缺乏导致硫酸肝素和硫酸皮质素的积累引起的。临床表现包括角膜混浊、面部异常、肝脾肿大、智力低下、多发性成骨异常、关节僵硬和疝等。影像学特征包括长骨增宽变短、腰椎发育不全及骨折导致脊柱后凸、蝶鞍扩大。死亡通常发生在 10 岁之前。

Hunter 综合征（MPS 2）是艾杜糖酶 -2- 硫酸酯酶缺乏导致，肝素硫酸盐和皮肤素硫酸盐积累引起的。该型与 Hurler 综合征相似，但无角膜混浊，患者可存活到成年。

Morquio 综合征（MPS 4）是由 N- 乙酰半乳糖胺 -6- 硫酸酯酶或 β- 半乳糖苷酶缺乏，导致硫酸角质素尿排泄过度所致。临床表现为脊柱骨骺发育不良。齿状突发育不全和颈椎脱位引起的脊髓压迫较常见，也可能是死亡原因。

耳科表现

MPS 听力损失可表现为传导性聋或神经性聋。传导性聋归因于咽鼓管功能障碍和中耳黏膜慢性增厚导致的分泌性中耳炎（图 12-38）。Hurler 综合征的中耳和乳突组织中存在未吸收间

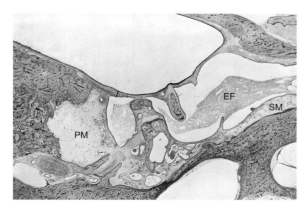

▲ 图 12-38 Hunter 综合征，24 岁男性

咽鼓管功能障碍导致中耳积液（EF）。黏膜下层（SM）增厚，后中鼓膜（PM）有未吸收的间充质组织（11×）

充质[109]，Hunter[110] 和 Hurler 综合征[111] 的中耳黏膜中均存在大细胞空泡化胞浆。SNHL 病因不明，有研究认为是神经元代谢异常所致[110–113]。

（二）痛风

痛风是由关节腔和皮肤结构内的单钠尿酸盐结晶沉积引起的一种代谢性疾病[114, 115]，结晶体刺激单核细胞和巨噬细胞产生白介素 −1 等细胞因子，导致炎症和组织损伤。痛风患者均有高尿酸血症（血清尿酸盐＞ 7mg/dl）。遗传因素影响肾脏对尿酸的清除，并与家族性高尿酸血症和痛风的发生有关。近年来研究表明，X 染色体和 16 染色体上的位点参与了高尿酸血症的发病机制[116]。痛风的其他危险因素包括饮酒、接触铅、使用利尿药、高血压和肾功能不全。

痛风的临床表现包括急性痛风性关节炎、结缔组织晶体聚集（痛风石）、尿酸尿石症及罕见的痛风性肾病。化验检查显示高尿酸血症、白细胞增多和血沉升高。痛风的诊断依赖于偏振光下发现关节液或痛风石内的尿酸盐晶体。急性痛风关节炎的治疗包括卧床休息、使用非甾体抗感染药和秋水仙碱。排尿酸药物，如丙磺舒，对于尿酸清除率降低的高尿酸血症患者有效。黄嘌呤氧化酶抑制药，如别嘌醇，对尿酸过量的高尿酸血症有效。

耳科表现

头颈部可出现多处痛风结石沉积[114]。耳郭的螺旋边缘是典型的受累部位。这种痛风石通常

无症状，不需要任何治疗。

（三）褐黄病

褐黄病是由遗传性同源酸氧化酶缺乏引起的一种罕见疾病。因尿液中存在尿黑酸又称为黑尿症。这种先天性代谢缺陷导致在富含胶原蛋白的组织中沉积了一种黑色素。患者通常在 20—30 岁出现症状和体征而就医。其表现包括慢性关节病、眼部和皮肤色素沉着、泌尿生殖道因慢性结石而阻塞，以及因影响主动脉瓣的慢性疾病而引起的心血管疾病。目前尚无有效的治疗方法，治疗以对症治疗为主[117]。

耳科表现

外耳有黄疸的表现，软骨是黄疸色素沉积的易发部位。在耳郭和头颈的其他部位，如鼻子、颊黏膜、扁桃体、咽、喉和食管，可以出现蓝色或棕色斑点。

五、胶原血管和自然免疫性疾病

耳部可以是自身免疫性的多种系统性（非器官特异性）疾病（如结节性多动脉炎、复发性多软骨炎、Cogan 综合征）的靶器官，也可能是免疫介导的（器官特异性）内耳疾病的唯一靶器官，导致伴或不伴有前庭功能障碍的进行性 SNHL。后者由 McCabe 提出[118]，但理论概念是由 Lehnhardt 在 1958 年提出的[119]。两组病变的颞骨组织病理学表现相似，内耳组织破坏和变性、淋巴细胞、浆细胞、巨噬细胞散在浸润，纤维组织和骨的局灶性或弥漫性增生，以及不同程度的内淋巴积水[120]。这些疾病的耳科学表现已有综述发表[121–123]。

（一）多发性硬化

多发性硬化（MS）是一种脑脊髓脱髓鞘疾病，大多数学者认为 MS 是一种免疫介导的疾病。MS 发病率为 2/10 万～150/10 万，以女性为主。症状涉及范围广，与耳科相关的主要是听力损失，尤其是言语识别能力的丧失以及前庭症状。目前尚不清楚这些症状是否是由于周围或中央听觉和前庭神经通路受损引起[124]。Hausler 和 Levine 的研究发现 MS 的听觉脑干电位异常，提

示其对听觉中枢的耳内时间辨别能力的影响[125]。

Ward 和他的同事们[126]报道了一名 48 岁 MS 女性病例，其颞骨和中枢神经病理学可供研究参考。虽然该患者没有听觉症状，但确有眩晕病史。包含耳蜗和前庭的内耳结构都正常，前庭症状归因于中枢神经系统内的前庭神经通路斑块。

（二）Susac 综合征

Susac 综合征是一种累及大脑、视网膜和耳蜗的微血管病变[127]。症状包括脑病、视网膜分支动脉阻塞导致的视力缺陷和 SNHL。耳聋形式不一，可以是快速进展或是渐进性的，以低频听力受损为主。磁共振显示幕上白质病变，并累及胼胝体。治疗为免疫抑制治疗，必要时可行人工耳蜗植入[128]。

最近报道了一例 Susac 综合征病例的颞骨变化[129]，51 岁女性，双侧低频 SNHL，磁共振结果符合 Susac 综合征。颞骨组织病理学表现为双侧耳蜗顶端广泛的退化，包括内外毛细胞、盖膜、血管纹、螺旋韧带和螺旋缘；血管纹内毛细血管闭塞明显，而耳蜗神经元形态正常；无膜迷路积水，前庭终器正常。

六、免疫缺陷性疾病

中耳和乳突感染可以是先天性和获得性免疫缺陷疾病的临床症状之一。偶尔，耳科表现是免疫缺陷性疾病的主要临床特征。

（一）原发性或先天性免疫缺陷性疾病

原发性或先天性免疫缺陷疾病可分为四大类。体液免疫缺陷性疾病的特点是不能产生抗原特异性的抗体。细胞外高级细菌，如流感嗜血杆菌、肺炎链球菌和化脓性链球菌，患者通常有反复发作的慢性呼吸道感染。诊断依赖于对免疫球蛋白亚型分析和特异性抗体评估。治疗是根据症状选用适当的抗生素和免疫血清球蛋白替代治疗。根据免疫球蛋白（Ig）缺乏症的类型、遗传方式及临床具体表现，对各证候进行分类，包括 X 连锁无丙种球蛋白血症（Bruton）、常染色体隐性无丙种球蛋白血症、获得性无丙种球蛋白血症（常见变异型免疫缺陷）、X 连锁高 IgM 免疫缺陷、选择性 IgA 缺乏症。

细胞免疫缺陷性疾病表现为部分或严重的 T 淋巴细胞功能缺陷。由于细胞内的低级机会性病原体，包括病毒、真菌、原生动物和一些细菌，患者通常具有复发性感染。诊断依赖于 T 细胞功能的定量和定性检测，常伴有抗体产生不足。综合征有胸腺发育不全（DiGeorge 综合征）、Wiskott-Aldrich 综合征、共济失调毛细血管扩张、慢性黏膜皮肤念珠菌病、高免疫球蛋白血症 E（Job 综合征）和严重的联合免疫缺陷。

吞噬细胞功能障碍主要是中性粒细胞功能障碍，使患者容易出现不同程度的慢性化脓性细菌或真菌感染。这一组疾病包括遗传或获得性的中性粒细胞减少症，如果病情严重，可出现暴发性脓毒症、由化脓性呼吸道感染导致的趋化缺陷，以及慢性肉芽肿病和白细胞异常色素减退综合征等杀菌障碍。治疗包括抗生素，中性粒细胞输血和骨髓移植。

补体系统缺陷包括个体成分或调节蛋白的缺陷，所有的补体缺陷都是遗传性的（通常是常染色体隐性遗传）。临床特征随缺陷类型的不同而不同，包括复发性奈瑟菌属感染（C5、C6、C7、C9 缺乏），复发性葡萄球菌感染（C3b 灭活体缺乏），狼疮样综合征（C1、C4、C2 缺乏）和血管水肿（C1 酯酶抑制药缺乏）。治疗主要时对症支持治疗。

免疫缺陷疾病的遗传基础和分子机制研究方面已取得了重大进展[130, 131]。因此，在 100 多种原发性免疫缺陷疾病中，大多数的诊断依靠分子技术。这些分子方法也使我们对各种疾病的病理生理学有了深刻的认识，能够通过新生儿脐带血筛查对许多疾病进行早期诊断。免疫缺陷综合征在人类基因治疗的发展中也发挥着重要作用，目前许多中心正在积极开展这方面的研究。

耳科表现

四类免疫缺陷疾病涉及耳科病变。体液免疫缺陷导致复发和持续的急性及分泌性中耳炎，慢性化脓性中耳炎及其并发症可能会进展，往往药物和手术治疗困难[132, 133]。选择性 IgG 亚型 2 缺陷的儿童，其中耳炎易复发[134]。DiGeorge 综合征是胸腺发育不全导致的 T 细胞缺乏，可表现为外、中、内耳不同程度的异常，伴有传导性聋、感音神经性聋或混合性聋[135]，Mondini 畸形发生率也很高。急性和慢性中耳炎的反复发作也可能是中性粒细胞趋化缺陷[136]、杀菌障碍（慢性肉芽肿病）[137]和补体系统缺陷[138]。

（二）获得性免疫缺陷综合征

获得性免疫缺陷综合征（AIDS）于 1981 年首次被发现，是由 HIV 引起的。HIV 是一种淋巴性病毒，主要攻击 T 辅助淋巴细胞，使患者容易受到大量机会性感染（见第 11 章）。

耳科表现

除儿童外，AIDS 患者的耳科表现并不常见，其中以分泌性中耳炎最为多见[139]。当耳科疾病确实发生时，其微生物学与非 AIDS 患者相似，只是增加了不常见的机会性生物体，如原生动物、真菌、病毒和分枝杆菌。

中耳及乳突表现包括急性中耳炎、急性乳突炎、分泌性中耳炎，大疱性鼓膜炎，这些感染的严重程度度各不相同，取决于患者的免疫状况。外耳疾病（如外耳炎和卡波西肉瘤）也可能发生。治疗前建议组织活检或鼓室穿刺，确定致病病原体。

耶氏肺孢子虫是一种罕见的机会性原生动物，是 AIDS 患者中耳和外耳疾病的常见病因。外耳道皮下肿物或起源于外耳道、鼓膜及中鼓膜的耳息肉，可导致传导性聋、耳漏或耳痛。理论上感染途径包括其他来源（如肺）的血源性传播、定植咽部经咽鼓管上升感染或雾化生物直接通过空气传播到外耳道[140, 141]。活检结果可见典型的病原微生物，口服三甲氧苄啶－磺胺甲噁唑治疗感染，效果好。由耶氏肺孢子虫引起的耳科疾病，可能是 AIDS 的首发和唯一症状[140-142]。内耳症状可表现为眩晕、耳鸣和 SNHL（包括波动性和突然性耳聋）[143, 144]。SNHL 病原多样，包括耳梅毒、隐球菌性脑膜炎、结核性脑膜炎、中枢神经系统弓形虫病和耳毒性药物[142, 145]。HIV 具有嗜神经性，本身就可能是 SNHL 的主要原因，而面神经也可能被带状疱疹（Hunt 综合征）

感染。

对 25 名 AIDS 患者的 49 块颞骨进行研究，Michaels 和他的同事们[146]发现 60% 是轻微中耳炎，20% 为严重中耳炎，24% 内耳和中耳内含巨细胞病毒包涵体细胞，8% 为迷路隐球菌病，4% 为第Ⅷ对脑神经卡波西肉瘤。他们的结论是：耳部对 AIDS 相关疾病的易感性并不低于其他器官，尤其易感染巨细胞病毒。随着越来越多的临床和组织病理学资料积累，AIDS 的耳科表现及其病理生理机制的范畴也在拓展。

七、遗传性缺陷

许多继发于遗传缺陷的综合征性疾病可能有耳科临床表现，包括耳聋或前庭功能障碍或两者都有。例如，由单基因突变（常染色体或性连锁）、线粒体基因突变或染色体异常引起的综合征。这些疾病超出了本章范畴，读者可以参考第五分册第 21 章或其他文献[147]。

有关参考文献的完整列表，请参见 expertconsult.com。

推荐阅读

Agrup C, Luxon LM: Immune-mediated inner-ear disorders in neurootology. *Curr Opin Neurol* 19: 26–32, 2006.

Cunningham MJ, Curtin HD, Jaffe R, et al: Otologic manifestations of Langerhans' cell histiocytosis. *Arch Otolaryngol Head Neck Surg* 115: 807, 1989.

Harris JP, South MA: Immunodeficiency diseases: head and neck manifestations. *Head Neck Surg* 5: 114, 1982.

Khetarpal U, Schuknecht HF: In search of pathologic correlates of hearing loss and vertigo in Paget's disease: a clinical and histopathologic study of 26 temporal bones. *Ann Otol Rhinol Laryngol Suppl* 145: 1, 1990.

McCabe BF: Autoimmune sensorineural hearing loss. *Ann Otol Rhinol Laryngol* 88: 585, 1979.

McCaffrey TV, McDonald TJ, Facer GW, et al: Otologic manifestations of Wegener's granulomatosis. *Otolaryngol Head Neck Surg* 88: 586, 1980.

McGill TJI: Mycotic infection of the temporal bone. *Arch Otolaryngol Head Neck Surg* 104: 140, 1978.

McKenna MJ, Kristiansen AG, Bartley ML, et al: Association of COL1A1 and otosclerosis: evidence for a shared genetic etiology with mild osteogenesis imperfecta. *Am J Otol* 19: 604, 1998.

Megerian CA, Sofferman RA, McKenna MJ, et al: Fibrous dysplasia of the temporal bone: ten new cases demonstrating the spectrum of otologic sequelae. *Am J Otol* 16: 408, 1995.

Michaels L, Suocek S, Liang J: The ear in the acquired immunodefi-ciency syndrome, 1: temporal bone histopathologic study. *Am J Otol* 15: 515, 1994.

Monsell EM: The mechanism of hearing loss in Paget's disease of bone. *Laryngoscope* 114: 598–606, 2004.

Nadol JB, Jr: Positive "fistula sign" with an intact tympanic membrane. *Arch Otolaryngol Head Neck Surg* 100: 273, 1974.

Rinaldo A, Brandwein MS, Devaney KO, et al: AIDS–related otological lesions. *Acta Otolaryngol* 123: 672–674, 2003.

Ryan AF, Harris JP, Keithley EM: Immune–mediated hearing loss: basic mechanisms and options for therapy. *Acta Otolaryngol Suppl* 548: 38–43, 2002.

Schuknecht HF: *Pathology of the ear,* ed 2, Philadelphia, 1993, Lea & Febiger.

Skolnik PR, Nadol JB, Jr, Baker AS: Tuberculosis of the middle ear: review of the literature with an instructive case report. *Rev Infect Dis* 8: 403, 1986.

Zoller M, Wilson WR, Nadol JB, Jr: Treatment of syphilitic hearing loss, combined penicillin and steroid therapy in 29 patients. *Ann Otol Rhinol Laryngol* 88: 160, 1979.

系统性疾病的鼻部表现
Nasal Manifestations of Systemic Disease

Ryan S. Jackson　Thomas V. McCaffrey　著

时凤坡　史　丽　译

第13章

要点

1. 典型的韦格纳肉芽肿病（WG）三联征涉及上呼吸道、肺和肾脏。

2. 抗中性粒细胞胞浆抗体对 WG 诊断的敏感性较高，但是阴性结果并不能排除诊断。

3. 用于 WG 诱导缓解的主要药物是环磷酰胺、甲氨蝶呤和（或）糖皮质激素。

4. 大约 40% 的结节病患者在肺外器官有肉芽肿性改变。结节病累及鼻和鼻窦相对较少，且大多数都是个案报道，所以鼻腔受累的真实发病率并不确定。

5. 83% 的活动性结节病患者血管紧张素转化酶会升高。

6. 获得性免疫缺陷综合征患者最常见的鼻部表现是慢性鼻炎。患者会因鼻腔干燥、结痂、鼻腔充血、鼻塞、鼻部疼痛或不适而就诊。

7. 鼻部 T 细胞淋巴瘤通常以鼻塞为首要临床表现，继而是流脓涕和浆液性涕。随着病情的进展，单侧的黏膜溃疡可扩展至硬腭、上颌窦和上唇，这有助于区分淋巴瘤与 WG，WG 多表现为弥漫性鼻腔黏膜溃疡。

8. 瘢痕性类天疱疮更有可能影响黏膜，而大疱性类天疱疮则局限于皮肤。其中 25%～50% 的患者出现鼻腔病变。通常累及鼻前区，表现为伴有疼痛的溃疡性结痂。

9. 原发性纤毛运动障碍以首发于儿童时期的慢性呼吸道疾病为特点，它可导致一系列症状，包括慢性鼻炎、鼻窦炎、支气管扩张、慢性咳嗽、中耳炎和不孕。

10. 在白种人群中，囊性纤维化（CF）是最常见的致命遗传性疾病，患病率在新生儿中为 1/2000。CF 是一种外分泌腺疾病，具有慢性肺病、慢性鼻窦炎和胰腺功能不全的临床特点。

　　系统性疾病能够以特定和非特定方式影响鼻腔和鼻窦。在某些情况下，鼻部症状可能是系统性疾病的首要表现。对耳鼻喉科医师和经常与他们共同治疗这些疾病的医学专家来说，了解系统性疾病在鼻部的不同表现是非常重要的。系统性疾病的鼻部表现通常伴有慢性鼻－鼻窦炎的症状，这些症状可能对标准治疗无反应，或者对标准治疗的反应很差。

　　影响鼻腔气道的系统性疾病一般会有 3 种形式的病理变化。首先，鼻腔组织的一般病理生理学变化，如继发于凝血功能障碍引起的复发性或严重性鼻出血；其次，鼻腔的独特黏膜组织学如遗传性出血性毛细血管扩张症，可能使原本轻微的病理过程更加严重和明显。在这种特殊的疾病中，毛细血管扩张症很少引起皮肤症状，但在浅表、易损伤的鼻黏膜血管中，则可能会引起严重的鼻出血（见第二分册第5章）；最后，系统性疾病可能影响鼻腔组织使其成为全身病变的一部分，如韦格纳肉芽肿（WG）。

一、肉芽肿性疾病

一些肉芽肿性疾病倾向于累及气道组织。它们包括 WG、Churg-Strauss 综合征和结节病。这些疾病通常以气道中的局部炎症反应为特征，特别是在鼻腔上呼吸道中。WG 可能是影响鼻腔最常见的肉芽肿性疾病。尽管结节病和 Churg-Strauss 综合征很少累及鼻气道，但也可能具有做出早期诊断的特征性表现。

（一）韦格纳肉芽肿（WG）

Friedrich Wegener 在 1939 年首次明确将 WG 定义为一种系统性疾病，其特征为坏死性肉芽肿伴上下呼吸道血管炎、系统性血管炎、局灶性坏死性或增生性肾小球肾炎[1]。典型 WG 三联征涉及上呼吸道、肺和肾。以前，WG 经常与导致中线肉芽肿或中线破坏的其他疾病混淆，这些疾病包括淋巴瘤、癌和感染性疾病。WG 还须与其他原因引起的肉芽肿性鼻 - 鼻窦炎区分，例如外伤性肉芽肿和可卡因诱导的病变。现在可以通过更精确的鼻部活检、组织病理学检查和抗中性粒细胞胞浆抗体（c-ANCA）检测来区分。

WG 的患病率约为 3/10 万，确诊患者的平均年龄为 55 岁[2]。男女患病率相似。根据后来的研究，超过 90% 的 WG 患者为白种人。其余 1%～4% 的患者是非裔美国人、西班牙裔或亚裔[3]。

患有 WG 的患者的鼻病症状可能包括鼻塞、流鼻涕和嗅觉丧失。这些症状可能会发展成为鼻炎、鼻窦炎、鼻中隔穿孔和（或）鼻腔气道狭窄。鼻内镜检查通常见鼻腔黏膜呈鹅卵石样、水肿和结痂[4]。由于 WG 的许多症状具有非特异性，甚至专家也有可能延误诊治。

根据临床特点 WG 可以分为以下 3 种类型。

1 型 WG 患者以局部症状为主，主要表现为上呼吸道症状，很少有全身症状。患者通常在几周后出现类似于上呼吸道感染症状，但对抗生素治疗无反应，并且 1 型 WG 患者通常伴有鼻部疼

痛、浆液性涕和鼻黏膜结痂。

2 型 WG 患者病情较重，最初可见全身症状，但不如 3 型 WG 严重。2 型 WG 患者的初始表现类似于 1 型，即一种特征性的持续性上呼吸道感染伴随着持续的鼻腔分泌物排出，发展为鼻部疼痛、压痛、浆液性涕、鼻黏膜溃疡和结痂。肺部受累时常伴咳嗽、咯血和胸部 X 线片中的空洞病变。

3 型 WG 是一种广泛播散的全身性疾病，通常包括上下气道受累，皮肤病变和进行性肾脏受累。3 型 WG 与 1、2 型一样存在鼻腔溃疡和相关症状，但其全身症状表现更明显。

1. 诊断

WG 的临床诊断依据病史和特征性鼻部症状。WG 中经常出现异常实验室检查，包括血沉、血红蛋白、血清肌酐和血清 c-ANCA 水平异常。这些血清学检查结合鼻腔活检可明确诊断 WG。

免疫荧光是根据染色区分抗蛋白酶 -3（抗PR3）抗体和抗髓过氧化物酶抗体的方法。抗PR3 抗体表现为胞浆型；抗髓过氧化物酶抗体表现为核周型[5]。c-ANCA 粗颗粒染色的特征是由中性粒细胞的嗜氨性颗粒中存在的抗蛋白酶 -3 和中性丝氨酸蛋白酶的抗体引起的。c-ANCA 的检测对于 WG 具有高敏感性，但是阴性结果并不能排除诊断。大量研究已经证实 c-ANCA 检测对 WG 诊断的特异性，甚至某些病例还有可能避免鼻部活检[6-8]。c-ANCA 滴度可用于监测疾病活动，因为滴度升高可能预示疾病的复发，尽管这种观点仍然存在争议。然而，将 c-ANCA 滴度增加作为密切监测患者复发迹象的指标在临床上是适用的。

鼻腔活检可以在局部麻醉和（或）静脉镇静下进行，可为诊断提供支持性证据。清理鼻腔内结痂，然后取鼻中隔、鼻底或鼻甲部分组织，以便为染色和培养提供充足的组织[8]。培养是必要的，可排除肉芽肿感染性病原体，如真菌和分枝杆菌。

2. 病理

WG 的组织病理学特征包括中、小血管炎，伴有壁内、偏心、坏死的肉芽肿性病变。典型的是动脉、小动脉、毛细血管、小静脉和静脉受

累，但大血管很少受累。小脓肿扩大并融合成更大的坏死区域的微脓肿。

3. 治疗

WG 患者常有多器官受累，最好由包括耳鼻喉科医生和内科医生或了解该疾病的专家在内的医生团队进行治疗。治疗通常基于疾病严重程度和受影响的器官系统[9]。患者常采用免疫抑制治疗以诱导缓解，然后调整药物剂量以维持缓解状态。用于诱导缓解的主要药物是环磷酰胺，甲氨蝶呤和（或）糖皮质激素。

环磷酰胺是一种破坏 DNA 复制和转录的烷化剂。目前用环磷酰胺治疗 WG 的标准方案是口服给药，2mg/（kg·d），最大剂量为200mg/d。一般维持 6 个月至 1 年，然后在症状消失后逐渐减量。

在症状比较局限的 WG 患者中，如 1 型WG，甲氨蝶呤可作为环磷酰胺的替代药物。它充当代谢物拮抗剂来抑制二氢叶酸还原酶以减少叶酸代谢。标准剂量从每周 0.25mg/kg 开始，可以增加到每周 25mg。这种情况通常会持续 1 年，它可以长期应用，可以逐渐减量，也可以停药。

无论是否已经应用环磷酰胺或甲氨蝶呤，均可再联合应用糖皮质激素。推荐的起始剂量为泼尼松 0.5～1.0mg/（kg·d）至最高剂量 80mg/d[9]。可在 1 个月后开始逐渐减少剂量，目标是在 6～9个月内完全停用该药。

在症状稳定后，甲氧苄氨嘧啶 - 磺胺甲异噁唑可对 WG 患者进行有效维持治疗[10]。虽然该药物的作用机制尚不确定，但已被证明可以预防复发，并且不良反应很小。

新的治疗药物已被证明对耐药病例有效。据报道，利妥昔单抗是一种嵌合单克隆抗体，可有效治疗耐药性 WG[11]。霉酚酸酯是一种通过抑制肌苷单磷酸脱氢酶阻断 DNA 合成和增殖来抑制淋巴细胞中鸟嘌呤合成的前药，也被证明可以减缓不能用环磷酰胺治疗的患者的病情[12]。

一旦疾病缓解，手术重建可用于恢复功能，包括纠正鞍鼻畸形和修复鼻中隔穿孔。功能性内镜鼻窦手术可用于某些慢性鼻窦炎患者。尽管术后反复鼻腔清创护理有助于保护黏膜以减少瘢痕

的形成，含或不含抗菌药物的生理盐水冲洗也是必要的。

（二）结节病

结节病是一种慢性、系统性肉芽肿疾病，能够累及体内几乎所有器官。常累及淋巴系统、肺、肝脏、脾脏和骨骼。虽然累及上呼吸道上皮不常见，但有时鼻部症状可能是该病的最初表现。

结节病的病因尚不清楚，但可能与各种刺激因素、化学物质（如铍和锆）、松花粉等被证实为确切病因[13]。也与细胞免疫和体液免疫异常有关。

结节病呈全球性分布，但北欧、美国南部和澳大利亚的发病率较高。通常发生在 20—40 岁。女性发病率略高于男性，黑人发病率是白人的10～20 倍。

大多数病呈良性进程，2 年内可自行消退，但 10% 的病例可能发展为肺纤维化。肺是结节病的主要受累器官，90% 的患者有胸部受累的证据，表现为胸腔内淋巴结肿大或肺实质浸润。约 40% 的结节病患者在肺外器官有肉芽肿性改变。

结节病累及鼻和鼻窦的相对较少，大多数都是个案报道，因此鼻腔受累的真实发生率尚不确定。组织学上证实结节病患者中鼻腔受累的发生率为 1%～6%[14,15]。鼻腔受累最常见的症状是鼻塞，但也可出现鼻出血、呼吸困难、鼻部疼痛、溢泪和嗅觉丧失。

鼻结节病通常影响鼻中隔和下鼻甲的黏膜。鼻黏膜干燥、质脆且伴有结痂[16]。黏膜下可见特征性黄色结节，这些结节是黏膜内肉芽肿的镜下表现，可在黏膜活检组织切片中发现。在较严重的病例中，可见不规则的息肉样黏膜胞质且易出血。更严重的浸润可导致鼻中隔穿孔，甚至口鼻瘘。

结节病中的鼻窦累及常伴有鼻黏膜受累。表现为鼻黏膜增厚或浑浊。一些鼻结节病患者有鼻骨病变；这种病变是对骨内肉芽肿的反应，可能表现为散在的骨质疏松或破坏区域。骨缝可能消

失，但看不到骨膜反应[17]。

1. 诊断

结节病的诊断要综合考虑组织病理学、影像学、免疫学和生化指标。鼻和鼻窦结节病的诊断可基于结痂、质脆的鼻黏膜、黏膜息肉样变或特征性黄色结节等临床表现。大多数鼻结节患者鼻窦 CT 和 X 线检查有异常，肺门淋巴结肿大或肺纤维化也很常见。在结节病的鼻黏膜中放射性镓吸收可能增加[18]。

实验室检查血清钙或尿钙的升高可能支持结节病的诊断。83% 的活动性结节病患者出现血清血管紧张素转换酶（ACE）升高。目前，该检查对于结节病的诊断和监测疾病复发非常有意义。值得注意的是，ACE 值也可能在肺结核（TB）、淋巴瘤、麻风病和戈谢病中升高；此外，梅毒血清学检测阴性也有助于诊断。在鼻黏膜中发现由多上皮样细胞和朗格汉斯巨细胞组成的非干酪样肉芽肿也可以确诊结节病。真菌和抗酸杆菌的阴性结果有助于支持诊断。

2. 病理

多发性非干酪样肉芽肿是结节病的组织学特征。肉芽肿中央为紧密排列的上皮细胞，周围有淋巴细胞和成纤维母细胞。肉芽肿内常见直径达 150μm 的多核巨细胞。结节病没有特异性的组织学特征，在肺结核、铍中毒、麻风病、过敏性肺炎、真菌病和慢性炎症过程中均有类似的肉芽肿[19,20]。

3. 治疗

大多数 I 期结节病可在 2 年内自行缓解而无需特殊治疗。超过 I 期的伴有 ACE 升高或肺外受累的结节病通常需治疗；这个原则适用于大多数鼻腔结节病。

鼻腔症状可用鼻腔盐水冲洗和鼻喷糖皮质激素治疗。继发感染应根据细菌培养结果合理选择抗生素治疗。对于某些患者的鼻塞或慢性鼻窦炎症状，手术可能有效。虽然这些方法不能从根本上治疗疾病，但它们可以改善症状并减少对系统治疗的需求[21]。

结节病的主要治疗方法是全身应用糖皮质激素。多数患者的症状可用口服泼尼松进行控制，剂量为 10～40mg/d[22]。如果患者在全身服用相对较高剂量的糖皮质激素时鼻部症状复发，可采用鼻内糖皮质激素局部治疗以减少口服剂量。

甲氨蝶呤已用于治疗鼻结节病，剂量为每周 30mg[23]。只有在使用全身性糖皮质激素禁忌时才应考虑使用甲氨蝶呤，因为其在结节病中的有效性尚未得到进一步证实。

（三）CHURG-STRAUSS 综合征

Churg-Strauss 综合征（CSS），也称为变应性肉芽肿性血管炎，影响中小型血管，通常男女发病率相似，平均发病年龄为 50 岁。在遗传学方面，已发现 CSS 与 HLA-DRB4 相关[24]。它是以支气管哮喘、嗜酸性粒细胞增多和系统性血管炎三联征为特征的肉芽肿性血管炎。CSS 由 3 个阶段组成：①具有过敏性鼻炎和哮喘的前驱阶段；②具有慢性嗜酸细胞性肺炎（Loeffler 综合征）或胃肠炎的嗜酸性粒细胞浸润阶段；③伴肉芽肿性炎症的全身性危及生命的血管炎。CSS 与鼻结痂和息肉有关，并且可以通过在 CSS 中存在鼻息肉和哮喘而区别 WG。尽管在 70% 的患者中发现了核周抗中性粒细胞胞浆抗体（p-ANCA），但 c-ANCA 检测结果在 CSS 中也常为阴性。CSS 的临床表现与结节病有区别，表现为哮喘、嗜酸性粒细胞增多和伴有坏死性肉芽肿的血管炎，这些都不存在于结节病中[25]。

1. 病理

组织病理学上，CSS 的特征在于中小型血管的坏死性血管炎。还可能存在坏死性血管外肉芽肿，并且血管和血管周围组织的嗜酸性粒细胞明显增多。

2. 治疗

治疗类似于 WG。尽管环磷酰胺可能对危及生命的病例或预后不良的患者有效，但应用糖皮质激素仍然是 CSS 的标准治疗方法[26]。最近已有新的靶向治疗方法。利妥昔单抗是一种消耗 B 细胞的单克隆抗体，对常规治疗难以控制的 CSS 患者仍然具有良好效果[27]。

（四）自身免疫性和炎症性疾病

自身免疫性疾病和炎症性疾病也可能影响

鼻腔。最值得注意的是，复发性多软骨炎可能影响鼻软骨，而鼻腔和鼻前庭皮肤的多软骨炎可能是系统性红斑狼疮的晚期表现。Sjögren 综合征是一种影响外分泌腺的全身性慢性炎症性疾病。它通常表现为干眼症、口腔干燥症和腮腺肿大。Sjögren 综合征患者可能会因鼻腔干燥导致的鼻腔结痂和鼻出血而就诊。

（五）复发性多软骨炎

复发性多软骨炎（RP）是一种罕见的风湿病，其病因不明，可导致软骨炎症。RP 通常在 40 岁左右发病，男性和女性发病率相同。估计发病率为 3/100 万[28]。

McAdam 及其同事[29]在一项前瞻性研究中指出：一半的 RP 患者患有耳软骨炎或关节病，但随着时间的推移，大多数患者会出现多系统受累。RP 最常累及耳部、鼻部、呼吸道和关节的软骨；这使得耳鼻喉科医师在诊断和治疗这种疾病过程中起到至关重要的作用。全身表现通常包括耳软骨炎、听觉前庭损伤、多关节炎、鼻软骨炎、喉气管软骨炎、眼部炎症和心脏血管炎。绝大多数患者死于呼吸道或心血管的受累。

典型的鼻部表现包括结痂、流涕和鼻出血。如果损伤引起软骨暴露并导致炎症反应，就会引发这些症状。慢性炎症可能会引起软骨破坏、鼻中隔穿孔，从而出现马鞍鼻。

1. 诊断

McAdam 及其同事[29]首先描述了 RP 的诊断标准，即在组织学确定的情况下需要出现以下 3 个或 3 个以上的情况：①双侧耳郭软骨炎；②非侵蚀性血清阴性炎症性多关节炎；③鼻软骨炎；④眼部炎症；⑤呼吸道软骨炎；⑥前庭损害。Kent 及其同事[28]提出了更严格的标准：除了 McAdam 标准之外，还需要在组织学上发现对类固醇有反应的 2 个或多个解剖部位的软骨炎。

RP 的实验室检查通常没有特异性，但红细胞沉降率、C 反应蛋白和抗核抗体等炎症标志物可能异常。正如 Zeuner 及其同事所描述的，RP 和 HLA-DR4 之间存在遗传学关联[30]。肺功能检查、胸部 X 线片、超声心动图、CT 和磁共振成像可能有助于确定诊断和了解疾病的程度。

2. 病理

RP 的组织学表现对诊断至关重要。鼻活检标本会显示软骨溶解、软骨炎和软骨膜炎。苏木精-伊红染色显示软骨失去嗜碱性，软骨膜可见淋巴细胞、中性粒细胞和浆细胞浸润。随着软骨的进一步破坏，巨噬细胞会浸润。软骨结构一旦被破坏，就会被纤维结缔组织取代。

3. 治疗

继发系统性侵犯和累及时，常选用免疫抑制药治疗。药物治疗通常选择糖皮质激素和细胞毒性药物。手术方案取决于器官系统的累及情况。手术针对器官系统，主要包括主动脉瓣修复或气道重建。

（六）肿瘤性疾病

最常见的具有鼻部表现的肿瘤性系统性疾病是鼻 T 细胞淋巴瘤。白血病和 B 细胞淋巴瘤也可能有鼻部表现，B 细胞淋巴瘤可能表现为鼻腔或鼻咽部的肿块，肿块增大常导致单侧鼻塞。急性白血病可表现为由上呼吸道感染或继发于鼻前部黏膜脆弱的鼻出血。

（七）T 细胞淋巴瘤

鼻 T 细胞淋巴瘤是一种很难诊断的罕见疾病，以前称为中线恶性网织细胞增生症或多形性网状细胞病。本病患者的长期缓解率较低；50% 的患者死于远处结外扩散或治疗后的复发[31, 32]。T 细胞淋巴瘤与副鼻窦和 Waldeyer 环淋巴瘤在表型上不同，Waldeyer 环淋巴瘤倾向于 B 细胞起源。

1. 诊断

鼻 T 细胞淋巴瘤通常以鼻塞为首要表现，继而表现为脓涕和浆液性涕。随着疾病的进展，单侧黏膜溃疡会扩展到上腭、上颌窦和上唇，这有助于与 WG 鉴别，后者常表现为鼻黏膜弥漫性溃疡。黏膜通常表现为苍白和质脆，常伴有广泛的结痂。鼻 T 细胞淋巴瘤经常发生口鼻瘘和鼻中隔穿孔，据报道其发生率为 40%[33]。通常一侧鼻部、面部、上腭和（或）眼眶广泛受累；在晚期病例中全身的症状更为显著，包括心神不安、盗汗、发热、关节痛[34]。

实验室检查与 WG 相似，然而，包括人类免疫缺陷病毒（HIV）在内的检测是重要的。如果异常组织和相邻正常组织的采样都足够，则鼻部活检可能有助于诊断。

2. 病理

T 细胞淋巴瘤具有多形态的淋巴浸润，包括成熟、不成熟和非典型淋巴细胞，浆细胞，组织细胞，嗜酸性粒细胞及巨噬细胞。浸润以血管中心性和血管浸润为特征，可导致血管闭塞和局部组织梗死。这可能导致鼻 T 细胞淋巴瘤所见的快速组织坏死和缺血。活检标本的免疫组化研究通常显示 T 细胞相关标记物的存在，如 CD2、CD7、CD45RO 和 CD43 及自然杀伤细胞标记物 CD57[35]。

Epstein-Barr 病毒（EBV）与鼻 T 细胞淋巴瘤的关系已被多次报道。据多项研究报道，在 T 细胞淋巴瘤患者肿瘤细胞中检测到 EBV DNA 和 RNA 与 EBV 抗体高滴度相关[32,36,37]。EBV 在 T 细胞淋巴瘤发病机制中的致病作用已被提出，但仍有待最终确定。

3. 治疗

局部病变对放射治疗反应良好，化疗可能使病变范围较广或复发的患者受益。2004 年的一项研究表明，高剂量化疗和自体外周血干细胞移植可能是治疗复发性鼻腔 T 细胞淋巴瘤的有效选择[31]。目前，对于鼻腔 T 细胞淋巴瘤，为了控制原发病灶并预防早期播散，联合化疗方案也是最基本的治疗建议[32]。

二、免疫缺陷病

免疫缺陷在鼻科中有两方面特别重要。一是获得性免疫缺陷综合征（AIDS）的鼻部表现；二是因肿瘤和血液疾病化疗引起的医源性免疫缺陷所导致的感染。这两种免疫缺陷将会给诊断和治疗鼻部感染性疾病带来困难，这将在鼻科学实践中日益增加。

（一）免疫缺陷患者的鼻窦炎

免疫功能低下患者的鼻炎和鼻窦炎致病菌和正常人群相同，临床表现更为多样化，但其治疗方案基本相同，包括抗生素和（或）手术。眶骨膜或眶周脓肿的并发症可能比较隐蔽，在 CT 充分显示脓肿腔前，可以行开放手术进行治疗。

真菌性鼻窦炎很少出现在免疫功能低下的患者中，但对耳鼻喉科医生来说，诊断和治疗非常重要。曲霉菌和毛霉菌属是最常见的真菌。该类患者常有血性涕、面部疼痛和肿胀、发热和水肿等临床表现[38]。此疾病通常以侵袭性的方式迅速进展，导致面部蜂窝织炎、鼻腔和鼻窦黏膜坏死、脑神经麻痹、视力丧失和眼球突出。

1. 诊断

体格检查发现鼻腔或硬腭黏膜呈苍白色或灰色，或典型的黑色中鼻甲可以确定该诊断[39]。鼻腔疼痛和敏感性降低是一个可疑的征象。鼻腔病变应取小组织活检标本，进行培养和镜检，包括戈莫里银染色。鼻窦的 CT 检查可能会显示出具有破坏性的骨性病变，但对于免疫功能严重低下的患者，其临床问题往往被低估。

2. 治疗

治疗包括对发热性中性粒细胞减少症（如有）的标准治疗，糖尿病患者的血糖控制，以及活检或培养的毛霉菌或曲霉菌感染的药物治疗。目前的抗真菌治疗可以全身应用及鼻腔冲洗，包括两性霉素 B，伏立康唑和泊沙康唑。如果患者能耐受手术治疗，那么强烈主张行手术清创，手术范围可从内镜清创术到包含眶内容物剜除的上颌骨切除术和颅面部切除术。

（二）获得性免疫缺陷综合征和上呼吸道

艾滋病是一种综合征，其特征在于存在一种或多种机会性感染，这表明其存在潜在的细胞免疫缺陷，但是却没有任何其他明确的免疫缺陷原因[40]。众所周知，该病是 HIV 攻击 T 辅助细胞所导致的。

艾滋病最常见的鼻腔表现是慢性鼻炎。患者多因鼻腔干燥、结痂、鼻腔充血、鼻塞、疼痛或不适而就医。化脓性鼻炎可继发于巨细胞病毒感染。文献中报道的可引起鼻窦炎的其他病原体包括肺炎链球菌、流感嗜血杆菌、嗜肺军团菌、链格孢菌、新型隐球菌和棘阿米巴棘阿米巴原虫。

根据 Meiteles 和 Lucente 的报道，HIV/AIDS 患者鼻窦炎的初始治疗[41]，是抗生素和减充血药的经验治疗。若经验治疗失败，应行窦腔灌洗和培养并进行相应治疗。若反应不足，应行手术干预[41]。

艾滋病患者也可能患有良性和恶性肿瘤，可能会主诉鼻塞、听力下降或有恶臭鼻涕。鼻腔和鼻咽检查和活检的结果包括良性淋巴组织增生和鼻腔淋巴瘤。有报道显示 Kaposi 肉瘤也存在于艾滋病患者的鼻部皮肤、鼻腔、鼻前庭、鼻中隔和鼻咽部[41]。通常表现为鼻塞、鼻分泌物增多和鼻出血，体格检查可能显示结节状紫红色病变。如果可以，这些肿瘤可以采用支持治疗、化疗和放疗。

三、皮肤病

一些自身免疫性疾病或结缔组织病的鼻部症状并不常见。然而，一些有鼻部表现的严重疾病可能会导致发病率明显增高。它们是寻常型天疱疮、类天疱疮、硬皮病和白塞病。

（一）寻常型天疱疮

寻常天疱疮是一种常见的黏膜大疱性疾病，其特征为非瘢痕性大疱性皮炎，可能是自身免疫性病因[42]。口腔是头颈部受累最常见的部位，鼻黏膜受累仅占 10%。尽管更容易影响外鼻，并可见脱屑性溃疡性病变，但也有鼻中隔溃疡伴前部穿孔的报道。类固醇是治疗该病的主要方法，可能必须与其他免疫抑制药联合使用。

（二）类天疱疮

类天疱疮是一种以水疱和瘢痕形成为特征的罕见疾病；其病因被认为是自身免疫性的。类天疱疮可分为瘢痕性类天疱疮和大疱性类天疱疮两类：瘢痕性类天疱疮更可能影响黏膜，而大疱性类天疱疮多局限于皮肤。在 25%～50% 的受影响患者中可以发现鼻腔改变[43]。其中鼻腔前部是较常见的受累部位，多伴有疼痛的溃疡性结痂。瘢痕形成通常发现在鼻瓣膜区，但也可以影响鼻咽。瘢痕可能是双侧的，也可能会导致部分或完全鼻塞[44]。该病通常由皮肤科医生进行治疗，常应用氨苯砜和（或）免疫抑制药。

（三）硬皮病

硬皮病是一种病因不明的全身性疾病。其特征包括皮肤的对称僵硬和血管功能不全。头颈部的表现很常见，主要影响皮肤和口腔。鼻腔病变表现包括黏膜毛细血管扩张导致的鼻出血。治疗方面主要为对症治疗。

（四）白塞病

白塞病以口腔溃疡、生殖器溃疡和眼部炎症三联征为特征。在这种疾病的口腔中发现的典型的阿弗他溃疡也可以在鼻黏膜中发现。这些病变通常愈合后不遗留瘢痕，但可引起鼻漏、鼻中隔溃疡和疼痛。治疗方面主要是使用免疫抑制药，同时对症护理。

（五）遗传性出血性毛细血管扩张症

遗传性出血性毛细血管扩张症（Osler-Weber-Rendu 病）是一种以皮肤和黏膜血管结构异常为表现的常染色体显性遗传病。最常见的症状是鼻出血，是继发于鼻黏膜毛细血管扩张引起的自发性出血，出血可轻微或严重。治疗包括烧灼、激光消融、鼻腔植皮术、雌激素治疗和栓塞。反复烧灼可能导致鼻中隔穿孔（关于遗传性出血性毛细血管扩张症，详见第二分册第 5 章）。

四、黏膜纤毛疾病

鼻腔和鼻窦对抗感染的主要防御机制是黏膜纤毛系统。该系统的生理学最近才受到密切关注，其在鼻窦炎中的预防作用被纤毛功能不全综合征和囊性纤维化的黏液纤毛缺陷的作用所证实。用于评估纤毛功能的新技术能够更好地诊断这些疾病，早期诊断能干预其不良预后。

除了鼻中隔的最前端外，鼻腔所有的纤毛运动方向均朝向鼻咽部摆动。黏膜纤毛运动的方向与体位和重力无关。在缺乏纤毛上皮的区域，黏液层的牵引作用可使黏膜纤毛运动连接起来[45]。如果切下一块黏膜然后再植入，纤毛可继续以先前的方向摆动。

（一）原发性纤毛运动障碍

原发性纤毛运动障碍首次被描述与 Kartagener 综合征有关。原发性纤毛运动障碍的特点是儿童时期就出现慢性呼吸道疾病，可导致一系列症状，包括慢性鼻炎、鼻窦炎、支气管扩张、慢性咳嗽、中耳炎和不孕不育[45]。原发性纤毛运动障碍的发病率为 1/30000～1/15000，被怀疑是常染色体隐性疾病[46]。

1. 诊断

糖精试验可以诊断原发性纤毛运动障碍。该试验是将糖精钠片放置在患者的下鼻甲前缘后方。记录患者在放置片剂后感受到甜味所需的时间。正常人群的最长时间通常为 30min。测试结果可能会受到很多变量的影响，试验本身也不能确定具体病因。另一项测试是细胞学检查，是用小刷子从鼻腔采集活纤毛细胞。细胞学检查应间隔一段时间进行一次，纤毛摆动频率减少即可诊断。

2. 治疗

原发性纤毛运动障碍的治疗方案包括应用抗生素和进行鼻腔冲洗。手术适用于慢性或复发性感染，以通畅引流。即使采用适当的手术引流，也需要长期使用抗生素和鼻腔冲洗来控制症状。

（二）囊性纤维化

囊性纤维化（CF）是白种人中最常见的致命性常染色体隐性遗传性疾病，与染色体 7q31-32 上的突变有关[47]。囊性纤维化患病率在新生儿中为 1/2000[47]。CF 是由囊性纤维化基因缺陷引起的，该基因编码 CF 跨膜传导调节蛋白。这会影响黏液纤毛运输的黏膜成分，而不是纤毛本身。CF 是一种外分泌疾病，临床表现为慢性肺病、慢性鼻窦炎、胰腺功能不全以及肠道吸收不良[47]。患者来耳鼻喉科就诊的主要原因是鼻腔疾病，CF 的鼻表现包括单侧或双侧的鼻息肉，可导致阻塞性鼻窦炎。患者通常主诉鼻塞和流涕。

1. 诊断

尽管 CF 患者在就诊于耳鼻喉科之前就已经确诊，但对于儿童鼻息肉患者应高度怀疑此病。汗液氯化物测试可证实诊断。特异的鼻部症状包括间歇性鼻塞，伴有黏稠鼻涕和鼻息肉。慢性鼻息肉病可能会导致鼻梁变宽。前鼻镜和鼻内镜对充分评估鼻腔、确定阻塞和炎症程度很重要。影响学显示鼻窦发育不全，多是由长期慢性鼻窦炎导致的，以额窦最为明显。CT 上的其他常见表现包括鼻息肉、鼻腔外侧壁内侧隆起和上颌窦内黏液潴留。虽然几乎所有 CF 患者都有鼻窦疾病的影像学证据[48,49]，但仅有约 10% 患者有鼻窦炎症状[50]，因此患者病史对指导治疗十分重要。鼻窦分泌物培养能确定致病菌，内镜检查可能会在鼻窦中见到灰绿色分泌物；影响鼻窦最常见的细菌是铜绿假单胞菌和金黄色葡萄球菌。

2. 治疗

CF 患者的治疗往往是多学科的，治疗团队包括儿科医生、呼吸科医生、耳鼻喉科医生和传染科医生。CF 鼻部症状的治疗对于维持通畅的鼻气道和预防感染是很重要的，同时也需要针对致病微生物的长期抗生素治疗。鼻腔冲洗和鼻用类固醇常常是有益的。在药物治疗失败的情况下，可行鼻息肉手术和（或）鼻窦手术；所采取的治疗方法取决于鼻塞的程度、鼻窦炎症状的严重程度，以及患者和家属的意愿。关于外科手术干预在 CF 患者中的确切作用仍存在很多争议。考虑到严重阻塞性肺部疾病的可能性，手术应该经呼吸科医生和麻醉医生评估病情。

五、并发症

鼻部系统性疾病的并发症可能是由于局部组织破坏、肿块效应或继发感染导致。患者可能会主诉鼻炎或鼻后滴漏的症状，有些患者可能会出现阻塞性泪溢。局部组织破坏后，可能会出现鼻出血。此外，严重的破坏可能导致鼻中隔穿孔，这可能导致鞍鼻畸形。

急症

系统性疾病的鼻部表现很少出现急症。虽然很少发生紧急的鼻出血，但可能血量很大且难以控制，需要鼻腔填塞、栓塞或手术治疗。颅内受累可表现为精神状态改变或脑神经损伤，若眼眶受累可出现急性视力下降或复视。

第一分册

耳鼻咽喉头颈外科学基础

推荐阅读

Cohen P, Parnoux C, Mahr A, et al: French Vasculitic Study Group: Churg–Strauss syndrome with poor–prognosis factors: a prospective multicenter trial comparing glucocorticoids and six or twelve cyclophosphamide pulses in forty–eight patients. *Arthritis Rheum* 57: 686, 2007.

Hanson RD, Olsen KD, Rogers RS, III: Upper aerodigestive tract manifestations of cicatricial pemphigoid. *Ann Otol Rhinol Laryngol* 97: 493–499, 1988.

Kouzaki H, Kitanishi T, Kitano H, et al: Successful treatment of disseminated nasal T–cell lymphoma using high–dose chemotherapy and autologous peripheral blood stem cell transplantation: a case report. *Auris Nasus Larynx* 31: 79–83, 2004.

McDonald TJ: Wegener's granulomatosis of the nose. In McCaffrey TV, editor: *Systemic disease and the nasal airway (rhinology and sinusology),* New York, 1993, Thieme.

McDonald TJ: Nasal manifestations of systemic diseases. In Cummings CW, editor: *Otolaryngology: head and neck surgery,* ed 4, Philadelphia, 2005, Mosby.

Sanchez–Cano D, Callejas–Rubio JL, Ortego–Centeno N: Effect of rituximab on refractory Wegener granulomatosis with predominant granulomatous disease. *J Clin Rheumatol* 14 (2): 92–93, 2008.

Seo P, Stone JH: The antineutrophil cytoplasmic antibody–associated vasculitides. *Am J Med* 117: 39–50, 2004.

Slavit DH, Kasperbauer JL: Ciliary dysfunction syndrome and cystic fibrosis. In McCaffrey TV, editor: *Systemic disease and the nasal airway (rhinology and sinusology),* New York, 1993, Thieme.

Tami TA: Granulomatous diseases and chronic rhinosinusitis. *Otolaryngol Clin North Am* 38 : 1267–1278, 2005 .

系统性疾病的喉及气管表现

Laryngeal and Tracheal Manifestations of Systemic Disease

Kevin P. Leahy 著

周 超 译

要点

1. 系统性疾病在喉和气管的症状表现从轻微到严重不等，包括声音嘶哑、咳嗽、喘鸣和气道阻塞。
2. 许多影响喉表现的系统性疾病表现可能类似于喉癌。
3. 没有明显病变表现的声音嘶哑患者应该怀疑是否为系统性疾病。
4. 许多系统性疾病需要多学科治疗才能达到最佳效果，治疗可能涉及语言病理学、风湿病学、传染病学专家和耳鼻咽喉科医生。

影响喉和气管的疾病多种多样。他们的表现从轻度的声音嘶哑到气道阻塞，但幸运的是，大多数表现为前者。喉或气管疾病的，病变分为良性和恶性。但这并不容易分类，因为许多良性疾病表现类似恶性肿瘤，在活检之前都不能确定。因此，耳鼻咽喉科医生应保持警惕并在更广泛的范围内思考。这需要基本了解影响喉的各种疾病表现，并应成为耳鼻咽喉科医生重要知识储备部分。

本章重点介绍影响喉和气管的良性疾病。本章概述了许多可能表现在喉和气管的系统性和传染性疾病，并描述它们的病因，诊断和治疗方法。

一、韦格纳肉芽肿病

韦格纳肉芽肿病（WG）是一种多系统的炎性疾病，其特征是小动脉、动脉、毛细血管和静脉的坏死性肉芽肿和坏死性血管炎[1, 2]。它主要涉及上呼吸道和下呼吸道，包括喉和气管，也包括肾[1]。其他涉及部位有口腔、皮肤、关节（多发性动脉炎）和眼眶。在气道中，声门下和气管受影响更常见（图 14-1）。

气道受累通常发生在系统性疾病中，它可能是疾病的唯一表现。具体而言，10%～20%的 WG 患者因声门下受累和随后的狭窄而就医[1, 3, 4]。因此，当喘鸣被误认为是喘息时，患者可能被错误地诊断为患有哮喘。声门受累表现为声音变化。大部分 WG 患者抗中性粒细胞抗体（antiineutrophil cytoplasmic antibody，ANCA）检测结果阳性，c-ANCA 阳性率高于 p-ANCA。多达 20% 的呼吸相关疾病患者的 ANCA 检测结果为阴性[2]。

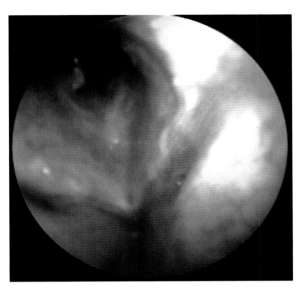

▲ 图 14-1　活跃的韦格纳肉芽肿病
可以看到黄色结痂和声门下变窄

WG 的气道常见症状包括声音嘶哑、咳嗽、咯血、呼吸困难、喘鸣和喘息。进行性呼吸困难伴喘鸣可能是气道受累的第一个信号，尽管肺功能测试和流量循环有助于鉴别胸廓外病变（即声门下狭窄）和肺实质病变[2]。表现为典型的吸气和呼气相变平的模式[2]。

WG 的治疗很复杂，通常需要采用多学科治疗。根据疾病的严重程度，全身表现用皮质类固醇和其他免疫调节药物治疗。一线治疗是类固醇加环磷酰胺[2, 4]。一旦病情缓解，即使用甲氨蝶呤或硫唑嘌呤[2]。WG 中的气道疾病是一个复杂的挑战，因为它经常独立于全身系统疾病而发生；治疗应根据症状和痛苦程度进行调整。在急性气道阻塞的情况下，气管切开术可以挽救生命[3-5]。然而目前的内镜技术，许多患者无须气管切开就可以治疗。虽然技术不同，但在狭窄部位注射类固醇是主要的治疗方法，使用局部丝裂霉素 C6 注射治疗也有报道[6]。根据狭窄的严重程度，可以使用刚性扩张器或球囊扩张器实现扩张[2-4]。二氧化碳激光也被用来治疗声门下狭窄[6]。对于严重的狭窄患者，可以使用支架或气管切开。最后，狭窄段的切除和再吻合这一步骤通常适用于狭窄较重和非活动期疾病。

二、复发性多软骨炎

复发性多软骨炎是一种罕见的炎症性疾病，病因不明，可引起全身软骨结构的间歇性炎症[7]。常见的受累部位有耳、鼻、眼、喉、支气管、肋软骨和关节。男性和女性受影响程度相同，每年发病率为 350/100 万[8]。所有年龄段的人都可能受到影响，但发病高峰出现在 40—50 岁。只有 14% 的患者在就诊时出现气道症状，但最终会有 50%～55% 的患者出现气道症状。诊断依据多种标准，首先由 McAdam 和同事[7] 描述，然后由 Damiani 和 Levine[9] 修改。最常见的是双侧耳郭软骨炎，呼吸道感染较少见，但危害大。在复发性多软骨炎患者中，有 25%～35% 的患者会出现自身免疫疾病[8, 10]。

涉及呼吸道会有严重后果。通常情况下，患者就诊时伴有声音嘶哑、咳嗽、窒息、气喘、呼吸困难、喉喘鸣音或压痛。当涉及喉、气管、支气管时，死亡率为 10%～50%[8]。不同程度的累及气道的治疗比较困难。喉受累时可发生上气道梗阻，影响远端气道时可发生气管或支气管塌陷。呼吸窘迫有两种机制：①由于喉气管软骨的破坏和纤维化导致中央气道塌陷；②炎症及瘢痕纤维化导致周围气道狭窄[11]。患者最终可能需要气管切开以开放气道。

影像学检查有助于诊断复发性多软骨炎。X 线片显示无糜烂性关节病[9]，应用气道透视可评估中央气道塌陷[11]，磁共振成像和计算机断层扫描（CT）可辅助诊断。典型 CT 表现为声门下狭窄、气管支气管腔狭窄、气管软骨致密钙化增厚、周围支气管狭窄、支气管扩张[11]，最常见的发现是气道壁增厚且光滑（图 14-2）[11]。磁共振成像对软组织炎症的可视化非常敏感，其在 T_2 加权图像上表现为高信号，在 T_1 加权图像上表现为钆对比剂增强[8]。

组织学检查显示软骨炎伴有混合炎细胞浸润，浸润物由多形核白细胞、淋巴细胞、浆细胞和嗜酸性粒细胞组成，取决于病变的取样阶段[7, 9]。主要的变化是基质黏多糖的损失，其次是软骨膜炎症反应[12]。

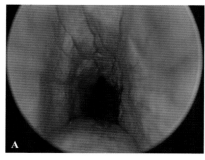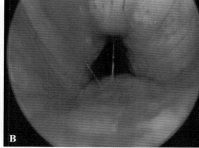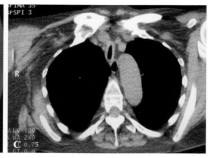

▲ 图 14-2　一名 65 岁女性近期插管后出现进行性气道症状，同时也有鞍鼻畸形

A. 吸气时内镜显示气管黏膜增厚，正常气管环缺失；B. 内镜显示呼气时气道塌陷。胸部计算机断层扫描显示气管壁增厚，部分塌陷；C. 胸部 CT 显示管壁增厚和部分塌陷

除了外科治疗，复发性多软骨炎还需要大剂量的皮质类固醇激素。维持治疗包括甲氨蝶呤和低剂量皮质类固醇。硫唑嘌呤、环磷酰胺、环孢素和氨苯砜已经在难治性病例中进行了试验[8]。据他们报道治疗难治性病例使用英夫利昔单抗，并阻断肿瘤坏死因子 $-\alpha$[13]。

三、结节病

结节病是一种病因不明的慢性肉芽肿性疾病。其特点是在发育的同一阶段形成非干酪样肉芽肿[14, 15]，并伴有结节簇，可累及体内任何器官系统[14]。9% 的结节病患者有头颈部表现[14]。第一例喉受累的结节病组织病理学诊断在 1940 年被 Poe 证实，尽管它在文献中有较早的描述[14, 15]。喉结节病的发病率估计在 1%～5%[14]。喉结节病虽然少见，但却是该病的唯一表现。

症状一般较轻，涉及广泛的组织。该病进展缓慢，以多次复发和缓解为特征[15]。喉部受累的典型症状包括声音嘶哑、呼吸困难、喘鸣、吞咽困难和咳嗽[14, 16, 17]。然而，患者可能没有症状。气道阻塞作为唯一症状的较为少见[14]。

声门上最常受影响，其次是声门下。声带经常不被影响。会厌是最常见的亚部位，其次是杓肌、杓会厌皱襞和假声带[14]。当怀疑气道受累时，喉镜检查是诊断的关键一步。

结节病喉的典型表现是"包缠状增厚"（图14-3）[15]。这种增厚是由于声门上的苍白、粉红色、弥漫性硬结和肿胀所致。纤维喉镜检查可发现水肿和红斑，点状结节，肿块病变和溃疡[14]。

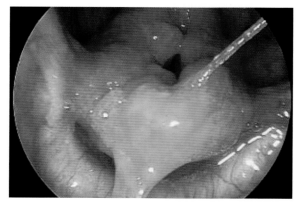

▲ 图 14-3　喉结节病

注意舌骨韧带和舌骨突出。会厌具有典型的结节状和头巾状外观

受累部位活检显示淋巴细胞浸润和非干酪样上皮肉芽肿[14]。病理表现可与其他肉芽肿性疾病相混淆，建议进一步研究和培养[14]。

喉部结节病可通过全身皮质类固醇激素来治疗。对于小而界限清楚的病灶，一些临床医生进行了皮质类固醇注射[14, 17]。当气道阻塞明显时，用二氧化碳激光或显微电动吸引器切除可避免气管切开。最好在病变无阻塞时进行治疗，以避免气管切开[17]。由于喉部受累，建议结节病患者开始出现气道症状时由耳鼻咽喉科医生评估[15]。

四、淀粉样变

淀粉样变是一种特发性疾病，其特征是细胞外沉积不溶性纤维蛋白。有趣的是，这些纤维蛋白的起源是通常可溶的变体。这些沉淀物最初由 Rokitansky 于 1842 年描述[18]。第一例喉部病例由 Borow 于 1873 年描述[18]。从那时起，淀粉样变很少有影响喉部的描述，仅占喉部良性肿瘤的0.2%[19]。然而，喉部淀粉样蛋白沉积最常累及头部和颈部[18]，其他沉积可发生在上消化道和下消化道的任何地方。

根据以下三个参数对淀粉样变进行分类：①构成沉积的原纤维蛋白；②淀粉样蛋白来源的前体蛋白；③相关疾病过程（原发性、继发性、骨髓瘤相关、家族性或血液透析相关淀粉样变）的临床描述[18]。喉淀粉样变通常是一种局部性和原发性疾病，但它可能与一种潜在的疾病有关，如多发性骨髓瘤[18]。

症状随淀粉样沉积而异。喉部最常见的位置是真假声带和喉室的沉积（图14-4）[20]。通常以声音嘶哑或咳嗽为主诉，但如果沉积严重，也可出现呼吸困难或喘鸣。

原发性病变的活检是诊断的主要依据。在光学显微镜下，在苏木精-伊红染色后，淀粉样蛋白呈现出非细胞、无定形、均匀的嗜酸性[18]。刚果红染色后，在偏振光显微镜下观察到亮绿色双折射的经典现象。其他应该进行的诊断测试包括全血细胞计数、肝功能测试、肾功能研究和尿液分析以寻找本周蛋白[18]。考虑到淀粉样变与多发性骨髓瘤的关系，建议向血液学家或肿瘤学家咨询。治疗的重点是保持气道通畅和改善嘶哑，同时尽量减少对发音质量的影响[18, 20]。治疗常规是在支撑显微喉镜下切除。显微电动吸引器切除和二氧化碳激光切除是目前常用的两种手术方式；淀粉样沉积物的复发很常见并采用切除治疗。很少需要气管切开。

五、类风湿关节炎

类风湿关节炎是一种常见的自身免疫性疾病，炎症涉及滑膜组织。女性患此病的概率是男性的2~3倍，其中25%~30%的病例与喉部有关。其症状从声音嘶哑、吞咽困难到癔症，甚至喘鸣不等[22]。

类风湿关节炎以两种形式影响喉部。在活动状态下，喉部急性受累，有压痛和红斑。喉镜检查常显示红、肿的杓状肌[23]。慢性型通常导致环构关节累及强直[23]。这可能导致双侧声带运动障碍，急需内科和外科治疗。

除关节受累外，声带还可出现黏膜下结节（图14-5）。其组织学表现类似于在身体其他部位发现的类风湿结节。大多数情况下，这些结节会导致声音嘶哑，当去除这些结节后，声音质量会得到改善[22]。有病例报告显示，接受氨甲蝶呤治疗的患者喉部出现巨大类风湿结节，导致气道阻塞[21, 23]。

六、天疱疮

天疱疮是一种罕见的影响皮肤和黏膜的自身

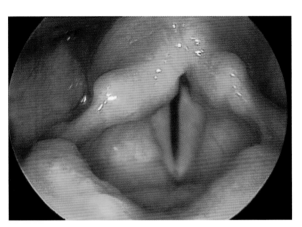

▲ 图 14-4 喉淀粉样蛋白沉积在声门上（右室带，会厌喉部表面）声带未受影响
患者因声音嘶哑和干咳而就医

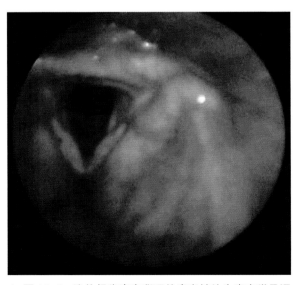

▲ 图 14-5 这位报告声音嘶哑的患者被认为患有类风湿关节炎
纤维检查显示双侧声带中部增厚

免疫性疾病，在表皮与真皮交界处松解导致水疱形成为特征，这是皮肤科医生最常遇到的疾病；然而，根据 Hale 和 Bystryn[26] 的经验，当鼻腔疾病存在时，喉部疾病并不少见。天疱疮仅发于喉部不常见[27]。大多数情况下，首先发现鼻腔或口腔病变。这种疾病最常见的喉部表现是声音嘶哑，尽管进行性喘鸣和呼吸困难可能是最初的症状[28]。在纤维镜检查中，声门上受累包括会厌、杓状会厌皱襞和杓肌黏膜是典型的表现。由于吞咽引起表皮脱落，部分病灶不具有典型的天疱疮外观。图 14-6 所示为棕黄色的纤维状基底部，有红斑晕[28, 29]。如果出现这种情况，应彻底检查口腔黏膜（头部和颈部[27] 最常见的天疱疮部位）和鼻腔[26]。由于潜在的炎症反应，普遍存在并可导致声门上狭窄。

天疱疮诊断依赖于组织活检。由于黏膜易碎，在内镜检查时应特别注意。经典的组织学特点是上皮内棘层松解[28, 29]。天疱疮通常有上皮下棘层松弛病变，有基底膜受累。在天疱疮中，直接免疫荧光具有细胞内模式；间接免疫荧光可以检测循环抗体的数量，并与疾病的严重程度相关[27]。

治疗以口服皮质类固醇为主。首先给予高剂量，然后逐渐减少到维持方案。硫唑嘌呤、环磷

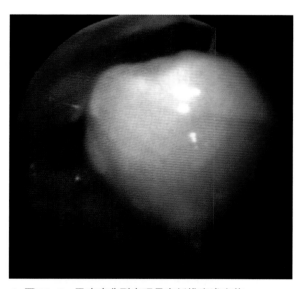

▲ 图 14-6　天疱疮典型表现是有纤维素渗出物
患者因进行性呼吸困难而就医。上消化道中通常看不到大疱，因为它们破裂脱落后留下纤维素渗出物

酰胺和环孢素已被用作天疱疮的维持药物[27, 28]。

七、百日咳

百日咳是由百日咳杆菌引起的。在美国，百日咳的发病率一直在增加[30]。它最初是一种儿童疾病，现在在婴儿、青少年和成人中更为常见。增加的原因尚不清楚，据报道，尽管接种了疫苗，但最高保护期限为 3 年，此后每年效力都在下降[31]。

被感染的成年人通常不会经历伴有发热和白细胞增多的卡他阶段，而是会出现严重、持久的咳嗽[32]。使用抗生素特别是红霉素进行治疗不会改变临床病程，但可以防止传播[30]。阿奇霉素也发现有预防作用。

八、肺结核

近年来，喉结核的临床表现发生了变化。通常，喉部结核是在伴有严重肺结核的情况下发展起来的，继发于含该病菌的痰液[33]。目前所见的大多数患者均无肺部症状或肺结核病史，理论上认为喉部疾病是血源性或淋巴性播散的结果[34, 35]。尽管有这些变化，最常见的症状是声音嘶哑[34-36]。其他症状有吞咽困难、吞咽痛、咳嗽和体重减轻。虽然未累及肺，但纯化的蛋白衍生物检测结果通常为阳性[37, 38]。

喉内病变的位置也随时间而改变。最常见的位置曾经是声门后部，但病变也可位于喉部其他部位已经常出现，例如声带、室带和杓状皱襞以及声门后部[33, 36]。病变可能是结节性的、外生性的，或者溃疡性[33, 36-38]，并且由于它们的外观，喉部结核有时被误认为是鳞状细胞癌（SCC）[36]。

喉部结核通常结合痰培养、抗酸杆菌活检标本阳性和 X 线片来诊断[36]。药物治疗可以减轻症状，改善声音嘶哑。喉结核患者在体检过程中，由于与两种病原菌并发症的发生率较高，应对患者进行人体免疫缺陷病毒筛查。

九、组织胞浆菌病

组织胞浆菌病是由具有两种形态的真菌荚膜组织胞浆菌引起的[39, 40]。美国的流行地区包括俄

亥俄和密西西比河流域。感染根据最初的接触情况而变化，它可以表现为急性或慢性肺部感染，也可以表现为具有全身症状的急性或慢性播散性感染[40]。这两种肺部感染具有自限性，除非同时存在免疫抑制（如人类免疫缺陷病毒）[39, 40]。急性播散性组织胞浆菌病是致命的[41]，而慢性播散性疾病通常表现为局灶性损害[39, 40]。

黏膜受累很常见，类似于鳞状细胞癌或结核的病变[42-44]。活检可显示不明确的肉芽肿伴巨噬细胞和多核巨细胞[40, 42]。周期性的acid-Schiff和Grocott-Gomori大亚甲基四胺-硝酸银染色可以显示细胞内H.荚膜[42-44]。溃疡开始时为扁平斑块状，无压痛，有溃疡后疼痛。治疗方法是静脉注射两性霉素B。

十、芽生菌病

引起囊胚菌病的微生物是真皮囊胚菌。这种土壤腐生植物在美国和加拿大随处可见，但在密西西比河和俄亥俄河流域却很流行[39]。肺是主要的进入门户，血源性扩散可导致其他器官受累。最易影响皮肤系统，喉部受累可占2%左右[39, 45]。在抗真菌治疗之前，芽生菌病的死亡率超过60%[39]。

喉部受累通常会以声音嘶哑为主诉[45, 46]。检查有外生肿块，但也有溃疡性病变。病变常见于声带，可延伸至室带。由于这些病变可能被误认为是喉鳞状细胞癌，活检对诊断至关重要。

典型的组织学表现包括急性和慢性炎症、小脓肿和巨细胞形成。主要表现为假性上皮瘤样增生[39]。真菌染色（如Gomori六胺银染色）显示该生物体为直径8～15mm的双壁球体[39]，单瓣宽芽。除组织学鉴定外，还在富集琼脂培养基中进行微生物培养。对于无并发症的病例，可给予长期口服酮康唑或伊曲康唑治疗。尤其是在中枢神经系统受累的情况下，两性霉素B也很有效。

十一、隐球菌病

隐球菌病是一种由新型隐球菌引起的全身感染[39]。隐球菌是一种酵母样真菌，具有厚的多糖囊，在鸽子粪便污染的地区发现[39]。与囊胚菌病一样，感染是通过孢子吸入造成的。非免疫缺陷患者的肺部疾病是亚临床表现。然而，在免疫缺陷患者中，可全身受累。中枢神经系统感染最常见，可导致脑膜炎。大多数喉受累的病例发生在免疫功能不全的患者中，少数病例发生于免疫功能正常的患者。声带是唯一受累部位，随后产生声音嘶哑。活检可见出芽酵母[39, 47]。在囊胚菌病中，可以发现假性上皮瘤样增生。根据感染的严重程度，治疗涉及两性霉素B或氟康唑[39, 47]。

十二、球孢子菌病

圣华金河谷热（San Joaquin Valley fever）是美国西南部和墨西哥北部的地方病，其致病菌为粗球孢子菌[39]。孢子吸入后60%的感染未被发现，其余40%的患者在感染后1～3周出现流感样症状[39]。大多数喉受累病例发生于播散性球虫样真菌病，症状包括声音嘶哑、疼痛、吞咽困难及气道喘鸣。两性霉素B是治疗的主要药物。

十三、放射菌病

放线菌病是一种慢性化脓性感染，其特征是硫颗粒分泌物的慢性化脓性窦道[39]。致病微生物是以色列放线菌，一种厌氧或微嗜氧、不耐酸、革兰阳性的微生物。这些微生物是口腔内源性的，可在龋齿、牙菌斑和扁桃体隐窝中发现[39]。颈面放线菌病占所有病例的50%～60%，喉气管病例均有报道[50]。治疗包括长期的抗生素治疗，主要是青霉素，也可用克林霉素[39, 50]。

十四、念珠菌病

影响喉部的念珠菌病往往与口腔和食管的感染有关。患者因化疗或获得性免疫缺陷综合征而免疫功能受损。使用吸入糖皮质激素的患者中已经发现孤立的喉部念珠菌病[51-53]。病变通常是红斑基底上的白色无柄斑块，可有溃疡。治疗的重点是消除病原体（如类固醇吸入器），并加入口服抗真菌药，如氟康唑[51, 53]。此外，念珠菌过度生长与气管食管穿刺发声假体失败有关。

推荐阅读

Damiani JM, Levine HL: Relapsing polychondritis—report of ten cases. *Laryngoscope* 89: 929–946, 1979.

Ellison DE, Canalis RF: Sarcoidosis of the head and neck. *Clin Dermatol* 4: 136–142, 1986.

Hale EK, Bystryn JC: Laryngeal and nasal involvement in pemphigus vulgaris. *J Am Acad Dermatol* 44: 609–611, 2001.

McAdam LP, O'Hanlan MA, Bluestone R, et al: Relapsing polychondritis: prospective study of 23 patients and a review of the literature. *Medicine (Baltimore)* 55: 193–215, 1976.

Polychronopoulos VS, Prakash UB, Golbin JM, et al: Airway involvement in Wegener's granulomatosis. *Rheum Dis Clin North Am* 33 (VI): 755–775, 2007.

Pribitkin E, Friedman O, O'Hara B, et al: Amyloidosis of the upper aerodigestive tract. *Laryngoscope* 113: 2095–2101, 2003.

Vrabec DP: Fungal infections of the larynx. *Otolaryngol Clin North Am* 26: 1091–1114, 1993.

Woo P, Mendelsohn J, Humphrey D: Rheumatoid nodules of the larynx. *Otolaryngol Head Neck Surg* 113: 147–150, 1995.

系统性疾病的口腔表现
Oral Manifestations of Systemic Diseases

第 15 章

Michael D. Turner 著

周 超 译

要点

1. 研究发现牙周病与动脉粥样硬化性血管病之间存在联系，因牙周病原菌和龈沟内血清学蛋白可引起全身炎症反应。然而，尚未证实这两种疾病间有直接的因果关系。

2. 对于某些易患亚急性细菌性心内膜炎的心脏瓣膜异常的患者，建议在某些牙科操作前预防性使用抗生素。如果操作得当，建议尽量少使用抗生素，以防止抗生素滥用，减少不良反应，降低耐药性。涉及牙龈、根尖周以及口腔黏膜的牙科操作可诱发心内膜炎。

3. 治疗心血管疾病的药物可导致唾液酸化，影响口咽部健康和功能。这些药物包括利尿药、钙通道阻断药和血管紧张素转换酶抑制药等。

4. 口腔癌的早期诊断、治疗至关重要，早期肿瘤的生存率远高于已发生局部和（或）远处转移的患者。

5. 头颈部恶性肿瘤患者在接受手术、放化疗前，必须进行口腔疾病的治疗（如龋病、牙周病和无保留价值的患牙）。

6. 脑血管病患者的运动、感觉和认知障碍有损口腔健康功能。脑血管疾病可导致永久性口腔感觉、运动障碍，导致舌体功能受限、上下唇闭合不良。可导致进食饮水困难，义齿使用障碍以及视觉空间障碍等。

7. 对于正在行抗凝治疗的患者进行简单的口腔操作时，如果操作和止血得当，不必停用抗凝药。

8. 舍格伦综合征是一种与上皮组织炎症相关的全身自身免疫性疾病，最常见的症状为口干和唾液腺功能障碍。

9. 口腔颌面部最常见的病毒感染为单纯疱疹病毒 1 型（HSV-1）和水痘 – 带状疱疹病毒（VZV）感染。临床上可表现为唇疱疹或原发性疱疹性龈瘤炎，或急性、疼痛性口腔带状疱疹（VZV）。

10. 最常见的口腔真菌感染是白色念珠菌感染。有许多因素可导致口咽部白色念珠菌的过度生长，包括内分泌紊乱，如糖尿病；免疫抑制；营养不良；药物，特别是长期使用抗生素和免疫抑制药；唾液腺功能障碍；可摘义齿；口腔和义齿卫生不良。

11. 扁平苔藓是一种口腔黏膜慢性、自身免疫性疾病，遗传倾向、情绪压力、药物、食物或过敏等可诱发扁平苔藓。

第 15 章　系统性疾病的口腔表现

口腔对于人体生理功能有重要作用，具有摄食、饮水、沟通和保护人体免受有毒物质的侵害等功能。多个头颈部和口腔内的组织结构经过进化演变以完善这些功能，包括：面部表情肌、咀嚼肌和吞咽（包括舌）相关肌群；口腔黏膜、牙和牙周组织；唾液腺；味觉和嗅觉受体。这些组织器官持续协同工作，以维持人体正常营养，保护上呼吸道、上消化道，并提供食物中潜在危险物质的化学感受器信息。人体这些组织结构、生理功能在一生中大多可保持完整，但许多系统性疾病及其治疗（如药物、手术、头颈部放化疗）可对口腔健康造成严重的损害，会导致疼痛、营养不良、感染、沟通障碍和生活质量下降。

许多系统性疾病首先表现为口腔症状，这可以通过无创手段进行检查。唾液和龈沟液可取代某些血清学检查，口腔上皮细胞学检查可为全身疾病提供诊断。对正常口腔和疾病认知有助于提高医生对许多系统性疾病的预防、诊断和治疗。治疗全身疾病的某些口服药物可影响口腔健康（表 15-1 和表 15-2）。这需要对医疗保健采取多学科结合，涉及医学和牙科学的许多专业[1]。

本章的目的是概述常见疾病在口腔临床表现及治疗。这可为认识和治疗多种口腔疾病提供帮助，有利于预防某些口腔疾病的发生。

表 15-1　与系统疾病相关的口腔疾病及其治疗

系统疾病	病因	口腔状况	治疗
凝血功能障碍	抗凝治疗 化疗 肝硬化 肾脏疾病	出血风险增加	改变抗凝治疗 限制牙槽外科手术 使用局部抗凝
免疫抑制	酒精性肝硬化 化疗 糖尿病 药物 器官移植疗法 肾病	微生物感染	适当抗菌药物治疗
关节置换	交通事故 骨性关节炎 类风湿关节炎		抗生素预防
放疗后遗症	头颈部放疗	唾液腺功能减退 黏膜炎 放射性骨坏死 龋病风险增加 吞咽困难 味觉障碍 咀嚼困难 微生物感染 受损义齿保留	经常使用氟化物 唾液替代品和兴奋剂 积极的口腔卫生和频繁的临床观察预约 疼痛管理
激素治疗	自身免疫性疾病 器官移植疗法	微生物感染 肾上腺风险增加 功能不全	适当的抗菌药物 用于牙科手术的类固醇补充剂
瓣膜损伤 / 心脏杂音	获得心脏缺陷 先天性心脏病 瓣膜移植	发生亚急性细菌性心内膜炎的风险增加	抗生素预防

表15-2 系统性疾病口腔并发症研究进展

药物类型	药 物	口腔疾病
镇痛药	阿司匹林 非甾体类抗炎药 巴比妥类药物、可待因	出血、多形性红斑 出血 多形性红斑
局麻药物	苯佐卡因、盐酸普鲁卡因、利多卡因	味觉障碍
抗心律不齐药物	普鲁卡因 奎尼丁	酰胺类反应 黏膜苔藓样反应
抗关节炎药 解热药 抗感染药	别嘌醇、乌拉宁、秋水仙碱、地塞米松、氢化可的松、左旋咪唑、D-青霉胺、苯丁酮、水杨酸盐、5-噻吩硫醚、金盐	味觉障碍、苔藓样口炎
抗生素	所有 红霉素 青霉素 氯霉素、环丙沙星、克林霉素、氨苯砜、异烟肼、磺胺类抗生素、四环素类 米诺环素 氯己定 氨苄西林、头孢氨苄、乙胺丁醇、氯化氢、灰黄霉素、林可霉素、甲硝唑、磺胺嘧啶、四环素	唾液腺功能障碍 过敏反应、疱疹性口炎 过敏反应、多形红斑、疱疹性口炎 多形性红斑 黑色素沉着 牙齿和舌体褐色色素沉着 味觉障碍
抗凝药	所有	出血
解痉药	卡马西平 苯妥英钠	多形性红斑、味觉障碍 多形性红斑、牙龈肿大、味觉障碍
止泻药	铋剂	舌体色素沉着
抗组胺药	所有 马来酸氯苯那敏	唾液腺功能障碍 味觉障碍
降压药	所有 钙通道阻断药 血管紧张素转换酶抑制药 氯霉素 肼屈嗪 甲基多巴 噻嗪类利尿药 米诺地尔、维拉帕米 乙酰唑胺、阿米洛利、卡托普利、二氮氧化物、地尔硫䓬、依那普利、乙炔酸、硝苯地平	唾液腺功能障碍 牙龈增生 水疱溃疡型口炎、寻常型天疱疮 水疱溃疡型口炎 狼疮样反应、多形性红斑 狼疮样反应和黏膜苔藓样反应 黏膜苔藓样反应 多形性红斑 味觉障碍
降血脂药	考来烯胺、氯贝丁酯	味觉障碍
抗真菌药	灰黄霉素 两性霉素B	多形性红斑、舌黑色素沉着 味觉障碍
抗肿瘤药	所有	口腔念珠菌病、口腔出血、复发性口腔病毒感染、口疮性口炎、疱疹性口炎
抗帕金森药	所有 左旋多巴	唾液腺功能障碍 味觉障碍

（续表）

药物类型	药 物	口腔疾病
抗反流药	所有 西咪替丁	唾液腺功能障碍 多形性红斑
抗甲状腺药	卡比马唑、甲巯咪唑、甲基硫尿嘧啶、丙硫氧嘧啶、硫尿嘧啶	味觉障碍
抗氧化剂	没食子酸辛酯	过敏性溃疡
镇静药	苯二氮䓬类	唾液腺功能障碍
螯合剂	青霉胺	溃疡和寻常型天疱疮
皮质类固醇 免疫抑制药 抗增殖药	所有 硫唑嘌呤、博来霉素、卡莫司汀、多柔比星、氟尿嘧啶、甲氨蝶呤、硫酸长春新碱 环孢素	口腔念珠菌病、口腔病毒反复感染、疱疹性口炎、味觉功能障碍 牙龈增生
降血糖药	磺酰脲类药物 格列吡嗪、苯乙双胍及其衍生物	多形性红斑 味觉障碍
肌松药	所有 巴氯芬、氯唑沙宗	唾液腺功能障碍 味觉障碍
其他	依替膦、单乙酸胺、碘苷、铁山梨糖醇、维生素 D	味觉障碍
心理治疗药物	所有 鲁米特、甲丙氯酯 吩噻嗪类 碳酸锂 盐酸三氟拉嗪	唾液腺功能障碍 多形性红斑 口腔色素沉着、迟发性运动障碍 多形性红斑、味觉障碍 味觉障碍
拟交感神经药物	安非他命、氨吡酮	味觉障碍
血管舒张药	盐酸巴米茶碱、双嘧达莫、硝酸甘油、奥昔非君	味觉障碍

一、心脏相关疾病

在过去 50 年中，缺血性心脏病、心肌梗死和高血压等心脏疾病仍然是人类死亡的首要原因。鉴于此类疾病为老年人的慢性常见病，随着人口老龄化，此类疾病的口腔症状及其治疗将更为普遍。

一些心血管疾病及其治疗都会影响口腔颌面部健康。心绞痛可以表现为颈部、锁骨和下颌骨、牙齿的牵涉痛。鉴别诊断必须涵盖牙髓炎、牙周炎、颞下颌关节紊乱病、牵涉性肌肉骨骼疼痛、中枢或外周神经系统疼痛和心肌梗死。

最近一些流行病学研究表明，心脏病与龋病、牙周病之间存在某些联系，但并非因果关系。在颈动脉粥样硬化斑块中发现了牙周病原体和龈沟中的某些血清学蛋白（特别是 C 反应蛋白），并且证明其能诱导血小板聚集。然而尚未有证据证实牙周感染是心血管疾病的危险因素。深度的牙周洁治会导致急性、暂时性全身炎症反应（C 反应蛋白、白介素 6 和内皮激活标记物可溶性 E 选择素和血管性血友病因子升高），以及轻度内皮功能紊乱[2-4]。虽然口腔疾病与心脏相关疾病之间似乎存在生物学联系，但基于目前研究提出治疗、干预建议仍没有根据[5]。

一些治疗心脏疾病的药物也会有损口腔健康。例如治疗高血压药物会导致唾液腺功能障碍

（如利尿药、钙通道阻断药和β受体拮抗药）、牙龈增生（钙通道阻断药）、口腔黏膜苔藓样反应（噻嗪类利尿药）和味觉障碍（血管紧张素转换酶抑制药、钙通道阻断药）。若药物有损口腔健康，医生可适当更改治疗方案[6]。

对于接受心脏移植并长期服用免疫抑制药的患者，必须评估潜在的口腔并发症。免疫抑制药会增加口腔机会感染的概率，如单纯疱疹病毒的激活和白色念珠菌的过度生长。环孢素是一种常用的预防免疫排斥的药物，据报道，它导致患者牙龈增生的概率高达13%～85%[7]。

医生在进行牙科治疗之前，必须了解患者的心脏状况。接受过抗凝治疗的患者可能因口腔黏膜出血而就医。框15-1列出了细菌性心内膜炎高风险患者。表15-3[8]列出了美国心脏协会推荐的抗生素预防使用方案。但英国国家卫生系统国家卫生和临床卓越研究所对接受牙科手术的高危患者进行抗生素预防的必要性提出质疑，在2008年的指南中指出，所有接受牙科治疗的患者都不必预防性使用抗生素[9]。目前在美国，牙科治疗患者预防性使用抗生素是标准方案，操作范围涉及牙龈、根尖周区域或口腔黏膜的有创操作。

虽然牙科诊疗环境和治疗可使心率和血压升高，但对于缺血性心脏病的患者辅以抗焦虑和镇痛治疗，可安全地进行牙科操作[10]。由于治疗过程中患者心率、每搏输出量和心输出量增加，仍

框15-1 心脏状况与心内膜炎产生不良结果的最高风险相关，因此牙科手术时进行预防是合理的

用于心脏瓣膜修复的人工心脏瓣膜或假体材料
既往感染性心内膜炎
先天性心脏病（CHD）*
未修复的发绀型CHD包括姑息性分流和导管
用假体材料完全修复先天性心脏缺损或器械，无论是通过手术还是通过导管介入，在手术后的前6个月†
修复后的CHD在修复部位或邻近假体贴片或假体装置的部位残留缺陷，抑制内皮
在心脏移植受者发生心脏瓣膜病

引自：Lockhart PB, Loven B, Brennan MT, Fox PC. The evidence base for the efficacy of antibiotic prophylaxis in dental practice. *J Am Dent Assoc* 2007; 138(4):458–474;
Wilson W, Taubert KA, Gewitz M, et al. Prevention of infective endocarditis: guidelines from the American Heart Association. *J Am Dent Assoc* 2007; 138(6):739–745, 747–760.
* 除上述条件外，不再建议对任何其他形式的CHD进行抗生素预防
† 抗生素预防是合理的，因为植入材料在手术后6个月内发生内皮化

表15-3 牙科操作过程中推荐使用的抗生素方案

部 位	抗生素	方案：术前30～60min使用	
		成 人	儿 童
口服药	阿莫西林	2g	50mg/kg
无法口服药物	氨苄西林	2g IM or IV	50mg/kg IM or IV
	头孢唑林或头孢曲松	1g IM or IV	50mg/kg IM or IV
口服青霉素或氨苄西林过敏	头孢菌素*	2g	50mg/kg
	克林霉素	600mg	20mg/kg
	阿奇霉素或克拉霉素	500mg	15mg/kg
对青霉素或氨苄西林过敏并且无法服用口服药物	头孢唑林或头孢曲松†	1 g IM or IV	50mg/kg IM or IV
	克林霉素	600mg IM or IV	20mg/kg IM or IV

引自：Lockhart PB, Loven B, Brennan MT, Fox PC. The evidence base for the efficacy of antibiotic prophylaxis in dental practice. *J Am Dent Assoc* 2007; 138(4):458–474;
Wilson W, Taubert KA, Gewitz M, et al. Prevention of infective endocarditis: guidelines from the American Heart Association. *J Am Dent Assoc* 2007; 138(6):739–745, 747–760.
* 或其他第一代或第二代口服头孢菌素等量成人或儿童剂量
† 头孢菌素不应用于有过敏史，血管神经性水肿或荨麻疹伴有青霉素或氨苄西林的患者
IM. 肌内注射；IV. 静脉注射

须谨慎使用局部麻醉药和肾上腺素。低剂量肾上腺素对患者的影响极小，对于稳定期的心血管病患者，可安全使用。对于可疑有心脏病史的患者，肾上腺素的最大给药剂量为 0.04mg，对于发作期的心脏病患者，必要时才可使用肾上腺素。

二、恶性肿瘤

口咽癌包括软腭、扁桃体、舌根和会厌等部位的恶性肿瘤，美国每年大约有 35 000 人发病。口腔和咽部恶性肿瘤占全美所有恶性肿瘤的 3.9%，这些疾病对口腔健康功能有直接、永久性损害。尽管过去男性口咽癌发病率较高，但截至目前口咽癌男女性患病比为 2 : 1。口腔癌的发病率和死亡率随着年龄的增长而增加，发病的主要危险因素为吸烟和酗酒[10]。

口腔癌常见症状为长期不愈的口腔病损、溃疡型白斑和红斑病变。疼痛不一定是口腔癌的表现，如果病损或肿物在 2~3 周内没有缓解，患者需就医明确诊断。其余 10% 的头颈部恶性肿瘤为唾液腺肿瘤和淋巴瘤。此外，大约 1% 的口腔癌起源于锁骨下的转移性肿瘤[11]。因此，头颈部疾病患者的视诊和触诊必须包含淋巴结、咀嚼肌和面部运动以及唾液腺。所有长期不愈的头颈部和口腔病损都需行活检明确诊断。

口腔癌的早期诊断和治疗至关重要，早期患者的生存率明显高于已转移的晚期患者。早期舌癌（Ⅰ和Ⅱ期）的 5 年生存率为 70.7%，而晚期舌癌（Ⅲ和Ⅳ期）的 5 年生存率仅为 36.7%[12]。因此，自 1980 年起美国癌症协会建议每 3 年对 20—39 岁的成年人进行一次口腔癌的相关检查，40 岁及以上成年人每年进行一次口腔癌症筛查[13]。对老年人，特别是无牙老年人尤为重要，因为他们就医次数较少。

大多数口腔癌的治疗将直接或间接影响口腔健康和功能。化疗可引起反复发作的黏膜炎、口腔炎、唾液腺功能减退、嗅觉和味觉障碍、食欲减退和口腔微生物感染。严重的口腔及咽部黏膜炎和反复的微生物感染可导致患者严重营养不良和脱水。由于口腔癌患者复发和死亡率较高，因

此需要牙科医生长期、密切随访。

口腔、口咽癌的治疗包括手术、放疗和化疗，治疗方案取决于肿瘤分期和局部侵犯程度。对于肿瘤范围广且淋巴结转移的患者，手术可导致严重的面部变形、吞咽困难、言语和咀嚼习惯的改变、牙关紧闭、感觉异常、唾液腺功能障碍、颈肩部活动受限等后遗症。术后辅助性放疗常用来杀灭残留和微小病灶，但放疗也有诸多不良反应，如黏膜炎、口腔炎、吞咽困难、永久性唾液腺功能减退、嗅觉和味觉改变、口腔微生物感染（如单纯疱疹病毒、水痘－带状疱疹病毒和白念珠菌感染），以及放射性骨髓炎。

另外，患者治疗前必须行口腔评估，以尽量减少手术、放化疗引起的口腔后遗症。无论患者有无牙齿，必须保持口腔卫生，并定期复诊，以降低骨质疏松症、口腔微生物感染和其他口腔病变的发生风险。

三、脑血管疾病

脑血管疾病的口腔并发症有运动、感觉和认知障碍。脑卒中会导致永久性口腔感觉异常和运动障碍，引起舌体功能障碍和口唇闭合障碍，导致进食和饮水困难、义齿使用障碍、视觉空间障碍等[14]。摄食、饮水障碍会导致营养不良和生活质量下降。脑血管病变的位置决定了口腔颌面部障碍的部位。左侧大脑皮质受损导致右侧口腔颌面部瘫痪和听觉、记忆、言语和吞咽困难。右侧大脑皮质病变会导致左侧口腔颌面部瘫痪，咽部吸气功能障碍，记忆和刷牙障碍等。口腔运动和感觉障碍可导致食物在牙齿和义齿周围、口腔前庭、舌下积聚，最终导致龋齿、牙周病以及口腔微生物感染，而由于患者缺乏主观感觉，此类情况将更为严重。有些患者可出现沟通、判断和记忆方面的问题，这将妨碍患者对疾病准确地描述和家庭护理的依从性。

抗凝治疗是脑卒中治疗的标准疗法，但可引起口腔黏膜出血、瘀斑和紫癜。对于使用华法林的患者，如果国际标准化比率≤ 3，可安全地进行牙科操作。然而，如患者行牙槽外科手术，则建议改用低分子肝素或肝素化治疗。阿司匹林在

预防心脑血管疾病方面应用广泛，小剂量的阿司匹林可很好地预防心脑血管病，然而它的抗血小板特性会导致拔牙后出血风险的增加。对于大多数需要进行简单的口腔手术的患者，如果手术较为局限且止血方便，可不停服阿司匹林[15]。

四、肺部疾病

吸烟与口腔健康、肺部疾病（如慢性阻塞性肺疾病、支气管炎、哮喘和肺气肿）均有关。吸烟是导致口腔癌的危险因素之一，吸烟与口腔黏膜良性病变（烟碱性口炎、口腔真菌感染）也有关。人们对慢性阻塞性肺疾病（COPD）对口腔健康的直接影响知之甚少，但目前已明确用于治疗COPD的糖皮质激素会增加成人、儿童龋齿发病率[16]。长期口服和吸入糖皮质激素会增加口腔真菌感染的风险。最后，对于继发于氧气驱动呼吸功能障碍的严重COPD患者严禁使用一氧化二氮。

吸入性肺炎是由于患者将胃或口咽部分泌物吸入肺部引起的疾病，易发生于住院患者或免疫系统受损的老年人。神经肌肉疾病、脑血管疾病、衰弱、唾液分泌减少及药物等引起的口咽吞咽功能障碍是吸入性肺炎的常见危险因素[17]。口咽部定植革兰阴性杆菌的患者易发生细菌性肺炎，龈沟是厌氧菌感染的主要来源。此外，随着口腔卫生状况恶化和牙周病进展，口腔细菌定植的发病概率增加[18]。尽管广谱抗生素增加了口腔真菌感染的风险并且会导致细菌耐药性提高，但广谱抗生素依旧是治疗肺炎的标准疗法。

结核病是由结核分枝杆菌引起的传染性疾病，口腔症状不多见。典型的口腔病变为舌背深在、不规则溃疡并伴有疼痛，其他病变部位包括硬软腭、上下唇、颊黏膜和牙龈[19]。结核分枝杆菌还可感染颌下淋巴结，又称淋巴结核，还可侵犯大唾液腺。口腔结核病需尽早诊断并进行抗结核治疗，还需注意结核杆菌可能通过口腔感染其他部位。最近的一项调查显示，对结核患者的唾液、龋损和义齿菌斑进行培养发现结核分枝杆菌阳性，表明患者口腔感染的可能性[20]。有趣的是，使用RT-PCR技术对口腔结核

杆菌检出率（89%～100%）明显高于传统培养法（0～17%）[21]。

五、内分泌和外分泌疾病

（一）糖尿病

糖尿病以及血糖控制程度显著影响糖尿病相关口腔疾病的发生发展。血糖控制较好的患者口腔疾病发病率低。研究表明，血糖控制较好的患者口腔疾病发病率与普通人相同。糖尿病患者最常见的口腔并发症是牙周病[22]。目前已提出几种糖尿病患者牙周病的易感性的机制，包括宿主反应、龈下菌斑、胶原代谢、血管分布和龈沟液的改变以及遗传因素。多种病理生理机制（如中性粒细胞功能受损、吞噬功能下降和白细胞减少）也与糖尿病患者牙槽骨吸收增加、龋齿和牙缺失的增加以及口腔感染和黏膜损伤等易感性有关。然而，临床和分子生物学层面上，尚未证明血糖控制和口腔健康之间有直接关系。糖尿病患者易患感觉和周围神经病变，会抑制痛觉，并可导致化学感受缺陷，如味觉功能受损和嗅觉敏感性降低[23]。这种感觉功能障碍会妨碍人体维持正常饮食的能力，从而导致血糖控制不佳。糖尿病患者患有舌痛、灼口综合征和口腔干燥症的概率增加。血糖控制和唾液腺功能障碍之间的关系尚不明确。

（二）肾上腺疾病

原发性肾上腺功能不全或肾上腺皮质功能减退可引起口周皮肤和口腔黏膜弥漫性色素沉着。然而，继发性肾上腺功能不全的患者并无此症状，这可能是长期激素治疗的结果。肾上腺功能亢进或库欣病的患者由于肾上腺功能紊乱或长时间大剂量服用皮质类固醇，可出现满月脸症状。口腔症状包括念珠菌病感染增加，肌无力导致发音、进食和吞咽困难。

（三）脑垂体疾病

肢端肥大症患者，由于生长激素的缓慢过量分泌导致骨骼和软组织过度生长，在口腔颌面部可引起明显变化。牙槽骨过度增生导致牙齿分离及错颌畸形。脑垂体疾病颌面部特征包括额骨前

突、鼻骨肥大、下颌前突和鼻旁窦扩大。口腔黏膜、唾液腺、唇舌等软组织也可过度生长。

（四）甲状腺疾病

甲状腺功能减退的主要口腔症状为巨舌症，通常由慢性自身免疫性甲状腺炎（桥本甲状腺炎）引起，少部分继发手术、放疗或药物治疗。患有未确诊的先天性甲状腺功能减退的婴儿可出现巨舌症、上下唇肥厚、牙齿迟萌及牙列不齐等症状。甲状腺功能亢进，或毒性弥漫性甲状腺肿，是一种毒性弥漫性甲状腺肿引起的自身免疫性疾病。甲状腺功能亢进患者头面部的主要症状为上睑退缩伴眼球突出，皮肤色素沉着和红斑。幼儿可因乳牙过早缺失和恒牙早萌而就诊。毒性弥漫性甲状腺肿常见扁桃体和口咽部淋巴组织增生。

（五）甲状旁腺疾病

甲状旁腺功能亢进可导致骨骼脱矿和纤维组织增生，X线检查可见典型的边界清晰的囊性透射区，还可出现牙齿松动、硬骨板缺失以及骨质疏松等症状。特发性甲状旁腺功能减退症是一种获得性自身免疫性疾病，与多发性内分泌腺缺陷，黏膜皮肤念珠菌病和恶性贫血有关。假性甲状旁腺功能亢进症是一种遗传性疾病，表现为终末器官对甲状旁腺激素无反应，导致满月脸和掌骨过短，可合并皮肤和指甲变化，黏膜干燥，口角炎和慢性低血钙导致的釉质发育不全等症状。

六、胶原血管和肉芽肿性疾病

（一）干燥综合征

干燥综合征（SS）是一种与上皮组织炎症相关的系统性自身免疫性疾病，最常见的临床症状是口腔干燥和唾液腺功能障碍，可分为原发性和继发性[24]。原发性干燥综合征涉及唾液腺和泪腺，表现为唾液和泪液分泌减少。继发性干燥综合征中通常伴发其他自身免疫疾病，如类风湿关节炎、系统性红斑狼疮、硬皮病、多发性肌炎和结节性多动脉炎。

干燥综合征的典型病理学特征为外分泌腺导管周围局灶性单核细胞浸润以及自身抗体抗 Ro（SS-A），抗 La（SS-B）和类风湿因子阳性。唾液腺和泪腺主要为 T 细胞浸润，B 细胞、巨噬细胞和肥大细胞较少[25]。唾液腺功能减退主要表现为嘴唇干裂和溃疡、口腔黏膜干燥、真菌感染、龋齿、牙龈炎、吞咽困难、义齿受损，以及在不使用人工唾液的情况下发音困难。Sjögren 综合征转化为 B 细胞淋巴瘤的发生率为 1.8%[26]。因此，Sjögren 综合征患者必须定期复诊。

口腔干燥及其后遗症需要长期复诊，以降低龋齿、口腔微生物感染、吞咽困难、味觉障碍和进食障碍的发生风险，并减少对可摘义齿的需求。

（二）系统性红斑狼疮

大约 25% 的狼疮患者具有口腔症状，通常表现为浅表性溃疡伴周围红斑[27]。这些病变可发生在上下唇和所有口腔黏膜表面，很难与扁平苔藓或白斑区分，因此需要组织病理学鉴别诊断。其典型的病理学表现为直接和间接免疫荧光下基底膜与免疫球蛋白和补体染色形成荧光带。系统性红斑狼疮的其他口腔症状为牙周病、口干和唾液分泌减少，这些疾病可以独立于干燥综合征发生，也可以与继发性干燥综合征相关[28]。

（三）硬皮病

硬皮病是一种组织中胶原蛋白沉积或神经、血管周围胶原沉积所引起的疾病。在口腔中可因咀嚼肌纤维化和舌体固定导致张口困难以及吞咽障碍。最常见的口腔症状为牙周膜间隙增宽和偶发性牙龈炎[29]。硬皮病也可与 Sjögren 综合征、皮肤钙沉着征、雷诺现象、食管功能障碍、硬化和毛细血管扩张症有关，并且这些患者可有口腔干燥的症状。

（四）结节病

结节病是一种全身性肉芽肿性疾病，临床上可表现为唇、舌、上下颌骨肿物。其病理学特征为非干酪性肉芽肿。鉴别诊断包括其他肉芽肿性疾病如传染性肉芽肿（组织胞浆菌病、囊虫病）、韦格纳肉芽肿病、致死性中线肉芽肿，甚至淋巴瘤。

（五）韦格纳肉芽肿病

韦格纳肉芽肿病较为罕见，病理学特征为肉芽肿性炎和血管炎。临床上表现为红色或紫色的牙龈增生并伴有瘀斑。此外，患者可因牙齿松动导致拔牙，并可出现口腔创面不愈的情况。此疾病在进展为多器官受累前很长时间只局限于口腔表现。口腔活检对于疾病早期诊断和预防至关重要。

七、传染性疾病

（一）病毒性疾病

单纯疱疹病毒 1 型（HSV-1）和水痘 - 带状疱疹病毒（VZV）是口腔颌面部最常见的病毒感染。临床上可表现为唇疱疹，原发性疱疹性龈口炎（HSV-1）或急性、疼痛性口腔带状疱疹（VZV）。病毒通常在儿童时期发生初次感染，然后病毒潜伏于感觉神经节内休眠，可因免疫抑制、创伤、应激、日光照射、胃肠功能紊乱和并发感染后再激活。在前驱期，充满 HSV-1 病毒囊泡将在 1～2 周内破裂、溶解。儿童 VZV 感染的再激活表现为三叉神经（眼神经、上颌神经、下颌神经）的单侧分布支配区域的皮肤和黏膜疱疹。潜在后遗症有失明、面瘫、听觉障碍和眩晕。治疗可使用抗病毒药物如阿昔洛韦，应在怀疑感染初期或确诊时用药[30]。

肝炎患者有口腔颌面部症状，特别是在疾病的黄疸期，临床上可表现为口腔黏膜、眼部和皮肤的黄褐色改变。慢性丙型肝炎患者可因自身抗体而发生扁平苔藓和淋巴细胞性唾液腺炎[31]。

人类免疫缺陷病毒（HIV）和获得性免疫缺陷综合征（AIDS）的临床表现和并发症形式多样。然而，自从使用蛋白酶抑制药和"鸡尾酒"疗法以来，美国 AIDS 患者人数已成倍减少[32]。AIDS 患者最常见的口腔并发症包括念珠菌病、卡波西肉瘤和毛状白斑，疾病的严重程度可反映患者的免疫抑制程度。其他影响 HIV 感染者和 AIDS 患者的常见疾病包括口炎、HIV 牙周病（牙龈线形红斑和坏死性溃疡性牙周炎）、唾液腺疾病、非霍奇金淋巴瘤和淋巴结病。90% 的

HIV 患者可同时合并巨细胞病毒感染，引起口腔溃疡、口腔炎和视网膜炎。毛状白斑是发生在舌侧或舌腹面的条纹状白色病变，由 HIV 感染者中 EB 病毒的再激活引起。

（二）真菌性疾病

口腔真菌感染最常由白色念珠菌所引起。白念珠菌在口、咽部过度生长有诸多原因，包括内分泌紊乱（如糖尿病）、免疫抑制、营养不良、药物（特别是长期服用抗生素或免疫抑制药）、唾液腺功能障碍、可摘义齿和口腔卫生不良等。念珠菌病在口腔有多种表现形式，包括假膜型（白色、易擦除斑块）、急性红斑或萎缩型（红斑或糜烂性病变）、慢性增生型 / 义齿性口炎（通常表现为义齿下增生性病变）及口角炎（位于口角处的红斑、裂纹或裂隙性病变）[33]。口角炎通常是由中风或其他神经肌肉紊乱引起，造成继发性上下唇垂直距离过低使唾液浸渍所致[34]。

（三）细菌性疾病

口腔内的多种细菌可引起口、咽部感染。牙龈卟啉单胞菌和密螺旋体常与牙周病的发生有关，金黄色葡萄球菌和草绿色链球菌与唾液腺感染有关，变形链球菌和乳酸菌可导致龋齿。牙源性感染，如 Ludwig 咽峡炎，可导致牙槽脓肿，继而造成口腔颌面部肿胀和不对称，最终可导致患者死亡。免疫功能不全的患者易感染结核分枝杆菌。

淋病奈瑟菌和梅毒螺旋体也可引起口腔感染。淋球菌感染与颌下腺淋巴结肿大、淋球菌性口炎（黏膜溃疡和红斑）和咽部淋球菌感染（轻度咽喉痛）有关。梅毒在口腔表现取决于梅毒分期。一期梅毒可表现为唇部硬下疳，而二期梅毒则与口腔丘疹、红斑或灰白色糜烂，咽炎，淋巴结肿大和腮腺肿大有关。二期梅毒患者的黏膜和皮肤病变具有高度传染性。先天性梅毒会导致牙齿异常，如 Hutchinson 牙和桑葚状磨牙。

八、关节炎和骨性疾病

（一）类风湿关节炎

类风湿关节炎（RA）可导致关节及其周围

结构的进行性破坏，包括颞下颌关节。颞下颌关节病变形式多样，如关节弹响、闭锁、摩擦音、下颌运动时疼痛、肿胀以及髁突磨损引起的上下颌骨关系改变。此外，这些症状会导致咀嚼疼痛，影响进食[35]。类风湿关节炎还经常与其他自身免疫结缔组织病（如干燥综合征）相关。

治疗类风湿关节炎和其他关节炎药物具有较大的口腔不良反应。金化合物、青霉胺、甲氨蝶呤和其他大剂量、慢性免疫抑制药与急性口腔炎和反复发作的微生物感染有关，如口腔念珠菌感染和复发性单纯疱疹病毒感染。新型抗炎生物制剂也会增加患者口腔微生物感染的概率[36]。其他用于治疗类风湿关节炎的药物，如大剂量非甾体抗炎药、水杨酸盐和免疫抑制药，可以增加牙槽外科术中、术后出血风险。长期使用免疫抑制药会导致肾上腺功能不全，在进行创伤较大的牙科操作前，需补充糖皮质激素。

治疗关节炎相关的颞下颌关节病常采用姑息治疗（例如进流食，使用镇痛、抗感染药物），但也可使用口腔矫治器、理疗和颞下颌关节手术治疗。关节炎最终会妨碍患者日常口腔卫生保持和牙科医生操作的灵活性。因此，必须辅以日常的口腔卫生清洁以维持口腔健康。

（二）骨关节炎

大多数的骨关节炎（OA）与类风湿关节炎（RA）类似，很少出现严重的系统性并发症，许多在类风湿关节炎患者身上考虑的问题在骨关节炎患者身上同样适用。但患者在维持口腔卫生方面挑战更大，可能难以忍受长时间牙科治疗体位或仰卧位，也能出现颞下颌关节及相关疾病。患骨关节炎的成年人可能有假肢关节，因此需要在牙科操作前预防性使用抗生素（框 15-2）[36]。行牙科治疗前需谨慎使用药物以防产生不良反应。

（三）Reiter 综合征

Reiter 综合征是以结膜炎、不对称性下肢关节炎、非淋菌性尿道炎、环状龟头炎和角化性角膜炎为特征的复发性关节炎。口腔可表现为颊黏膜、牙龈和嘴唇上的丘疹和溃疡，舌黏膜病变类似于地图舌。

（四）Paget 骨病

Paget 骨病是一种局限的骨重建异常疾病，病理特征为骨吸收加速同时伴骨形成。常累及颅骨和上颌骨。可出现上颌骨增大和畸形，伴有牙齿的间距增加和移位。特征性 X 线表现具有诊断意义，可表现出溶骨和成骨同时存在。

（五）尤因肉瘤

尤因肉瘤是一种罕见的骨肿瘤，偶可累及下颌骨。临床表现可包括颏部和唇部感觉异常，需病理活检明确诊断。鉴别诊断包括肉芽肿性疾病、Paget 病、朗格汉斯细胞组织细胞增生症和甲状旁腺功能亢进。

（六）关节置换术

2012 年，美国牙科协会和美国骨科学会修订了关于人工关节预防感染必要性的指南[36]。基于循证医学证据，重点关注牙科手术如何导致骨科植入物感染。他们发现只有一项关于中等强度的直接证据的研究可以作为指南[36]。研究表明，牙科手术不是植入物感染的危险因素，抗生素预防不会改变植入物感染的风险（框 15-2）。

九、皮肤黏膜疾病

（一）扁平苔藓

扁平苔藓是一种黏膜慢性、自身免疫性疾

框 15-2　预防骨科种植体感染和牙科手术的建议

建议 1：医生可停止为正在接受牙科手术的髋关节和膝关节假体植入患者进行常规处方的预防性抗生素治疗

建议 2：
由于缺乏确凿的证据，对于正在接受牙科手术的关节假体植入或其他整形外科植入物患者，不支持使用局部口服抗菌药物

建议 3：在没有可靠证据将口腔健康不良与假体关节感染联系起来的情况下，工作组认为，关节假体植入或其他骨科植入物患者应实行适当的口腔卫生

引自 Jevsevar DS, Abt E. The New AAOS-ADA Clinical Practice Guideline on Prevention of Orthopaedic Implant Infection in Patients Undergoing DentalProcedures. *J Am Acad Orthop Surg* 2013; 21(3):195–197.

病，病因包括遗传易感性、情绪应激或药物、食物或牙科材料过敏等[37]。其临床表现呈多样性，可表现为斑块型、大疱型、萎缩型、网状或糜烂型（溃疡性损害伴周围纹状体）。病变主要发生在口腔黏膜、牙龈和舌黏膜，但也可发生于唇和腭部黏膜。需行组织病理学检查以鉴别扁平苔藓与其他常见的口腔黏膜病变（如口疮性口炎、天疱疮、类天疱疮、红斑狼疮）。此类自身免疫性口腔黏膜疾病的治疗目的是减少炎症和口腔不适感。病变较轻者可采用局部涂抹糖皮质激素软膏或凝胶，以缓解症状及防止恶化。如果局部治疗效果不佳，可采用全身免疫抑制药治疗。数据表明扁平苔藓易发生恶变，因此，患者须定期复诊，特别是扁平苔藓伴溃疡的患者。

（二）寻常型天疱疮

寻常型天疱疮是一种自身免疫性疾病。病因为抗桥粒芯蛋白3产生的抗体引起基底细胞上层上皮与棘皮细胞溶解分离。临床上可表现为口腔、眼部黏膜及皮肤上大疱性病变，大疱易破裂并导致疼痛、出血、溃疡。治疗2周后可自行消退。最常见发病部位为腭部黏膜、牙龈、颊黏膜和舌[38]。诊断上可运用尼氏征阳性现象，即轻微的压力作用于邻近无症状口腔黏膜后出现新的病变，也可行组织病理学检查和直接免疫荧光试验。天疱疮的治疗方案与扁平苔藓相似。然而，由于病变范围广，可使用全身类固醇激素和免疫抑制药预防并发症，如反复感染、电解质失衡以及病变扩散至咽喉和食管引起的吞咽困难。寻常型天疱疮的一种变体即副肿瘤性天疱疮，是一种自身免疫性水疱性病，与潜在的肿瘤有关[39]。

（三）类天疱疮

类天疱疮是一种自身免疫性大疱性疾病，病理学上位于上皮底部的抗原在黏膜中引起上皮下脱离和上皮下形成大疱[40]。类天疱疮最初症状为口腔红斑和水疱性病变，而后水疱破裂，导致假膜性溃疡。口腔内病变常发生在牙龈组织上，引起干燥性牙龈炎和瘢痕[41]。致盲是类天疱疮造成角膜损伤和结膜黏膜瘢痕的一种眼部并发症。因此，此疾病明确诊断至关重要，治疗上需要多学科联合。

（四）多形性红斑

多形性红斑是一种急性、复发性、自限性自身免疫性疾病，可造成水疱性口腔和皮肤病损。一般认为多形性红斑是由Ⅲ型过敏反应、药物过敏或疱疹性病毒感染引起。口腔黏膜表现为小疱的急性形成并破裂，导致颊黏膜、唇、腭和舌的疼痛性溃疡。上下唇可出现肿胀、出血和结痂。经过皮质类固醇和抗病毒治疗，病变可在14d后完全消退。重症型多形性红斑，又称Stevens-Johnson综合征，通常是由药物引起，可造成口腔和其他皮肤及黏膜病变[42]。

十、胃肠疾病

（一）克罗恩病和溃疡型结肠炎

炎症性肠病、克罗恩病和溃疡性结肠炎等疾病的患者可出现复发性口腔溃疡[43]。溃疡性结肠炎，口腔溃疡常与其他黏膜病变有关，如虹膜炎、关节炎和结节性红斑。溃疡性结肠炎也可表现为脓性口炎，临床上表现为所有口腔黏膜进行性、坏死性炎症。除了口腔阿弗他溃疡，克罗恩病还可出现黏膜结节状肿大、黏膜鹅卵石样改变以及肉芽肿状溃疡等。

（二）白塞综合征

白塞综合征是一种特发性疾病，包括复发性口腔和生殖器溃疡、关节炎以及眼部和胃肠道炎症性疾病。绝大多数患者出现复发性口腔溃疡并且通常先于其他部位受累。

（三）胃食管反流

胃食管反流可导致口腔黏膜及牙龈糜烂，炎症由反流的胃酸引起。长时间反流可出现牙釉质侵蚀受损。

（四）吸收不良性疾病

许多胃肠道疾病会导致维生素和营养元素的吸收不良，从而导致口腔疾病。谷蛋白敏感性肠病或乳糜泻可表现为复发性口腔溃疡。维生素A

缺乏会导致皮肤和黏膜发育不良，真菌感染性口炎，牙本质和牙釉质发育缺陷。维生素 B_2（核黄素）缺乏与口角炎和口唇舌烧灼痛有关。维生素 B_{12} 和叶酸的缺乏也会导致复发性口腔溃疡。叶酸缺乏症可累及舌及口腔黏膜组织，导致舌体肿胀和牙列受压。

坏血病是由于人体缺乏维生素 C 所引起的疾病，可破坏血管完整性，导致牙龈增生和口腔炎以及口腔黏膜出血和瘀点。牙齿松动，牙龈组织受累可能是口臭的来源。因维生素 D 是钙吸收所必需的，维生素 D 缺乏会导致钙代谢紊乱。钙缺乏可导致下颌骨骨质缺乏或骨质疏松（特别是在无牙下颌）以及由慢性低钙血症引起的釉质发育不全。维生素 K 缺乏导致出血体质，常表现为口腔出血性大疱。叶酸和铁缺乏会导致丝状乳头萎缩性舌炎、口角炎，偶见口腔黏膜角化性病变。锌缺乏可引起味觉变化。

十一、神经系统疾病

（一）痴呆

痴呆患者随疾病进展，自我认知和运动能力逐渐丧失，从而导致自我护理能力逐渐丧失，此问题随痴呆的严重程度增加而增加。阿尔茨海默病是最常见的痴呆症，由于口腔卫生不良，与同年龄和同性别成年人相比，其牙菌斑、牙龈出血和牙结石的患病率更高。有证据显示即使此类患者不服用药物，唾液腺功能也将出现减退[44]。

老年痴呆患者口腔修复体较多且清洁程度低。口腔卫生不良会导致牙面、牙根龋，龋齿的发生随痴呆严重程度的增加而增加。治疗痴呆的药物，如抗抑郁药，具有抗胆碱能不良反应，可导致唾液腺功能障碍，而唾液腺功能障碍是导致多种口腔和咽部疾病的根本原因。由于许多患者没有完整的口腔感觉及认知功能，无法描述口腔的疼痛、感染或病理症状。因此，随着痴呆进展，此类患者需更频繁进行口腔检查。此外，随着痴呆症状加重，护理人员在提供日常口腔卫生护理、识别口腔疾病和促进牙科治疗方面至关重要[45]。

（二）帕金森病

帕金森病患者大脑中乙酰胆碱含量的增加会导致食管运动障碍和吞咽困难。唇闭合不全导致流涎，最终导致真菌感染性口角炎。常用于治疗帕金森病的抗胆碱能药物，如左旋多巴和塞列吉林，会导致唾液腺功能受损和口干。长期服用左旋多巴的不良反应是迟发性运动障碍，临床上表现为不自主的口腔颌面部运动，包括噘嘴、扮鬼脸和舌体运动。面部表情丧失，咀嚼困难、言语缓慢及头部、嘴唇和舌体颤抖等症状，会随着疾病的加重而增加[46]。

（三）重症肌无力

重症肌无力是一种由神经－肌肉接头处乙酰胆碱处传递功能障碍所引起的自身免疫性疾病，可导致间歇性肌肉无力。在口腔可表现为吞咽困难、鼻腔反流和声音改变。

（四）Bell 面瘫

单侧面瘫，称为 Bell 面瘫，是由于第Ⅶ对脑神经受损引起。由于缺乏对面部表情肌肉的控制致面部变形。一侧面瘫致唇颊功能丧失，若不能保持适当的口腔卫生，会减少患侧牙齿的自洁能力，增加患龋风险。

（五）多发性硬化

多发性硬化因中枢神经脱髓鞘而导致肌肉失去协调，会严重影响患者的口腔护理能力。舌无力和上肢功能丧失会不利于保持口腔卫生，妨碍患者假牙的摘戴。患者常出现三叉神经痛，常表现为唇、牙龈或下颌的单侧疼痛，可由颌面部扳机点触发。

（六）强直性肌营养不良

强直性肌肉营养不良的肌无力和肌萎缩会严重影响口腔健康和功能。肌肉舒张困难会导致咀嚼、舐唇和转头障碍。面部肌肉萎缩会妨碍患者佩戴假牙。目前用于治疗强直性肌营养不良的药物奎宁会引起口腔黏膜干燥和水肿。面部肌无力和舌体脂肪沉积肿胀会导致上颌前牙前突和张口呼吸。

十二、器官和腺体疾病

（一）肾脏疾病

肾功能不全或肾衰竭的患者最终需要腹膜透析或血液透析以维持生命。患者易患多种口腔疾病，包括唾液腺功能减退、伤口愈合减缓、口腔黏膜反复感染、龋齿、牙龈炎和牙周炎等[41, 47]。这些疾病，特别是与微生物感染相关的疾病是因为患者长期服用糖皮质激素和其他免疫抑制药。尿毒症性口炎是透析患者的特有症状，临床表现为颊黏膜的红斑增厚伴有假膜覆盖、溃疡，牙龈和黏膜出血及瘀斑。这些病变往往继发于血尿素氮水平的急剧增加，并且在血尿素氮降低后自行愈合[48]。

血小板聚集改变和血小板Ⅲ因子降低也可导致口腔黏膜出血，血液透析患者由于血小板破坏而导致黏膜出血概率增加。临床上可表现为口腔黏膜瘀点和瘀斑。

肾衰竭常见的骨性改变包括硬骨板缺失、骨质脱矿、颌骨局限性病变（中央型巨细胞肉芽肿并继发牙齿移位）和骨小梁增宽[48]。这些溶骨性损害是甲状旁腺功能亢进的结果。由于透析期间使用肝素预防血液凝固，患者若在透析期间进行牙科治疗，应采取预防措施避免过度出血。进行牙科治疗前，需要评估患者潜在贫血或高血压状况。

肾移植是治疗终末期肾衰竭的方法。肾移植后患者需长期服用免疫抑制药，此类药物具有多种口腔不良反应，如环孢素引起牙龈增生、类固醇激素引起口腔真菌感染。据报道，肾移植患者口腔并发症的发病率较高，如念珠菌病、口腔白斑、不典型增生和唇癌。患者在肾移植前应进行口腔健康状况评估和治疗，并在移植后行密切随访，以帮助患者维持口腔健康和功能，减少口腔感染的发生[49]。腹膜透析对于口腔无明显影响，但接受血液透析的患者有发生感染性心内膜炎的风险。在接受血液透析的患者中，10%～17%的感染性心内膜炎是由口腔微生物引起的，如草绿色链球菌、乳酸杆菌等[50]。因此，对于血液透析患者进行有创性牙科操作时，建议预防性使用抗生素[51]。

（二）慢性肝脏疾病和肝硬化

嗜酒者常患有龋齿及牙周病，即使适量饮酒，也会增加牙周病的患病风险，其原因可能是酒精使中性粒细胞、巨噬细胞和 T 细胞的功能受损。由于酒精中毒和口腔疾病引起的营养失调，嗜酒者除了复发性口腔黏膜真菌感染及口角炎外，还会出现舌炎和舌乳头缺失。过量饮酒和吸烟是导致口腔癌的主要危险因素。因此，嗜酒者口腔检查必须包括口底、舌侧缘和口咽部。

肝硬化患者由于酒精的免疫抑制作用，最常见的口腔并发症是口腔微生物感染和伤口愈合减缓。当患者需要肝移植和术后行免疫抑制治疗时，口腔感染的发生率将会增加。因此，患者需行密切的口腔随访，以降低口腔疾病的发生风险。肝硬化患者嗅觉和味觉功能减退，会造成进食减少以及腮腺肥大，可能导致可逆性唾液腺功能障碍。

肝功能不全者需注意凝血障碍，此类患者在接受口腔外科手术后有发生出血的风险。凝血功能不全也可表现为口腔黏膜瘀点、瘀斑和自发性牙龈出血。在行牙龈、牙周和牙槽骨手术前需行凝血检查，可能需要采取措施保证凝血功能。

十三、血液系统疾病

（一）出血性疾病

预防中风和心肌梗死的抗凝疗法易导致出血性疾病。抗凝药物（肝素、华法林、维生素 K 拮抗药、直接凝血酶抑制药）、抗血小板（阿司匹林、二磷酸腺苷受体拮抗药）和溶栓或纤溶药物（第一代链激酶、第二代链激酶、第三代蛋白酶）可造成口腔黏膜出血性损害，如点状出血、瘀斑、紫癜等。

出血也可能由先天性血小板疾病和凝血障碍引起。血管性血友病是最常见的遗传性出血性疾病，由Ⅷ因子的缺乏、血小板黏附能力差引起。轻症者可出现术后或创伤后出血不止；重症者可能会发生类似血友病 A 的自发性口腔黏膜出血。血友病 A 是由Ⅷ因子缺乏或缺陷引起。血友病

A 患者的出血频率和严重程度与血液中Ⅷ因子水平相关。严重时，易出现口唇和关节的自发性出血。Wiskott-Aldrich 综合征是一种性染色体隐性遗传病，可导致反复感染、湿疹、慢性血小板减少、皮肤和口腔黏膜的出血和紫癜。

由于血小板的缺乏、破坏或消耗而导致血小板数量的减少，从而导致血小板减少性紫癜。原发性血小板减少性紫癜是一种自身免疫性疾病，而继发性血小板减少可由药物或白血病等全身疾病引起。口腔表现主要包括黏膜瘀点和出血性大疱。

（二）白血病

白血病及其治疗均对口腔健康有较大影响。白血病最早的临床症状可出现在口腔，表现为口腔黏膜出血、溃疡及牙龈增生[52]。由于免疫功能低下，患者可能出现细菌、真菌和病毒感染。化疗会导致口腔黏膜炎和黏膜溃疡[53]。口腔卫生不良可导致牙龈炎和牙龈出血、黏膜溃疡和牙周病；然而，可以通过保持口腔卫生、口腔洁治和抗菌治疗来减少此类并发症。移植物抗宿主病是骨髓移植后常见的一种疾病，是宿主抗原对供体细胞的反应。其口腔后遗症包括黏膜溃疡、黏膜炎、口干和吞咽困难[54]。

由化疗药物或者免疫疾病引起的粒细胞缺乏症可导致白细胞的急性减少。可表现为口腔和咽部黏膜炎症及皮肤的坏死和溃疡性病变。白细胞异常色素减退综合征常见的口腔症状为反复的细菌感染、口腔溃疡和牙周病。粒细胞溶酶体膜病的患者常发展为非霍奇金淋巴瘤。

贫血导致的血液携氧能力下降，会对口腔造成影响。维生素 B_{12} 和缺铁性贫血可造成口腔黏膜苍白、舌乳头脱落并伴酸痛和口角炎。严重的缺铁性贫血可发展为 Plummer-Vinson 综合征，患者出现口腔疼痛，吞咽困难等症状，并且口咽癌患病的风险升高。此外，镰状细胞性贫血患者的皮肤和黏膜可能出现黄疸，X 线可见骨质疏松和骨小梁改变，也可出现牙齿迟萌及牙齿发育不全。

（三）珠蛋白再生障碍性贫血

珠蛋白再生障碍性贫血是遗传性血红蛋白产生障碍性疾病，可引起慢性贫血和骨髓异常增生。在口腔颌面部表现可能表现为上颌骨前突伴错颌畸形、牙槽骨疏松、脑神经麻痹以及牙齿铁沉积导致的变色[55]。卟啉症是由血红素代谢紊乱产生的疾病，导致卟啉在牙列中沉积，在先天性卟啉症患者可发现牙齿变红。

十四、女性口腔健康和疾病

女性因为体内激素水平变化，会出现许多独特的口腔表现。激素水平变化在女性的不同生命周期中（如青春期、月经期、妊娠期、更年期）可导致不同的口腔病变。

（一）青春期

青春期阶段女性可出现饮食失调。神经性贪食症和神经性厌食症引起的呕吐、胃内容物慢性反流可引起舌侧釉质腐蚀，最常见于上颌前牙部位。其他口腔表现包括口、咽部黏膜组织创伤、角膜炎、脱水和腮腺肿大[56]。

（二）妊娠期

妊娠期牙龈炎是最常见的牙周疾病，以牙龈变红、龈乳头肿胀为特征，约占所有牙周炎的2/3。这些症状通常在孕初出现，并持续整个孕期。炎症性牙龈增生是由牙龈对局部刺激物的反应增加，可发展成一种化脓性肉芽肿炎，也称妊娠肿瘤、妊娠期龈瘤或妊娠肉芽肿。在妊娠期发病率不足 10%，表现为上颌前牙龈乳头区单一肿瘤样物，通常需要手术切除才能完全消退。研究表明，治疗孕妇牙周炎可以改善牙周病，且较为安全，不会显著改变早产、低体重儿或胎儿生长受限的发生率。因此，孕妇接受牙周治疗的禁忌证很少。

（三）更年期和绝经后期

与更年期与相关口腔疾病有口腔疼痛、灼口综合征和口腔干燥症，但发病机制尚未阐明[57]。灼口综合征需要进行广泛性评估，以排除口腔微生物、唾液腺和牙槽疾病、营养不良和代谢紊乱等疾病，然后施以小剂量的抗抑郁药治疗[58]。围绝经期和绝经后的口腔黏膜改变包括绝经期牙龈炎，其特点为牙龈苍白、干燥、有光泽、易出血。一些研究已经证明了残余牙槽嵴吸收与骨质疏松症之间的关系。然而，尚不清楚系统性骨丢失是否会影响牙周病的严重程度，或者是否会导致牙槽骨吸收和牙齿脱落。

（四）口服双膦酸盐

口服双膦酸盐用于治疗骨质疏松症。与静脉给药不同，口服双膦酸盐很少引起骨坏死。这种骨坏死发生在颌骨被称为颌骨坏死，需对死骨进行清创。从理论上讲，口服双膦酸盐消除了此疾病的发生[59]。

十五、遗传和先天性疾病

许多先天性畸形有头颈部和口腔都有表现。在本章只讨论了最常见的几个问题。

在恒牙发育过程中过量摄入四环素或氟化物可导致恒牙染色。先天性梅毒感染在前牙可导致半月形缺陷，在后牙形成桑葚状磨牙。成骨不全，又称脆性骨病，可累及牙槽骨和牙本质，牙齿呈乳白色且松动，面部骨也可发生病理性骨折。牙本质发育不全表现为牙釉质和牙本质结合缺陷，易导致牙折和龋齿。在其他骨骼系统疾病中也可出现畸形牙和多生牙齿，如颅骨锁骨发育不良[60]。

腭部异常在特纳综合征（硬软腭高拱）、马方综合征（软腭高拱和牙列拥挤）以及唇腭裂中常见。口-面-指综合征，其特点为上唇短，唇系带舌系带增生，硬软腭裂。唐氏综合征患者上颌骨发育不良，缺牙或全口无牙，另可见舌体肥大、腭裂。这些患者更容易早期出现坏死性龈口炎和牙周炎。

许多疾病可导致口腔黏膜异常色素沉着。在Sturge-Weber综合征中，沿单侧三叉神经分布的面部皮肤和口腔黏膜可出现多个血管瘤和紫红葡萄酒染色。在一些疾病中，唇和口腔黏膜表面的毛细血管扩张在儿童期出现，并随着年龄的增长而增加；Osler-Weber-Rendu病、遗传性出血性毛细血管扩张症和Febry病涉及舌、口腔和鼻黏膜的毛细血管扩张，这些毛细血管扩张在青春期将变得明显并且随着患者年龄的增长而增加。黑变病可以发生在正常的黑色人种，但也发生在血色素沉着症的患者，是一种常染色体显性遗传性疾病，其病因为胃肠道铁吸收增加。Albright综合征是一种具有多发性骨纤维发育不良、非隆起性皮肤褐色色素沉着斑和性早熟三大特点的疾病，以及由于颌骨异常纤维增生导致的牙齿松动移位。Peutz-Jeghers综合征中也存在口周皮肤和牙龈组织的黑变病。Tangier病是一种脂蛋白代谢紊乱疾病，与黄色扁桃体或软腭上的黄斑或黄白色至灰斑以及牙龈组织的黑变病，面部皮肤上的咖啡色斑点有关。

上下颌骨或舌纤维瘤至少与5种全身综合征有关：① 先天性 von Reckinghausen 病是一种常染色体显性遗传病，伴有皮肤和骨骼多发性神经纤维瘤、皮肤咖啡色斑和口腔黑变病；②多发性内分泌腺瘤3型与唇舌神经纤维瘤有关；③ Cowden 病是一种由 PTEN 基因胚系突变引起的一种常染色体显性病变，其特征是面部、手臂和口腔黏膜上有丘疹；④结节性硬化症是一种神经角质综合征，也与咖啡色斑和口腔纤维瘤有关；⑤ Melkersson-Rosenthal 综合征是一种发育异常疾病，伴单侧面瘫、眶周皮肤水肿，裂纹舌伴舌乳头突起，病理活检为纤维瘤。

几种先天性疾病发展为上下颌骨病变。朗格汉斯细胞巨细胞增生症、Hand-Schüller-Christia病、朗格汉斯细胞嗜酸细胞肉芽肿和 Gaucher 病都与组织细胞过度生长引起的颌骨浸润性破坏性损害有关。可能表现为牙龈瘤、牙齿松动或黏膜糜烂。戈谢病的特征是在正常脑苷分解过程中，伴随着脂质组织细胞的积累，从而导致颌骨放射损伤。骨质增生发生于上下颌骨，类似于 Paget病、纤维发育不良、组织细胞增多症 X 和肢端肥大症。

推 荐 阅 读

American Heart Association, American Dental Association Division of Communications: For the dental patient…: antibiotics and your heart: new guidelines from the American Heart Association. *J Am Dent Assoc* 138 (6): 920, 2007.

Brook I: The bacteriology of salivary gland infections. *Oral Maxillofacial Surg Clin North Am* 21 (3): 269–274, 2009.

Coogan MM, Challacombe SJ: Oral health and disease in AIDS: introduction. *Adv Dent Res* 23 (1): 3, 2011.

Keefe DM, Schubert MM, Elting LS, et al: Updated clinical practice guidelines for the prevention and treatment of mucositis. *Cancer* 109 (5): 820–831, 2007.

Lockhart PB, Bolger AF, Papapanou PN, et al: Periodontal disease and atherosclerotic vascular disease: does the evidence support an independent association? A scientific statement from the American Heart Association. *Circulation* 125 (20): 2520–2544, 2012.

Mancini M, Grappasonni I, Scuri S, et al: Oral health in Alzheimer's disease: a review. *Curr Alzheimer Res* 7 (4): 368–373, 010.

McClung M, Harris ST, Miller PD, et al: Bisphosphonate therapy for osteoporosis: benefits, risks, and drug holiday. *Am J Med* 126 (1): 13–20, 2013.

Peterson DE, Bensadoun RJ, Roila F, ESMO Guidelines Working Group: Management of oral and gastrointestinal mucositis: ESMO Clinical Practice Guidelines. *Ann Oncol* 21 (Suppl 5): v261–v265, 2010.

Southerland JH, Moss K, Taylor GW, et al: Periodontitis and diabetes associations with measures of atherosclerosis and CHD. *Atherosclerosis* 222 (1): 196–201, 2012.

Spanemberg JC, Cherubini K, de Figueiredo MA, et al: Aetiology and therapeutics of burning mouth syndrome: an update. *Gerodontology* 6 (29): 84–89, 2012.

Venning VA, Taghipour K, Mohd Mustapa MF, et al: British Association of Dermatologists' guidelines for the management of bullous pemphigoid, 2012. *Br J Dermatol* 167 (6): 1200–1214, 2012.

Watters W, 3rd, Rethman MP, Hanson NB, et al: Prevention of orthopaedic implant infection in patients undergoing dental procedures. *J Am Acad Orthop Surg* 21 (3): 180–189, 2013.

自身免疫性内耳疾病
Autoimmune Inner Ear Disease

第 16 章

Jason A. Brant　Michael J. Ruckenstein　著

熊文萍　译

要点

1. 原发性自身免疫性内耳疾病（primary autoimmune inner ear disease，AIED）是指局限于内耳的免疫介导的功能障碍；继发性自身免疫性内耳疾病指系统性自身免疫性疾病在内耳的临床表现。

2. 原发性和继发自身免疫性内耳疾病都很少见，两者的初始表现可相似。

3. 自身免疫性内耳疾病临床表现为，在数周或数月内出现双耳感觉神经性耳聋（SNHL），免疫抑制药物治疗有效。

4. 自身免疫性内耳疾病机制不明，可能存在多种机制。

5. 常见患患者人群为 20—50 岁女性。

6. 内耳不是免疫豁免器官，内淋巴囊是内耳免疫反应的重要场所。

7. 无诊断性实验室检测，HSP-70 抗体检测应用于临床诊断缺乏准确性。实验室检测的目的应是排除其导致的继发性自身免疫性疾病。

8. 糖皮质激素仍是标准治疗。

9. Cogan 综合征是典型的自身免疫性内耳疾病，患者一般有 SNHL。继发于其他自身免疫性疾病的内耳疾病罕见。

10. 深入研究自身免疫性内耳疾病机制很重要，因为它是为数不多的可治疗的感觉神经性耳聋的病因。

　　自身免疫性内耳疾病（AIED）是指由免疫介导的过程中导致听力丧失或前庭功能障碍的一组疾病。这些过程背后的准确机制是多种多样的。AIED 可以分为原发和继发两型。原发性 AIED 病理局限于耳蜗和前庭器，而继发性 AIED 是累及内耳的多系统自身免疫性疾病，包括 Cogan 综合征、韦格纳肉芽肿病（WG）、系统性红斑狼疮（SLE）和系统性血管炎。

　　1979 年 McCabe 首次描述了 AIED[1]：数周至数月内进展的双侧感觉神经性耳聋，免疫抑制药治疗有效。他提出自身免疫机制之后，出现了大量支持免疫假说的证据，然而，确切的病理生理机制目前仍不清楚，机制可能是多样的。阐明潜在的免疫机制十分重要，因为免疫介导的听力损失是少数可逆的 SNHL。

　　突发性 SNHL 也被认为有免疫因素参与，可继发于病毒感染，是一类独立的疾病，本章不进行系统论述。

一、流行病学

由于缺乏诊断标准，AIED 的确切发病率很难估计，无论是原发性还是继发性的 AIED 均很罕见。据估计，其在听力障碍和眩晕疾病中所占比例不足 1%[2]。女性多见，通常在 20—50 岁发病 [2]。除少数疾病，内耳参与系统性自身免疫疾病很罕见。Cogan 综合征是典型的 AIED 代表，一般并发 SNHL。

"易感性自身免疫性听力损失"被提出，具体为一侧耳的结构损伤（例如暴露于抗原）可引起对侧耳的免疫反应 [3-5]。

二、病理学和发病机制

目前还没有一种免疫介导的内耳疾病模型与人体病理完全相似，这使得疾病机制阐述不清。然而，大量的研究已经阐明了内耳的免疫状态，其异常可导致免疫介导的内耳疾病。

20 世纪 80—90 年代的研究显示，内耳能够介导局部免疫反应，它不是免疫豁免器官，这与以前的观点一致 [6-9]。内淋巴囊对免疫反应的产生起着至关重要的作用，去除内淋巴囊免疫反应减弱 [10-14]。免疫反应介导细胞可通过螺旋静脉进入外淋巴（鼓阶）[15]，炎性级联反应可导致感音细胞的损失、纤维化，最终耳蜗骨化 [15, 16]。

经典的细胞免疫反应是 AIED 的发病机制之一，但也可能存在其他病理机制。迷路血管（包括血管纹）的血管炎，尤其是系统性血管炎，就是一种可能的发病机制 [17]。从理论上讲，蜗神经炎可导致免疫抑制治疗的病理变化。还有证据表明，抗体可以介导非炎症性的病理变化，而导致内耳功能障碍 [18-20]。

上述研究均支持多机制理论，AIED 可能是具有不同发病机制的一组疾病。因此，研发精确的诊断性检测和有效的治疗方案，具有重要的临床意义。单一的检测方法，可能永远也不能准确诊断免疫抑制治疗有效的内耳疾病。此外，治疗策略因病变部位和可能发病机制不同，可能有不同的疗效。例如，通过蜗窗吸收的鼓室内注射治疗，对迷路炎有效，但对血管炎或神经炎一般无效。

三、诊断

（一）临床表现

AIED 的临床特征是数周至数月内进展的双侧 SNHL[1]。患者可因单侧听力损失就诊，病程可表现为波动性 [21]，这使得临床表现具有一定的复杂性。多达 79% 的患者表现出前庭功能紊乱，如共济失调、失衡、体位性或间歇性眩晕、运动不耐受 [21-22]，也可出现耳胀和耳鸣症状 [2]。

原发性 AIED 的临床检查很少有重要的阳性发现。继发性 AIED 可能有潜在的自身免疫性疾病，全身的临床表现为中耳积液、皮肤病变、软骨炎、慢性鼻窦炎、咳嗽，及视力丧失（Cogan 综合征或 Susac 综合征）。

（二）鉴别诊断

对于怀疑 AIED 的患者，必须与其他疾病进行鉴别。可能与突发性聋（SSNHL）相混淆，但这是两类不同的临床疾病。AIED 的听力损失会在数周至数月内进展，而 SSNHL 则是突然性，且不会进展。此外，SSNHL 几乎都是单侧耳聋。AIED 虽然早期可能是单侧聋，但最终会累及双耳。

Meniere 病也与 AIED 有相仿处，许多初诊为 Meniere 病的患者实际上为 AIED[23]。同样，许多最初被诊断为 AIED 的患者，实际上是 Meniere 病。Meniere 病患者的波动性听力下降、类固醇治疗有效，可能会增加这种混淆。对于类固醇治疗可能有效的复发性单侧耳聋，有学者（M.J.R.）建议停止类固醇治疗 2 周，以明确耳聋是否会自行缓解。最终，AIED 的明显进展性，可将其与这些疾病明确区分开来。

耳梅毒和 AIED 有类似表现，必须鉴别排除。此外，蜗后的病理变化，包括听神经瘤，也可能表现出类似的症状。更少见的是脑膜炎、多发性硬化和恶性肿瘤，可表现为与 AIED 类似的听力损失 [23, 25, 26]。

鉴于对听力损失、与 AIED 相关的全身自身免疫性疾病的鉴别，全身系统性检查应该针对眼部疾病、神经功能障碍、肾炎、关节炎、肺炎、鼻窦炎和炎症性肠病。

（三）实验室检查

尽管进行了大量研究，确诊 AIED 的实验室检测方法仍有待于开发。过去高度关注淋巴细胞迁移抑制实验[1] 和淋巴细胞转化实验[27]，但两者都没有被证实有效，因而未应用于临床。1990年，Harris 和 Sharp[28] 通过对类固醇治疗有效的 SNHL 患者的血清和用牛耳蜗提取物免疫的豚鼠血清进行 Western blot 分析，发现了一种与 68kD 牛内耳抗原结合的抗体。随后的两项研究提供了令人兴奋的数据，检测这种抗体有可能是确诊 AIED 的准确方法[22, 29]。但独特型抗体的鉴定十分困难，它与热休克蛋白 70（HSP-70）结合在一起，而 HSP-70 在人体的检测已经成为商业化检测[30]。另外，有人提出它可能是针对膜转运分子的抗体[31]。无论该抗体表型如何，目前的证据表明，抗 -68kD 抗耳蜗抗体（抗 HSP-70 抗体）在确认或排除诊断 AIED 上，缺乏准确性[32]。最近发现，对于 HSP-70 蛋白，Western blot 分析的敏感性为 0.70，特异性为 0.98；酶联免疫法敏感性为 0.85，特异性为 0.98。然而，研究所采用的不同的方法和标准，都有明显的偏差[33]。评估血清肿瘤坏死因子（TNF）水平也被用于 AIED 的诊断。虽然 TNF 升高强烈支持免疫相关的听力损失诊断，但其低敏感性使其不能作为筛查性检测。此外，TNF 水平与皮质类固醇疗效没有相关性[34]。

AIED 可能是多系统自身免疫性疾病的表现，应进行有助于疾病诊断的实验室检测，包括完整的血细胞分类计数、红细胞沉降率、C 反应蛋白、类风湿因子、抗核抗体、抗中性粒细胞胞质抗体、抗双链 DNA 抗体、抗 SSA/B 抗体、抗磷脂抗体、补体水平、促甲状腺激素和游离甲状腺素水平。必须进行梅毒试验（荧光梅毒螺旋体抗体吸收试验或微血凝试验）以排除梅毒。在北美，莱姆病似乎并不导致内耳病变，但在欧洲应检测莱姆病[24]。还要对某些特定患者进行人体免疫缺陷病毒的检测。影像学包括增强的颞骨磁共振影

像学，以评估蜗后病变。

须强调的是，AIED 的诊断目前仍然是基于临床症状的诊断，只有快速进展的 SNHL，且皮质类固醇治疗有效，才诊断为原发性 AIED，还没有有效的血清学 / 免疫学检测来诊断原发性 AIED。对可能累及内耳的多系统自身免疫性或感染性疾病，应进行相应的检测。

四、原发性自身免疫性内耳疾病的治疗

糖皮质激素（泼尼松或地塞米松）仍是原发性 AIED 的标准治疗，一项前瞻性随机临床试验证实了其作为经验治疗的有效性[35]。成人初始治疗：泼尼松 1mg/（kg·d），连续 4 周，且须尽快治疗，因为发病后 3 个月会产生不可逆性损害。疗效可在此期间的任何时候出现。无效的患者 7～10d 迅速减量；有效则在 4 周后逐渐减量，每日维持 10～20mg。类固醇治疗有可能持续很长时间，若复发需要反复应用。对接受类固醇治疗的患者长期随访发现，最终能够停药的患者平均治疗时间是 9 年[36]。若症状复发，应该用大剂量类固醇重新开始治疗 4 周。

糖尿病、消化性溃疡、青光眼和高血压是常见疾病，应用糖皮质激素治疗的患者须密切监测。糖尿病或高血压控制不佳、有股骨头无菌性坏死病史、严重骨质疏松症或精神病患者不应接受皮质类固醇治疗。有青光眼病史的患者在使用大剂量皮质类固醇之前，应该咨询眼科医生。其他常见的不良反应包括失眠、胃炎、情绪变化和外貌变化。

（一）环磷酰胺

1989 年，McCabe[37] 强烈推荐环磷酰胺（而不是泼尼松）作为 AIED 治疗的基础药物。他对接受低剂量环磷酰胺和低剂量泼尼松治疗 3 周有效的 AIED 患者，进行 3 个月随访。首先停用环磷酰胺，听力稳定后类固醇再逐渐减少。若复发则重复进行完整的治疗周期。目前，对于那些泼尼松治疗难以治愈或类固醇戒断困难的患者来说，环磷酰胺仍然是一种治疗选择。它有较大的不良反应，包括感染、骨髓抑制、出血性膀胱

炎、不孕和恶性肿瘤。应定期监测血常规。由于这些不良反应，一些患者可能选择疾病自然发展，最后行耳蜗植入术，而非选择与慢性免疫抑制相关风险的治疗；一些耳鼻喉科医生也可能不愿意采用具有如此明显不良反应的药物作为初始治疗。

（二）甲氨蝶呤

考虑到环磷酰胺和持续的高剂量皮质类固醇激素的不良反应，建议甲氨蝶呤作为类固醇初始治疗后维持治疗的替代药物。甲氨蝶呤已被用于其它自身免疫性疾病的治疗[38]，并显示出良好的疗效[39,40]。然而，一项旨在观察类固醇对听力维持效果的大型前瞻性随机对照试验，并不支持甲氨蝶呤对听力的疗效[35]。尽管如此，由于 AIED 可能表现出不同的发病机制（见上文），对免疫抑制药物的反应具有一定特异性，许多权威机构仍将甲氨蝶呤作为一线泼尼松节制疗法的维持治疗药物。

（三）依那西普

依那西普是 TNF 的抗体，TNF 是一种重要的炎症介质，在炎症细胞因子刺激下，在螺旋韧带纤维细胞上高水平表达[41]。已证实，依那西普对类风湿关节炎患者既安全又相对有效。一些小型的、非对照研究证明，其对 AIED 患者的听力恢复安全有效。动物试验研究也支持其减少耳蜗炎症、改善听力的作用[42-45]。之后的两项研究也证实了依那西普的安全性，但并没有显示其对保留或恢复听力的有效性[46,47]。鉴于其对 TNF 的抑制作用，有学者提出依那西普可能有降低皮质类固醇疗效的作用[34]。

（四）其他治疗

其他生物制剂也已推出，但仍处于试验阶段[48]。学者们还尝试了其他具有不同的疗效的药物，包括咪唑硫嘌呤，但都没有成为标准治疗方法[49,50]。吗替麦考酚酯能够抑制 T 细胞和 B 细胞的合成，患者耐受性好，毒副作用小，在 AIED 治疗中的应用值得进一步研究[51]。

全身用药对耳蜗的疗效仍存在问题，血 - 迷路屏障限制了进入内耳的药量，治疗部位要达到有效浓度，所需剂量具有全身性药物毒性。目前正在探索鼓室内和耳蜗内给药的方法，尚未成为 AIED 的常规临床治疗[52]。

血浆置换也能够改善某些 AIED 患者的听力。在两个小的、非对照性研究中，分别有 50% 和 75% 的患者能够中断免疫抑制治疗[53,54]。目前还处于试验阶段，且时间和金钱成本高。建议作为免疫抑制治疗无效或不耐受患者的辅助治疗。

（五）耳蜗植入

对于药物保守治疗无效，以及不能耐受并发症或不良反应的患者，可以选择耳蜗植入。如前所述，自身免疫性疾病可能出现纤维化和骨化，应谨慎行术前评估。

五、伴有耳聋的全身性自身免疫性疾病

（一）Cogan 综合征

Cogan 综合征是一种自身免疫性疾病，以非梅毒性角膜炎和前庭听觉系统功能障碍为特征。40 岁左右发病，50% 的初始症状为突发听力下降[55,56]。眼和耳蜗前庭症状可同时或单独出现，通常在数月内出现，85% 的患者在两年内两种症状均出现[55-57]。多数患者的耳蜗前庭症状表现为耳聋、眩晕和耳鸣，约 1/2 患者表现为共济失调，25% 出现振动幻视。听力损失为突发的、双耳的波动进展的，通常是陡降型。前庭症状通常是突然发作，持续数日[55,56]。

由于间质性角膜炎，眼部症状往往表现为双侧，伴有疼痛、巩膜红肿、畏光；角膜混浊时，视敏度降低；多有与全身炎症状态一致的一般症状[57]。

诊断依据临床检查，并排除其他自身免疫性疾病。眼部症状的治疗采用局部类固醇治疗。半数患者进展到双侧 D 级听力，另有 20% 的患者表现出单侧的 D 级听力。全身类固醇治疗能够提高少数患者的听力，但还没有类固醇的对照试验研究[58]。

Vogt-Koyanagi-Harada 综合征的临床表现类

似于 Cogan 综合征，但它的临床症状还有脱发、白斑、脑膜疾病，被认为是黑色素细胞抗原激活后的表现。

（二）韦格纳肉芽肿（WG）

WG 是一种全身性免疫系统疾病，其特点是上、下呼吸道坏死性肉芽肿和肾小球肾炎。WG 最常见的是累及鼻窦，但也可能出现耳科症状，甚至是原发的主要症状[59, 60]。1990 年发布诊断标准，随后发现外周血中抗中性粒细胞胞质抗体，对 WG 的诊断具有高敏感性和特异性[61]。20%～60% 的 WG 累及耳部，且为可同时累及中耳和内耳的唯一的自身免疫性疾病[62]。可直接累及中耳，表现为中耳腔或乳突炎症，也可以通过咽鼓管或鼻咽炎症间接受累[59]。WG 的听力损失通常是中耳积液导致的传导性聋。1/3 的耳聋患者表现为 SNHL，在数日到数周内呈进行性发展，占所有 WG 患者的 10%[62]。病因机制尚不清楚，已经提出的机制包括：炎性毒素经蜗窗进入内耳，肉芽肿浸润直接内耳，耳蜗神经血管炎，以及耳蜗本身的血管炎。患者很少被报道有前庭症状[60, 63]。系统治疗后耳聋可改善[59, 64, 65]。

对于 WG，必须保持高度警惕，不及时治疗可导致死亡。

（三）系统性血管炎与结缔组织疾病

系统性红斑狼疮（SLE）是一种常见的自身免疫性疾病，其特点是产生大量的抗核抗体，可以在血液中形成免疫复合物。报道有 15%～66% 的 SLE 患者存在 SNHL，但一般没有症状。听力损失通常表现为双侧、对称性和高频受损，与疾病的严重程度及治疗无关[66-69]。5%～70% 患者可出现前庭症状[66, 68, 69]。

也有报道，强直性脊柱炎、系统性硬化症、风湿性关节炎、结节性多动脉炎和 Sjögren 综合征伴有听力下降症状[70-74]。

（四）Susac 综合征

尽管病理生理学机制不完全清楚，但 Susac 综合征被认为是一种 AIED[75-77]。临床表现称为"红 M 综合征"，包括视网膜病、脑病和微血管病相关的耳聋。症状可持续数周甚至数年进展，神经心理学症状通常在临床表现中占主导地位。内耳病理学表现为耳蜗末端动脉闭塞。耳聋一般是非对称性的波动性听力下降，低中频下降更为明显，是耳蜗顶转动脉为主要病变的病理反映。也可出现前庭症状，提示迷路受累。女性患者多见，20—40 岁多见。神经症状可在 2～4 年自愈，但部分患者会反复发作、缓解。前庭症状一般会消失，多数患者遗留有耳聋。基础治疗方案是免疫抑制治疗，并辅助抗血小板药物[76, 77]。

六、总结

虽然人们一直在努力探索 AIED 的作用机制，但目前仍未明确其原因。缺乏严格的诊断测试来确诊患者群，使得研究更为困难。疾病原因可能是多方面的，临床症状和体征表现广泛。因此，尚需进行重要的研究工作。

推 荐 阅 读

Bitra RK, Eggenberger E: Review of Susac syndrome. *Curr Opin Ophthalmol* 22: 472–476, 2011.

Gluth MB, Baratz KH, Matteson EL, et al: Cogan syndrome: a retrospective review of 60 patients throughout a half century. *Mayo Clin Proc* 81: 483–488, 2006.

Harris JP, Weisman MH, Derebery JM, et al: Treatment of corticosteroidresponsive autoimmune inner ear disease with methotrexate: a randomized controlled trial. *JAMA* 290: 1875–1883, 2003.

Ianuale C, Cadoni G, De Feo E, et al: A systematic review and metaanalysis of the diagnostic accuracy of anti–heat shock protein 70 antibodies for the detection of autoimmune hearing loss. *Otol Neurotol* 34: 214–219, 2013.

McCabe BF: Autoimmune sensorineural hearing loss. *Ann Otol Rhinol Laryngol* 88: 585–589, 1979.

第17章

老年耳鼻咽喉科学
Otolaryngology in the Elderly

Susan D. Emmett　Meena Seshamani　著

熊文萍　译

要点

1. 随着人均寿命的延长，人群也逐渐出现老龄化表现。
2. 老年性耳鼻咽喉疾病在老年性疾病谱中占有很大比例。
3. 老年性耳鼻咽喉疾病的临床表现和年轻患者不同，而且疾病谱也不同。
4. 诊断、预后和治疗的目标需要与患者及其家属讨论。
5. 感觉障碍性疾病可影响老年患者的听力、语言交流、味觉、嗅觉和平衡，可能显著影响老年患者的生活质量。
6. 加深认识老年性耳鼻咽喉疾病的进程对老年人生活的影响，将会使患者及家属满意度提升，使耳鼻咽喉科专家更好地参与对该人群的治疗。

所谓"美国老龄化"的社会和经济意义受到了广泛关注。2003 年，美国有 3600 万老年人，占总人口的 12%。到 2030 年，这一数字预计将翻一番，达到 7200 万，到那时这一数字将占人口的 20%[1]。残疾和疾病在老年人群中更为普遍，近一半的人均卫生支出发生在 64 岁之后[2]。因此，老年人口的预期增长预示着对社会、经济、医疗和伦理需求和义务的重大影响。

如今，老年医学专家和其他老年相关医学专家、外科专家在探索开发一个保健系统，使老年人更健康，具备更健全的功能，生活更加独立。耳鼻咽喉科医生扮演着沟通者的角色，是帮助老年人避免隔离的关键资源。美国老年耳鼻咽喉科学会成立于 2007 年，旨在帮助该专业在老年性耳鼻咽喉疾病患者的治疗中发挥统一的作用。

一、耳部老化

正常的衰老过程会影响耳的各个部位，但最大的临床影响是耳蜗和前庭功能。与年龄有关的听力损失，或老年性耳聋，是最常见的听觉障碍类型，被认为是由一系列因素叠加的结果，包括年龄有关的退化，噪声暴露和耳疾病。老年性聋受遗传背景、饮食和全身疾病的影响很大。超过一半的老年人有眩晕症状。因为平衡依赖于来自耳朵、眼睛和周围感觉系统的输入，所有这些系统都会随年龄增长而退化，任何这些系统的功能受损都会导致前庭功能障碍。

（一）外耳

耳郭通常与光照性疾病相关，特别是基底鳞状细胞癌，防晒和定期的体检是预防此类疾病必不可少的措施。由于外耳道耵聍腺体退化和腺体总数减少，外耳道的耵聍减少。这可能导致耵聍干燥，从而减少对外耳道皮肤的保护，并可能导致更多的挤压和感染。外耳道的毛发增加会加剧耵聍腺分泌过多。外耳道皮肤也会出现萎缩，导致瘙痒、皮肤弹性减弱和自发性撕裂。对于久治不愈病例，推荐使用局部润肤剂。

（二）老年性聋

听力丧失在老年人中非常普遍，并与多种不良后果有关，包括认知功能减退[3-5]、痴呆[6]、驾驶障碍[7]、步行困难[8]。基于美国健康和营养调查（NHANES），根据世界卫生组织定义的标准：语言频率的纯音平均值（0.5、1、2、4kHz）双耳听力损失大于25dB，美国有2670万50岁及以上的老年人罹患听力损失[9, 10]。从第二到第七个10年，每十年听力损失发生人数就会加倍，在70岁以上的美国成年人中，有将近2/3的人有听力损失[11, 12]。老年性耳聋降低了老年人的沟通能力，对他们产生破坏性的影响，从而影响生活自主性并限制他们成为社会活跃分子的机会。社会参与度的减少会产生深远的不良后果，而孤独是已知的对老年人发病率和死亡率的危险因素[13]。

Gacek 和 Schuknecht[14] 最初定义 4 个病理类型的老年性聋。随后又增加了两类：混合型和不确定型。仅不确定的类别就可能占 25%。[15] 最近的研究表明，混合型病理变化可能在大多数时候出现[16]。

1. 老年感音性聋

这种类型的老年性聋的纯音测试结果包括陡峭型和高频感音神经性听力损失，双侧进展缓慢、对称，通常开始于中年。病理性病变局限于耳蜗底转的前几毫米。由于毛细胞和支持细胞的损伤、Corti 器的扁平化和萎缩，脂褐素（老化性色素）的积累也很明显。

2. 老年神经性聋

纯音测试的结果包括逐渐的听力损失，高频中度听力下降；然而，言语识别率的下降程度与听力下降程度不成比例。许多患者因言语识别率差使得听力损失难以补偿，螺旋神经节和耳蜗基底部的骨螺旋板神经发生萎缩，Corti 器完整，这与老年感音性聋相区别。

3. 老年代谢性聋

与老年性代谢性聋有关的听力损失表现为在第三个至第六个10年开始的平坦型听力损失，并且进展缓慢。言语识别率总体上是好的，招募的受试者均不存在此现象。这种情况通常是家族性的，患者助听效果很好。特征性的病理学表现是，血管纹在底转和顶转弥漫性或者斑片状的萎缩。Corti 器和螺旋神经节细胞通常不受影响。

4. 老年内耳传导性聋

老年内耳传导性聋和螺旋韧带萎缩均可导致双侧对称感音神经性听力损失，高频斜降型，言语辨别能力较好。目前与传导性感音神经性听力损失有关的解剖因素不明，有假说认为是基底膜的硬化造成的，基底膜硬度与其解剖形状有关。螺旋韧带萎缩的病理形态包括不同程度的病理变化，这些变化贯穿患者的一生；最明显的是顶转，其次为底转。囊性变性可导致 Corti 器从耳蜗外壁脱离，从而导致听力损失。

（三）病因

老年性聋是一种多因素疾病，一生中内在及外在的病因累及内耳，包括内外毛细胞、血管纹和传入螺旋神经节神经元[15, 17, 18]。

（四）危险因素

最近有关年龄相关性听力损失的流行病学研究表明，老年性聋的主要危险因素有四大类：耳蜗老化、噪声暴露、遗传易感性和其他疾病的并发症[19]。这些危险因素的机制往往是重叠的，但具体的变化也与具体病因有关。

1. 年龄增长

在多项研究中，年龄的增长与听力损失的风险有着强烈、一致的联系[11, 20-22]。线粒体 DNA 突变和缺失的增加被认为是这一关联的一个因素。与年龄相关的听力损失患者与正常的听力对照组相比，颞骨研究发现耳蜗内常见的衰老变化频率更高[23]。Markaryan 及其同事[24] 发现在重度的听力损失患者中耳蜗线粒体 DNA 缺失严重。

2. 噪声

噪声暴露是造成听力损失的一个公认的原因，且被认为是老年性聋的一个危险因素。最近的研究表明，噪声引起的耳蜗损伤和衰老的累积效应所涉及的通路有很多重叠。活性氧在耳蜗老化过程中起着重要的作用，噪声过度暴露后也产生大量的活性氧[19]。虽然噪声引起的内耳损伤与噪声暴露的频率、强度和持续时间之间的直接联系已经被很好地证实了，但是一些学者认为，噪声暴露在任何年龄都会引起听力损失，而不是真正的老年性聋。事实上，最近关于噪声引起的听力损失和与年龄相关的听力损失相互作用的研究是相互矛盾和可变的，很可能仅次于其他内在和环境变量对这两种机制的潜在影响[25-28]。需要更多的研究来确定噪声对老年人的不同影响。

3. 基因易感性

多项研究表明，性别为男性以及种族都与听力损失有关[11, 29]。在评价听力损失与种族之间的关系时，黑种人的听力损失的概率始终比白种人低 60%～70%[11, 29-31]。这一现象的研究假说为黑种人的黑色素生成较高，亦表明耳蜗内血管纹黑素细胞产生的黑色素水平较高，而这种蜗内黑色素细胞作为自由基清除剂，保护了血管纹[32, 33]。

除了性别和种族的遗传因素，老年性聋被发现有家族聚集性。在老年性聋中，大约一半可能是由基因决定的[34, 35]。基因导致血管纹萎缩（平坦型听力下降）的影响比感音神经聋（高频听力损失）更明显[36]。有趣的是，许多与听力损失有关的候选基因也与氧化应激和动脉粥样硬化有关[19]。最近研究中提出的基因包括那些编码谷胱甘肽过氧化物酶和超氧化物歧化酶的基因，这两种抗氧化酶在耳蜗中活跃[37, 38]。内皮素（END 1）是一种有效的血管活性肽，参与了动脉粥样硬化的发展。内皮素 1 还能长期收缩螺旋状小动脉，导致内耳缺血。在日本中老年人群中，已观察到 END1 基因内的单核苷酸多态性与听力损失之间的关系[40]。

4. 其他疾病的并发症

与年龄相关的听力损失的其他相关因素包括吸烟和血液循环障碍（如高血压、心血管疾病和脑血管疾病和糖尿病）[29, 31, 36, 41-44]。在 Framingham 队列研究中，冠状动脉疾病、中风、间歇性跛行和高血压都与听力损失有关[36]。许

多与听力损失相关的候选基因也与动脉粥样硬化相关。总的来说，关于心血管疾病和听力损失是否有关联尚无定论，但是，需要做更多的工作来进一步描述听力损失和动脉粥样硬化之间的关系[29, 45]。

听力损失与吸烟和糖尿病相关。Cruickshanks 等[41]发现，年龄在 48—92 岁的 3700 名成年人群中，吸烟者比不吸烟者患听力损失的概率高 1.69 倍。在最近的一项多中心研究中[46]，吸烟对高频听力损失的剂量依赖性作用研究者也发现了。在 NHANES 队列研究中，噪声暴露和吸烟之间的相互作用也很明显：在同样的噪声环境暴露中，大量吸烟者与不吸烟的人相比，听力损失严重[47]。在多项研究中，糖尿病也与听力损失有关，可能涉及与心血管疾病和吸烟类似的生理机制[43, 48, 49]。

尽管导致老年性听力损失的病因复杂，但它们存在大量的重叠病理机制。此外，无论涉及哪种病因学或机制通路，老年性聋往往产生同样的不良结果——即对噪声中的言语理解和感知产生不成比例的影响[50]。因此，患有年龄相关性听力损失的老年人往往难以理解语言，这就导致了诸如"我能听到你说话，但我听不懂你说的话"或"你在喃喃自语"之类的抱怨。随着老年性耳聋的加剧，从日常会话中提取意义的能力也会减弱，比如将"我有一天会看到你"听成"我周天会看到你"[19]。

（五）听力损失和痴呆

最近的研究发现，老年人听力下降与认知能力下降之间存在关联[3-5]。两个纵向队列研究表明：听力损失与痴呆和认知障碍的风险增加有关[4, 6]。这一关系对老年性聋患者的健康和生活质量有着重要的影响。需要更多的研究来确定听力康复干预是否会影响认知能力的下降。

（六）治疗

佩戴助听器仍然是治疗老年性听力损失的主要手段；然而，目前在美国使用助听器的比例仍然很低。在 NHANES 队列研究中[9]，只有 380 万人，也就是 50 岁以上的人中 14.2% 佩戴助听

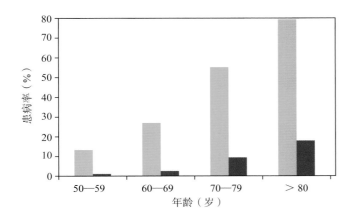

◀ 图 17-1 在美国 50 岁及以上的成年人中听力损失的患病率（橙色条）和助听器的使用情况（红色条）

引自 Chien W, FR: Prevalence of hearing aid use among older adults in the United States. *Arch Int Med* 2012；172：292–293.

器。虽然助听器的普及程度近几十年逐渐增加（图 17-1），但据估计有 2290 万有听力损失的老年美国人仍然没有使用助听器[9]。一项新的争论是关于来自非老年病学文献：是否应该支持双耳助听应用于老年人。最近的研究表明，老年患者在噪声环境中使用单一助听器时比使用双耳助听效果更佳[51, 52]。除了助听，还应考虑调整可能影响与年龄有关的听力损失的健康因素，如吸烟、高血压和胆固醇水平[53]。

人工耳蜗植入术可能在治疗老年人重度到极重度感音神经性聋方面发挥作用。这种程度的听力损失通常是由于潜在的病理过程，如梅尼埃病或耳硬化合并老年性聋；后者本身并不会自行产生这种程度的听力损害。最近一项针对 749 名青少年和成人耳蜗植入者的研究发现，与重度聋的持续时间和残留语言识别相比，年龄在临床上是一个无关紧要的预测耳蜗植入后听力学结果的指标[54]。多项研究也发现，老年人耳蜗植入者的生活质量有所提高[55, 56]。如前所述，处理在老年人群中常出现的慢性健康问题将在手术规划和围术期管理中发挥作用。

总的来说，治疗老年性聋的目标是帮助其在各种环境中有效交流。虽然通过助听器和耳蜗植入治疗周围功能缺陷是必要的，但越来越多的证据表明听力丧失和认知能力下降之间存在联系，这表明有必要采取更全面的管理策略。将诊断性测试扩展到包括噪声环境中言语识别和认知评价（或此类评价的适当推荐），以及将康复和咨询结合在一起，将会使治疗更全面有效[57]。

二、老年性眩晕

老年性眩晕，是一种影响大量老年人活动能力的一组老年性平衡功能疾病。由于前庭、本体感受和视觉感官的退化，行走和驾驶的能力可以降低到丧失能力的程度；空间定位能力的减弱也加速了这一过程。跌倒是与老年人平衡障碍有关的最常见的问题之一，跌倒通常会导致功能下降、焦虑、抑郁、社交恐惧和医疗费用增加。

从前庭、视觉、本体和其他系统提供输入，被认为是一种常见的中枢输入，反过来控制姿态和眼睛移动。根据组织器官损失引起的主要症状，由耳鼻咽喉科医生、神经科医生和眼科医生进行相关感觉器官疾病的处理。然而，神经耳科学交叉学科的发展已经完善了一套评估和照顾患平衡障碍老年人的方法。耳鼻咽喉科医生必须意识到引起不平衡或眩晕的其他原因，因为各种器官系统可能导致这些困难。例如，服用精神药物的不良反应、血压异常、腿部肌肉无力、帕金森症等神经运动障碍，以及全身协调性丧失都可能会导致紊乱和眩晕[58]。一个器官系统的失调可以通过补偿来克服，但是随着多个器官系统的失调，出现越来越严重的缺陷[59]。

（一）前庭神经病理学

前庭功能障碍在老年人中非常普遍。根据 NHANES 2001—2004 年的调查，6900 万美国人（40 岁及以上成人占 35.4%）通过改良的

第17章 老年耳鼻咽喉科学

Romberg 测试患有前庭功能障碍。无论性别或种族，前庭功能障碍的发病率随年龄的增长而显著增加[60, 61]。大量前庭障碍是老年患者，包括血管疾病、梅尼埃病，良性阵发性位置性眩晕和适应障碍。与年龄有关的退化已在毛细胞、神经元、外周前庭系统的支持结构以及更集中的前庭细胞核和小脑中被发现。在半规管、椭圆囊和球囊中发现了毛细胞的损失。这种变性在嵴的中心区域最为明显，而黄斑变性则更为弥漫。在最近的一项对 50 名 70 岁及以上成人的横向研究中，年龄的增长主要与半规管功能下降有关。观察到最常见球囊的功能下降，其次是椭圆囊[62]。

最近的研究也发现听力损失和意外跌倒之间有很强的关联[63, 64]。可以解释这种关系的途径尚未阐明，但其中可能性包括伴随的耳蜗和前庭功能障碍，听觉线索减少对空间环境的意识不足，以及听力损失和认知通路之间的调节减弱[63]。前庭功能障碍在糖尿病患者中普遍存在，可能是新发现的该疾病的并发症。最近研究发现前庭功能障碍是糖尿病对跌倒风险影响的调节因素[65]。

（二）诊断方法

用客观的试验来确定眩晕的病因是必要的。前庭功能的研究也描述了其他适用于老年人的内容。避免眩晕的"垃圾筐"诊断并继续临床研究病因是必要的。特别是对老年成人的眼震电图、平台体位图和正弦谐波加速度的研究正在进行中。

如果眩晕来自外周半规管，广泛的功能减弱经常发现。广义功能减退常常存在。经验性的用不到 10℃ /s/ 热冷刺激诱发对称的最大慢相速度反应可以用于识别这种情况。在周围功能减退的情况下，使用前庭神经抑制药可能是禁忌。这样的治疗进一步减少了已经减少的前庭输入，从而导致进一步的丧失能力。

（三）治疗

非前庭原因的老年性眩晕需要鉴别和治疗。例如，与降压药相关的体位性低血压、内分泌失衡、营养不良和心血管功能不全。

由于复杂的前庭系统自适应控制反馈机制，

治疗方法已经研究发展到允许前庭补偿。前庭习惯训练包括基于习惯效应引发的反馈控制的练习。通过反复诱导轻度的眩晕，来刺激适应和补偿机制。前庭运动项目的其他目标包括改善头部静止时的视觉跟踪、头部运动时的凝视稳定性、头部运动时的视觉前庭互动和保持总体平衡。这些练习旨在结合视觉和本体感受与前庭线索，以重建平衡和减少头晕和定向障碍的症状。在许多情况下，由受过前庭康复训练的理疗师或职业治疗师进行咨询和治疗是非常有用的。

另一个重要的考虑因素是必须强调患者跌倒的预防。注意事项包括：使用夜灯，尤其是在去洗手间的路上；清除地毯；避免楼梯；必要时使用紧急辅助装置，如拐助步车或者拐棍。

三、鼻部老化

鼻部结构和生理直接受到衰老过程的影响，并受到老年人常见的多种间接因素的影响。例如，老年人更容易跌倒，这可能导致头部和面部的创伤，影响鼻功能和嗅觉。老年人在感染病毒后更容易出现嗅觉障碍[66]。一些中老年通常使用的一些医疗手段（如降脂药、抗炎药和抗高血压药）可能会使鼻子干裂，改变嗅觉和味觉[67]。减充血药和抗组胺药使分泌物变稠厚，使后鼻滴涕恶化，血液稀释剂能使鼻出血。与年龄有关的鼻功能缺陷会对睡眠、饮食和呼吸产生不利影响，并能显著改变患者的生活质量。

（一）常见症状

老年人最常见的鼻炎症状是流涕、后鼻滴涕、打喷嚏、咳嗽、嗅觉丧失和鼻炎。其他症状，如鼻闭塞、鼻出血和鼻窦疼痛，并没有随着年龄的增长而明显增加。老年人的鼻分泌物和后鼻滴涕可能是由于自主控制能力的丧失、味觉性鼻炎、进食引起的鼻分泌物，同样可能是由于看见食物或进食行为引起的黏液浆液分泌和鲍曼腺体的自主控制过度激活[68]。

一般随着年龄的增长，鼻阻力增加，尽管缺乏主观鼻塞的症状。这可能是由于许多老年患者认为某些鼻塞是正常的，因此不值得一提。然而，老年人常常注意到，呼气时鼻道气流在主观上减少[68]。

（二）嗅觉变化

嗅觉和味觉通常在 20—30 岁达到顶峰，在年老时就会下降[48]。许多研究表明，各种气味的嗅觉阈值随着年龄的增长而逐渐降低[69-72]。这一过程可能是由于受体和神经元的缺失以及神经递质和中枢通路的改变造成的[73]。随着年龄的增长，嗅觉上皮细胞的减少和呼吸道上皮细胞的增加发生了相互的变化，同时也增加了退行性变化和嗅球纤维的损失[74-76]。嗅觉受体神经元数量变化的一个机制是细胞凋亡的增加[75]。随着年龄的增长，筛孔的骨化也是原因之一[77]。

越来越多的证据表明老年人的嗅觉障碍与神经退行性疾病有关，包括阿尔茨海默病和帕金森病[78-81]。研究发现嗅觉障碍与纹状体去神经支配之间存在显著关联。对耳鼻咽喉科医生来说，最重要的是，嗅觉缺失症通常会在帕金森病发病前几年出现，这表明有些患者在接受帕金森病诊断之前，可能会对嗅觉丧失症患者进行医疗护理。Wilson 等[81]也指出，潜在的路易体病与受损的嗅觉相关，即使是在无症状的受试者中。根据这些发现，嗅觉障碍在未来可能被用作神经退行性疾病的筛选工具。

（三）鼻外观变化及鼻内检查

随着年龄的增长，鼻唇角的显著增大和鼻高与鼻长比例的下降。这可能是由于上唇的延长，上颌前脂肪的吸收，颧骨和牙槽嵴的再吸收，以及由于衰老过程的退行性而导致的齿列变化。随着年龄的增长，鼻高与鼻长的比例下降会加重鼻尖的下垂。

鼻翼软骨和鼻中隔软骨的软化，以及皮肤的弹性丧失，都是导致鼻尖老化的原因。随着年龄的增长，在鼻内检查，鼻息肉更常见[82]。鼻咽部异常在老年人中并不常见。

（四）治疗

就像年轻群体患者的情况一样，对老年人鼻科问题的医疗或外科治疗需要精确的诊断来选择合适的治疗方法。湿润剂通常是有帮助的，谨慎地避免使用会使鼻子干燥和加重黏膜萎缩的药物，如局部和全身血管减充血药。因过敏或感染而导致的鼻窦口的阻塞，应予以处理；这可能包括由肺科医生、过敏专科医生、耳鼻咽喉科医生和其他专家进行多学科治疗。相关医疗条件的治疗可能有帮助。对于血管运动性鼻炎或味觉性鼻炎的患者，抗胆碱能药物如异丙托溴铵喷雾剂可能是有效的。

手术重建的目的是重建支持上外侧软骨和提升下垂鼻尖[83]。应避免去除鼻甲骨黏膜，特别是患者有过度干燥的症状时。翼管神经切断术可用于一些合适的患者。

四、声音及上呼吸道的老化

发声器官由共振器（喉部）、发音器（舌上结构）和压缩器（肺）组成[84]。任何一种或所有这些支撑结构的年龄变化都会直接影响语音质量和总体舒适度（表 17-1）。此外，老年人经常暴露在各种各样的环境和药物刺激物中，使问题更加复杂，特别是在长期吸烟的情况下。老年患者也可能患有多种会影响声带质量的疾病，如

表 17-1　直接影响发音质量的因素

因　素	声带质量的影响
喉肌肉的萎缩/纤维化	由于声门间隙和声道厚度的影响，导致空气损失增加和声学异常
环杓关节变化/黏膜萎缩	增加损伤、疼痛和保护的机会，影响发音
唾液腺的萎缩	减少润滑，造成口干和牙齿问题
牙槽骨吸收	增加损伤、疼痛和保护的机会，影响发音
下呼吸道改变	胸部弹性、腹部张力和呼吸支持的降低会导致肺活量减少、声音疲劳和体积减小
牙齿及牙龈的缺失	—
颞下颌关节疾病	—

第17章 老年耳鼻咽喉科学

癌症、声带麻痹、帕金森病、肌萎缩性侧索硬化症、良性原发性震颤、糖尿病和其他内分泌失调[85-88]。感音神经性听力丧失后频繁发生的抑郁可导致功能亢进的声音和肌张力性改变造成发音困难；因此，对老年声带疾病患者的治疗不仅要通过适当的声音治疗或手术来最大限度地提高老化发声器官的效率，而且还必须针对潜在的医学疾病、神经或精神疾病进行治疗。

（一）组织学变化

在检测到声音的变化之前，喉组织已发生了很大的变化。老化的喉内检测组织学改变似乎在性别上无差异。组织学检查提示临床上所见的淡黄色褪色为黏膜脂肪变性或角化。声带萎缩被认为是肌肉和黏膜衰老变化的喉部表现。声带内的胶原纤维变得更杂乱，固有层随着年龄的增长而变薄，后者在男性中尤为明显[89,90]。这两种变化都改变了声带的振动特性。肌肉萎缩也会导致声带弯曲和随后的声门功能不全[91,92]。研究表明，这些变化可能是由肌肉的神经输入的变化引起的[93]。纤维密度的降低也出现在喉韧带和弹性圆锥。

随着年龄的增长喉软骨进行性钙化[94]。钙化和骨化早期开始于20多岁，到60岁左右基本完成。在男性甲状软骨的中心部分仍保留着软骨岛，在女性的上半部分发现了软骨的保存；环状软骨可能几乎完全骨化，而杓状软骨则经历了杓状软骨体骨化和强壮过程，而顶端仍然保持着软骨特性。关于声带肌是否骨化似乎存在一些争议[95]。这种骨化代表了真正的哈弗斯系统的形成，包括椎板、成骨细胞和脂肪骨髓。一般来说，女性的骨化发病时间较晚，范围较小，而且整个过程在个体之间的差异很大。类似的年龄相关性变化也可能发生在环杓关节[96]。随着年龄的增长，喉软骨的骨化加之喉头的下降，改变了喉的共振特性[91,97]。

（二）喉镜检查

老化的喉部的喉镜特征包括声带水肿、浅黄色变或深灰色变，以及声带萎缩。这导致声带边缘弯曲，声门闭合不完全，声带缝隙可见。在衰老的喉头中，声门轮廓的突出表现导致典型的"箭头形结构"的声门经常看到[98,99]。

（三）声音变化

至少有10%的老年人患有发声障碍。虽然变化无常，但老年人的声音通常被形容为颤抖、虚弱、沙哑和音调变化。总的来说，与年轻人群相比，老年人群的声音颤抖（周期与周期频率的变化）仍然显著增加，尤其是男性[100]。同时，喉部的老化也被认为是由于声带的开口系数的降低而导致的，这进一步影响了声带的质量[101]。无论男女，说话声音的基本频率都随着年龄的增长而降低[102]。声带水肿，在一些女性中可见，被认为是由于在绝经后的内分泌变化。后者伴随着60岁以上女性喉部位置的降低，导致声音的基本频率和粗糙度显著降低[103]。与年轻的成人相比，老年女性阅读时的语调范围和曲折程度也更大[104]。女性声音的声学特征显示，随着年龄的增长，第一共振峰（f1）的频率显著降低，这表明与年龄有关的声道和音门或语音结构的位置发生了变化。

（四）黏膜变化

老化过程导致口腔黏膜、唾液腺、牙齿、下颌骨、上颌骨、颞下颌关节和味蕾发生显著变化。口腔干燥、软组织萎缩、下颌骨偏移减少、颞下颌关节疾病可单独或者联合通过改变声音的共振特性来明显影响声音。

口腔上皮细胞变得萎缩，尤其是在棘细胞层。角化不全和角化过度可能存在，特别是在义齿使用区域。组织学上，固有层变薄及钉突变钝，随着毛细血管、含水量、透明质尿酸、胶原蛋白含量减少、基底物质增加而发生。联合小血管疾病（如动脉硬化），这些改变使口腔组织更容易受到损伤，延长伤口愈合，使口腔黏膜容易磨损[105]。由于口腔创伤而造成的保护可能会通过改变一个人的发音和表达声音的方式而对声音产生负面影响。

（五）腺体变化

老年人唾液腺发生的正常生理变化是引起

口干综合征的主要原因，这是这一人群最常见的临床诉求之一[106, 107]。唾液分泌率降低，黏度增加。下颌腺实质体积由于腺组织减少而减小，而导管则增大。局灶性慢性炎症的增加也是由于浆液腺的玻璃样变和唾液腺导管粘连以及阻塞性的增加。最终的结果是失去了 1/4 的活跃分泌腺的体积，而取代它的是结缔组织和脂肪[107]。因此，下颌骨和舌下腺体的流速随着年龄的增长而显著下降[108]。由于足够的润滑对于在发音器官中产生声音是必不可少的，所以应该识别和处理口干的存在。

（六）味觉

许多老年患者抱怨有金属或咸的味道，对甜、苦、酸的食物的敏感性降低。在衰老过程中，通常会出现唾液减少和味蕾数量减少[109]。这种丧失味觉的情况是多因素的，而且通常会因某些医疗条件和药物相互作用而加剧[110]。味道的变化是营养缺乏的一个表现。一些研究建议老年人食用味道更强烈的食物，尤其是在医院住院期间[111-113]。

（七）牙齿及腭部变化

随着年龄的增长，下颌骨和上颌牙槽骨的再吸收和再生能力的下降会导致面部垂直高度的下降和嘴部的"包线"外观。这个问题在无牙的患者中更常见，他们的下颌骨高度可能高达 50% 的损失。在组织学上，衰老的下颌骨通常表现出骨质疏松的迹象，表现为皮质变薄和粗大的小梁形态丧失。骨吸收和神经周围结缔组织的减少使得神经血管表面更容易被破坏。常见的抱怨是感觉异常或疼痛，因为不合适的假牙刺激了神经，以及硬腭的灼烧感。与口腔其他部位一样，这些结缔组织的改变降低了损伤后修复能力。

对牙齿而言，钙化的二级牙质取代了大部分的牙髓。牙骨质在一生中都表现为骨沉积和钙化。牙龈组织的根尖移位导致牙根逐渐暴露。这些过程使老年人易发生根尖周炎和牙周病。

上颌骨和下颌骨的任何变化可能产生不利影响，改变语音的共鸣特性。缺少牙齿、使用不合适的假牙、口腔或牙齿疼痛、感觉异常，可能会

进一步影响某些语音，特别是那些需要舌唇、腭或牙齿的参与的语音。因此，产生清晰的爆破音（p、t、k、b、d、g）和摩擦音（s、z、f、v、sh、ph、th）的能力可能会受到影响。

颞下颌关节也可能在衰老过程受影响。关节盘和关节囊韧带失去弹性并硬化，关节盘变薄，关节间隙纤维化，关节面明显变平。关节碰触、脱位、半脱位、关节头骨折等症状以及随后的开口减少可能间接地影响声音，同样是通过改变共鸣特征和语音。用一个更加紧缩的开口说话缩小了口腔内的共振；它可能进一步导致喉部抬高，增加声带的张力。

（八）呼吸变化

年龄的增长会导致下呼吸道肌肉的变化，从而影响到胸壁、腹部和隔膜的功能，并可能导致呼吸支持不足和声门闭合过于严重。随着时间的推移，这可能会使喉部疲劳，并导致继发性肌张力障碍造成发音困难。

（九）治疗

老年性发声障碍的治疗是为了控制潜在的疾病和最大限度地提高发音器官的效率。这通常涉及多学科的方法，包括语言病理学家、耳鼻咽喉科医生、呼吸科医生、神经内科医生、精神科医生、口腔外科医生和全科医生。治疗胃酸反流和注意适当的水合和其他一般的声音卫生措施是很有必要的。最大限度地提高潜在肺部疾病患者的肺效率是必要的，常规的训练可能对激发患者很有帮助。症状性干涩可以通过使用大量的催涎药、唾液替代品和祛痰药来解决。以上讨论的其他特定的疾病出现症状时予以处理。

目前老年性嗓音疾病的治疗方案包括语音治疗、注射增强和喉部手术。语音疗法被认为是一线疗法，已经被证明可以提高个人的生活质量和语音感知[114, 115]。如果语音治疗不成功，在声带萎缩的患者中，注射法已被证明可以改善声门能力[116]。短期注射选择包括透明质酸凝胶（如 Hylaform，Restylane）和胶原蛋白产品（如 Cymetra），羟基灰石（如 Radiesse）会有更长期的治疗效果[117]。尽管在门诊局麻注射正在变得

越来越普遍，但老年患者更有可能服用抗凝药物，因此局麻的操作有相对的禁忌[92,118]。对于已经从注射性喉成形术中获益的患者来说，喉手术是第三种治疗老年嗓音疾病的方法。设计方案的目的是为了调整声音的音调，加强无力或弯曲声带患者的声音[119]。双侧甲状软骨成形术已被证实对老年性喉囊肿有效[120,121]。其人主张通过前联合成形术来调整声带张力[122]。这些手术的短期成功是通过提高响度和清晰度以及减少气息声和空气逸出。

五、老年性吞咽障碍

吞咽障碍在老年人中较为常见，在社区中占15%，在特殊老年性机构中约占40%[123]。这导致了猜想的观点：吞咽障碍可能反映了与年龄相关的正常变化。Granieri[124]表明，衰老对吞咽的影响可分为一级、二级和三级。

衰老对吞咽的基本影响包括口腔生理和结构变化及对咽喉结构的影响。老年人咀嚼肌的横截面积较小，舌萎缩增多，脂肪萎缩，这些肌肉的力量、灵活性和耐久力下降。因此，吞咽速度会随着年龄的增长而减慢；喉咽吞咽反应开始延迟，神经刺激后吞咽运动反应不灵敏[125-137]。继发影响包括大量的一般疾病和神经内科疾病，如头颈部癌症及其治疗，包括中风和中枢性咽部痉挛的神经运动障碍，或与疾病相关的全身不良反应。使用药物的不良反应在老年人中也更为常见。第三层影响包括那些可能由社会、环境和心理因素引起的变化。

（一）诊断

当怀疑吞咽障碍时，一个完整的口咽和食管吞咽评估是必要的，因为这两个器官同时出现问题的情况增加。仔细的病史和体格检查可以使临床医生区分吞咽障碍的两大类：吞咽困难和阻塞[138]。因为语言、声音和吞咽问题通常是退行性神经系统疾病或神经肌肉疾病的最初症状，身体检查应该包括头颈和神经系统评估。

影像学评估吞咽困难被认为是评估的金标准。改良的钡餐造影（MBS）是一项头颈部透视检查，可用于研究吞咽，提供重要的生理信息（从口腔到颈部食管钡剂的转移），吞咽过渡，以及治疗所需的吞咽生物力学。该程序还提供了关于时间和病因评估信息以及有效的康复策略。如果该研究揭示了食管的结构或运动障碍，则内镜检查和测压评估是下一个诊断步骤。

相对于钡餐造影检查吞咽，灵活的内镜评吞咽的辅助评估工具。咽-喉机制的可视化提供了吞咽信息（吸气和咽部残留）。这种内镜评估也是一种很有价值的生物反馈工具，用于气道闭合。

（二）治疗

对老年人吞咽障碍的正确治疗需要多学科团队协同，并取决于正确的诊断，包括一级、二级和三级影响。治疗可以是药物上的，也可以是外科上的，但在本质上更需要经常康复训练。基于患者的健康状态和影像检查确定能提高吞咽安全和效率的康复治疗策略。许多吞咽康复训练都要求应用自愿控制来治疗吞咽疾病。这些吞咽治疗策略，如咽上吞咽或门德尔松手法，以及其他吞咽运动。然而，许多治疗方法都需要患者的认知或合作，如体位或饮食或食物浓度。最近的随机试验表明，需要更多的研究来评估合并这些模式的有效性[139,140]。此外，由于口腔内的刺激确实会影响到体内的生物力学，很少有研究关注基于感官的吞咽疗法，如给予酸或冷丸[141-143]。如果需要非口服喂养，应定期进行重新评估，恢复中的进展和重新开始经口进食的最佳时间。

六、颌面创伤

伤口愈合受到衰老的影响，在老年患者中，血管生成、上皮化和重塑都是延迟的[144]。此外，免疫反应的降低会导致对伤口感染的敏感性增加[145]。面部骨骼会随着年龄的增长而变化；如上所述，最显著的变化是上颌骨和下颌骨牙槽骨的再吸收。面部骨骼的骨骼变得脆弱，而骨骼中代谢活动的减少使愈合时间延长。骨的再吸收和脆弱会使固定板的放置变得困难。无牙下颌骨骨折的修复是一个特别的挑战：萎缩的下颌骨在修

耳鼻咽喉头颈外科学（原书第6版）

复过程中更容易发生医源性骨折，缺牙在确定组织适当地减少和封堵更加困难[145]。老年人面部骨折的修复计划必须考虑到这些因素，以确保最佳的可能结果。

七、头颈部肿瘤

（一）病因

大约 1/4 的头颈部癌症发生在 70 岁以上的老年人[146]。暴露于致癌物的环境中，尤其是烟草和酒精，是这些癌症的一个重要原因。老年人癌症的发生可能与致癌物质暴露的持续时间和免疫衰老有关。随着年龄增长而出现的免疫功能障碍是复杂的，涉及免疫系统的几个组成部分。Gluckman 和 Wolfe 认为最重要的缺陷可能发生在抗原特异性 T 细胞毒性作用中[71]。随着年龄的增长，自身免疫性疾病也更为常见，并可能促进肿瘤的进展。

（二）治疗

有趣的是，尽管许多癌症患者年龄超过 65 岁，但他们在临床试验中只占少数[147]。为了鼓励老年人参与临床试验，克林顿总统在 2000 年发布了一项指示，要求联邦医疗保险报销在临床试验期间常规患者护理的费用[148]。然而，治疗范式经常应用于研究年轻患者的研究。

如前所述，老化导致多器官功能下降，营养状况不佳和不良社会心理因素，包括抑郁和缺乏社会支持。任何治疗方案必须考虑到这些因素。一般来说，老年患者可以很好地接受头颈部肿瘤手术。这些数据对于老年患者是否会出现更多的并发症以及他们的年龄所带来的不良后果有着复杂的关系。Morgan 及其同事[149]回顾了 1773 名在全身麻醉下进行头颈手术的患者。在 810 名年龄在 65—95 岁的患者中，3.5% 死亡，32% 遭受非致命并发症。相比之下，年龄在 35—65 岁的 863 名患者中，只有 8 人死亡（0.8%），并发症发生率为 21%。死亡率和并发症发生率的差异都是显著的，但 65 岁以上的死亡率为 3.5% 似乎并不令人望而却步。在最近的一项研究中，McGuirt 和 Davis[150] 发现，80 岁以上的患者与 65—80 岁的患者有类似的预后，但随着年龄的增长，并发症更常见。Milet 等的第三项研究发现[151]，70 岁以下的患者与 70 岁及以上的患者相比，头颈手术的并发症发生率没有显著差异。一些关于自由皮瓣重建手术的研究表明术后并发症的风险与基础疾病有关，而与年龄无关[152-155]。在麻醉下的时间长短也与并发症发生率相关[156]。

更密集的联合疗法必须考虑并发症的存在，与年龄相关的体弱和潜在的心理问题。例如，化疗产生的不良反应在老年人群中更为常见，而老年患者——尤其是那些个体症状较差的患者——对放疗的依从性和耐受性可能会降低[157]。

甲状腺疾病是常见的老年病，老年甲状腺癌侵袭性高，未分化癌常见，且复发和转移更多，甚至是高分化甲状腺癌也是如此。治疗分化良好的甲状腺癌的主要方法是手术治疗，放射性碘普遍应用甲状腺癌的患者中，尤其是腺泡型甲状腺癌患者。Bliss 等[158] 调查了 50 岁以上甲状腺癌手术患者。他们发现 50—60 岁患者与 61—70 岁的患者以及 70 岁以上的患者相比，发病率和死亡率没有差别。

抛开病理类型因素，建议在外科手术之前，根据患者目前的健康状态，给合适的建议。一个有活力的 80 岁患者具有良好的肌肉张力可能比一个久坐的残余功能较差的 65 岁患者更适合做外科手术；因此，必须对所有手术候选人进行全面的术前评估[159]。

术前教育对患者及其家属很重要，两周的改善机体营养和物理治疗可改善拟手术患者的心肺功能。患者应该明白，他们可能需要参与持续数月的康复过程；这段时间的很大一部分将不会在急症护理环境中度过。患者应了解可能需要在康复设施或亚急性护理设施进行一段时间的恢复；使用这些设施时，不应被患者或其家人视为手术不良反应或治疗失败。

八、结论

耳鼻咽喉科医生和所有医疗服务提供者都面临着人口老龄化的问题。尽管对于从业者来说，疾病的范围可能会保持不变，但个体实践的构成可能反映了人口统计学上的这种变化。为应对这一变化，我们必须继续强化影响老年人疾病过程的知识基础和治疗这一群体的能力。未来的研究也需要包括这个群体。

推 荐 阅 读

Doty RL: Olfaction in Parkinson's disease and related disorders. *Neurobiol Dis* 46 (3): 527–552, 2012.

Hoekstra HJ: Cancer surgery in the elderly. *Eur J Cancer* 37 (Suppl 7): S235–S244, 2001.

Humbert IA, Robbins J: Dysphagia in the elderly. *Phys Med Rehabil Clin North Am* 19 (4): 853–866, 2008.

Irvine PW: Patterns of disease: the challenge of multiple illnesses. In Cassel CK, Riesenberg DE, Sorensen LB, editors: *Geriatric medicine,* ed 2, New York, 1990, Springer–Verlag.

Johns MM, Arviso LC, Ramadan F: Challenges and opportunities in the management of the aging voice. *Otolaryngol Head Neck Surg* 145 (1): 1–6, 2011.

Johns M, Brackmann DE, Kimmelman C, et al: Goals and mechanisms for training otolaryngologists in the area of geriatric medicine. *Otolaryngol Head Neck Surg* 100 (4): 262–265, 1989.

Karen HC, Eibling DE: *Geriatric otolaryngology,* New York, 2006, Taylor & Francis Group.

Katz PR, Grossberg GT, Potter JF, et al: *Geriatrics syllabus for specialists,* New York, 2002, The American Geriatrics Society.

McPherson DL, Whitaker SR, Wrobel BB: Disequilibrium of aging. In Goebel JA, editor: *Practical management of the dizzy patient,* Philadelphia, 2008, Lippincott Williams & Wilkins.

Parham K, Lin FR, Coelho DH, et al: Comprehensive management of presbycusis: central and peripheral. *Otolaryngol Head Neck Surg* 148: 537–539, 2013.

Shapiro DP: Geriatric demographics and the practice of otolaryngology. *Ear Nose Throat J* 78 (8): 418–421, 1999.

Schiffman SS: Effects of aging on the human taste system. *Ann N Y Acad Sci* 1170: 725–729, 2009.

Wolf GT: Aging, the immune system, and head and neck cancer. In Goldstein JC, Kashima HK, Koopmann CF, editors: *Geriatric otolaryngology,* Burlington, VT, 1989, BC Decker.

Yamasoba T, Lin FR, Someya S, et al: Current concepts in age–related hearing loss: epidemiology and mechanistic pathways. *Hearing Res* 303: 30–38, 2013.

疼痛管理
Pain Management

Michael M. Bottros　Lesley Rao　Todd J. Schwedt　Robert A. Swarm　著

李慧禄　明　颢　译

第18章

要点

1. 应对患者定期和常规进行疼痛筛查，以便实施适当的治疗。
2. 优化术后疼痛控制，可降低术后复发率和医疗成本。
3. 当住院患者术后需使用阿片类镇痛药 2、3d 时，患者自控镇痛可提高镇痛效果和患者满意度。
4. 与单纯使用全身阿片类药物和辅助性镇痛药物相比，围术期区域阻滞麻醉可更好地控制术后疼痛。
5. 参照世界卫生组织的阶梯止痛法，有助于缓解患者疼痛。
6. 慢性非癌性疼痛患者长期使用阿片类药物治疗，可能造成药物耐受性、痛觉过敏，甚至成瘾。
7. 在慢性疼痛治疗中，应用抗惊厥药、抗抑郁药、非甾体抗炎药或介入疗法，对于改善疼痛控制效果及限制长期阿片类药物的使用均非常重要。
8. 头痛有时会影响大多数人，紧张性头痛的终身患病率为 78%，偏头痛为 16%。
9. 偏头痛是临床最常见的原发性头痛类型。
10. 对因头痛而就诊的患者进行体格检查发现异常时，应考虑头痛可能的继发原因，并进行进一步诊断评估。
11. 偏头痛的治疗应包括急性和预防性干预（避免诱发头痛，进行药物治疗、物理治疗和生物行为治疗）。

国际疼痛研究协会将疼痛定义为"与实际组织损伤和潜在的组织损伤或类似的损伤相关的一种不愉快的感觉和情感体验"[1]。广义上，疼痛可分为急性疼痛和慢性疼痛。急性疼痛是对有害的机械、热或化学刺激，如创伤或手术，产生的预期反应。当疼痛持续 3~6 个月或超过正常治愈时间仍持续存在时，则被认为是慢性疼痛[2]。疼痛是主观的，组织损伤或神经损伤并不是疼痛产生的必要条件。虽然疼痛的存在和严重程度最可靠的评价指标是患者的描述，但临床是否给予缓解疼痛治疗的决定，不应该完全基于来自患者提供的信息。对所有的患者，尤其是无言语和（或）交流能力的患者，均必须进行常规和定期的非控制性疼痛评估。

一、疼痛评估

以一种准确而可靠的方式评估疼痛，是临床对患者评价的一个至关重要的组成部分。视觉模拟疼痛量表、语言等级评定量表和数字等级评定量表，常被用作疼痛评估的工具。视觉模拟疼痛量表通常以 10cm 的线表示，以言语描述锚定为"无痛"至"无法忍受的疼痛"。这些量表在测量疼痛强度方面显示出较高的敏感性，这也反映了其检测疼痛变化的能力[3,4]。

对疼痛评估不足会导致疼痛缓解措施不足，这是目前在疼痛管理中普遍存在的难题，尤其是在认知功能障碍者的疼痛管理中。对于一些认知障碍的成年人，视觉模拟量表、语言等级评定量表、数字等级评定量表及 Iowa 疼痛体温计等方法具有较高的失败率和较高的偏好评价。对于不能言语的患者，观察其行为是评估疼痛的最佳方式[5]。对于认知功能障碍的儿童，进行疼痛评估尤其困难。FLACC 工具以面部表情、腿部活动、体位、哭闹、可安慰度为变量，对每个变量赋值 0～2 分，总分为 0～10 分。该工具已被证实有助于对无法说出自身疼痛的认知障碍儿童进行可靠和有效的观察性疼痛评估[6]。FLACC 工具也适用于有疼痛体验的语前儿童[7]。

二、急性疼痛的管理

（一）流行病学

在美国，每年进行超过 7000 万例外科手术，其中 520 万例与耳鼻咽喉科有关。门诊手术的增长是近年外科实践中重要的变化之一，92% 的耳鼻咽喉科手术在门诊手术[8]。术后疼痛管理的干预，对门诊手术患者的术后疼痛评估的管理尤为重要，因为门诊患者术后疼痛评估及调整治疗方案的机会比住院患者更少。

（二）患者满意度

患者满意度是医师绩效工资计划的重要组成部分，而疼痛管理是患者满意度的重要因素。术后疼痛治疗不足会降低患者舒适度，减缓恢复速度，延长住院时间，增高发病率和死亡率，并降低患者的生存质量[9]。医院消费者对医疗服务提供者和系统的评估（HCAHPS）是一种标准化的工具和数据收集方法，可用于测量和公开报告患者的医疗体验[10]。医疗保险和医疗补助服务中心

已经授权使用和公开报告 HCAHPS 评分。这些评分也会影响报销，在急诊医疗保险相关的报销中，有 1% 的项目在 2013 年获得了良好的评分，预计到 2017 年这一比例将上升至 2%。

影响患者术后疼痛管理满意度的因素包括：医护人员处理疼痛投诉的速度、患者无法控制的疼痛发作的频率及实际的疼痛强度。如果患者在使用止痛药后未进行充分的疼痛治疗，患者的不满情绪就会增加，但目前还没有发现疼痛强度与患者满意度之间的直接关联。事实上，与良好的镇痛相比，患者满意度与医疗人员做到他们能做的一切来控制疼痛的相关性更大。如果疼痛被控制，患者满意度会提高 4.86 倍；而患者对医疗人员有高度评价，其满意度会提高 10 倍[11]。可自行止痛的患者，如使用自控止痛泵（PCA）的患者，与需要护理人员按需应用止痛药的患者相比，更有自主和安全的感觉，或者提高了患者的满意度[12]。卫生保健提供者关于阿片类药物剂量和作用时间的知识也会影响到术后疼痛管理的质量[13]。因此，在医疗服务中经标准化疼痛管理的患者更有可能对术后疼痛管理感到满意[14]。

在评价术后疼痛管理结果的舒适性时，患者的评价重点在于镇痛效果及所经历的不良反应的类型和严重程度。常见的阿片类药物不良反应包括嗜睡、呼吸抑制、胃肠道功能障碍（恶心、呕吐、便秘、肠梗阻）、意识错乱、头晕、情绪变化、噩梦、幻觉、尿潴留和睡眠障碍。此外，对院内静脉自控镇痛与院内口服阿片类药物及在家口服阿片类药物进行比较发现，阿片类药物的给药地点和给药方式对患者的重要性似乎小于疼痛缓解和不良反应。多数患者期望能够以不同的或更轻微的不良反应为代价换取更好的镇痛效果。这些因素可能有助于个性化的疼痛治疗，以适应临床治疗和患者的需要，从而提高患者的依从性和满意度[15]。

（三）阿片类药物成瘾、假成瘾和耐受性

有效处理术后疼痛最担心的是担心阿片类药物的使用会导致成瘾。大约 10% 的患者在术前或术后担忧对术后镇痛药成瘾。医生或患者在术后

疼痛急性期对阿片类药物成瘾的顾虑可能会妨碍对疼痛的治疗。获得良好的镇痛效果，还可能会进一步受到药物耐受和成瘾概念混淆的影响。耐受是指在长期使用药物后，药物的效能减低；而成瘾的特征是不当行为，包括过量使用药物的行为，明知有害但仍被迫继续使用药物，获得足够的疼痛治疗效果后仍需要阿片类药物[16]。假性成瘾患者寻求药物与滥用阿片类药物的行为相似，但患者的疼痛没有减轻，这种行为在疼痛得到充分缓解后停止[17]。在没有成瘾史的情况下，急性疼痛治疗时很少出现阿片类药物成瘾[18]。

（四）超前镇痛与预防性镇痛

超前镇痛是指在组织损伤前给予疼痛治疗，例如对接受手术治疗的患者要防止来自损伤部位的感受器传入中枢引起中枢神经系统改变，从而预防痛觉敏化。对超前镇痛的最初假设是其可预防中枢敏化，降低痛觉敏化的发生率，减少术后疼痛的程度和时间[19]。预防性镇痛并不需要在术前采取干预措施；其可以在手术过程中甚至在术后进行。预防性镇痛概念的重点不是时间，而在于镇痛干预的强度和持续性[20]。

有关术后急性疼痛患者超前镇痛的随机对照试验结果不一，并引起了广泛争论。儿童扁桃体切除术中，超前镇痛作为一种镇痛方法能减轻术后疼痛。在小儿扁桃体切除术中，与单纯全身麻醉相比，术前联合使用局部麻醉浸润及全身麻醉已被证实能够减轻扁桃体切除术后疼痛，有助于患者更迅速地恢复[21]。药物治疗，如非甾体类抗炎药、阿片类药物、NMDA 拮抗药、抗惊厥药和 α_2 受体拮抗药可协同性降低术后疼痛[22]。与术后应用这些药物相比，超前使用并不能增加镇痛效能，因为疼痛管理很少能够预防术后疼痛的发生，所以控制围术期疼痛的最佳计划应该是所有手术计划中的一个重要组成部分。

（五）患者自控镇痛

患者通过静脉注射（IV）阿片类镇痛药自控镇痛（PCA）在术后即刻镇痛中很常见。PCA 的好处可能包括提高疼痛控制效果和患者满意度，以及提高护理效率[23]。相对于传统的给药方法（肌内注射、皮下注射、口服、连续或间断静脉给药），PCA 可以调节镇痛的程度和使用止痛药的剂量。对 PCA 治疗不满意的患者也会担心阿片类药物过量或成瘾[24]。有理由假设，使用特定的技术，根据个人的具体需要，按照一定的药物剂量和时间间隔进行镇痛，会产生良好的效果。选择阿片类药物时，应注意结合患者的临床病史和药物的适应证。

类似于其他的给药途径，通过 PCA 使用阿片类药物来控制疼痛，也可能会出现不良反应。PCA 与由护理人员管理阿片类药物相比，在呼吸抑制发生率方面无差异，因为对这类发生率低的事件分析需要进行非常大样本量的研究。不幸的是，现有研究对呼吸抑制的定义不同，数据汇集时易混淆[25]。值得注意的是，静脉注射吗啡后，药物缓慢透过血脑屏障，可导致延迟性镇痛和呼吸抑制。经 PCA 使用吗啡（与氢吗啡酮或芬太尼相比）时应格外小心，尤其应特别警惕肾功能不全患者吗啡的代谢时间会延长[26]。

通过 PCA 使用类阿片类药物，必须慎重考虑药物的选择、所需（单次）剂量、时间间隔（频率）、是否使用基础（连续）输注，以及用药的最大剂量。表 18-1 列出了常用的阿片类镇痛药的等效镇痛剂量。常规静脉 PCA 初始药物及剂量为吗啡 1~2mg 或氢吗啡酮 0.25~0.5mg，给药时间间隔为 10min，无基础输注。锁定给药时间间隔有助于防止过度的镇痛需求引起药物过量。间隔时间应该足够长，以使之前的剂量有充分的效果。鉴于芬太尼的内在效力很高，较长的间隔时间（15~20min）是合理的。应对患者定期复查，以确保疼痛缓解是安全和充分的。并不推荐使用哌替啶，因为其代谢物去甲哌替啶有中枢神经系统（CNS）毒性的风险。美沙酮具有较长的消除半衰期 [（30±19）h]，药物清除速度较慢，如重复给药会导致明显的药物积累，会增加阿片类药物使用过量的风险。因此，与吗啡或氢吗啡酮等作用时间较短的药物相比，美沙酮也不被推荐用于 PCA。

除了间断 PCA 单次剂量外，基础（持续）

表 18-1　常用阿片类镇痛药的等效镇痛剂量

阿片类镇痛药	注射剂量（mg）= 吗啡 10mg（IM /IV）	口服等效剂量（mg）	近似半衰期（h）
吗啡	10	30	2.9±0.5
可待因	120	200	3
芬太尼	0.1	NA	4
二氢可待因	NA	30	4.5
氢吗啡酮	2	6	2.5
羟考酮	NA	30	3
哌替啶	100	300	3

注：IM. 肌内注射；IV. 静脉注射；NA. 不适用

的阿片类药物输注很少用于急性疼痛的初始治疗。通过 PCA 基础阿片类药物输注并不会减少患者的给药剂量，还可能导致阿片类药物的总剂量增加[27]。阿片类药物基础输注增加了药物不良反应（包括呼吸抑制）的风险。除慢性疼痛治疗和用于阿片耐受的患者以外，阿片类药物基础输注很少用于 PCA。例如，长期口服阿片类药物治疗慢性疼痛的患者需要手术，此后的一段时间将无法通过常规的口服途径使用镇痛药，那么基础（持续）的阿片类药物输注可替代使用，相当于口服阿片类药物的剂量；同时 PCA 阿片类药物泵注可控制急性疼痛。

（六）多模式镇痛

多模式镇痛是不同镇痛方案（包括药物或干预措施）的组合，通过不同的机制提供叠加或协同的镇痛效果，并减少与单独使用某种镇痛药相比的不良反应[28]。虽然阿片类药物在术后急性疼痛管理中仍发挥重要作用，但非阿片类镇痛药越来越多地用于缓解疼痛的需求，减轻术后疼痛及减少阿片类药物相关不良反应，并可能缩短住院时间[29]。随着临床微创手术数量的增加，常规使用非阿片类镇痛药作为预防性镇痛药，并根据需要给予补充剂量的阿片类镇痛药。下文中将对非阿片类镇痛药和辅助镇痛药在术后疼痛管理中的潜在作用进行综述。

1. 对乙酰氨基酚

自 20 世纪 50 年代以来，对乙酰氨基酚（APAP）一直作为解热镇痛药使用，适用于儿童和成人轻中度疼痛的短期治疗和退热，是临床常用的处方镇痛药和退热药。虽然 APAP 缓解疼痛的机制尚不完全清楚，但已有研究表明，APAP 可迅速进入中枢神经系统，通过多种途径可影响疼痛信号传输，其中包括：① COX 通路对前列腺素的中枢抑制；②增强下行 5－羟色胺能抑制疼痛的途径；③触发大麻素 CB1 受体的间接激活；④ n－甲基－d－天冬氨酸或 P 物质对一氧化氮途径的抑制[30]。

APAP 针剂于 2010 年首次进入美国市场，尽管在获得美国食品药品管理局（FDA）批准之前，它已在 60 多个国家广泛使用[31]。口服和直肠给药使用 APAP 是有效的，静脉给药则起效更快，镇痛作用在 15min 内起效，退热作用在 30min 内起效[32]。在围术期的护理中，这种快速的起效可能比其他给药途径更有利于临床治疗。例如，在口腔手术后，静脉给药比口服 APAP 镇痛起效更快，在治疗的第一个小时内更有效地降低疼痛强度[33]。骨科手术后，每间隔 6h 静脉注射 1g 的 APAP，可使 24h 内的吗啡用量可减少 33%[34]。静脉注射 APAP 也可减少扁桃体切除术或鼻窦内镜手术后阿片类药物的用量[35]。

2. 非甾体类抗炎药

非甾体类抗炎药（NSAIDs）可抑制脊髓和周围前列腺素的合成，从而减少手术创伤后的炎症和痛觉过敏。然而，在扁桃体切除术等手术后非甾体类抗炎药的使用仍存在争议。非甾体类抗炎药可能改善疼痛控制和（或）减少阿片类药物的需求，从而减少阿片类药物的不良反应，但非甾体类抗炎药潜在的并发症包括肾功能不全、急性胃溃疡、血小板功能损伤所致术后出血等。近期有学者对涉及 1747 名儿童和 1446 名成人的 36 项研究进行回顾，分析 NSAID 对扁桃体切除术后出血发生率的影响[36]。当对所有的研究结果进行 Meta 分析时，发现非甾体抗炎药在扁桃体切除术后使用并不会增加出血的风险。通常，对成人或儿童使用非甾体抗炎药与大多数严重出血、继发性出血、再入院或因出血需要再次手术无关。此外，单剂和多剂非甾体抗炎药以及术前和术后服用非甾体抗炎药的出血发生率无明显差异。不同的非甾体类抗炎药也不会增加出血风险。这些研究结果提示，使用非甾体抗炎药是一种有效控制扁桃体切除术后疼痛的方法。

3. 氨基丁酸衍生物类药物

加巴喷丁和普瑞巴林被广泛用于治疗慢性疼痛，尤其是神经性疼痛，但这些药物对术后疼痛也有疗效。有研究评估了加巴喷丁对头颈部手术后疼痛的影响，术前口服加巴喷丁 1200mg，与使用安慰剂相比，在甲状腺切除术和鼻中隔成形术中及术后均有较好的镇痛效果[37]，疼痛症状明显减轻且阿片类药物需求明显减少[38]。接受扁桃体切除术的患者，如在手术当天口服加巴喷丁，分为 2 次服用，每次 600mg，在此后 5d 继续服用，每天 3 次，每次 600mg，常会出现与使用阿片类药物类似的不良反应，包括嗜睡、头晕、步态障碍等潜在的不良反应[39]。普瑞巴林也被证实可降低扁桃体切除术和甲状腺切除术后早期的疼痛评分[40]和阿片类药物的需求[41]。

4. NMDA 受体拮抗药

NMDA 受体复合物存在于周围神经系统和中枢神经系统中。兴奋性突触释放谷氨酸，激活 NMDA 受体，增加痛觉的传播。NMDA 受体拮抗药，如氯胺酮和右美沙芬，已应用于急性疼痛管理。低剂量氯胺酮主要起到抗痛觉过敏的作用，而非主要镇痛作用[42]，可限制与中枢敏化相关的疼痛，如严重急性疼痛、术后急性疼痛或慢性疼痛。已有学者对氯胺酮用于术后疼痛进行了回顾性研究，并对静注氯胺酮与吗啡 PCA 联合使用进行了 Meta 分析[43]。

（七）围术期区域镇痛

与单纯使用阿片类药物和辅助镇痛药相比，围术期区域镇痛技术可以更好地控制术后疼痛，但在耳鼻咽喉科手术中，区域镇痛应用并不广泛，但却是一个潜在的重要手段，因为其他外科领域的实践表明，其可提供更好的疼痛控制，有利于患者恢复，减少住院时间。例如，在头颈部手术

（包括鼓膜切开术和鼓膜造口术、鼻窦手术、面部整形手术、甲状腺切除术和甲状旁腺切除术）中可采用全身麻醉联合区域神经阻滞的方法[44]。

三叉神经（第 V 对脑神经）为面部提供感觉神经支配，并为咀嚼肌提供运动功能；其起源于三叉神经半月节，由 3 个主要分支组成：眼神经（V₁）、上颌神经（V₂）和下颌神经（V₃）。三叉神经的分支是多种区域镇痛技术的潜在靶点。眼神经（V₁）经眶上裂入眶，并分支入眶上、滑车上神经及鼻睫神经。鼻睫支将感觉输入传送至鼻腔黏膜、额窦、蝶窦和筛窦。虽然在鼻窦手术中阻断三叉神经的眼内分支是有用的，但由于三叉神经毗邻血管结构和其他神经，增加了并发症的风险，需引起重视[45]。

上颌神经（V₂）在到达眶下窝后，称为眶下神经，从眶下孔穿出。神经分支为下眼睑、上唇、牙齿、牙龈、鼻黏膜、上腭、上腭提供感觉神经支配。眶下神经还与 V₁ 鼻睫支相结合，供应上颌骨、筛窦、蝶窦以及鼻黏膜。眼眶下孔位于瞳孔与嘴角之间的连线上，就在眼眶下缘下方，可以通过口内或口外途径进入[45]。上腭神经的神经支配主要来自于上颌骨神经的蝶腭腭支，分布于口腔顶、软腭、扁桃体和鼻腔的膜衬。神经分支（前、中、后支）供应硬腭、小舌、扁桃体和软腭的牙龈和腺体[46]。

在双侧下颌骨截骨口咽癌手术前进行下颌骨神经（V₃）阻滞，可减少术中及术后阿片类药物的需求[47]。颏神经为下颌神经的一个分支，在颏神经孔与面神经交通，为下颌皮肤和下唇黏膜提供感觉输入。对于涉及下唇和下巴皮肤的手术来说，颏神经阻滞是有用的[46]。

迷走神经的耳支与耳后神经相连，支配耳后叶和外耳道的皮肤。该神经为外耳道和鼓膜下段提供感觉神经支配，阻滞后对接受鼓膜切开术和鼓膜造口术的患者具有一定的镇痛作用。由于该神经从颞骨和乳突之间的鼓乳裂穿过，神经阻滞通常在全身麻醉后进行，包括在耳后注射局麻药[46]。

颈丛由颈神经（Ⅰ～Ⅳ）的前支构成。枕小神经、耳大神经、颈横神经、锁骨上神经是颈丛

的分支。颈浅神经丛阻滞可用于鼓室瘤样手术、耳成形术和耳蜗植入。而且双侧神经阻滞可用于甲状腺切除术[48]。

在某些情况下，颈部硬膜外麻醉对颈部手术是有用的，其被认为是甲状腺切除术的主要麻醉方式[49]。颈椎硬膜外麻醉可阻断颈浅丛（$C_1 \sim C_4$）和臂丛（$C_5 \sim T_2$）。必须密切监测血流动力学和呼吸频率，因为可能发生低血压和通气衰竭。在某些情况下，镇痛和全身麻醉可联合使用，以减少术后并发症及提高术后疼痛控制质量[20]，但是关于耳鼻咽喉科围术期使用硬膜外麻醉的资料有限。在这种情况下，硬膜外麻醉对急性疼痛的控制效果尚需进一步评估。

（八）老年人围术期注意事项

临床上，年龄在65岁以上的外科患者数量不断增加，其中增长最快的是年龄在85岁以上的患者。大多数老年患者由于多种疾病并存，围术期并发症发生率和死亡率较高，主要是因为心脏、肺、脑和认知功能障碍。由于镇痛药的代谢和清除随年龄增长而发生了相关的变化，患者术后对阿片类药物的需求可能也随着年龄的增长而减少[50]。老年患者充分控制疼痛的难点包括药物过量、不良反应和成瘾。此外，老年患者精神异常发生率的增高也使得包括疼痛管理在内的围术期治疗变得复杂[51]。

（九）接受长期阿片类药物治疗的患者围术期注意事项

患者在术中及术后对阿片类药物的需求可能存在很大差异。长期使用阿片类药物的患者可能对阿片类药物具有一定的耐受性，因此标准阿片类药物剂量和围术期疼痛管理策略可能无效。具有慢性阿片类药物用药史的患者术后要比无阿片类药物应用史的患者需要更大剂量的阿片类药物。同时，由于对阿片类药物不良反应的耐受性增强，阿片耐受的患者可能较少出现恶心、瘙痒和嗜睡等不良反应。尽管患者接受了适当的剂量及加大剂量的阿片类药物用于急性疼痛，但有慢性阿片类药物应用史的患者往往还会报告出更高的疼痛评分52。

三、癌痛及慢性非癌性疼痛

一般倾向于将癌痛与非癌性痛区分开来。然而，这种区分并不是基于解剖或生理上的差异。鉴别癌痛与慢性非癌性疼痛十分重要，因为疾病的预后，甚至患者的预期寿命，都会影响治疗风险和疗效评估。对于癌痛的管理，重点在于症状控制，而长期的功能性康复成为管理慢性非癌痛和癌痛的目标。

疼痛是丧失工作能力、导致残疾和住院的主要原因，其影响了患者照顾自己、家人的能力和社会能力。疼痛得不到充分治疗或无法控制的时间越长，患者恢复家庭和工作角色的可能性就越小。此外，疼痛会限制正在进行的癌症治疗，从而影响患者的生存。

癌痛可由癌症本身引起，也可由手术、放射治疗和化疗等治疗方法引起。较好的癌症治疗延长了人们的寿命，使更多患有癌症的人存活，但也使更多的人患有与癌症有关的慢性疼痛。据估计，有64%的转移性、晚期或终末期疾病患者存在疼痛，59%的患者接受积极治疗，有33%的患者带癌生存[53]。在这篇综述中，癌症类型被分为5类，包括头颈癌、胃肠癌、肺癌/支气管癌、乳腺癌和泌尿生殖系统癌，最常见的疼痛发生在头颈癌患者中，70%的患者存在疼痛症状；然而，这一较高的患病率并没有统计学意义。另一项研究报道，近50%的癌症患者在疼痛方面治疗不足[54]。

慢性疼痛通常被定义为持续时间超过正常治愈时间的疼痛。疼痛通常是由于患者其他疾病造成，但随着时间的推移，疼痛本身会变成一种疾病[55]。对于医疗服务提供者来说，对疼痛的管理可能是复杂和令人困惑的，其中至少一部分原因是疼痛为患者对复杂的中枢神经系统疼痛信号处理的心理生物学的主观体验。

（一）疼痛的类型和疼痛的定义

疼痛可分为伤害性疼痛、神经性疼痛和肌筋膜疼痛。许多疼痛综合征涉及一种以上的疼痛机制，尤其是在癌痛患者中[56]。伤害性疼痛是伴随着实际存在的或潜在的组织损伤而发生的疼痛[57]。由肿瘤、黏膜炎、骨转移和炎症引起的直接组织损伤可能是在癌症患者中发生伤害性疼痛的原因。神经性疼痛由神经系统损伤或功能障碍所引起[57]。带状疱疹疼痛、化疗引起的周围神经病变、臂丛病变和颅神经痛是癌症中常见的神经痛症状。通常神经病变是无法识别的，对神经性疼痛的诊断基于患者对疼痛的描述。神经性疼痛的共同特征包括机械性疼痛（非伤害性机械刺激引起的疼痛，如皮肤灼烧痛、针刺感），以及闪痛或电击样痛。目前普遍认为，治疗神经性疼痛应采用不同的治疗策略，而且药物治疗通常包括辅助性的镇痛药（如抗惊厥药或抗抑郁药），这些药物对神经性疼痛具有特殊疗效。

约40%的癌症患者会出现爆发痛[58]，爆发痛是指在疼痛控制良好的情况下疼痛加剧。临床对爆发痛的治疗效果较差，而且对患者的活动耐受性和整体健康状况有着重要的影响。爆发痛可能是自发性的，也可能是由特定的因素或触发引起的[58, 59]。伴随性疼痛是一种突发性的疼痛症状，其发生与特定的触发点有关，如让病人接受个人护理或更换手术敷料时。伴随性疼痛通常是可以预测的，因此可以预先治疗。剂量末期失败（End-of-dose failure）是爆发痛在镇痛剂量效应接近结束时发生的，其最好是通过调整止痛药物的剂量来解决。自发性爆发痛更难预测，也更难治疗，其发生往往缺乏已知的诱发因素[59]。应对患者使用足够剂量的镇痛药来控制背景疼痛，并且给予抢救剂量的短效药物来治疗爆发痛。

（二）治疗

世界卫生组织（WHO）认为，可通过适当使用全身镇痛药成功地控制高达90%的癌痛。

手术、放射治疗、化疗是治疗肿瘤的主要手段，也是导致头颈癌疼痛的原因。在直接癌症治疗的同时，可适当使用镇痛药物以减轻疼痛，而且常规疼痛管理的应用是全面癌症治疗必不可少的组成部分[4, 60]。

如果直接处理导致疼痛的根本原因，所有的疼痛都能被缓解；但不幸的是，处理慢性疼痛绝非那么简单。因此，对慢性疼痛和（或）癌症患者的治疗，与其侧重于疼痛的消除，不如关注减轻疼痛的强度，控制相关症状，改善功能[61]。

（三）世界卫生组织的指导方针

为对20世纪80年代疼痛控制不足的报道做出回应，世界卫生组织发布了一种分步治疗的方法（阶梯式）来治疗癌痛，并已在世界范围内获得认可[62]。阶梯式镇痛的重点是根据疼痛强度来选择镇痛药。具体步骤见图18-1。

世界卫生组织也提供了关于使用镇痛药物的5种指导意见，鼓励口服药物，以便于管理并定期（按时）维持长效镇痛；提议应用镇痛阶梯和个别剂量滴定法，给予每例患者个体化的合适剂量；最后，建议使用辅助药物使疼痛缓解达到最优化。具体指导意见见表18-2。

世界卫生组织的阶梯式镇痛方案被广泛应用，其在癌痛管理方面的疗效已在过去的20年中得到证实[2]。在一项涉及2000例患者的为期10年的前瞻性研究中，根据世界卫生组织的指导意见使用镇痛药可使76%的患者有效缓解疼痛[63]。此外，这些患者的镇痛相关并发症发生率较低。另有一项涉及174例患者的研究表明，口服药物治疗可成功地控制89%患者的疼痛；超过80%的患者认为根据世界卫生组织的指导意

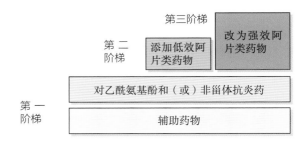

▲ 图18-1 世界卫生组织关于癌痛的阶梯式镇痛管理

对轻度疼痛应使用非阿片类镇痛药，如对乙酰氨基酚、阿司匹林或非甾体抗炎药；对中度疼痛应使用低效的阿片类药物，如可待因或曲马朵，而对重度疼痛应使用强效的阿片类药物，如吗啡、羟考酮或氢吗啡酮。辅助药物，如三环类抗抑郁药或抗惊厥药，应根据需要在初级（第一阶梯）镇痛药物中添加。临床应定期重新评估患者对治疗的反应，并应根据情况调整镇痛治疗方案（引自 World Health Organization: *Cancer pain relief and palliative care*，Geneva，1996，World Health Organization.）

表 18-2　世界卫生组织关于癌痛镇痛药的使用指导意见

意 见	说 明
口服	只要可行，应首选口服镇痛药，因为口服是有效、廉价、易于调整的
按时用药	镇痛药应按时使用，使用即时释放制剂和（或）缓释制剂，以便持续缓解疼痛
按阶梯镇痛	根据疼痛的严重程度及对药物的反应来确定应用阶梯式镇痛中的哪一步
个体化用药	镇痛药进行适当的个体化滴定，以达到最佳的镇痛效果
细节化用药	对于新的疼痛方案，在临床应谨慎评估其实施前后的疼痛程度，并认真监测不良反应

注：引自 World Health Organization: *Cancer pain relief and palliative care*, Geneva, 1996, World Health Organization.

见实施镇痛治疗后，他们的痛苦在"无"和"中等"水平徘徊[64]。

尽管世界卫生组织的癌痛指南总体上是有效的，但有些患者即使使用了最佳的全身镇痛药，仍然无法控制疼痛。当癌症疼痛不能通过全身镇痛药控制时，应考虑将世界卫生组织的三步阶梯式镇痛扩大到疼痛的介入治疗。介入治疗对头颈部疼痛的应用有限，但仍有一些选择可以采用，包括使用带留置镇痛泵的鞘内导管，以及三叉神经、枕神经、舌咽神经或蝶腭神经阻滞。尽管世界卫生组织的镇痛指导意见已在癌痛中得到验证，但尚未在非癌性痛中得到验证[65]。

（四）非阿片类药物

1. 对乙酰氨基酚及非甾体类抗炎药物

有关对乙酰氨基酚（APAP）和非甾体类抗炎药在前文中已有介绍。它们是世界卫生组织的阶梯式镇痛中第一步的重要镇痛药，通常用于各种原因引起的轻度或中度疼痛。只要没有禁忌证，就建议继续使用这些药物，即使在阶梯式镇痛中加用其他药物也是如此[62]。非甾体类抗炎药的胃肠道、心血管和肾脏风险是需要考虑的重要

因素，尤其是在体弱的癌症患者和老年患者中[66]。

2. 辅助镇痛药

很大程度上，癌痛被认为是伤害性和神经性疼痛的结合。据报道，在 1/3 的癌痛患者中，一些神经病变正在发挥作用[56]。除了经常对患者睡眠、情绪等影响生活质量的因素产生明显影响外，神经性疼痛也通常非常难以治疗[66]。

三环类抗精神病药（TCAs）和抗癫痫药（如加巴喷丁和普瑞巴林）是治疗非癌症患者神经性疼痛的有效方法[56]。有证据表明，三环类抗精神病药与抗焦虑药联合使用可治疗神经性疼痛，其镇痛效果优于单独使用其他药物[67]。将各种神经性镇痛药相互比较的研究较为少见[66]。有研究认为，由于神经性疼痛的常见病理机制，对非癌症患者神经性疼痛的情况，也可使用神经性癌痛的处理方法。

加巴喷丁和普瑞巴林是抗惊厥药，经常用于治疗癌症和非癌症患者慢性疼痛的各种神经性疼痛问题。在最近的系统性综述中，加倍剂量的抗焦虑药可减轻 66% 的患者的疼痛[68]。加巴喷丁或普瑞巴林可改善患者的疼痛，用于肝硬化后神经痛、糖尿病性神经痛[69]、脊髓损伤性疼痛和神经性癌痛[70]。这两种药物之间几乎没有药物相互作用，并且耐受性良好[66]。

卡马西平是一种抗惊厥药，对三叉神经痛有效，但偶尔也用于其他类型的神经性疼痛；其常见的不良反应包括头晕、恶心和呕吐。与其他治疗神经性疼痛的药物一样，使用卡马西平时应从低剂量开始。此外，由于担心再生障碍性贫血和粒细胞缺乏症，使用高剂量卡马西平时需要监测全血计数和电解质。风险 – 收益曲线分析显示，卡马西平不适用于与癌症相关的神经性疼痛。

阿米替林、去甲替林和丙咪嗪具有多重药理作用，已被广泛研究用于治疗神经性疼痛。TCAs 通常在夜间使用，这时其镇静作用可能会缓解与疼痛相关的失眠。这些抗抑郁药的镇痛效果与其抗抑郁效果是不同的[66]。通常用于治疗疼痛的剂量要比用于治疗抑郁的剂量更低；但是，对同时存在抑郁症的患者可能会在镇痛和抗抑郁

方面双重获益。由于潜在的不良反应对患有心脏疾病、间质性皮炎和高血压患者，必须谨慎使用这些药物。TCA 的致死性比其他抗抑郁药更高。因此，对于有意外或故意过量用药风险的患者应谨慎使用。在复杂情况和个体高变异性的情况下，用药时需要仔细控制给药速度。初始剂量一般较低，治疗数周。常见的不良反应可能包括嗜睡、口干、吞咽困难、便秘和尿潴留。

选择性 5-羟色胺去甲肾上腺素再摄取抑制药（SNRI）度洛西汀和文拉法辛对神经性疼痛有疗效，可能比 TCA 耐受性更好。但是很少有数据可以用来比较这些药物与 TCA 的镇痛效果。与选择性 5-羟色胺再吸收抑制药（如氟西汀和西酞普兰）相比，具有肾上腺素能机制或 5-羟色胺能与肾上腺素能混合机制的药物，如 TCA、度洛西汀和文拉法辛，被认为是更有效的镇痛药[71]。

3. 弱阿片类药物

可待因、氢可酮、曲马朵的联合用药被推荐为 WHO 镇痛药的第二阶梯。这些低效阿片类药物，常与第一阶梯镇痛药联合用于轻中度疼痛。在不同个体中，低效阿片类药物的代谢差异较大，这会导致某种不可预测的镇痛作用。使毒性最小化的一种方法是以较低剂量组合使用不同的药物，以获得加强甚至协同作用，同时将每种药物的毒性保持在耐受限度内。例如，氢可酮和可待因的作用机制可互补。可待因本身仅具有非常弱的镇痛作用，但在肝脏中被代谢成吗啡。可待因的镇痛作用是基于肝脏的结合磷和随后的活性代谢产物转化为阿片受体。可待因还可以起到止咳作用。一些患者因遗传缺陷而很难将可待因代谢为吗啡；在这些患者中，可待因可能没有什么镇痛作用。

曲马朵被认为可作用于多种疼痛传导途径，可作为一种弱阿片受体激动药，也可作为一种 SNRIs。曲马朵活性代谢物 O-去甲基曲马朵是比曲马朵本身更强的阿片受体激动药。曲马朵代谢不良的患者，由于活性代谢物的形成减少，需要相对较高的剂量才能达到镇痛效果[72]。对于服用其他 5-羟色胺再吸收抑制药的患者，由于对

5-羟色胺综合征的担忧，曲马朵应谨慎使用或完全不使用。

氢可酮是可待因的类似物，可作用于阿片类阿片受体。在美国，所有市面上可买到的氢可酮制剂也包括 APAP 或布洛芬。由于氢可酮的剂量限制，氢可酮对于剧烈疼痛的镇痛效果有限。

4. 强效阿片类药物

强效阿片类药物为 WHO 镇痛药的第三阶梯，用于中重度癌痛或第一和第二阶梯镇痛药不能充分控制的疼痛。强效阿片类药物包括羟考酮、吗啡、芬太尼、安非他酮、丁丙诺啡等。对患有癌痛的患者应首先使用这些药物治疗，而不是使用低效阿片类药物。阿片类药物的作用被描述为不连续的疼痛抑制，并且随着时间延长而衰减，因此需要持续的剂量调整[4]。

便秘、鼻炎和呕吐是阿片类药物造成的众所周知的不良反应。服用阿片类镇痛药的患者应进行预防性治疗；例如，使用止吐药和泻药。如某些特定患者不能很好地耐受某种特定的阿片类药物，则给予相同剂量的不同阿片类药物可获得更好的疼痛控制效果，并减少不良反应[4]。

药物依赖和耐受是长期使用阿片类药物的不良反应[62]。如突然停止服用药物，会出现戒断症状。对于药物依赖的患者来说，重要的是缓慢地药物减量，避免突然戒断。耐受是指从前有效的某种药物随时间丧失效用。药物依赖和耐受不应与成瘾相混淆，成瘾是出于种种原因强制使用毒品。

另一个挑战是，进展性头颈喉癌患者由于口服用药受限，因此经常需要使用鼻胃/胃管给药。肌内注射、皮下注射、透皮吸收、含服、舌下给药、经直肠给药，以及硬膜外、鞘内和腔内途径给药可作为替代方法。

对于长期使用阿片类药物是否适合用于治疗慢性非癌性疼痛，存在较大争议[73, 74]。除对成瘾的担忧外，长期使用阿片类药物还有明显的不良反应，包括激素不足[75]（导致性腺功能减退、骨质疏松和其他问题）、免疫功能降低[76]、药物依赖和阿片类药物诱发的谵妄[77, 78]。一项针对面部疼痛的临床研究发现，有 75% 的患者对阿片类

药物治疗无效，而且许多长期服用阿片类药物的患者会出现免疫功能下降。由于阿片类药物治疗数月至数年的不良反应，其他治疗方法可能更可取，如抗惊厥药、抗抑郁药、非甾体类抗炎药或介入治疗[65, 80]。

关于阿片类药物在慢性非癌性疼痛中的应用，已提出若干用药原则。这些指南指出，阿片类药物治疗可能对某些患者是有益的，与慢性非癌症性疼痛相关的个人和社会成本相当可观[65]。这些指南要求，应根据患者的具体情况来调整阿片类药物的用量，且许多人建议仅在其他种方法镇痛失败后才开处方使用阿片类药物[80]。阿片类药物治疗应明确患者的病历，仔细制定处方，明确记录治疗目标和计划；并进行定期随访，以评估治疗安全性和患者依从性。必要时，应考虑精神药物滥用咨询。阿片类药物治疗慢性非癌性疼痛的指南尚需进一步研究加以证实[73, 80-82]。

5. 多学科疼痛疗法

尽管全身性镇痛药的优化使用是癌症疼痛管理的基础，而且它可能是慢性非癌症疼痛管理的重要组成部分，但疼痛的复杂性需要多学科联合治疗。成功治疗疼痛的第一步是定期检查患者是否有需要治疗的疼痛症状，这是美国医院的常规要求。如果存在疼痛，需要对疼痛进行全面评估，以确定疼痛的类型、病因和成分，以便可以选择适当的疼痛疗法[4]。为实现对疼痛的最佳控制，可能有必要采取多种处理策略，包括使用镇痛药、社会心理支持疗法[83]、物理和康复治疗、介入治疗，以及尽可能优化对潜在疼痛的治疗。

疾病和患者特征限制了全身镇痛的效果，这应被认为是不充分的镇痛风险因素和在程序上判定镇痛适应证的依据。例如，神经性疼痛比其他类型的疼痛更少见，因此在癌痛患者中，肿瘤会压迫或侵入神经组织，引起神经痛。尖锐的，严重的躯体疼痛，如病理性骨折或伤口清除，程度可能非常剧烈，以至于超过了"镇痛"的效果，并且可能需要更有效的"麻醉"疗法来阻止疼痛的传导。

明显的波动性疼痛（即随着负重或运动而加重的疼痛）很难被控制，因为虽然足够剂量的

阿片类药物在疼痛峰值时足以控制疼痛，但在疼痛消退时可能会出现药物过量的情况。不同患者对镇痛药的敏感性差异很大，但有些患者不能耐受阿片类药物的不良反应，尽管有一定的镇痛作用。对于无法通过全身镇痛药控制疼痛的患者，应及时考虑其他疼痛疗法[84]。

阿片类药物并不是理想的镇痛药。它们常常不足以明显减轻疼痛，但会产生许多不良影响并可能被滥用[18]。激素异常[75]、免疫抑制[76]和疼痛[78]的传播进一步限制了阿片类药物的临床疗效。近年来，阿片类药物在疼痛管理中的应用已逐渐减少。

阿片类药物会促进疼痛信号的传导，导致疼痛增强（阿片类药物引起的神经痛），这具有一定的临床意义。虽然阿片类药物的主要作用是抑制中枢神经系统疼痛信号的传导，但阿片类药物本身也会在一定程度上促进疼痛信号的传导[85]。慢性阿片类药物的使用似乎会引起临床痛觉过敏：美沙酮维持治疗的患者对有害刺激的耐受性降低，长期服用阿片类药物的患者尽管使用了更高的镇痛剂量，但术后疼痛更剧烈。长期使用阿片类药物可引起临床症状：接受美沙酮维持治疗的患者对有害刺激的耐受性降低（长期经验表明，尽管服用高剂量的阿片类药物后，疼痛仍较强烈）。即使是短期使用阿片类药物，也可能会导致耐受[78]。

急性阿片类药物毒性综合征是指疾病晚期严重疼痛和明显的阿片类药物耐受。不断增加阿片类药物剂量可能会反常地引起痛觉过敏和肌阵挛，而不是改善疼痛控制效果。阿片类药物毒性出现在全身[86]或脊柱[87]高剂量阿片类药物使用之后。疼痛管理方式包括使用阿片类药物、介入治疗和（或）全身利多卡因[88]或氯胺酮输注[89]。由于阿片类药物耐受和痛觉过敏的问题，限制阿片类药物剂量越来越成为慢性疼痛管理的一个重要目标，因此有必要优化非阿片类药物的疼痛管理。

6. 介入技术

由于恶性肿瘤的侵袭性、病变部位感觉异常以及外科手术和（或）辐射造成的局部解剖改变，

头颈部恶性肿瘤的疼痛管理通常具有挑战性。当全身性镇痛药不能充分控制疼痛时，可采用多种介入性疼痛治疗方法，这可能会带来额外的更好的治疗效果[90]。在某些情况下，局部神经阻滞可能有助于确定某一特定神经的神经松解术是否可以减轻患者的疼痛。胫腓神经节、下颌神经、上颌神经和舌下神经都是可以被阻滞的神经。如果局部神经阻滞成功减轻了患者的疼痛，在少数情况下，可以考虑神经溶解阻滞或神经消融术。偶尔用于治疗难治性头颈部恶性肿瘤引起的疼痛的其他介入方法包括硬膜外、鞘内和脑室内注射[91]。

尽管内科医生、外科医生和疼痛专家竭尽全力，但有些患者继续承受着无法忍受的疼痛的折磨。对于这些患者，慢性疼痛本身可能就是一种疾病，在神经生物学和社会心理功能方面产生重大的负面影响。在此情况下，重要的是不要过分关注于疼痛的病理生理学，以至于忽略了个体化差异。大量的证据和专业团体越来越多的共识认为，适当的疼痛心理学干预可能有助于疼痛管理，并使患者的生活方式更加积极和有意义[83]。

四、头痛

头痛是一种几乎每个人都经历过的症状，严重影响人们的生活。紧张性头痛（TTH）的终身患病率为 78%，而偏头痛为 16%[92]。头痛本质上可能是原发性或继发性的，这意味着它们有时是由于已确定的潜在异常引起的。尽管 TTH 在普通人群中是最常见的原发性头痛，但偏头痛是需要临床干预的最常见的原发性头痛类型[93]。根据头痛持续的时间，可对原发性头痛进行分类。短期头痛是指持续时间 < 4h 的头痛（丛集性头痛、阵发性偏头痛、催眠症），而长期头痛的持续时间 > 4h（偏头痛、TTH、持续性偏头痛）。原发性头痛还可以进一步定义为发作性或慢性，这些定义是基于头痛的频率（TTH 或偏头痛）或头痛无缓解的持续时间（丛集性头痛或发作性偏头痛）。

对头痛的评估需要仔细结合患者的病史以及体格检查和神经系统专科检查。在进行评估期间，临床医生必须搜索头痛的"危险信号"，这一发现增加了对继发性头痛的怀疑。头痛病史的可疑发现包括但不限于：

①新出现的头痛或出现强烈头痛；②早期创伤；③体位性头痛（坐或站立引起，卧位可缓解）；④全身性症状（发热、发冷、体重减轻）；⑤全身性疾病（免疫抑制、高凝状态、癌症）；⑥头痛突然发作（"霹雳"式头痛）；⑦发病时高龄；⑧局灶性神经系统症状与典型偏头痛先兆不一致；⑨头痛与短期颅内压增高（如咳嗽、打喷嚏或 Valsalva 动作）有关。

除常规的体格检查和神经系统专科检查外，对头痛患者还应进行眼、颞下颌关节、脑血管系统（如颞动脉）、颈椎旁和斜方肌和鼻窦检查。检查中出现的异常不应归因于原发性头痛，而应仔细考虑可能的继发性原因。概述头痛的基本诊断方法的流程图见图 18-2。

通常，对无危险信号的患者不需要其他诊断性检查。但是，当有头痛病史或在检查中出现令人担忧的特征，疑似继发性头痛时，诊断性检查可能是必要的。检查必须根据临床医生的初步诊断进行个性化检查，可能包括血液检查（全血细胞计数、代谢率检查、血细胞沉降率、甲状腺功能检查、自身免疫性疾病检查等）、脑部成像（CT、MRI）、血管造影（常规血管造影、MRA、CTA）、脑脊液检查（包括开口压力的测量）和颈椎成像等。丛集性头痛、阵发性偏头痛、催眠症。

（一）偏头痛

偏头痛困扰着全球约 1/6 的人[92]，导致明显的疼痛、残疾和生活质量下降[94]。慢性偏头痛影响 2% 的人，并被 WHO 认为是易致残的疾病之一[95-97]。

偏头痛是由国际头痛病分类[98] 定义的。

(1) 至少 5 次符合条件 (2)～(4) 的项目。

(2) 头痛发作持续 4～72h（未经治疗或未成功治疗）。

(3) 头痛至少具有以下特征中的 2 个。

①单侧；②搏动性；③中重度疼痛；④因日

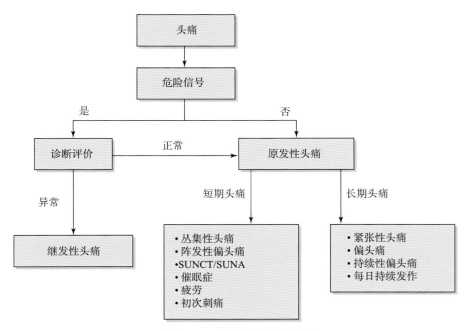

▲ 图 18-2 头痛诊断的基本方法

在头痛史、病史或常规体格检查或神经系统专科检查中，危险信号是令人担忧的特征。短期头痛的持续时间＜ 4h，长时间头痛的持续时间＞ 4h。SUNA. 短期单侧神经性头痛伴自主神经症状；SUNCT. 短期单侧神经性头痛伴结膜充血及撕裂

常体力活动（如步行或爬楼梯）导致疼痛或使其加重。

（4）头痛期间至少发生以下情况中的 1 种。①恶心和（或）呕吐；②畏光和恐惧。

（5）疼痛不归因于另一种疾病。

当偏头痛患者每月头痛发作＜ 15d 时，被认为是发作性偏头痛；当每月头痛发作＞ 15d 且连续发作＞ 8d 时，被认为是慢性偏头痛[99]。

约 1/3 的偏头痛患者发病有征兆[100]，在 5～20min 缓慢进展，并在 60min 内缓解。这种缓慢的进展症状和症状缓解的时机，有助于区分偏头痛与中风。视觉症状是最常见的症状，通常是阳性症状，其次是阴性症状。感官症状是第二常见的症状，通常包括一只手的肢体感觉异常，渐进至同侧手臂，最后至面部下方。常见的先兆症状可能包括麻木、无力、言语障碍、头晕、步态不稳、共济失调和视力丧失，这些并不常见的症状明显增加了继发性头痛或少见的偏头痛综合征（偏瘫偏头痛、脑干先兆性偏头痛、视网膜偏头痛）的可能性。

偏头痛的治疗包括在药物治疗不理想时进行预防性治疗。对于经常头痛、急性头痛使用镇痛药无法缓解、头痛持续时间长、对生活质量有显著影响的偏头痛和（或）令人讨厌的相关神经学特征（如偏瘫偏头痛或伴有脑干先兆偏头痛）的患者，可采取预防措施[101]。

偏头痛的治疗严重依赖药物。曲普坦类药物是门诊缓解患者急性头痛最有效的药物。目前，一些曲普坦类可以作为药剂，2 种为口服片剂，2 种为鼻喷雾剂，1 种用于注射。虽然曲普坦类药物在副作用、消除半衰期、复发率、整体疗效等方面可能存在细微差异，但相似之处多于差异[102]。可安全使用的曲普坦类药物的数量有限制，且存在多种禁忌，主要涉及血管疾病和心血管危险因素。急性头痛的其他门诊治疗用药包括甲磺酸双氢麦角碱鼻喷剂，非甾体类抗炎药、止吐药、含巴比妥的药物，以及阿片类镇痛药。

无论采取何种治疗方法，重要的是要指导患者在偏头痛发作后尽早治疗。当偏头痛持续存在并发生痛觉敏化时，表明药物治疗并不成功[103]。由于药物滥用引起的头痛或阿片类药物耐受 / 痛觉过敏的原因会增加头痛的频率和（或）严重程

度，含巴比妥的药物和阿片类药物很少用于偏头痛。

偏头痛的预防治疗包括避免诱发头痛、日常用药、物理治疗和生物行为学疗法。大多数用于预防性治疗偏头痛的药物是抗抑郁药（TCAs，SNRIs）、降压药（β-blockers、钙通道阻滞药）、抗癫痫药（托吡酯、丙戊酸）。其他常用的治疗药物包括核黄素、镁、小白菊和蜂斗叶属植物。基于两项大型前瞻性双盲随机临床试验的结果，肉毒杆菌毒素 A 已通过美国食品药品管理局（FDA）用于治疗慢性偏头痛[104, 105]。根据经验，如果头痛发作频率至少降低 50% 或疼痛严重程度降低，则可以认为预防性治疗是成功的。物理疗法、生物反馈疗法、放松疗法，按摩和针灸也可考虑作为偏头痛的治疗方式。

（二）紧张性头痛

TTH 是最常见的头痛类型，终身患病率接近 80%[92]，但绝大多数 TTH 患者并未就医。

TTH 最常见的表现为双侧、无搏动、轻中度疼痛，日常活动不会加重 TTH 症状[98]。TTHs 与恶心或呕吐无关，虽然可能存在轻度的畏光或恐声（不会两者并存），但敏感性并不像偏头痛那样突出。TTH 持续时间可从 30min 至 7d 不等。如果每月头痛发作超过 15d，则可诊断为慢性 TTH。慢性 TTH 可能与颅骨周围触诊压痛有关。非处方 NSAID 或 APAP 通常足以满足 TTH 治疗。TTH 频繁发作的患者可能需要临床干预，如物理疗法、生物行为学疗法，以及服用预防性药物。

（三）丛集性头痛

丛集性头痛是三叉神经自主性头痛之一，是一组包括阵发性偏头痛、短期单侧神经性头痛伴自主神经症状、短期单侧神经性头痛伴结膜充血及撕裂，以及持续性偏头痛的头痛[106]。丛集性头痛在男性中的发病率是女性的 4 倍。

丛集性头痛是一种非常严重的单侧头痛，通常发生于眼和颞部或其周围[98]。

疼痛伴有同侧自主神经功能相关症状，包括结膜充血、流泪、鼻塞、鼻漏、眼睑水肿、头面部出汗、瞳孔缩小和上睑下垂。与偏头痛患者相比，出现丛集性头痛的患者往往会躁动不安或出现其他的激动行为。个别患者头痛持续 15min 至 2h 不等，至少每隔一天发作一次，每天最多发作 8 次。此外，个别患者的头痛可能与生理周期有关。个人昼夜节律也可能会引起头痛。丛集性头痛往往持续数周至数月，其间可间隔有数月至数年的缓解期。对于单个患者，丛集期可能在每年中的同一时间开始。如发作期持续 1 年以上无缓解，则诊断为慢性丛集性头痛。

丛集性头痛的治疗包括镇痛和预防头痛的措施以及缩短头痛周期的尝试[107]。用药包括曲普坦、甲磺酸双氢麦角碱，必要时应给予吸氧。吸氧对大多数患者有效，且安全性高，有望成为最佳疗法。常规通过面罩以高流量（8~10L/min）吸氧。曲普坦类药物一般必须通过注射或以鼻喷雾剂形式给药，以达到及时治疗的效果。

维拉帕米被认为是预防性疗法的重要药物，可用于治疗丛集性头痛[108]。治疗预防丛集性头痛的其他药物包括锂盐、托吡拉曼特、丙戊酸、褪黑激素和巴氯芬。在有明确的头痛缓解期的患者中，预防性乳酸药物应在丛集期开始时使用，在患者缓解期持续数周后停用。

类固醇可用于缩短丛集期和暂时缓解头痛。枕神经阻滞也有望用于丛集性的治疗[110]。

（四）持续性偏头痛

持续性偏头痛是一种严格意义上的单侧头痛，为持续的、无痛间隔的疼痛[98]，其强度为轻中度，但可进展为中重度疼痛。在疼痛加重期间，同侧脑神经功能相关症状可能包括结膜充血、流泪、鼻塞、鼻漏、上睑下垂、肌肉萎缩、眼睑水肿和面部潮红。认识这种类型的头痛十分重要，因为它对吲哚美辛完全有反应，而且对其他治疗方法一般也没有反应。

当怀疑持续性偏头痛且患者无吲哚美辛禁忌证时，应进行吲哚美辛试验。该实验可在门诊以肌内注射形式进行（但在美国禁止注射吲哚美辛）或在门诊口服美沙酸吲哚[111]。对有反应的患者，确定最低有效剂量，并使用保护胃黏膜的药物。随着时间的推移，可以尝试降低剂量或停止用药。

（五）药物过度使用性头痛

药物过度使用性头痛或反弹性头痛是指由于过度使用镇痛药物而导致的每日或近乎每日发作的头痛。尽管对药物过度使用的确切定义因所使用的药物而异，但通常平均每周需要用药 2～3d，被认为存在是药物过度使用的风险[98]，更频繁地使用药物的患者的风险更高。滥用药物是导致从偶发性头痛进展为慢性头痛的主要因素之一[112]。使用含巴比妥类药物和阿片类药物后，转变为慢性头痛的风险高[113]。

被怀疑药物过度使用性头痛的患者必须停止原用药（缓慢减少剂量）。针对原用药，改用长效非甾体类抗炎药、类固醇类药物，或住院治疗以及使用Ⅳ类药物来治疗[114, 115]。药物过度使用性头痛的治疗具有挑战性，通常需要联合采取包括预防药物和心理治疗在内的多种方式。

（六）雷击样头痛

雷击样头痛为严重头痛，发病迅速，在1min内疼痛强度达到最强。虽然雷击样头痛以一种主要形式存在，但对于所有霹雳性头痛患者必须高度警惕其继发原因。由于雷击样头痛的一些病因可能会导致高发病率和死亡率，其被认为是一种紧急医疗情况，患者必须立即就医。雷击样头痛的潜在原因很多，包括蛛网膜下腔出血、可逆性脑血管收缩综合征、颈动脉剥离、未破裂的颅内动脉瘤、脑静脉窦血栓形成和自发性颅内低血压[116]。

（七）三叉神经痛

三叉神经痛在女性中比男性更为常见（1.5∶1），通常发病开始于50—70岁[117]，它表现为尖锐的刺痛感，持续数秒至2min，每天多次发作。疼痛通常位于三叉神经（下面部）的第二和（或）第三分支，但偶尔也涉及第一分支。触摸面部某些部位、刷牙或讲话，以及冷空气吹过面部，都可能引发疼痛。三叉神经痛的发作期往往发生在数天至数月的时间，间隔有数个月至

数年不等的缓解期。

三叉神经痛的治疗主要是预防性使用镇痛药物。卡马西平是一线治疗药物，在接受治疗剂量的患者中，超过3/4的患者疼痛得到缓解[118]。其他种药物包括奥卡巴嗪、苯妥英、巴氯芬、氯硝西泮、丙戊酸、加巴喷丁和托吡酯。如药物治疗无法控制疼痛，可选择手术治疗三叉神经痛。

参考文献的全部清单，请访问 expertconsult.com。

推荐阅读

Antonaci F, Pareja JA, Caminero AB, et al: Chronic paroxysmal hemicrania and hemicrania continua. Parenteral indomethacin: the "indotest." *Headache* 38 (2): 122–128, 1998.

Ashkenazi A, Schwedt T: Cluster headache—acute and prophylactic therapy. *Headache* 51 (2): 272–286, 2011.

Ballantyne JC, LaForge KS: Opioid dependence and addiction during opioid treatment of chronic pain. *Pain*1 29 (3): 235–255, 2007.

Bigal ME, Serrano D, Buse D, et al: Acute migraine medications and evolution from episodic to chronic migraine: a longitudinal population–based study. *Headache* 48 (8): 1157–1168, 2008.

Blumenthal HJ, Weisz MA, Kelly KM, et al: Treatment of primary headache in the emergency department. *Headache* 43 (10): 1026–1031, 2003.

Chu LF, Angst MS, Clark D: Opioid–induced hyperalgesia in humans: molecular mechanisms and clinical considerations. *Clin J Pain* 24 (6): 479–496, 2008.

Elvir–Lazo OL, White PF: The role of multimodal analgesia in pain management after ambulatory surgery. *Curr Opin Anaesthesiol* 23 (6): 697–703, 2010.

Fallon MT: Neuropathic pain in cancer. *Br J Anaesth* 111 (1): 105–111, 2013.

Field BJ, Swarm RA, Freedland KE: Chronic pain. In Wedding D, Stuber ML, editors: *Behavior and medicine*, ed 5, Cambridge, 2010, Hogrefe Publishing, pp 91–103.

Gan TJ, Gordon DB, Bolge SC, et al: Patient–controlled analgesia: patient and nurse satisfaction with intravenous delivery systems and expected satisfaction with transdermal delivery systems. *Curr Med Res Opin* 23 (10): 2507–2516, 2007.

Greco MT, Corli O, Montanari M, et al: Epidemiology and pattern of care of breakthrough cancer pain in a longitudinal sample of cancer patients: results from the Cancer Pain Outcome Research Study Group. *Clin J Pain* 27 (1): 9–18, 2011.

Hanna MN, Gonzalez–Fernandez M, Barrett AD, et al: Does patient perception of pain control affect patient satisfaction across surgical units in a tertiary teaching hospital? *Am J Med Qual* 27 (5): 411–416, 2012.

Headache Classification Committee of the International Headache Society (IHS): The International Classification of Headache

Disorders, 3rd edition (beta version). *Cephalalgia* 33 (9): 629–808, 2013.

Hentschel K, Capobianco DJ, Dodick DW: Facial pain. *Neurologist* 11 (4): 244–249, 2005.

Moore RA, Wiffen PJ, Derry S, et al: Gabapentin for chronic neuropathic pain and fibromyalgia in adults. *Cochrane Database Syst Rev* (3): CD007938, 2011.

Naja MZ, El-Rajab M, Kabalan W, et al: Pre-incisional infiltration for pediatric tonsillectomy: a randomized double-blind clinical trial. *Int J Pediatr Otorhinolaryngol* 69 (10): 1333–1341, 2005.

Pogatzki-Zahn EM, Zahn PK: From preemptive to preventive analgesia. *Curr Opin Anaesthesiol* 19 (5): 551–555, 2006.

Rasmussen BK, Jensen R, Schroll M, et al: Epidemiology of headache in a general population—a prevalence study. *J Clin Epidemiol* 44 (11): 1147–1157, 1991.

Riggin L, Ramakrishna J, Sommer DD, et al: A 2013 updated systematic review and meta-analysis of 36 randomized controlled trials; no apparent effects of nonsteroidal anti-inflammatory agents on the risk of bleeding after tonsillectomy. *Clin Otolaryngol* 38 (2): 115–129, 2013.

Ripamonti CI, Santini D, Maranzano E, et al: Management of cancer pain: ESMO Clinical Practice Guidelines. *Ann Oncol* 23 (Suppl 7): vii139–vii154, 2012.

Schwedt TJ, Matharu MS, Dodick DW: Thunderclap headache. *Lancet Neurol* 5 (7): 621–631, 2006.

Swarm RA, Abernethy AP, Anghelescu DL, et al: Adult cancer pain. *J Natl Compr Canc Netw* 11 (8): 992–1022, 2013.

Swarm RA, Karanikolas M, Cousins MJ: Injections, neural blockade, and implant therapies for pain control. In Hanks G, Cherny N, Christakis J, et al, editors: *Oxford textbook of palliative medicine*, ed 4. Oxford, 2009, Oxford University Press.

van den Beuken-van Everdingen MH, de Rijke JM, Kessels AG, et al: Prevalence of pain in patients with cancer: a systematic review of the past 40 years. *Ann Oncol* 18 (9): 1437–1449, 2007.

World Health Organization: *Cancer pain relief and palliative care*, Geneva, 1996, World Health Organization.

第19章

睡眠呼吸暂停和睡眠障碍
Sleep Apnea and Sleep Disorders

Tamekia L. Wakefield　Derek J. Lam　Stacey L. Ishman　著
崔　鹏　译

要点

1. 打鼾影响至少 40% 的男性和 20% 的女性，并经常伴有睡眠呼吸紊乱。然而，在 50 岁以上的人群中，只有 2% 的女性和 4% 的男性有阻塞性睡眠呼吸暂停（OSA）症状。

2. 阻塞性睡眠呼吸暂停是由 5 种或 5 种以上的呼吸事件定义的，如呼吸暂停、低通气或呼吸努力相关的微觉醒（RERA）并伴有白天过度嗜睡；因喘息、窒息或憋气而醒来；或者被目睹呼吸暂停、鼾声大作，或者两者兼而有之。

3. 未治疗的阻塞性睡眠呼吸暂停对健康有负面影响；包括死亡率的增高、心血管疾病风险增加，以及神经认知障碍。此外，未经治疗的 OSA 被证明是胰岛素抵抗、胃食管反流、交通事故、注意力下降、工作记忆和执行功能下降的独立危险因素。

4. 阻塞性睡眠呼吸暂停最常见的症状包括打鼾、睡眠不足和日间嗜睡。然而，多导睡眠图被认为是诊断阻塞性睡眠呼吸暂停的金标准。

5. 纤维喉镜检查是一个重要的工具，可用鉴别于气道阻塞的部位是在鼻，腭后或舌后。大多数人都有多部位梗阻。

6. 悬雍垂腭咽成形术是阻塞性睡眠呼吸暂停最常见的手术治疗方法，常被误用为一线手术治疗方法，而不考虑患者同时存在的肥胖、下颌后缩及其他部位的气道阻塞。因此，悬雍垂腭咽成形术用以治疗未选择的 OSA 患者时往往是不成功的。

7. 舌中线部分切除术、舌成形术和射频舌底消融术是为解决 OSA 患者舌后塌陷或狭窄而发展起来的治疗方法。

8. 下咽区域的外科治疗旨在防止睡眠期间舌塌陷进入气道。手术方法包括颏舌肌前移和舌骨肌切开术，这两种手术都是用来扩大舌后气道。

9. 在睡眠障碍中心诊断为阻塞性睡眠呼吸暂停的患者中，31% 的患者同时存在睡眠障碍，其中最常见的是睡眠卫生不良（15%）和周期性肢体运动障碍（8%）。

10. 失眠的定义是难以入睡以及睡眠难以维持、巩固或质量差；尽管有充足的睡眠时间和机会，仍会反复发作，并导致日间功能障碍。

11. 昼夜节律性睡眠障碍是指个人的睡眠–觉醒模式长期或反复地与社会时钟不一致，导致白天过度嗜睡或失眠，并导致功能受损。

12. 异态睡眠是指在睡眠中和入睡或醒来过程中出现的不愉快的事件或体验。

在过去的 10 年里，人们对睡眠和睡眠障碍的兴趣大增。大多数耳鼻咽喉科领域的焦点都集中在阻塞性睡眠呼吸暂停（OSA），一种与睡眠相关的呼吸障碍。随着普通美国人腰围的增加，OSA 的发病率也在增加。基于人群的研究表明，50 岁以上的人群中，有 2% 的女性和 4% 的男性有 OSA 症状[1]。睡眠障碍需要多学科方法解决，认识到这一点后，一个新的医学学科诞生，即睡眠医学，该学科团队由内科医生、肺科医生、耳鼻咽喉科医生、神经科医生、儿科医生、精神病学家、口腔 / 颌面外科医生、牙医、行为心理学家和营养学家组成，共同治疗睡眠障碍的患者。在睡眠障碍的诊断和管理方面已经取得了相当大的进展，耳鼻咽喉科医生处于这一新领域的前沿，同时提供了许多传统和新颖的手术技术来促进治疗。

一、历史回顾

肥胖与白天嗜睡密切相关的观点似乎最早是由查尔斯·狄更斯（Charles Dickens）在他1837 年出版的《皮克威克外传》（*The Posthumous Papers of the Pickwick Club*）中提出。狄更斯生动地描述了乔（Joe），一个肥胖得连呼吸都有困难的男孩，即使在醒着的时候听起来也像是在打鼾，而且经常在站着的时候睡着。此外，有证据表明，一些著名的领导人和独裁者也遭受了这个问题。美国第 20 任总统威廉·霍华德·塔夫脱（William Howard Taft）在任期间的 BMI 为 42kg/m²，据报道他经常打鼾，白天睡觉频繁，还患有高血压[2]。Chouard 和他的同事[3] 怀疑拿破仑一世（1769—1821）在他生命的最后 10 年患有阻塞性睡眠呼吸暂停：有以下几种原因：他肥胖且下颌后缩，脖子短而粗，鼻塞，常在白天睡觉，常抱怨精力和智力衰退，看上去很疲惫。1956 年，Bicklemann 和他的同事们[4] 在病例报告中引用了狄更斯的描述：“与肺泡换气不足有关的极度肥胖，即皮克威克综合征。”这篇经常被引用的论文首次在学术期刊上描述了皮克威克综合征。睡眠呼吸暂停在 1965 年首次被描述为一个临床疾病，但直到 20 世纪 70 年代，Elio Lugaresi 的研

究小组[5] 才对 OSA 综合征及其潜在的心血管不良影响提供了完整的描述。

在诊断的初期，治疗方案仅限于气管切开术或减肥。这种情况在 20 世纪 80 年代早期发生了改变，Fujita 和他的同事[6] 以及 Simmons 和他的同事们[7] 描述了悬雍垂腭咽成形术（UPPP）。在引入 UPPP 后不久，人们就认识到，尽管这种新的手术介入在许多情况下是有帮助的，它可以改善 1/2 患者的睡眠呼吸暂停，但另外 1/2 的患者术后可能经历一个痛苦的探索性睡眠呼吸暂停过程。就在同一时期，澳大利亚年轻的医学研究员科林·沙利文（Colin Sullivan）发明了持续气道正压通气（CPAP），至今仍是成人阻塞性睡眠呼吸暂停的一线治疗方法。

随着阻塞性睡眠呼吸暂停的治疗方法不断发展，针对打鼾的治疗方法也在不断发展。近年来，以门诊为基础的外科治疗、非处方设备和药物干预的发展显著增加。

二、阻塞性睡眠呼吸障碍的分类

与睡眠相关的呼吸障碍包括部分气道塌陷和上呼吸道阻力增加、低通气发作或伴有睡眠呼吸暂停的完全气道塌陷（表 19-1）。此外，一些指数被用来描述睡眠呼吸紊乱（表 19-2）。

（一）打鼾

打鼾是咽部软组织的振动所产生的声音。吸气时声音比呼气时更大。它影响至少 40% 的男性和 20% 的女性，并经常伴有睡眠呼吸紊乱[8]。然而，打鼾可能是孤立发生的，并且最终与白天过度嗜睡（EDS）或失眠症状无关。在不存在阻塞性睡眠呼吸暂停综合征的情况下，当习惯性的鼾声发作时，呼吸暂停低通气指数（AHI）< 5，且无日间症状，表明是打鼾。打鼾不需要多导睡眠图（PSG），但当进行 PSG 监测时，它会表现为一个与觉醒、饱和度降低、气流受限或心律失常无关的听觉麦克风信号[9]。

（二）上呼吸道阻力综合征

上呼吸道阻力综合征（UARS）一词最初是用来描述不符合阻塞性睡眠呼吸暂停综合征患者

表 19-1　呼吸事件定义和类型

呼吸事件	定　义
呼吸暂停	气流停止至少 10s
低通气	气流减少≥ 30% 至少持续 10s，同时伴有血氧饱和度下降≥ 4%；或者气流减少≥ 50% 至少持续 10s，同时伴有血氧饱和度下降≥ 3% 或脑电图（EEG）可监测到微觉醒
呼吸努力相关的微觉醒（RERA）	逐渐增加呼吸强度或鼻压波形变平的序列呼吸至少持续 10s，导致不符合呼吸暂停和低通气标准的微觉醒
阻塞型	当气流部分或完全停止时胸腹呼吸仍存在
中枢型	当气流部分或完全停止时胸腹呼吸消失
混合型	兼具阻塞型和中枢型的特征的呼吸事件，混合呼吸事件通畅以中枢事件开始，以无气流的胸腹运动结束

表 19-2　睡眠呼吸紊乱指数

指　数	定　义
呼吸暂停指数	平均每小时睡眠时间内的呼吸暂停次数
低通气指数	平均每小时睡眠时间内低通气的次数
呼吸暂停低通气指数	平均每小时睡眠时间内呼吸暂停和低通气的次数
呼吸努力相关的微觉醒（RERA）指数	平均每小时睡眠时间内的 RERA 的次数
呼吸障碍指数	平均每小时睡眠时间内呼吸暂停、低通气和 RERA 的次数
中枢性呼吸暂停指数	平均每小时睡眠时间内中枢性呼吸暂停的次数
混合性呼吸暂停指数	平均每小时睡眠时间内混合性呼吸暂停的次数

标准但经历白天嗜睡和其他功能衰弱的并发症的患者[10]。UARS 的特征是与呼吸努力相关的觉醒（RERA），定义为呼吸努力至少持续 10s，且随着觉醒而结束的呼吸事件[11]。RERA 可使用食管压力测压法检测，该方法揭示了随着食管负压逐渐增加，然后觉醒的模式[11,12]。PSG 显示出频繁觉醒与打鼾、异常负压的胸腔内压或膈肌电图活动增加有关[10]。目前国际上对睡眠障碍的分类并不认为 UARS 是一种单独的睡眠障碍，但建议将其纳入 OSA 的定义中，因为其病理生理学是相似的[9]。

（三）阻塞性睡眠呼吸暂停综合征

阻塞性睡眠呼吸暂停综合征是由 5 种或 5 种以上的呼吸事件定义的，如呼吸暂停、低通气或 RERA 并伴有白天过度嗜睡；因喘息、窒息或憋气而醒来；被目睹呼吸暂停、鼾声大作，或者两者兼而有之。每次呼吸暂停或低通气至少持续 10s，通常伴有血氧饱和度降低至少 3%～4%，通常以短暂的、无意识的睡眠觉醒而终止。尽管白天过度嗜睡是一种常见的首发症状，睡眠呼吸暂停期间打鼾是经常被同屋睡眠者抱怨的问题，也是促使这些患者寻求治疗的症状。如果

阻塞性睡眠呼吸暂停综合征得不到治疗，交通事故和心血管疾病发病率和死亡率的增高是其常见的并发症。许多阻塞性睡眠呼吸暂停综合征患者抱怨从睡眠中醒来时，无论睡眠时间长短，都会出现晨间头痛、喉咙痛、疲劳或精神不振的症状（框 19-1）。饮酒、服用镇静药和体重增加会加重阻塞性睡眠呼吸暂停综合征。美国睡眠医学会（American Academy of Sleep Medicine）将阻塞性睡眠呼吸暂停（OSA）划分为轻度，AHI 5～15；中度，AHI 15～30；重度，AHI ＞ 30。

框 19-1　睡眠呼吸紊乱的症状

- 睡眠不宁
- 大声打鼾
- 可观察到的呼吸暂停、窒息或喘息发作
- 白天过度嗜睡
- 早上疲劳或易怒
- 记忆力下降
- 认知功能下降
- 抑郁人格或情绪变化
- 性欲减退和阳痿
- 早晨和夜间头痛
- 夜间盗汗
- 夜间遗尿

三、病理生理学

阻塞性睡眠呼吸暂停（OSA）中发生的气道阻塞是由睡眠时咽部气道塌陷引起的。气道塌陷的病因和机制是多因素的，但在很大程度上是由于易塌陷的上气道与咽扩张肌松弛的相互作用。肥胖、软组织肥大及下颌后缩等颅面特征，通过增加上气道周围的腔外组织压力，增加了塌陷的倾向。然而，仅靠气道的结构损害并不总是足以产生阻塞性睡眠呼吸暂停。值得注意的是，没有解剖异常的患者也可能患有阻塞性睡眠呼吸暂停。这可能是因为从中枢神经系统到咽的复杂反射通路，它控制咽扩张肌的活动，无法维持咽的通畅。阻塞的 3 个主要区域是鼻、腭和下咽，但也有研究显示,OSA 与双侧喉麻痹引起的喉阻塞、喉软化和喉阻塞病变有关。

Fujita 根据解剖位置对阻塞类型进行了分类 [13]：Ⅰ 型仅在腭后区塌陷；Ⅱ 型为腭后区和舌后区塌陷；Ⅲ 型是只在舌后区的塌陷。随后的研究评估了经 PSG 证实的阻塞性睡眠呼吸暂停（OSA）和打鼾患者腭后梗阻与舌后梗阻的患病率，发现与打鼾患者相比，OSA 患者的舌后气道阻塞（77% vs. 40%）和腭后气道阻塞（100% vs. 70%）均有所增加 [14]。

鼻塞导致气道阻力增加，并可能加重阻塞性睡眠呼吸暂停，但它很少是导致阻塞性睡眠呼吸暂停的唯一原因。鼻塞可导致睡眠时张口呼吸，增加上呼吸道塌陷的风险，降低扩张肌的功效 [15]。打鼾通常是阻塞性睡眠呼吸暂停综合征的一种表现，可由鼻塞引起。旨在改善鼻腔呼吸的外科手术已经证明，在鼻塞矫正后，患者的打鼾症状可自觉改善 [16]。虽然孤立的鼻气道治疗很少能治愈阻塞性睡眠呼吸暂停综合征，但它可以降低用于后续治疗的 CPAP 水平 [17]。鼻塞可由骨和软骨变形或软组织改变引起。由于许多原因可导致鼻塞，评估 OSA 患者时都应对这些原因进行调查。

肥胖是 OSA 的主要危险因素。颈部和咽旁间隙脂肪沉积的增加被认为缩小和压缩上气道，并可能抵消维持气道通畅的扩张肌的作用 [18]。肥胖也被认为是阻塞性睡眠呼吸暂停的原因之一，因为肥胖会对新陈代谢、通气和肺容积产生有害影响，导致肺泡通气和肺灌注之间的不匹配。肥胖可显著降低肺容积，从而导致功能残余容量的降低。已有报道，肺容积的改变通过气管和胸腔牵拉的机械作用，显著减小了咽上气道的大小，增加了气道塌陷的风险 [19]。

腺样体肥大、扁桃体肥大是儿童阻塞性睡眠呼吸暂停的主要原因。在成年人中，多种结构特征与阻塞性睡眠呼吸暂停有关。与阻塞性睡眠呼吸暂停相关的颅面变异包括舌骨距离下颌平面的距离增加，下颌和上颌投影减少，下颌和上颌向下和向后旋转生长，面部垂直长度增加，后气道垂直长度增加，以及颈椎角度增加 [20]。

神经肌肉张力有助于上气道的通畅。在睡眠中，这种肌张力强度会降低，气道也会趋于塌陷。颏舌肌被认为是 OSA 患者维持气道通畅最重要的肌肉。与活动水平较低的正常清醒受试者相比，醒着的 OSA 患者的颏舌肌和腭张肌活动增加。这表明即使在患者醒着的时候，气道扩张肌的活动也能补偿阻塞性睡眠呼吸暂停患者上气道的解剖学缺陷 [18]。目前正在进行研究，以确定神经肌肉张力在睡眠中维持气道通畅的程度和重要性。

四、未经治疗的阻塞性睡眠呼吸暂停的后果

未经治疗的 OSA 对健康有许多负面影响，包括死亡率增高、心血管疾病风险增高，以及神经认知障碍。有回顾性研究发现，未经治疗的呼吸暂停指数（AI）> 20 的阻塞性睡眠呼吸暂停患者的死亡率在统计学上显著高于 AI < 20 的患者 [21]；该研究还发现，AI > 20 的患者如未接受治疗其存活 8 年的概率为 63%，而 AI < 20 的患者在未经治疗的情况下存活 8 年的概率为 96%。此外，据报道，未经治疗的阻塞性睡眠呼吸暂停会使致命性和非致命性交通事故的风险增加 2.5 倍 [22]。与 OSA 相关的死亡和发病有很大一部分与心血管系统有关，OSA 可导致高血压、冠心病、充血性心力衰竭、心律失常、肺动脉高压、脑卒

中和猝死。据报道，与无 OSA 的健康男性及接受 CPAP 治疗的 OSA 患者相比，未经治疗的中重度 OSA 患者的致命性和非致命性心血管事件发生率增高了 3 倍[23]。据报道，采用 CPAP 治疗阻塞性睡眠呼吸暂停可使患者的血压降低 10mmHg[24]。

未经治疗的 OSA 已被证明是胰岛素抵抗的独立危险因素[25]。近期研究表明，OSA 可能导致糖尿病和代谢综合征。代谢综合征是用来描述肥胖、胰岛素抵抗、高血压和血脂异常等常见情况的术语。然而，OSA 与代谢异常之间是否存在独立的联系，尚需进一步的研究加以证实。

OSA 患者胃食管反流的患病率明显高于一般人群[26-28]。尽管 OSA 与胃食管反流常常同时发生，但两者之间从未显示出明确的时间或因果关系。它们可能有相似的风险因素。CPAP 治疗 OSA 可减少胃食管反流的发生[29]。

OSA 除了对生理有影响，如 EDS 和情绪受损、神经认知障碍等其他不利影响也与 OSA 有关。未经治疗的阻塞性睡眠呼吸暂停已被证明会引起注意力、记忆力和执行功能方面的问题。所有这些都可以通过 CPAP 治疗得到改善[30]。同屋睡眠者不满也是阻塞性睡眠呼吸暂停（OSA）患者常见抱怨的问题。有研究表明，通过治疗可改善 OSA 患者及其同屋睡眠者的生活质量[31]。因此，积极治疗阻塞性睡眠呼吸暂停的益处是巨大的，并且有充分的证据支持。

五、诊断

阻塞性睡眠呼吸暂停最常见的症状包括打鼾、睡眠不安和白天过度嗜睡。OSA 患者常见的体征和症状见框 19-1。肥胖在阻塞性睡眠呼吸暂停患者中是一个常见现象。据报道，70% 的成人阻塞性睡眠呼吸暂停患者肥胖[32]。建议对所有肥胖患者进行包括详细睡眠记录和体格检查在内的筛查。Epworth 嗜睡量表是一种广泛使用的评估白天嗜睡的工具（图 19-1），对量表评分 > 10 分的患者应怀疑 OSA[33]。在评估患者是否患有阻塞性睡眠呼吸暂停（OSA）时，还应考虑到可能导致嗜睡或疲劳的其他疾病（框 19-2），以及考虑到是否存在其他睡眠障碍。

由于阻塞性睡眠呼吸暂停患者发生高血压、冠心病、充血性心力衰竭、脑血管意外和糖尿病的风险高，因此对有 OSA 的症状和体征的患者必须进行仔细筛查[34]。还要认识到，医生的漏诊或女性患者的典型症状不明显，可能造成女性 OSA 患者漏诊。患有阻塞性睡眠呼吸暂停的女性更容易出现失眠、心悸和脚踝水肿等症状[35]。

Epworth 嗜睡量表
请回答如下问题并评分。
0. 从不会睡着
1. 很少嗜睡
2. 可能打瞌睡
3. 很可能打瞌睡

情况	打瞌睡的可能
1. 阅读	_____
2. 看电视	_____
3. 在公共场所（如电影院、会议室）就坐时	_____
4. 驾驶车辆及途中等待通行期间	_____
5. 作为乘客坐在车中 1h 不休息	_____
6. 午餐后的安静休息时间（未饮酒）	_____
7. 环境允许躺下休息时	_____

Epworth 评分 < 10 = 正常

▲ 图 19-1　Epworth 嗜睡量表

框 19-2　产生疲劳的疾病

- 严重贫血
- 内分泌功能障碍，包括甲状腺功能减退和艾迪生病
- 慢性疲劳综合征
- 肺部疾病，包括哮喘、肺气肿和皮克威克综合征
- 心血管疾病，包括充血性心力衰竭和左心衰竭
- 肿瘤，包括播散性和中枢神经系统损害
- 抗癌化疗
- 胶原血管病
- 慢性感染，包括单核细胞增多症、肝炎和流感
- 抑郁症和其他精神疾病
- 营养不良
- 神经紊乱，包括帕金森病和多发性硬化
- 药物不良反应

白天过度嗜睡和响亮的鼾声是 OSA 患者就医的主要原因，体检可提高确诊的可能性。体重指数、血压和颈围是综合评价的重要参数。此外，也同样需要注意患者体形，下颌骨及上颌骨的位置和大小，以及面部特征。对患者鼻部的评估应包括任何外部的畸形、鼻阈大小、鼻中隔的位置、鼻甲大小、鼻黏膜肿胀、有无息肉、脓涕和鼻漏的评估；口腔的评估应包括舌体的大小和位置，软腭及悬雍垂的长短，扁桃体的大小，改良 Mallampati 评分，牙列和口咽狭窄。在颈部，应评估大小、舌骨位置和下颌位置，包括下颌后缩（框 19-3）。

纤维鼻咽镜和喉镜检查是评价气道的重要手段。以这种检查方式，可以在患者清醒和睡眠时进行鼻腔、腭后或舌后壁多个位置的检查，确定阻塞部位（图 19-2 和图 19-3）。已有多项研究报道过通过 Müller 实验在术前预测手术干预效果的优点和局限性[36, 37]。Müller 实验是在患者清醒时候进行的，患者闭着口鼻，闭合声门吸气产生负压，从而引起塌陷（图 19-4 和图 19-5）。Sher 和同事们[37] 对 OSA 患者进行坐位和仰卧 Müller 实验，发现 73% 的腭部塌陷患者在 UPPP 后呼吸障碍指数（RDI）至少降低了 50%。Aboussouan 研究发现，以 Müller 实验来指导进行 UPPP，78% 的腭部塌陷患者的 AHI 降低了 50%，而多平面阻塞患者的 AHI 降低了 36%[36]。因此，Müller 实验有助于指导单纯腭后塌陷区域的手术决策；但对于多平面阻塞的患者（气道阻塞占大多数），Müller 实验有一定的局限性。

为更好地确定 OSA 患者的阻塞部位，药物诱导的睡眠内镜（DISE）已被用于更有效地指导外科治疗。DISE 是通过纤维鼻咽镜来观察药物诱导睡眠时气道塌陷的位置[38, 39]。DISE 评估时最常使用的镇静药物为咪达唑仑和丙泊酚的组合。但有学者建议对儿童进行 DISE 时使用右美托咪定作为主要的镇静药物[40-42]，因为右美托咪定能减少呼吸抑制和心血管不稳定，以便更好地模拟自然睡眠[43, 44]。DISE 已被证可有效评估睡眠中气道阻塞的位置、严重程度和阻塞模式[45-47]。标准化的 DISE 诊断方法包括软腭、口

框 19-3 身体检查结果

鼻部阻塞
- 鼻中隔偏曲
- 鼻甲肥大
- 鼻阈塌陷
- 腺样体肥大
- 鼻肿瘤或息肉

口咽部阻塞
- 软腭低垂
- 腭扁桃体肥大
- 咽后壁
- 巨舌
- 下颌圆枕大
- 牙弓狭窄

下咽部阻塞
- 咽侧壁塌陷
- 马蹄形会厌
- 下咽肿瘤
- 舌扁桃体肥大
- 下颌后缩和小颌畸形

喉梗阻
- 真性声带麻痹
- 喉肿瘤

一般颈部梗阻
- 颈围增加
- 颈部肥胖

一般体质
- 肥胖
- 软骨发育不全
  - 胸壁畸形
- 马方综合征

心血管疾病的迹象
- 动脉性高血压，尤其是早发性高血压
- 外周水肿

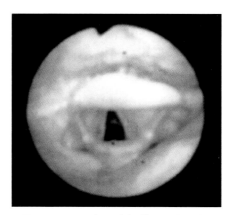

▲ 图 19-2 下咽部正常气道的纤维喉镜图像
引自 Troell RJ, Riley RW, Powell NB, Li K. Surgical management of the hypopharyngeal airway in sleep disordered breathing. *Otolaryngol Clin North Am* 1998;13:983.

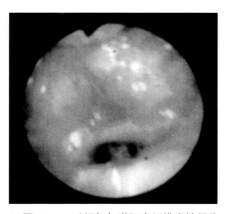

▲ 图 19-3 舌根部气道阻塞纤维喉镜图像

引自 Troell RJ, Riley RW, Powell NB, Li K. Surgical management of the hypopharyngeal airway in sleep disordered breathing. *Otolaryngol Clin North Am* 1998;13:983.

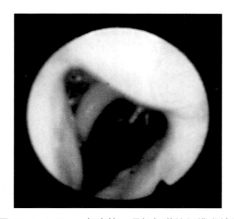

▲ 图 19-4 Müller 实验前下咽部气道的纤维喉镜图像

引自 Troell RJ, Riley RW, Powell NB, Li K. Surgical management of the hypopharyngeal airway in sleep disordered breathing. *Otolaryngol Clin North Am* 1998;13:983

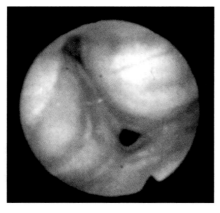

▲ 图 19-5 Muller 实验中下咽部气道塌陷纤维喉镜图像

引自 Troell RJ, Riley RW, Powell NB, Li K. Surgical management of the hypopharyngeal airway in sleep disordered breathing. *Otolaryngol Clin North Am* 1998;13:983

咽部、舌根、会厌（VOTE）分级，并显示出良好的可靠性[47, 48]。最近已有使用这种诊断系统来预测手术干预结果的研究[49, 50]。已有研究表明，气道多层面塌陷和软腭或舌根的完全塌陷易导致手术干预后的效果不佳。有学者曾尝试使用图像处理软件客观地测量醒时和睡眠时气道横截面积的变化百分比[51]。

许多放射学技术已被用来辅助评估阻塞性睡眠呼吸暂停患者上气道阻塞或塌陷的部位和严重程度。因为大多数评估阻塞性睡眠呼吸暂停的放射学技术是在患者清醒时进行的，故所提供的睡眠障碍信息有限。目前最常用的成像方式是 X 线头影测量。其对气道的显影是二维的，对 OSA 的评估是标准化的，具有广泛的可用性且成本相对较低（图 19-6）[52]。X 线头影测量可提供骨骼及其覆盖软组织的信息。已有多项研究证实，阻塞性睡眠呼吸暂停患者比非阻塞性睡眠呼吸暂停患者的舌骨位置更低，后气道空间更小，软腭更长（图 19-7）[53-56]。但 OSA 患者和非 OSA 患者

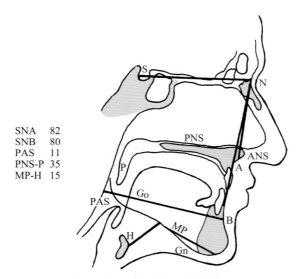

SNA	82
SNB	80
PAS	11
PNS-P	35
MP-H	15

▲ 图 19-6 标准头颅测量示意图

A. 鼻下点；ANS. 鼻前嵴；B. 颏上点；Gn. 颏下点；Go. 下颌角点；H. 舌骨；MP. 下颌平面；MP-H. 下颌平面至舌骨的距离；N. 鼻根；P. 悬雍垂尖端；PAS. 后气道间隙；PNS. 鼻后嵴；PNS-P. 鼻后嵴至软腭末端的距离；S. 蝶鞍；SNA. 上颌骨至颅底的距离；SNB. 下颌骨至颅底的距离（引自 Riley R, Powell N, Guilleminault C. Obstructive sleep apnea syndrome: a review of 306 consecutively treated surgical patients. *Otolaryngol Head Neck Surg* 1993;108:117. ）

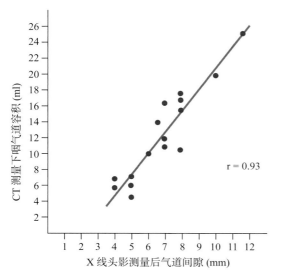

▲ 图 19-7　X 线头影测量后气道间隙（PAS）与 CT 测量下咽气道容积对照

引自 Riley R, Powell N. Maxillofacial surgery and obstructive sleep apnea syndrome. *Otolaryngol Clin North Am* 1990;23;809

在 X 线头影测量中的差异并不显著，临床不应将 X 线头影测量作为 OSA 的唯一诊断工具。

患者清醒时 CT 检查可提供良好的骨骼和软组织解剖细节。与 X 线头影测量相似，CT 扫描对 OSA 敏感性低；然而，多项研究表明，CT 是一种用来表征与术后 PSG 参数改善相关的解剖变化的有效方法[57]。

MRI 可提供良好的软组织分辨率，且无辐射暴露；但其价格昂贵，可用性有限，且检查噪声大，可能会妨碍睡眠评估。类似于 CT 扫描和 X 线头影测量，MRI 无法区分阻塞性睡眠呼吸暂停与非阻塞性睡眠呼吸暂停[58]。

荧光透视可作为气道的动态检查来直接评估阻塞部位。睡眠荧光透视是一项在患者睡眠时进行的检查，已有研究证实，其可使初诊识别阻塞部位的准确率从 42% 提高至 67%，从而提高 UPPP 的成功率；但这些研究时间密集，且睡眠荧光透视会增加患者的辐射暴露，在一定程度上限制了其应用[59]。

夜间 PSG 是诊断阻塞性睡眠呼吸暂停的金标准。PSG 被认为是诊断阻塞性睡眠呼吸暂停及判定其严重程度最准确的工具。PSG 监测的参数包括脑电图、眼电图、下颌肌电图、心电图、气流、胸腹运动和血氧测定（框 19-4）。从中获得的信息由训练有素的 PSG 技术人员进行分析，并由睡眠专科医师进行解读。PSG 记录的呼吸障碍事件的分类已经标准化，用于指导实践（图 19-8 至图 19-10）[34]。

六、治疗

要对阻塞性睡眠呼吸暂停进行有效的治疗，必须仔细考虑每例患者的个体情况、现有的医疗和外科治疗方法以及这些干预的内在风险和并发症。未经治疗的阻塞性睡眠呼吸暂停对心血管和神经认知健康的不利影响已被充分证实，医生应了解临床可用的干预措施，包括治疗成功率和并发症风险；在制定治疗计划时，必须仔细评估进一步手术的必要性。

（一）内科治疗

阻塞性睡眠呼吸暂停是一个多层次、多因素的问题，可能发生在有潜在高风险的患者身上，多种治疗方案可用于解决这个问题。一般情况下，建议逐步治疗，并从非手术的医疗措施开始。2011 年，跨学科的欧洲呼吸学会（ERS）特别工作组评估了有关非 CPAP 治疗方案的科学文献，并根据循证医学标准对 OSA 的治疗提出建议（表 19-3）[60]。

框 19-4　多导睡眠监测仪

- 脑电图（C_3 或 C_4，O_1 或 O_2，F_1）
- 眼电图
- 鼻和口腔气流监测：热敏电阻、鼻腔压力传感器或呼吸感体积描记术
- 下颌肌电图
- 胫骨前肌电图
- 体位监测
- 胸部呼吸努力监测
- 腹部呼吸努力监测
- 心电图
- 脉搏血氧测定
- 鼾声监测
- 可选
    - 呼吸末二氧化碳监测
    - 食管压力监测
    - 单水平正压通气和双水平正压通气

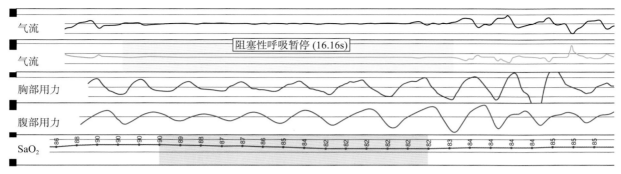

▲ 图 19-8　阻塞性呼吸暂停患者 PSG

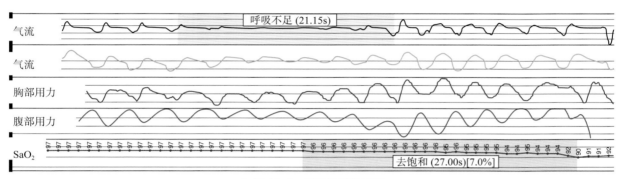

▲ 图 19-9　低通气患者 PSG

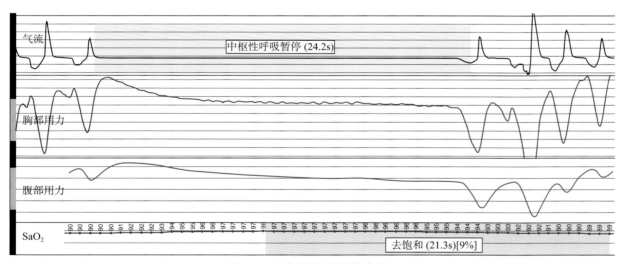

▲ 图 19-10　中枢性呼吸暂停患者 PSG

对所有超重的 OSA 患者应该建议其减肥。然而，持续的减肥是困难的，而且患者常会恢复减掉的体重。因此，医生还经常建议采取其他干预措施。在治疗病态肥胖时，可以考虑咨询专科医生。已有证据表明，手术减肥可显著改善肥胖

相关 OSA，提高睡眠质量 [61]，这种改善可在术后 1 个月内出现。ERS 收集的数据支持这一结果，建议通过减肥来减少肥胖的潜在危险因素 [60]。

CPAP 被认为是治疗中重度 OSA 最有效的手段。已有研究表明，CPAP 在降低 AHI 和改善主

表 19-3　欧洲呼吸学会工作组（ERSTF）2011 年阻塞性睡眠呼吸暂停的建议

推　荐	不推荐
减重	体位疗法（精心挑选的病人除外）
口腔矫治器（轻度至中度 OSA）	呼吸暂停引起的肌肉刺激
鼻内糖皮质激素	挡舌装置
腺扁桃体切除术（儿童 OSA）	药物治疗
扁桃体切除术（成人扁桃体肥大）	鼻腔扩张器
悬雍垂腭瓣伴扁桃体切除术	鼻腔手术作为单一干预
上颌前移	悬雍垂腭咽成形术（精心挑选的患者除外）
牵张成骨	激光辅助 UPP 软腭射频手术 悬雍垂腭瓣单次介入治疗 支柱植入物（精心挑选的患者除外） 舌根射频手术 单纯舌骨悬吊术 激光中线舌切除术 颏舌肌推进术 多层次手术作为一线治疗

OSA. 阻塞性睡眠呼吸暂停；UPP. 悬雍垂咽成形术（引自 Randerath WJ, Verbraecken J, Andreas S, et al. Non-CPAP therapies in obstructive sleep apnoea. *Eur Respir* J 2001:37(May)5: 1000-1028.）

观睡眠质量方面有效；然而，患者的依从性是影响疗效的一个重要因素 [12, 63, 64]。CPAP 作为"气压夹板"，通过在吸气和呼气时提供恒定的正向腔内压力来防止上呼吸道塌陷。CPAP 的治疗效果已得到证实，其中最主要的作用是降低 AHI，改善客观和主观嗜睡，从而改善整体生活质量、降低心血管事件风险，以及降低交通事故的发生风险 [21, 65, 66]。近年来，研究热点围绕在 CPAP 对心血管健康的有益影响。这些影响包括：炎症减少，表现为炎症标志物 C- 反应蛋白和白介素 -6 的减少；改善内皮功能；减少日间交感神经活动 [67-69]。双水平正压通气（BiPAP）和自调节正压通气（APAP）可用于改善压力滴定和治疗神经肌肉疾病及通气疾病患者。BiPAP 可提供可单独调节的较低的呼气气道正压和较高的吸气气道正压。虽然在未被筛选的患者中，BiPAP 并未被证实可改善患者的依从性，但通过改变气道正压可显著改善个别患者的依从性 [70]。通过 APAP 装置自动滴定气道正压可获得有效的 CPAP 水平，

防止上气道塌陷，调节气道压力随打鼾和气流强度、限度或阻力的变化而变化 [71-73]。

在轻中度及部分重度阻塞性睡眠呼吸暂停患者（图 19-11）中，口腔矫治器已被成功用于扩张口咽后气道。Ferguson 和同事们 [74] 进行一项交叉研究，对口腔矫治器治疗与经鼻 CPAP 治疗 OSA 进行对比，发现口腔矫治器治疗对部分轻中度 OSA 患者（AHI 为 14～50）（现为 5～30）是有效的，且与经鼻 CPAP 治疗相比，患者的满意度更高。据报道，口腔矫治器治疗的患者依从率高达 77%[75]。但有研究报道，口腔矫治器治疗的最常见并发症是牙齿和下颌肌肉疼痛、早上咀嚼困难和唾液过多。虽然口腔矫治器治疗的性价比高，且具有较高的患者依从性，但 CPAP 已被证明可更有效地减少 AHI[76]。根据 ERS 的建议，对于轻中度 OSA 患者和不能耐受 CPAP 的 OSA 患者，推荐使用口腔矫治器进行治疗。因此，对于轻中度 OSA 患者可将口腔矫正器作为二线治疗。然而，建议对使用该设备治疗的 OSA 患者的睡

第19章　睡眠呼吸暂停和睡眠障碍

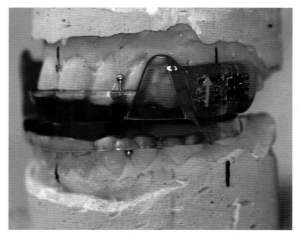

▲ 图 19-11　用于轻度至中度睡眠呼吸暂停的下颌前移装置

眠进行重新评估，以确认其有效性。

对于不能耐受 CPAP 的患者，药物治疗也是一种治疗选择；然而，现有的证据不足以支持药物治疗作为 OSA 的主要治疗方法[77]。多项研究报道，药物治疗可能减轻阻塞性睡眠呼吸暂停的严重程度，其治疗机制包括增加睡眠中上呼吸道扩张肌张力、通气驱动和胆碱能张力，减少 REM 睡眠比例，降低气道阻力和上呼吸道表面张力[77]。莫达非尼是突触后 α_1 肾上腺素受体中枢兴奋药，可促进觉醒。目前用于治疗发作性睡病和特发性嗜睡症。莫达非尼还被美国食品药品管理局批准用于缓解经常使用 CPAP 但仍有 EDS 的 OSA 患者的残留嗜睡[78]。然而，莫达非尼不应在没有最佳 OSA 治疗的情况下使用。目前，药物治疗不推荐作为阻塞性睡眠呼吸暂停的主要治疗手段[60]。

鼻内类固醇治疗已被用于治疗阻塞性睡眠呼吸暂停，氟替卡松在治疗伴有鼻炎的阻塞性睡眠呼吸暂停综合征患者方面也取得了成功。Kiely 和同事们[79]研究报道，24 例患者中鼻内氟替卡松组的 AHI 低于安慰剂组（23.3 vs. 30.3）。Brouillette 和同事们[80]给予患有阻塞性睡眠呼吸暂停和腺样体扁桃体肥大的儿童进行为期 6 周的鼻内氟替卡松治疗，证实混合和阻塞性呼吸暂停和低通气的频率降低。鉴于这些已被证实的优势，鼻内氟替卡松治疗值得进一步研究。作为单

一干预措施，鼻内类固醇治疗不推荐用于成人 OSA。然而，对于同时存在鼻炎和（或）由于腺样体扁桃体肥大导致的上气道阻塞的阻塞性睡眠呼吸暂停患儿，则推荐使用鼻内类固醇治疗[60]。白三烯受体拮抗药孟鲁司特也在降低轻度阻塞性睡眠呼吸暂停儿童腺样体大小以及减少呼吸相关睡眠障碍方面显示出其作用[81]。

对于患有阻塞性睡眠呼吸暂停和严重鼻塞的患者，推荐使用鼻扩张器和局部减充血药。McLean 和同事们[82]研究发现，使用 0.05% 的羟甲唑林 0.4ml 和鼻扩张器治疗鼻塞可减少睡眠时的张口呼吸，减轻 OSA 严重程度，但并不足以有效缓解 OSA。ERS 指出，已发表的数据并不支持使用鼻扩张器来减少打鼾和改善睡眠呼吸障碍或阻塞性睡眠呼吸暂停患者的睡眠结构。然而，鼻扩张器已经被证明可以显著减少那些没有阻塞性睡眠呼吸暂停的患者的打鼾、口呼吸和嗜睡[84]。

（二）手术治疗

外科手术治疗 OSA 的重要决定因素包括患者的意愿、CPAP 耐受性、症状的严重程度、疾病的严重程度、并发症、上气道塌陷的部位和严重程度（框 19-5）。阻塞性睡眠呼吸暂停患者经常肥胖，且患有高血压，并有其他心脏病危险因素。在考虑外科手术治疗阻塞性睡眠呼吸暂停综合征之前，必须对这些患者进行仔细的综合医学检查。

阻塞性睡眠呼吸暂停患者的手术计划应包括麻醉团队和外科医生之间关于气道管理计划的讨论。一种常用的逐步措施包括：使用口咽气道以

框 19-5　手术指征

- AHI > 5 且 < 14，伴有白天极度嗜睡
- AHI > 15
- 血氧饱和度降低（< 90%）
- 上呼吸道阻力综合征，最好能客观改善神经认知功能障碍并进行药物治疗
- 具有与气道阻塞有关的明显心律失常
- 内科治疗不成功，或患者拒绝内科治疗且有手术意愿
- 医学指征足够稳定，患者可以耐受手术

防止舌阻塞气道，在可用面罩通气之前避免使用肌松药，以及在插管失败时准备替代通气方法。外科医生也应该和患者坦诚地讨论气管切开术的可能性。由主治医生或麻醉团队进行的术前评估至关重要，包括对潜在心血管疾病的评估。

对阻塞性睡眠呼吸暂停患者通常采用逐步的外科治疗方案。必须对每个患者的气道阻塞部位进行探查，以确定手术干预的类型和范围。一般情况下，对单纯性腭部梗阻的患者行腭部手术，而对舌根部梗阻的患者则应进行针对这一部位的手术。内镜检查常用于确定梗阻部位。大多数OSA 患者是有症状的，因为腭部和舌根部都存在气道阻塞。在开始治疗前，应就可能需要进行多次手术以达到对症治疗目的的情况向患者告知。在此类病例中，睡眠内镜检查可能是气道评估的最佳方法（框 19-6）。喉部气道阻塞的患者应给予适当的治疗以减轻梗阻，如果不能通过手术或CPAP 获得改善，应考虑行气管切开。

这一治疗决策的关键是确定阻塞部位。一些使用内镜为检查手段的研究评估了阻塞性睡眠呼吸暂停患者腭后和舌后梗阻的发生率。2000 年，Steinhart 和同事们[14] 对 117 例 OSA 患者进行评

估，发现 100% 的患者腭后梗阻，77% 的患者舌后梗阻，表明大多数患者同时存在腭后梗阻和舌后梗阻。2005 年，den Herder 和同事们[84] 对 127例患者进行了类似的评估，发现 88% 的患者腭后梗阻，49% 的患者舌后梗阻。在该研究中，51%的患者仅存在腭部梗阻，而仅有 12% 的患者仅存在舌根部梗阻。2011 年，Ravesloot 和 de Vries[50]评估了 100 例接受治疗的 OSA 患者，结果显示 83% 的患者存在腭部梗阻，56% 的患者存在舌根部梗阻，38% 的患者存在会厌梗阻，7% 的患者存在口咽梗阻，多层面梗阻的患者占 76%；这些发现与 PSG 结果相关，多层面梗阻患者的AHI 明显高于单一层面梗阻的患者（24 vs. 12.6，P=0.007）。另有 2 项研究报道了基于 DISE 检查的手术结果。2012 年，Gillespie 和同事们[47] 对38 例患者在计划手术前进行 DISE 检查，基于DISE 结果，调整了其中 62% 的患者的手术方案，并发现有 73% 的患者存在多处梗阻，而仅有腭部（16%）或舌根部（11%）塌陷的患者要少得多。同样在 2012 年，Koutsourelakis 及其同事[49]研究报道，49 例在 DISE 检查后接受上腭手术、射频消融术和舌骨悬吊术的患者中，即使有专门的手术方案，仍有 53% 的患者对治疗无反应；与手术治疗有效率相比，这些患者的软腭后部环形塌陷（42% vs. 4%）和舌根部完全前后塌陷（77% vs. 30%）的发生率更高。

1. 鼻腔手术

鼻塞与睡眠质量差、打鼾和阻塞性睡眠呼吸暂停有关[85-87]。鼻中隔成形术、鼻甲减容术、鼻瓣区手术和鼻窦手术可用于治疗阻塞性睡眠呼吸暂停相关的鼻塞。鼻部手术的选择应基于病理学进行。然而，尽管鼻部手术在单独使用时不太可能显著改善阻塞性睡眠呼吸暂停[17]，但改善鼻部通畅度可能有助于恢复生理呼吸，并可能使以前无法耐受 CPAP 治疗的患者耐受经鼻 CPAP。可考虑将处理鼻塞问题作为 OSA 治疗的第一步，以便更好地进行 CPAP 治疗。

2. 腭部手术

在 1981 年，Fujita 和同事们[6] 描述了一种腭部手术 UPPP。扁桃体切除术与 UPPP 的联

框 19-6 手术选择

鼻腔手术
- 鼻中隔成形术
- 下鼻甲减容术
- 腺样体切除术
- 鼻肿瘤或息肉切除术
- 鼻瓣区重建术

腭部手术
- 腭射频消融术
- 支柱植入术
- 扁桃体切除术
- 悬雍垂腭咽成形术 / Z- 腭成形术
- 经口改良咽成形术

舌根及下咽手术
- 舌扁桃体切除术
- 部分中线舌切除术
- 舌根射频消融术
- 下颌骨截骨术和颏舌肌前移术
- 舌骨肌切开和悬吊术
- 舌悬吊术
- 上下颌骨截骨术和颏舌肌前移术

合手术可用于消除腭部气道阻塞。其为阻塞性睡眠呼吸暂停最常见的外科手术方式，且经常被误用为阻塞性睡眠呼吸暂停的一线外科治疗方法，而不考虑患者同时存在的其他 OSA 危险因素，如肥胖、下颌后缩和其他部位气道阻塞[88]。因此，该方法常常不能成功地治疗未被筛选的 OSA 患者。咽塌陷部位对 UPPP 成功的概率具有显著影响。在一项包含 37 篇文献的 Meta 分析中，UPPP 的最高成功率为 50%，并与 OSA 严重程度有关[89]；其中治疗成功定义为呼吸紊乱指数（RDI）< 20 或 AHI < 10，加之 RDI 改善 > 50%[89]。Friedman 和同事们[90] 通过基于腭部位置、扁桃体大小和 BMI 的分级系统，研究证实了对 OSA 患者进行分级有助于预测 UPPP 治疗成功的可能性。在该分级系统中，扁桃体大小、BMI 和基于改良 Mallampati 分型的上腭位置被用来对患者进行分级（图 19-12）。Ⅰ级患者 UPPP 治疗的成功率为 80%，Ⅱ级患者的成功率为 40%，Ⅲ级患者的成功率仅为 8%（表 19-4）。分级越高，UPPP 治疗成功率越低，这对于术前确定哪些患者不太可能受益于 UPPP 至关重要。与 UPPP 相关的并发症包括暂时性鼻反流（12%～15%）、术后出血（1%～5%）、感染（2%）及罕见的言语障碍[91]。因此，UPPP 治疗前应仔细筛选患者，并将其限制在口咽区域气道阻塞患者的治疗。

为改进传统的 UPPP 手术，其他技术也被建议用于处理腭后梗阻。Woodson 和同事们[92] 进行了经腭咽成形术，其目的是通过改变上颌骨的硬腭和软组织附件来减少腭后梗阻，术中 1cm 的硬腭被切除，然后将软腭向前固定于中、外侧的腭帆张肌，从而扩大腭后区域。Woodson 和同事们[92] 对 UPPP 术后腭后持续性梗阻的患者和扁桃体较小、没有长而厚的软腭的阻塞性睡眠呼吸暂停的患者应用经腭咽成形术，并获得成功（图 19-13）。Z - 腭成形术，由 Friedman 和同事们[93, 94] 研究报道，可用于一些患者的初级治疗或腭部修正手术（图 19-14）。

为减少 UPPP 的痛苦、成本和并发症发生率，低侵入性的技术已经应用于临床。腭植入体的设计是通过放置 3 个编织植入物来减少软腭气道塌陷和阻塞，从而使腭部变硬。植入物的多孔性也促进了纤维包膜的形成，3 个植入物的连接也使得腭部进一步变硬。Nordgard 和同事们[95] 研究发现，只要 BMI 保持不变，轻中度 OSA 患者经腭部植入物治疗后，AHI 明显减低且日间嗜睡和打鼾明显减少。其最常见的并发症是部分植入物脱出，但潜在的好处包括可以在一次门诊治疗中完成，具有最低的并发症发生率，且可显著减少打鼾。目前腭部植入术主要用于治疗打鼾，对轻中度阻塞性睡眠呼吸暂停也具有治疗作用。

3. 口咽部手术

扁桃体切除术已被用来解决由扁桃体肥大引起的上呼吸道损害。近年来，切除扁桃体和缩小扁桃体体积的新技术已被用来减少传统手术方式及与之相关的术后并发症。射频扁桃体减容术已得到普及，并被用于治疗儿童阻塞性睡眠呼吸暂停。虽然这种手术似乎是微创的，且较少出现并发症；但 ERS 得出结论，尚无足够证据推荐将其作为治疗阻塞性睡眠呼吸暂停的单一治疗方式。要确定这些新技术对阻塞性睡眠呼吸暂停的

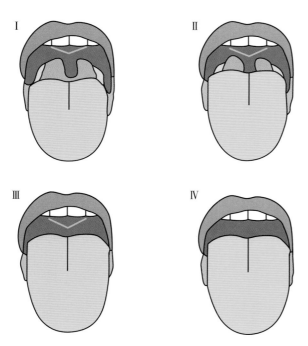

▲ 图 19-12 改良 Mallampati 分型所示上腭位置

Ⅰ型：舌静止时，可见整个悬雍垂；Ⅱ型：可见部分悬雍垂；Ⅲ型：仅可见软腭、硬腭；Ⅳ型：仅可见硬腭

表 19-4　单纯 UPPP 及 UPPP 联合舌根射频消融术多导睡眠图采集结果：术前与术后比较

		I级	II级	III级
呼吸暂停指数（AI）				
单纯 UPPP	术前	5.4±14.2	16.0±26.9	8.7±14.5
	术后	0.3±1.3*	2.7±5.4*	12.4±24.8
UPPP 联合 TBRF	术前	—	11.5±15.5	9.3±18.2
	术后	—	2.7±7.8*	3.2±7.4*†
呼吸暂停低通气指数（AHI）				
单纯 UPPP	术前	24.0±12.8	47.2±31.3	34.9±22.4
	术后	6.7±4.7*	34.2±29.9*	39.1±22.7
UPPP 联合 TBRF	术前	—	47.9±26.6	41.7±21.8
	术后	—	19.5±16.4*†	28.5±21.9*†
最低血氧饱和度（%）				
单纯 UPPP	术前	85.9±12.5	80.0±15.0	85.7±8.8
	术后	93.1±1.9*	85.3±8.2*	82.8±12.9
UPPP + TBRF	术前	—	82.1±9.7	79.9±14.3†
	术后	—	87.5±6.7*	83.8±14.8*

注：*. 与术前比较，差异有统计学意义；†. 与单纯 UPPP 比较，差异有统计学意义；TBRF. 舌根射频消融术；UPPP. 悬雍垂腭咽成形术

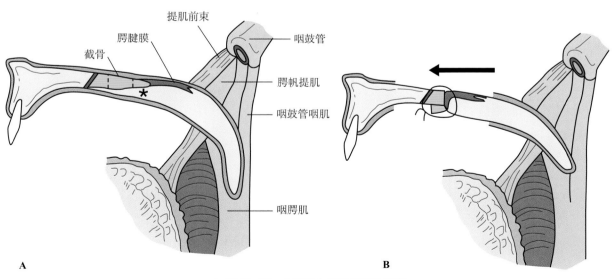

▲ 图 19-13　上腭正中矢状位显示腭突

从口腔至鼻钻孔，位于截骨的前方（橙色）；坚固的骨缘支撑着缝合线，中间皮瓣的前段位于腭黏膜较薄处，黏膜后方较厚（星号）；B. 截骨后，经钻孔置入缝合线，将骨片与肌腱、韧带向前推进

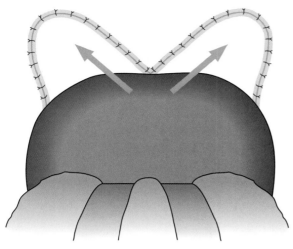

▲ 图 19-14　Z- 腭成形术

应注意软腭的前外侧拉的（箭）方向，它扩大了咽后间隙（引自 Friedman M, Schalch P. Z-palatoplasty. *Oper Techn Otolaryngol* 2007; 18: 2.）

疗效，尚需进行更多的研究。

2003 年，咽侧成形术作为 UPPP 的替代方案，被 Cahali[96] 首次报道。该手术包括双侧扁桃体切除、咽上缩肌的纵向切开、上腭咽肌的斜切开、扁桃体窝上侧的 Z 形成形术、扁桃体窝下侧的前后弓缝合。在一组中重度阻塞性睡眠呼吸暂停和咽侧壁塌陷的患者中，Cahali 发现患者术后平均 AHI 显著降低（由术前的 45.8 降至 15.2，P=0.009），同时患者的睡眠质量和日间警觉性也有主观改善；虽然 10 例患者均有不同程度的吞咽困难，但最终均得到缓解，正常吞咽的中位时间为 14.5d，1 例患者吞咽困难持续了 70d。在 Mesti 和 Cahali[97] 近期的研究中，由于在解剖咽上缩肌时，茎突咽肌被小心地保存了下来，全部 20 例患者能够在术后 14～33d（平均 21.6d）内实现吞咽功能恢复。2004 年，Cahali 和同事们[98] 报道了一项随机试验的结果，该试验对 27 例中重度阻塞性睡眠呼吸暂停和腭后塌陷的患者进行了 UPPP 和侧咽成形术的比较，发现咽侧成形术后患者的平均 AHI（由术前的 41.6 下降至 15.5，P=0.002）和深度睡眠的时间占比（由术前 9.8% 增高至 16.3%，P=0.03）均显著改善，而 UPPP 术后与术前并未显示出任何有统计学意义的 PSG 变化。

2006 年，Pang 和 Woodson[99] 研究报道了咽侧成形术的另一种不同的方法，该手术包括双侧扁桃体切除、腭咽下侧横切、上外侧旋转和 8 字形缝合运动肌肉到前软腭弓（图 19–15）。2007 年，Pang 和 Woodson[100] 进行了一项随机试验，对患有小扁桃体和经鼻内镜证实的侧壁塌陷的非肥胖患者进行 UPPP 和咽侧成形术的比较，发现咽侧成形术比 UPPP 显示出更高的治疗成功率（78.2% vs. 45.5%），其中治疗成功定义为术后患者 AHI 较术前降低 > 50% 和术后 AHI 低于 15；此外，咽侧成形术后患者 AHI 改善程度明显高于 UPPP 术后患者［（32.2 ± 8.4）vs.（18.5 ± 7.6）］。

4. 舌下神经刺激

阻塞性睡眠呼吸暂停主要与睡眠时咽部肌肉组织的松弛有关，电刺激舌下神经为改善睡眠时咽部神经肌肉张力的一种方法，尤其是在颏舌肌张力改善方面。早期研究显示，刺激舌下神

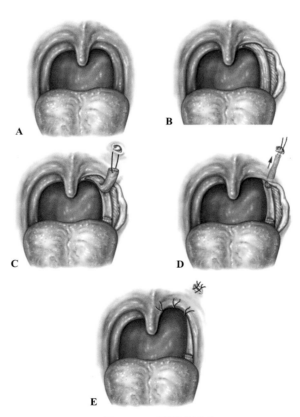

▲ 图 19-15　咽侧成形术

A. 术前口咽视图；B. 腭咽显露（垂直纤维）；C. 腭咽肌抬高；D. 腭咽向钩状突起方向旋转和穿通；E. 缝合悬吊（引自 Woodson BT, Sitton M, Jacobowitz J. Expansion sphincter pharyngoplasty and palatal advancement pharyngoplasty: airway evaluation and surgical techniques. *Oper Techn Otolaryngol* 2012;23:6.)

经可增加咽部肌肉张力，改善吸气气流，而不惊醒 OSA 患者[101, 102]。随后，一种可植入的舌下神经刺激装置被研发出来，可通过胸壁压力传感器可靠地检测呼吸的吸气阶段的开始，并在吸气时对舌下神经进行电刺激。2001 年，Schwartz 和同事们[103] 将该装置植入 8 例患者体内，结果显示，非快速眼动睡眠期［NREMS，AHI：52 vs. 23（神经刺激时），$P < 0.001$］和快速眼动睡眠期［REM，AHI：48 vs.17（神经刺激时），$P < 0.001$］患者的平均 AHI 均在舌下神经刺激时显著降低。Eastwood 和同事们[104] 对 21 例植入了类似的装置，并且每晚平均使用 5.8h 的患者进行研究，发现 6 个月后患者的睡眠情况均得以改善（AHI 由 43 的基线水平降至 20）；此外，将 AHI < 20 和治疗后 AHI 较治疗前降低 50% 定义为治疗成功时，舌下神经刺激的治疗成功率为 67%（12/18）。Schwartz 和同事们[105] 对 30 例患者进行随访研究发现，用于刺激舌下神经的电流振幅与最大吸气气流之间存在剂量 - 反应关系。Goding 和同事们[102] 对 26 例接受交叉透视下舌下神经刺激器植入的患者，发现患者舌后（100%）和腭后（65%）气道宽度均有所改善。Van de Heyning 和同事们[106] 进行了一项包括两部分的前瞻性研究，分析舌下神经刺激成功的预测因素。在第一部分中，对 22 例 BMI < 35kg/m² 且 AHI ≥ 25 的患者植入了舌下神经刺激器，并评估治疗成功（AHI 较基线水平降低 ≥ 50%，6 个月时 AHI < 20）的预测因子，发现患者初始 AHI ≤ 50、BMI ≤ 32kg/m² 与治疗成功显著相关，在符合标准（初始 AHI ≤ 50、BMI ≤ 32kg/m²）的患者中成功率为 55%（6/11），而在不符合标准的患者中成功率为 0%。在第二部分，根据标准对患者进行了筛选，其中 8 例患者在植入舌下神经刺激器后 6 个月平均 AHI 从基线水平的 39 降低至 10（$P < 0.01$）。总的来说，上述研究结果表明舌下神经刺激有望应用于 OSA 的治疗，但它可能仅会对部分患者产生作用，并不是所有患者都能平等受益。尚需进一步的研究来完善用于电脉冲计时的同步算法，并更好地确定哪些患者是该方法的适用者。截至 2013 年初，该方法还未在美国被批准用于临床试验之外的患者。

5. 舌根手术

中线部分舌切除术（PMG）、舌成形术和射频消融术（RFA）已用于治疗发生后气道狭窄或塌陷的阻塞性睡眠呼吸暂停的患者。舌扁桃体切除术也可能有助于舌扁桃体肥大患者的治疗。PMG 通过切除舌后半部分中线矩形组织，以形成更大的舌后气道。在经过术前筛选的患者中，可行舌扁桃体切除术、杓状会厌皱襞减容术和部分会厌切除术[107]。通过舌成形术，额外的舌组织在后面和侧面被切除。Woodson 和 Fujita[108] 研究报道，舌成形术对 UPPP 失败的患者有 79% 的有效率。由于术后经常发生明显的舌肿胀，因此常与气管切开术联合进行，以保护气道。

舌根射频消融术通过产生瘢痕组织使舌根组织体积缩小，从而减少上呼吸道塌陷。465 kHz[109] 输入射频能量的绝缘探头被用于消融舌基底部的几个区域，并产生凝固性坏死和瘢痕愈合。手术通常在门诊局部麻醉进行，可能需要多次治疗才能达到预期效果[110]。研究报道，多次 RFA 的治疗成功率为 20%～83%，该方法不宜作为一种单独的 OSA 治疗方法，特别是考虑到多数患者需要接受多次 RFA[111]。

6. 下咽手术

下咽区的手术治疗包括防止舌在睡眠中塌陷进入气道的手术。通过颏舌肌前移术（GA）和舌骨肌切开术（HM）均可扩大舌后气道。下颌结节是颏舌肌的前附着部分，GA 术中可通过有限截骨的方法来移动它（图 19-16），将其向前推进并固定于截骨的下侧。在 4 组病例中，单独进行 GA 手术治疗严重阻塞性睡眠呼吸暂停患者的成功率为 39%～78%（术前平均 RDI 为 53～59）[111]。HM 术中，通过切开舌骨下肌来移动舌骨，使其固定于甲状软骨前下方（图 19-17）。在 3 组平均 BMI 低于 30kg/m² 的患者中，HM 联合 UPPP 的治疗成功率为 52%～78%[111]，而在 1 组平均 BMI 为 34.1kg/m² 的患者中，治疗成功率仅为 17%（5/29）[112]。这些手术通过向前固定咽部气道的扩张肌来扩张舌后气道，而不改变牙殆。GA 和 HM 的并发症包括永久性麻木（6%）、术

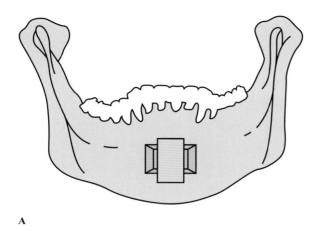 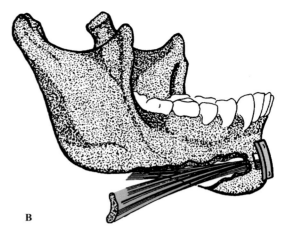

▲ 图 19-16 颏舌肌前移术：矩形颏结节截骨矫形

A. 前视图，矩形颏结节截骨矫形对颏舌肌张力具有良好的改善，骨折风险小，技术可靠。颏结节骨片可以旋转并允许骨重叠。下面放置一个单独的小钛钉可用来修复碎片；B. 侧视图（引自 Troell RJ，Riley RW，Powell NB，Li K. Surgical management of the hypopharyngeal airway in sleep disordered breathing. *Otolaryngol Clin North Am* 1998；13:983.）

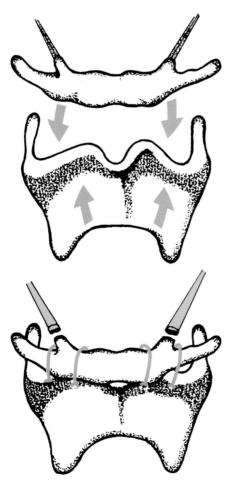

▲ 图 19-17 改良舌骨肌切开悬吊术

引自 Riley R，Powell N，Guilleminault C. Obstructive sleep apnea and the hyoid: a revised surgical procedure. *Otolaryngol Head Neck Surg* 1994；111:717

后感染（2%～5%）、需进行根管治疗（4%）、积液（2%）；但下颌骨折、误吸和死亡的风险低（＜1%）[113]。ERS 建议，对于经过术前筛选的舌后 / 下咽气道阻塞的患者，GA 和 HM 均可用于多平面手术[60]。

舌悬吊术通过将舌头固定在前方来防止其塌陷入气道。通过口内系带切口将钛螺钉放置于下颌结节舌面的骨皮质，将一条永久性缝合线沿舌长轴旁正中舌肌组织通过舌根，然后沿舌的长轴绕回，将其固定在螺钉上，向前拉动舌根。据报道，UPPP 治疗的成功率为 20%～57%[111]；尽管一项研究表明，拒绝 CPAP 治疗的重度 OSA 患者其 3 年手术成功率高达 78%[115]。目前，对于中重度 OSA 的肥胖患者，不建议将舌悬吊术作为单一的治疗选择。

上下颌骨前移可扩大腭后和舌后气道（图19-18）。上下颌骨前移可通过 Le Fort Ⅰ型上颌骨截骨术及矢状切除的下颌骨截骨术来实现。这种手术通常在其他手术治疗失败后进行，其潜在并发症包括错𬌗、复发、神经感觉异常、骨折不愈合或畸形愈合、颞下颌关节问题、感染、出血，以及需要口腔治疗的疾病；手术成功率接近90%[116]。

7. 气管切开术

气管切开术是既往手术治疗 OSA 的首选方

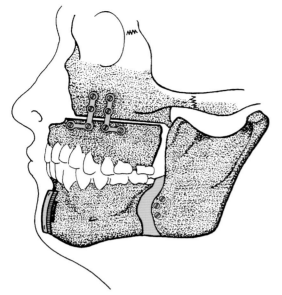

▲ 图 19-18　上下颌骨前移，侧视图

Le Fort Ⅰ型上颌骨截骨术采用刚性钢板固定，双侧矢状切除的下颌骨截骨术采用双皮质螺钉固定，至少前移 10mm。同时可见先前的颏舌肌前移术（引自 Powell NB，Riley RW，Guilleminault C. The hypopharynx: Upper airway reconstruction in obstructive sleep apnea syndrome. In Fairbanks DNF, Fujita A, eds: *Snoring and obstructive sleep apnea*, ed 2. New York: Raven Press；1994:205.）

法，通过手术绕过气道的塌陷部分来缓解阻塞性睡眠呼吸暂停患者在睡眠中的症状。然而，由于手术相关的心理社会问题、术后不适、并发症等原因，多数情况下气管切开术难以成为理想的手术选择。但对于其他治疗失败的阻塞性睡眠呼吸暂停患者，应该考虑到气管切开术，如有危及生命的 OSA 并且不能忍受 CPAP 的患者，或者有神经发育障碍的患者[117]。气管切开术也可能是病态肥胖患者的最佳选择，或作为接受舌根外科手术患者的临时措施。

七、术后管理

随着 OSA 多部位手术治疗的开展，气道多部位水肿使得术后气道阻塞的概率大增。此外，麻醉后镇静和麻醉性镇痛药引起的呼吸改变可进一步加重患者的气道窘迫。

在 Esclamado 和同事们[118]的一项针对 135 例接受外科手术治疗的 OSA 患者的回顾性研究中，13% 的患者存在并发症，包括 14 例气道问

题，如插管失败和拔管后气道阻塞（其中 1 例死亡）；3 例出血；1 例心律失常。对于有拔管相关并发症的患者可在术中给予更大剂量的麻醉性镇痛药。相对而言，有插管问题的患者情况可能更糟。围术期并发症与患者年龄、术前症状、并发症及是否同时进行鼻中隔成形术或扁桃体切除术无关。1990 年，Fairbanks[91] 对美国全国范围内临床实施 UPPP 的 72 个地点进行调查发现，在 9 年时间里，有 16 例 OSA 患者死亡、46 例鼻咽气道狭窄、42 例腭功能不全，其他并发症还包括出血和伤口裂开。

基于对外科手术后气道损伤风险的认识，在临床上需采取适当医疗措施以期将患者的并发症发生率及死亡率降至最低[118, 119]。对于大多数接受呼吸道手术的患者建议住院治疗，且对于接受多部位手术的患者应考虑重症监护[120]。一项关于严重阻塞性睡眠呼吸暂停患者的前瞻性研究显示，即使术前患者的血氧饱和度仅为 51.5%，术后第 1 晚经 CPAP 治疗后其血氧饱和度可保持在 90% 以上[121]。鉴于此，建议对严重阻塞性睡眠呼吸暂停的患者于术后前 2 周应用 CPAP。此外，建议在术后 3～4 年对患者进行 PSG 检查，以评估手术效果。

八、睡眠障碍

耳鼻咽喉科医生通常将注意力集中在 OSA 的诊断和治疗上，很少考虑到疑诊 OSA 患者是否存在其他睡眠问题。2005 年的一项回顾性研究显示，连续收治的 643 例确诊 OSA 患者中，34.7% 的患者合并睡眠障碍[122]，包括 19 种不同的睡眠障碍，其中最常见的是睡眠卫生不良（14.5%）和周期性肢体运动障碍（8.1%，表 19-5）。因此，筛查是否存在并发的睡眠障碍对 OSA 的诊断以及药物或手术治疗十分重要。

睡眠障碍分类

《国际睡眠障碍分类》（ICSD-2）第二版将睡眠障碍从内在和外在睡眠障碍的分类系统更改为具有 6 个主要疾病组和 2 种类别其他状况的分类系统（框 19-7）[9]，包括与睡眠相关的呼吸障

表 19-5　阻塞性睡眠呼吸暂停（OSA）患者并发睡眠障碍的患病率

睡眠障碍类型	患者（例）	在 OSA 合并睡眠障碍患者中的患病率（%）	在全部 OSA 患者中的患病率（%）
睡眠卫生不良	93	41.7	14.5
周期性肢体运动障碍	52	23.3	8.1
发作性睡病	16	7.2	2.5
原发性（特发性）失眠	14	6.3	2.2
中枢性肺泡通气不足	9	4.0	1.4
轮班工作型睡眠障碍	5	2.2	0.8
心理生理性失眠	5	2.2	0.8
夜磨牙症	5	2.2	0.8
特发性过度睡眠	4	1.8	0.6
梦游	3	1.3	0.5
梦语症	3	1.3	0.5
环境性睡眠障碍	3	1.3	0.5
催眠依赖性睡眠障碍	3	1.3	0.5
睡眠时相延迟综合征	3	1.3	0.5
毒素诱发睡眠障碍	1	0.1	0.2
夜惊	1	0.4	0.2
噩梦	1	0.4	0.2
遗尿症	1	0.4	0.2
意识模糊性觉醒	1	0.4	0.2

注：引自 Scharf SM，Tubman A，Smale P. Prevalence of concomitant sleep disorders in patients with obstructive sleep apnea. *Sleep Breath* 2005；9：50

碍、中枢性嗜睡疾病性疾病、昼夜节律性睡眠障碍、运动相关的睡眠障碍、孤立症状 / 明显的正常变异 / 尚未定义项目以及其他睡眠障碍。OSA

框 19-7　眠障碍分类

- 失眠
- 呼吸相关的睡眠障碍
- 中枢嗜睡性疾病
- 昼夜节律失调性睡眠障碍
- 睡眠异态
- 运动相关的睡眠障碍
- 孤立症状 / 正常变异 / 尚未定义项目
- 其他睡眠障碍

是耳鼻咽喉科最常见的睡眠障碍，属于与睡眠相关的呼吸障碍。

睡眠可分为快速眼动期（REM）和非快速眼动期（NREM）。睡眠中约 80% 为 NREM，基于特定的脑电图特征，NREM 又可分为 3 个阶段。第一阶段（N_1）是睡眠和唤醒之间的过渡阶段，混合电压模式可见 3～7Hz 的波，人们可能会觉得自己在这个阶段是醒着的；第二阶段（N_2）可通过纺锤波和 K 复合波的存在来识别，其可能是第一个真正的睡眠阶段；第三阶段（N_3）也称为慢波睡眠，以 δ 波为特征，δ 波是高振幅波（最高 2Hz），至少占 20% 的 30s 计分周期。REM

睡眠的特征是快速的眼球运动和低频混合振幅波，通常以 90min 为一周期与 NREM 交替出现，随着睡眠的进行，REM 睡眠周期的长度逐渐增加。

1. 失眠

失眠被定义为周期性的睡眠开始、维持、巩固或质量障碍；失眠会导致日间的功能障碍，且尽管有足够的机会进行睡眠，但这种功能障碍仍会存在[123]，这可能归因于无恢复精神效果的睡眠或质量差的睡眠。美国国立卫生研究院科学会议预计，失眠患者在成年人中约占 10%[124]。儿童也可能患有失眠；据报道，在婴儿、幼儿和学龄前儿童中失眠者的比例为 20%～30%[125]；在青少年中的比例为 12%～30%[126]。失眠儿童可表现为入睡困难、不愿意上床或无法独立入睡。失眠患者的日间症状必须包括以下至少一项：疲劳或不适，认知（注意力、专注程度或记忆力）障碍，社交 / 职业困难或学习成绩差，情绪障碍或烦躁，白天极度嗜睡，积极性或精力减少，以及除身体症状（如头痛、肌紧张、胃肠道症状或对睡眠本身的担忧）之外，还易发生意外事故。失眠的亚型见框 19-8[9]。

心理生理性失眠与焦虑和入睡困难有关。通常，后天的行为会改善此类患者的睡眠。人群中 2% 的可能发生心理生理性失眠[9]。矛盾性失眠不太常见，此类失眠也与白天的功能障碍有关，但比患者抱怨的少。矛盾性失眠患者可能感觉睡眠时间很短或根本没有睡眠，但他们所感知

框 19-8　失眠的亚型
• 适应性睡眠障碍（急性失眠）
• 心理生理性失眠
• 矛盾性失眠
• 特发性失眠
• 精神障碍所致失眠
• 睡眠卫生不良
• 青少年行为性失眠
• 药物或物质滥用所致失眠
• 医学状况所致的失眠
• 非物质滥用或确定的躯体疾病所致失眠（非器质性失眠）
• 不明原因的生理性（器质性）失眠

的睡眠时间与睡眠研究或通过仪器记录的睡眠时间往往不匹配。特发性失眠通常始于婴儿期或儿童期，此类失眠是终身的，尚无确切的病因。此外，青少年行为性失眠与特定的、可识别的限制设定问题或阻止儿童入睡的睡眠行为模式有关[127]。这些通常与监护人的行为或模式有关，可能表现为需要特殊的仪式或行为才能入睡。

当失眠持续＞ 1 个月，并包括以下至少一种情况时，即属于睡眠卫生不良：睡眠安排不当，包括频繁的白天小睡；可变的就寝时间、醒来时间或花费过多的时间卧床；常规使用麻醉药、咖啡因或饮酒，尤是在睡前；睡前进行刺激的精神或身体活动；经常卧床进行其他活动，如看电视或阅读；无法保持舒适的睡眠环境，包括适当的温度、光线和床上用品[9]。虽然睡眠卫生通常不是引起不适的主要原因，但如果不加以处理，它可能会使相对简单的治疗变得复杂化[128]。此外，睡眠卫生不良常与其他睡眠障碍同时存在，并可能被诊断为继发的睡眠障碍。

青少年行为性失眠症常与监护人的期望与儿童意愿之间的不匹配有关[127]。儿童的行为失眠在幼儿时就应该受到关注，其治疗通常需要适当的睡眠卫生、严格的限制和（或）行为疗法。此外，在考虑药物干预之前，应制定合理的方法，如睡前减少液体和定时服用药物（如用于治疗注意缺陷多动障碍的药物）。已有研究证实，在年龄较大的儿童和青少年中还应该注意昼夜节律性睡眠障碍的发生。此外，在特殊人群（如自闭症或 Asperger 斯佩格综合征患者）中，也可能发生昼夜节律性睡眠障碍[129]。

2. 睡眠呼吸障碍

本节所述情况以睡眠期间呼吸障碍为特征，无论是阻塞性的还是中枢性的，包括阻塞性和中枢性睡眠呼吸暂停及与低通气和低氧血症相关的疾病（框 19-9）。

中枢性睡眠呼吸暂停（CSA）的特征是缺乏呼吸功能导致的通气量减少。中枢性低通气可归类为中枢性呼吸暂停，其特征是由神经系统或心肺功能障碍（如慢性阻塞性肺病或充血性心力衰竭）导致的呼吸减少及通气量减少[130]。CSA 患

框 19-9　睡眠呼吸障碍

中枢型睡眠呼吸暂停综合征
- 原发中枢性睡眠呼吸暂停
- 陈 - 施呼吸所致的中枢型睡眠呼吸暂停
- 高海拔周期性呼吸所致中枢性睡眠呼吸暂停
- 潮式呼吸呼以以外原因导致的中枢性睡眠呼吸暂停
- 药物或物质依赖所致中枢性睡眠呼吸暂停
- 婴儿期原发性睡眠呼吸暂停

阻塞性睡眠呼吸暂停综合征
- 成年人阻塞性睡眠呼吸暂停
- 儿童阻塞性睡眠呼吸暂停

睡眠相关的低通气和低血氧综合征
- 原发性睡眠肺泡低通气综合征
- 先天性中枢型肺泡低通气综合征
- 医学状况所致睡眠相关肺泡低通气综合征
- 肺部实质性病变或血管疾病所致睡眠相关低通气 / 低血氧综合征
- 下气道阻塞所致睡眠相关低通气 / 低血氧综合征
- 神经肌肉或胸壁疾病所致睡眠相关低通气 / 低血氧征

其他与睡眠有关的呼吸障碍
- 不明原因的睡眠呼吸暂停 / 睡眠相关呼吸障碍

者常因类似于阻塞性睡眠呼吸暂停（OSA）的症状而就诊，如 EDS、打鼾、出现呼吸暂停、醒来时呼吸急促。与 OSA 类似，成年人 CSA 定义为每小时超过 5 次呼吸暂停，尽管它们在本质上是有区别的[9]。婴儿期 CSA 常会随着患儿年龄增长而消失[131]。

与睡眠相关的低通气 / 低氧综合征可分为先天性、特发性或为疾病所致，如肺实质疾病、血管疾病、神经肌肉或胸壁疾病。低通气是一种以高呼吸暂停为特征的生理状态，动脉二氧化碳张力 > 45mmHg[9]。这种升高是由二氧化碳的消耗与产生之间的不平衡造成的，是长期性的，而非由过去 1 个月内的突发事件所引发的。患者在觉醒时通气量通常是充足的，但是低通气会随着睡眠浅呼吸和潮气量减少而发生[132]。

3. 中枢性嗜睡疾病

中枢性嗜睡疾病是一种非由昼夜节律紊乱、睡眠相关呼吸紊乱或其他夜间睡眠紊乱原因引起的疾病，以 EDS 为主要特征，但只有排除其他

睡眠障碍后才能确诊。中枢性嗜睡疾病包括发作性睡病、复发性嗜睡和特发性嗜睡（框 19-10）。

白天过度嗜睡的特点是难以保持清醒或警觉，导致患者常在日间无意中小睡。评估嗜睡最常见的方法是多次睡眠潜伏期测试（MSLT）。ESS 也可用于筛查此类患者的睡眠[133]。MSLT评估患者日间在黑暗、安静环境中的睡意。它是白天嗜睡的主要测试方法，只有在开始测试前有 > 6h 的多导睡眠特征睡眠，并且在 2 次小睡之间至少有 2h 的间隔，测试结果才被认为是有效的。患者在日间有 4 或 5 次小睡被记录下来，包括小睡开始的时间和快速眼动期（SOREMP）的发生[134]。

当出现 2 个或更多的 SOREMPs 且平均小睡时间不足 8min 时，应高度警惕发作性睡病。其特征包括睡瘫症，25% 的患者在即将醒来时无法活动，25% 的患者出现催眠幻觉，30% 的患者在醒来后感觉到了做梦，70% 的患者在强烈的情绪反应后突然和短暂地失去肌肉张力[135]。发作性睡病可分为两类，一类伴有猝倒（猝倒性），另一类则无猝倒（非猝倒性）。此外，脑脊液下丘脑泌素 -1 水平 < 110pg/ml 对于猝倒性发作性睡病具有高度特异性[136]。发作性睡病很少发生于 4 岁前，临床只有 6% 患儿在 10 岁前就诊[137]，发

框 19-10　非昼夜节律性睡眠障碍、与睡眠有关的呼吸障碍或其他影响夜间睡眠的原因引起的中枢性嗜睡疾病

- 发作性睡病，伴猝倒症
- 发作性睡病，不伴猝倒症
- 发作性睡病 医学状况所致
- 发作性睡病，待分类
- 周期性过度睡眠
- Klein-Levin 综合征
- 月经相关的周期性嗜睡
- 原发性过度睡眠，伴睡眠时间延长
- 原发性过度睡眠，不伴睡眠时间延长
- 睡眠不足综合征
- 医学状况所致过度睡眠
- 药物或物质导致的过度睡眠
- 非物质依赖或已知生理疾病所致过度睡眠（非器质性过度睡眠）
- 生理性（器质性过度睡眠，未分类）过度睡眠

病年龄主要集中在 15—30 岁，男女发病率相似。

原发性睡眠过度的特征为严重的 EDS、睡眠时间正常（6～10h）或延长（＞10h），夜间睡眠或白天小睡后难以醒来。MSLT 结果还可见小睡的平均时间小于 2min，但少于 2 次 SOREMP（通常没有），且无特发性睡病的快速眼动睡眠期侵扰（REM-intrusion）特征。原发性睡眠过度通常在 25 岁以前发病[138]。

4. 昼夜节律失调性睡眠障碍

人体内部的生物钟位于视交叉上核。这种内源性系统，加之外部的光线刺激和社会线索，使人们在一天 24h 保持自我调节状态。当个人的睡眠－觉醒模式持续或反复地与社会时钟不一致时，就会发生昼夜节律失调性睡眠障碍（CRSD），从而导致 EDS 或失眠，并导致功能受损。许多睡眠障碍患者属于这一类，这些潜在的功能障碍都源于人们在需要睡眠时却无法入睡（框 19-11）。

最常见的 CRSD 是睡眠时相延后综合征。此型在青少年和年轻人中尤为常见[139]。患者的睡眠开始延迟（通常＞2h），且入睡的时间往往晚于预期。睡眠的时长和质量一般正常，但自然起床时间较晚。如果患有这种睡眠障碍的患者持续按照习惯的时间表安排睡眠时间，他们将很难恢复到按照正常的时间入睡，并且会在睡眠后较晚醒来。

晚期睡眠阶段型 CRSD 也很常见，且在老年人中更为常见[140]。患者很难像他们希望的那样晚醒，且通常醒得比他们希望的时间更早。由于

框 19-11	昼夜节律失调性睡眠障碍

- 睡眠时相提前综合征
- 睡眠时相延后综合征
- 睡眠－觉醒节律不规则型
- 自由节律型昼夜节律睡眠障碍
- 时差变化型昼夜节律性睡眠障碍
- 倒班工作型昼夜节律性睡眠障碍
- 昼夜节律性睡眠障碍，医学状况所致
- 其他昼夜节律性睡眠障碍（待分类）
- 其他昼夜节律性睡眠障碍，药物或物质依赖所致其他昼夜节律性睡眠障碍

早醒导致的社会问题较少，多数患者可能并不去就诊。这些患者的睡眠时间和质量与他们的年龄相关，他们的自然睡眠开始时间也比预期提前。

倒班工作型 CRSD 可能影响多达 32% 的夜班工人和 26% 的轮班工人[141]。据估计，18% 的美国人可能从事需要轮班的工作，这种工作的其中一部分是在早 6 时至晚 6 时以外的时间进行的[142]。倒班工作型 CRSD 的特征是失眠或 EDS，患者的工作日程与正常睡眠时间重叠，并持续超过 1 个月[9]。如此类患者的睡眠恢复到相对正常的睡眠时间，这种情况就会缓解。

时差变化型 CRSD 是一种与跨越至少 2 个时区的旅行有关的暂时性症状，会导致失眠或 EDS，通常在旅行后 1～2d 发病，分辨率取决于跨越的时区数和旅行方向，通常东进比西进更难适应[143]。

5. 睡眠异态

睡眠异态是指入睡、醒来或睡眠过程中出现的不受欢迎的运动或主观现象，包括自主神经系统的激活和异常的动作、梦、情绪或行为[9]。睡眠异态的一系列症状往往出现在儿童期，且在对症干预后通常会有稳定、渐进的好转，表明病因可能是明确的。随着年龄增长，睡眠异态常可自发性缓解，当患者清醒时，通常没有明显的异常。很少有病理生理异常被用来解释睡眠异态。睡眠异态可分为觉醒障碍（NREM 睡眠）或 REM 睡眠相关的睡眠异态和其他睡眠异态（框 19-12）。

睡惊、梦游和意识模糊性觉醒是一种觉醒障碍，通常发生在夜晚的前 1/3，常为儿童期发病；且随着年龄增长，发作频率减低[144]。其中大多数可以通过保证或改善睡眠卫生来治疗。药物干预仅在少数情况下是必要的。

与快速眼动睡眠期（REM）相关的睡眠异态包括快速眼动睡眠行为障碍（RBD）、孤立复发性睡眠瘫痪、噩梦。RBD 是指由于快速眼动睡眠期肌肉张力的持续，在做梦时可能会发生伤害性的运动。RBD 通常与神经系统疾病（如帕金森病、路易体痴呆）有关，并可能早于这些疾病的发作[145]。PSG 可见阻塞性睡眠呼吸暂停患者

可能会在 REM 期间出现类似 RBD 的觉醒。梦魇症障碍的典型表现为不断从睡梦中醒来，并回忆起令人不安的梦境，通常伴有恐惧、焦虑或愤怒等情绪，醒来时高度警觉，并能立即清晰地回忆起梦境[9]。梦魇症在儿童期和成年期都很常见，可能与急性应激事件或创伤后应激障碍有关[147]。其治疗包括安慰、认知行为疗法或药物治疗、介入治疗。

有几种睡眠异态与阻塞性睡眠呼吸暂停（OSA）或 OSA 的治疗有明确的关联（框 19-13），包括 OSA 引起的 REM 睡眠觉醒（类似于 RBD），与做梦有关的复杂或暴力行为导致唤醒；OSA 引起的非快速眼动睡眠期（NREM）睡眠觉醒，具有类似的复杂或暴力行为，易与觉醒障碍或癫痫发作相混淆。NREM 睡眠中由 OSA 引起的觉醒也会导致睡眠相关的进食障碍，而与睡眠相关的进食障碍本身也会导致 OSA 的恶化。另一种相关的睡眠异态是由 OSA 诱发脑缺氧发作或夜间癫痫发作引起的，也可表现为复杂或暴力行为。使用经鼻 CPAP 治疗 OSA 可能会引起 REM 延长或 REM 反弹，导致意识模糊性觉醒、梦游或夜惊[9]。当不怀疑有 RBD 时，对此类患者很少进行 PSG 检查，除非怀疑患者同时合并睡眠呼吸暂停。然而，在经历过与睡眠有关的暴力行为或 EDS 的患者中，或当事件频繁发生时，发病年龄因素或临床特征可能会影响 PSG 结果[144]。

6. 睡眠相关运动障碍

睡眠相关运动障碍以睡眠期间发生重复性运动并导致睡眠中断为特征（框 19-14）。其中常见的是不宁腿综合征（RLS）和周期性肢体运动障碍（PLMD）[148, 149]。RLS 是因腿部不适感引发的想要进行腿部运动的冲动。这种不适感常因缺乏活动而恶化，通常发生在晚上，可由运动来缓解。对于儿童 RLS，家族史或每小时超过 5 次周期性肢体运动的 PSG 记录可能有助于诊断[150]。目前有关 RLS 病理生理学的研究表明，患者的黑质纹状体多巴胺能系统铁含量低且系统受到破坏。因此，评估应包括铁蛋白水平及转铁蛋白饱和度。铁蛋白水平 < 18g/L 或转铁蛋白饱和度 < 16% 时应对症处理缺铁[151]。

PLMD 可表现为重复、刻板的腿部运动，在睡眠时发生，导致睡眠障碍或日间疲劳[152]。与

框 19-12　睡眠异态

觉醒障碍（NREM 睡眠）
- 意识模糊性觉醒
- 睡行
- 夜惊

与 REM 相关的睡眠异态
- 快速动眼睡眠行为障碍
- 反复发作性单纯睡眠麻痹
- 梦魇症

其他睡眠异态
- 睡眠相关性分离障碍
- 遗尿症
- 睡眠相关呻吟（夜间呻吟）
- 炸裂性头痛综合征
- 睡眠相关幻觉
- 睡眠相关进食障碍
- 不明原因的睡眠异态
- 药物或物质导致的睡眠异态
- 某种条件导致的睡眠异态

注：REM. 快速眼动睡眠期；NREM. 非快速眼动睡眠期

框 19-13　阻塞性睡眠呼吸暂停伴睡眠障碍

- OSA 引起的 REM 睡眠觉醒
- OSA 引起的 NREM 睡眠觉醒
- OSA 引起的脑缺氧发作或夜间癫痫发作
- 经鼻 CPAP 治疗导致 REM 延长或 REM 反弹
  - 意识模糊性觉醒
  - 睡行
  - 夜惊

注：CPAP. 持续气道正压；NREM. 非快速眼动睡眠期；OSA. 阻塞性睡眠呼吸暂停；REM. 快速眼动睡眠期

框 19-14　睡眠相关运动障碍

- 不宁腿综合征
- 周期性肢体运动障碍
- 睡眠相关腿痛性痉挛
- 睡眠相关磨牙
- 睡眠相关节律型运动障碍
- 睡眠相关运动障碍（待分类）
- 睡眠相关运动障碍，药物或物质依赖所致
- 睡眠相关运动障碍，医学状况所致

RLS 不同，即使在日间出现症状，这些患者通常也意识不到腿部运动或睡眠障碍。据估计，15—100 岁人群中 PLMD 的患病率为 4%～11%，且患病率随年龄增长而升高[149]。由于 PLMD 也与黑纹状体多巴胺能系统的改变有关，因此推测 PLMD 的发生可能是多巴胺能功能下降的信号[149]。有限的研究表明，氯硝西泮（机制未知）和多巴胺激动药可用于治疗 PLMD[153-156]。

7. 孤立症状、正常变异及尚未定义项目

孤立症状与正常变异见框 19-15[9]。此类人群包括长睡眠者（通常每天睡眠时间 > 10h）、短睡眠者（通常每天睡眠时间 ≤ 5h）。儿童患者的睡眠时间根据年龄而有所不同。与睡眠中肌阵挛或抽搐有关的许多情况（如打鼾）也包括在本节中。

当睡眠时有旁人可闻及的鼾声，且无 EDS、失眠或睡眠中断时，可以判断为单纯的打鼾。2005 年，美国国家睡眠基金会的一项调查结果显示，1500 名成年人中 59% 存在打鼾[157]。1993 年，Wisconsin 睡眠队列研究显示，打鼾发生于 28% 的成年女性和 44% 的成年男性中[32]。据报道，儿童习惯性打鼾的发生率较低，在年龄 ≤ 4 岁的儿童中发生率为 7%～13%[158]，在中学生中发生率为 10%[126]。既往治疗打鼾的重点是缓解社会担忧；但近期研究的数据表明，与不打鼾的人群相比，习惯性打鼾者的神经认知评估结果更差，包括注意力、记忆力和智力评分下降，且行为多动[159-162]。

框 19-15　孤立症状与正常变异

- 长睡眠者
- 短睡眠者
- 原发性鼾症
- 梦呓
- 入睡期抽搐
- 良性新生儿睡眠肌阵挛
- 睡前脚部震颤和腿部肌肉交替活动
- 入睡脊髓性肌阵挛
- 频繁局部肌阵挛

九、结论

虽然大多数就诊于耳鼻咽喉科的患者都有睡眠呼吸障碍，但也有相当一部分患者可能患有其他睡眠障碍，包括睡眠卫生不良、失眠、昼夜节律失调性睡眠障碍和肢体运动障碍。对睡眠障碍的诊断有助于有效地治疗患者的 EDS 症状，且对于内科或外科治疗后的持续性疾病患者的评估也尤为重要。

参考文献的全部清单，请访问 expertconsult. com。

推荐阅读

Allen RP, Picchietti D, Hening WA, et al: Restless legs syndrome: diagnostic criteria, special considerations, and epidemiology. A report from the Restless Legs Syndrome Diagnosis and Epidemiology Workshop at the National Institutes of Health. *Sleep Med* 4 (2): 101–119, 2003.

American Academy of Sleep Medicine: *International classification of sleep disorders. diagnostic and coding manual*, ed 2, Westchester, IL, 2005, American Academy of Sleep Medicine.

Arand D, Bonnet M, Hurwitz T, et al: The clinical use of the MSLT and MWT. *Sleep* 28 (1): 123–144, 2005.

den Herder C, van Tinteren H, de Vries N: Sleep endoscopy versus modified Mallampati score in sleep apnea and snoring. *Laryngoscope* 115 (4): 735–739, 2005.

Eiser AS: Dream disorders and treatment. *Curr Treat Options Neurol* 9 (5): 317–324, 2007.

Ferguson KA, Cartwright R, Rogers R, et al: Oral appliances for snoring and obstructive sleep apnea: a review. *Sleep* 29 (2): 244–262, 2006.

Friedman M, Ibrahim H, Joseph NJ: Staging of obstructive sleep apnea/hypopnea syndrome: a guide to appropriate treatment. *Laryngoscope* 114 (3): 454–459, 2004.

Kezirian EJ, Goldberg AN: Hypopharyngeal surgery in obstructive sleep apnea: an evidence-based medicine review. *Arch Otolaryngol Head Neck Surg* 132 (2): 206–213, 2006.

Kezirian EJ, Weaver EM, Yueh B, et al: Incidence of serious complications after uvulopalatopharyngoplasty. *Laryngoscope* 114 (3): 450–453, 2004.

Kryger MH, Roth T, Dement WC, editors: *Principles and practice of sleep medicine*, ed 4, Philadelphia, 2005, WB Saunders, pp 659–672.

Kushida CA, Littner MR, Morgenthaler T, et al: Practice parameters for the indications for polysomnography and related procedures: an update for 2005. *Sleep* 28 (4): 499–521, 2005.

Li KK, Powell N, Riley R: Postoperative management of the

obstructive sleep apnea patient. *Oral Maxillofac Surg Clin North Am* 14 (3): 401–404, 2002.

Littner M, Hirshkowitz M, Davila D, et al: Practice parameters for the use of auto–titrating continuous positive airway pressure devices for titrating pressures and treating adult patients with obstructive sleep apnea syndrome. An American Academy of Sleep Medicine report. *Sleep* 25 (2): 143–147, 2002.

Marin JM, Carrizo SJ, Vicente E, et al: Long–term cardiovascular outcomes in men with obstructive sleep apnoea–hypopnoea with or without treatment with continuous positive airway pressure: an observational study. *Lancet* 365 (9464): 1046–1053, 2005.

Mindell JA, Kuhn B, Lewin DS, et al: American Academy of Sleep Medicine. Behavioral treatment of bedtime problems and night wakings in infants and young children. *Sleep* 29 (10): 1263–1276, 2006.

National Institutes of Health: National Institutes of Health State of the Science Conference Statement on Manifestations and Management of Chronic Insomnia in Adults, June 13–15, 2005. *Sleep* 28 (9): 1049–1057, 2005.

Nordgard S, Hein G, Stene BK, et al: One–year results: palatal implants for the treatment of obstructive sleep apnea. *Otolaryngol Head Neck Surg* 136 (5): 818–822, 2007.

Overeem S, Mignot E, van Dijk JG, et al: Narcolepsy: clinical features, new pathophysiologic insights, and future perspectives. *J Clin Neurophysiol* 18 (2): 78–105, 2001.

Patil SP, Schneider H, Schwartz AR, et al: Adult obstructive sleep apnea: pathophysiology and diagnosis. *Chest* 132 (1): 325–337, 2007.

Riley RW, Powell NB, Guilleminault C: Obstructive sleep apnea syndrome: a review of 306 consecutively treated surgical patients. *Otolaryngol Head Neck Surg* 108 (2): 117–125, 1993.

Roth T: Insomnia: definition, prevalence, etiology, and consequences. *J Clin Sleep Med* 3 (Suppl 5): S7–S10, 2007.

Sack RL, Auckley D, Auger RR, et al: American Academy of Sleep Medicine: Circadian rhythm sleep disorders: part II, advanced sleep phase disorder, delayed sleep phase disorder, free–running disorder, and irregular sleep–wake rhythm: an American Academy of Sleep Medicine review. *Sleep* 30 (11): 1484–1501, 2007.

Sheldon SH, Ferber R, Kryger MH: *Principles and practice of pediatric sleep medicine*, Philadelphia, 2005, Saunders.

Woodson BT, Franco R: Physiology of sleep disordered breathing. *Otolaryngol Clin North Am* 40 (4): 691–711, 2007.

Woodson BT, Robinson S, Lim HJ: Transpalatal advancement pharyngoplasty outcomes compared with uvulopalatopharyngoplasty. *Otolaryngol Head Neck Surg* 133 (2): 211–217, 2005.

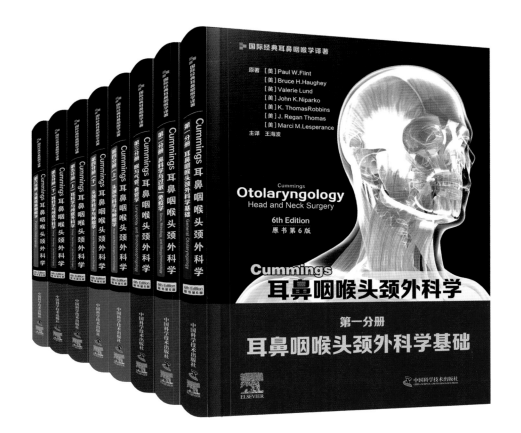

主译 王海波

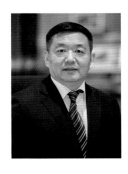

教授，主任医师，博士研究生导师，山东省泰山学者，山东省首批医学领军人才，山东省首批科技领军人才，国内知名耳鼻咽喉学专家。山东省耳鼻喉医院、山东省立医院西院党委书记。中华医学会耳鼻咽喉科分会副主委，中国医师协会耳鼻咽喉科医师分会副会长，国家卫生健康委员会全国防聋治聋技术指导组副组长。国内知名耳鼻咽喉学专家。曾获评为山东省科技卫生创新人才，美国SACLER中国年度医师奖、2010年度中国耳鼻喉医师名医奖、第二届国之名医卓越建树奖等。承担国家重点基础研究发展计划（973计划）项目、国家科技攻关计划子课题、国家自然基金项目等国家级科研项目10余项，发表SCI论文60余篇。

Cummings Otolaryngology: Head Neck Surgery，出版至今，载誉无数。曾荣膺英国医师协会医学图书奖（2015年）等奖项，在国际上拥有强大的专业影响力。此次为国内首次引进翻译出版，必将成为国内耳鼻咽喉头颈外科经典学术出版领域的先行者。

《Cummings 耳鼻咽喉头颈外科学（原书第6版）》，目前仍是国际上最为详细、可靠的教材指南，涉及耳鼻咽喉头颈外科的所有手术领域，涵盖最新的微创手术技术、临床影像学图片，让读者了解当前最新的发现、操作和技术，从而提高患者的疗效。

本书主创团队阵容强大，由100余位该领域最杰出的医学专家共同撰写。全书包含3200余张彩色图片，涵盖耳鼻咽喉部和头颈部所有手术方面的精华，可为各年资、各阶段的耳鼻咽喉 - 头颈外科医师提供最全面和最专业的临床指导。

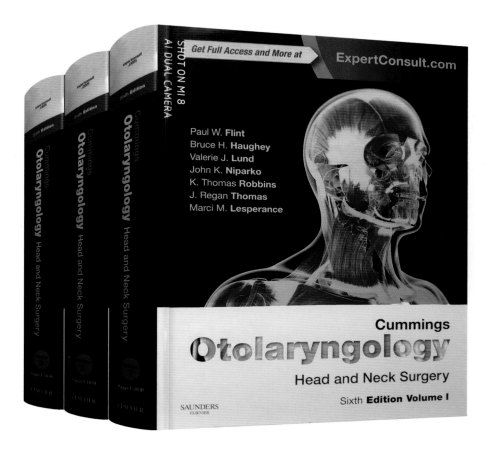

原著者　Charles W. Cummings

　　Dr. Cummings worked in private practice in Boston and on the clinical staff at the Massachusetts Eye and Ear Infirmary until the end of 1975 when he moved to Syracuse, New York and became an Associate Professor in the Department of Otolaryngology – Head and Neck Surgery at the State University of New York Upstate Medical University. Two years later, he assumed chairmanship of the Department of Otolaryngology – Head and Neck Surgery at the University of Washington where he remained until the end of 1990 when he became Director of the Department of Otolaryngology – Head and Neck Surgery at Johns Hopkins. . He was Chief of Staff of The Johns Hopkins Hospital from 1997 through 1999. In 2003, Dr. Cummings stepped down as Director. He is currently a Distinguished Service Professor at Johns Hopkins and continues to care for patients. Dr. Cummings was also the Senior Medical Director for Johns Hopkins International from 2003 until 2011. In addition, he has served as interim chair of the department of Dermatology (2007—2009) and the Department of Orthopaedics from (9/2011—9/2013) He returned to the Department of OTO/HNS at that time .

　　He has written 145 scientific papers and was the founder and Senior Editor of the four-volume text, Cummings Otolaryngology – Head and Neck Surgery, which is now in its sixth edition, edited by Dr Paul Flint He has also co-authored two surgical atlases, one on laryngeal surgery and another on surgical access and reconstruction in the field of laryngology and head and neck surgery. Dr. Cummings served as a Director of the American Board of Otolaryngology, as Chairman of the Residency Review Committee and Chairman of the Advisory Council for Otolaryngology to the American College of Surgeons. He is a Past President of the American Association for Academic Departments of Otolaryngology, American Broncho-Esophagological Association, the American Academy of Otolaryngology – Head and Neck Surgery and the American Society for Head and Neck Surgery.

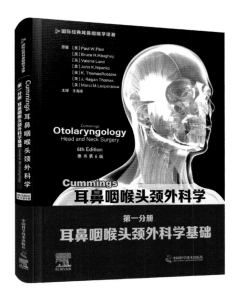

书　名　第一分册　耳鼻咽喉头颈外科学基础
主　译　王海波
开　本　大 16 开（精装）
定　价　196.00 元

本书引进自世界知名的 Elsevier 出版集团，是 *Cummings Otolaryngology-Head and Neck Surgery, 6e* 中文翻译版系列分册之一。本书特别就耳鼻咽喉头颈外科学临床研究的基础内容进行了阐述，包括研究方法、研究过程中存在的偏倚等问题，以及疗效的评价等，用于指导开展相关规范性临床研究。此外，还对免疫功能异常及系统性疾病在耳、鼻、咽喉、头颈和口腔的表现进行了重点介绍，同时提示专科医生应具有整体观，将患者视为一个整体，不可只关注局部，以免引起误诊、漏诊。书中还专门针对临床难以处理的困难气道问题做了说明，介绍了疼痛管理和睡眠障碍等近年来的研究热点。

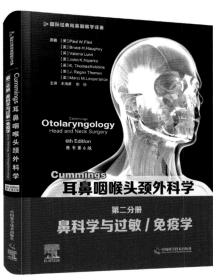

书　名　第二分册　鼻科学与过敏 / 免疫学
主　译　王海波　史　丽
开　本　大 16 开（精装）
定　价　186.00 元

本书引进自世界知名的 Elsevier 出版集团，是 *Cummings Otolaryngology- Head and Neck Surgery, 6e* 中文翻译版系列分册之一。本书集中反映了当今鼻腔、鼻窦和鼻部过敏科学及其相关领域中最主要的成就与进展。在病因、临床表现、治疗等方面进行了详细阐述，并提供了大量文献支持。书中不仅包括上气道过敏和免疫学、嗅觉的病理生理研究，鼻腔 - 鼻窦炎性疾病特征及相关肿瘤的处理，还涵盖了鼻 - 眼和鼻 - 颅底相关疾病的治疗等内容。

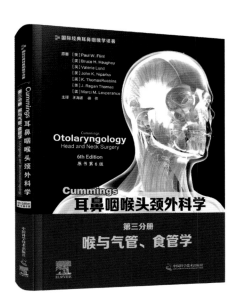

书　名　第三分册　喉与气管、食管学
主　译　王海波　徐　伟
开　本　大 16 开（精装）
定　价　166.00 元

本书引进自世界知名的 Elsevier 出版集团，是 *Cummings Otolaryngology- Head and Neck Surgery, 6e* 中文翻译版系列分册之一。本书详细介绍了纤维喉镜、动态喉镜及喉高速摄影、喉肌电图、嗓音分析软件和评估问卷量表等技术在喉功能评估方法、嗓音障碍的诊断中的应用价值，涵盖了嗓音疾病外科各种最新的手术技术，包括喉显微外科、喉激光和喉框架手术，同时还介绍了喉神经移植手术，对咽喉部功能障碍导致的慢性误吸诊治进行了详细归纳，对气管狭窄的诊断及手术要点进行了重点介绍。此外，还对咽喉食管反流疾病的发病机制、诊断方法及最新进展进行了深入阐述。

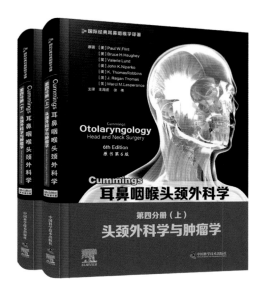

书　名　第四分册　头颈外科学与肿瘤学
主　译　王海波　徐　伟
开　本　大 16 开（精装）
定　价　598.00 元

本书引进自世界知名的 Elsevier 出版集团，是 *Cummings Otolaryngology-Head and Neck Surgery, 6e* 中文翻译版系列分册之一。本书共 53 章，涉及总论、唾液腺、口腔、咽与食管、喉、颈部及甲状腺疾病等七篇，涵盖头颈科学的全部方向。书中内容既有涉及头颈部疾病的生理病理、流行病学、影像学特征及诊疗原则的经典内容，也有在近十年中基于诸多分子生物学、免疫学的研究突破及临床多中心临床试验的最新成果介绍。书中对涉及的重点手术方法均以高清图片及实例展示，重点突出、表述精练、条理清晰。各章均以本章提炼要点开篇，便于读者对核心内容的掌握。书中涉及的数据及结论，均在文后附有相关文献支持，便于读者进一步深入学习。

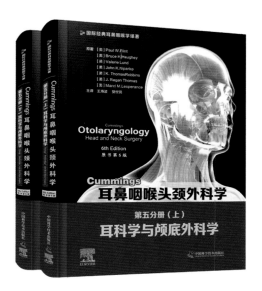

书　名　第五分册　耳科学与颅底外科学
主　译　王海波　樊世民
开　本　大 16 开（精装）
定　价　548.00 元

本书引进自世界知名的 Elsevier 出版集团，是 *Cummings Otolaryngology-Head and Neck Surgery, 6e* 中文翻译版系列分册之一。本书特别就耳鼻咽喉学临床研究的相关内容进行了阐述，包括研究方法、研究过程中存在的偏倚等问题，以及疗效的评价等，用于指导相关规范性临床研究。此外，还对免疫功能异常及系统性疾病在耳、鼻、咽喉、头颈和口腔的表现进行了重点介绍，同时提示专科医生应具有整体观，将患者视为一个整体，不可只关注局部，以免引起误诊、漏诊。书中还针对临床难以处理的困难气道问题做了专门说明，介绍了疼痛管理和睡眠障碍等近年来的研究热点。

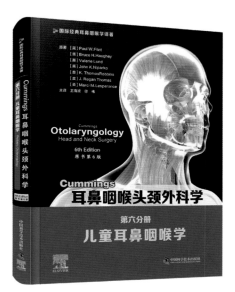

书　名　第六分册　儿童耳鼻咽喉科学
主　译　王海波　徐　伟
开　本　大 16 开（精装）
定　价　286.00 元

本书引进自世界知名的 Elsevier 出版集团，是 *Cummings Otolaryngology-Head and Neck Surgery, 6e* 中文翻译版系列分册之一。本书针对儿童耳鼻咽喉科患者，在充分采集临床证据，吸收临床研究最新成果的基础上，汇聚国际最新研究进展，编写而成。本书先概述了小儿耳鼻咽喉的解剖特点及一般问题，并在麻醉、睡眠呼吸暂停、睡眠疾病等方面做出阐释，然后根据临床实用的原则，分颅面、耳聋、感染炎症和喉、气管、食管等多个方面进行了具体介绍，从临床角度对发生于耳鼻咽喉的儿童疾病进行了深入剖析和规范解释，均采用相关专业共识或指南推荐的治疗手段。